PATHOLOGISCHE PHYSIOLOGIE UND KLINIK DER NIERENSEKRETION

DRITTES FREIBURGER SYMPOSION

AN DER MEDIZINISCHEN UNIVERSITÄTS-KLINIK
VOM 27. BIS 29. JUNI 1954

SCHRIFTLEITUNG
JOACHIM FREY

MIT 143 TEXTABBILDUNGEN

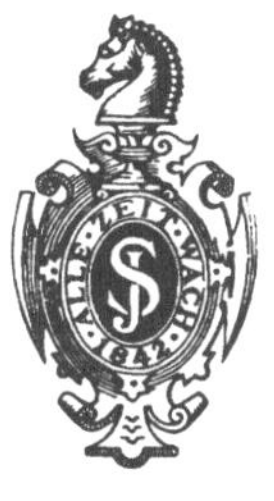

SPRINGER-VERLAG
BERLIN · GÖTTINGEN · HEIDELBERG
1955

ISBN 978-3-540-01893-3 ISBN 978-3-642-94648-6 (eBook)
DOI 10.1007/978-3-642-94648-6

SOFTCOVER REPRINT OF THE HARDCOVER 1ST EDITION 1955
BERLIN . GÖTTINGEN . HEIDELBERG

BRÜHLSCHE UNIVERSITÄTSDRUCKEREI GIESSEN

Vorwort.

Die Fortschritte der modernen Medizin haben auch unsere Kenntnisse über die Physiologie, Pathophysiologie und Klinik der Nieren bereichert. Eine große Zahl neuartiger experimenteller Befunde konnte von verschiedenen Seiten her zusammengetragen werden, ohne daß ihre Interpretationen immer aufeinander abgestimmt wurden und eine gültige Anwendung für die Klinik fanden. Diesem Mangel, der für das Forschungsgebiet der Nieren in besonderem Maß zutrifft, sollte das Dritte Freiburger Symposion entgegentreten und durch persönliche Aussprache von Theoretikern und Klinikern über das Thema ,,Nieren" nicht nur eine Auflockerung manchmal etwas erstarrter Ansichten erreichen, sondern vor allem auch das persönliche Kennenlernen der einander oft nur aus der Literatur bekannten Bearbeiter desselben Forschungsgebiets ermöglichen; durch freimütige Aussprache konnte schon manche scheinbare Gegensätzlichkeit beseitigt werden. Es war uns eine besondere Freude, daß ausländische Wissenschaftler in gleicher Bereitwilligkeit unserem Ruf nach Aussprache gefolgt sind wie die einheimischen. Besonderer Dank gilt dem "Unitarian Committee", das es ermöglichte, so bedeutende amerikanische Forscher in Freiburg zu hören.

Wie die lebhafte Diskussion zeigte, ist der erstrebte persönliche Austausch gegensätzlicher Meinungen in reichem Maß zustandegekommen. Auf die getreue Wiedergabe von Rede und Gegenrede wurde deshalb bei der Drucklegung dieser Monographie besonderer Wert gelegt. So mag die Veröffentlichung, für die ich auch dieses Mal Herrn Dr. FERDINAND SPRINGER zu großem Dank verpflichtet bin, nicht nur den Teilnehmern des Symposions, sondern allen an Nierenfragen interessierten Lesern neue Anregungen vermitteln.

Freiburg im Breisgau, Februar 1955. LUDWIG HEILMEYER

Inhaltsverzeichnis.

H. Wirz: Heutige Ansichten der Nierenphysiologie 1

E. Selkurt: Nierenfunktion bei veränderten Kreislaufverhältnissen 23

Diskussion . . . . 33—42

Pichotka — Wirz — Winton — Wezler — Grupp — Moeller — Frey — Sarre — Oehme — Raabe.
Reindell — Sarre — Heilmeyer — Küchmeister — Selkurt — Wollheim — Mark.

Hans U. Zollinger: Neue patholog.-anatomische Befunde bei Nierenkrankheiten . . 43

A. Kleinschmidt: Funktionsprüfungen bei Nierenkrankheiten und ihre Kritik 57

Diskussion . . . . 75—97

Menne (Die Beeinflussung der Nierenfunktion bei Endangitis obliterans und beim Menstruationscyclus) — Elert — Taugner (Zur medikamentösen Behandlung renaler Ischämien) — Schirmeister (Über die „Clearance der Harnfixasumme" bei verschiedenen Funktionszuständen gesunder und kranker Nieren) — Frey (Kritik an den Clearance-Untersuchungen) — Wollheim — Klinke — Moeller — Heuchel — Arnold — Raabe — Krück — Becker — Sarre — Zollinger (Schlußwort) — Wezler — Mark — Nüssgens — Heilmeyer — Peters — Friedberg — Wirz — Frey — Schirmeister — Kleinschmidt (Schlußwort).

R. F. Pitts: Die renale Rückresorption und Ausscheidung von Bicarbonat 98

J. Crosnier: Troubles des électrolytes et du métabolisme de l'eau au cours de l'insuffisance rénale 108

Diskussion . . . . 124—135

Klinke — Heuchel — Moeller — Wollheim — Sartorius — Crosnier — Heilmeyer — Mark — Taugner (Ausscheidung von organischen und anorganischen Phosphaten nach Versuchen mit P^{32} markiertem Ortho- und Glycerophosphat) — Pitts — Taugner — Lambert — Taugner (Zur Autoradiographie der Niere) — Gerlach (Methode zur Bestimmung energiereicher Phosphate in der Niere (Papierchromatographie)] — Raabe — Stalder — Frey — Friedberg — Nüssgens.

J. Frey: Pathophysiologische Fragen über Tubulusfunktionen 136

Diskussion . . . . 154—173

Pichotka (Untersuchungen über den Wasserhaushalt der Gewebe) — Schwalb (Über den Einfluß von Fluorid und Milchsäure auf die Tubulusfunktion) — Raabe (Pathophysiologie der Tubulusfunktion bei einseitigen Nierenerkrankungen) — Winton — Frey — Wezler — Hoepker — Heilmeyer — Wollheim — Sarre — Wirz — Klinke — Staudinger — Grupp — Mark.

H. Sarre: Klinik der Nierenkrankheiten 174

L. Heilmeyer: Analyse des Reststickstoffes mit Hilfe des Hochspannungspherogramms 193

Diskussion . . . . 202—220

Nonnenbruch (Nephrektomie der vasculären Form der Glomerulonephritis) — Arnold (Symptomatologie und Verlauf der Glomerulonephritis) — Dutz (Beeinflussung der experimentellen Nephritis durch Luminal, Megaphen und Periston-N) — Heuchel (Lenta-Niere) — Rother (Autoallergisierungsvorgänge bei entzündlichen und degenerativen Nierenerkrankungen) — Mark — Kleinschmidt — Elert — Wollheim — Moeller — Weissbecker — Klinke — Heuchel — Raabe — Nonnenbruch — Arnold — Sarre (Schlußwort).

H. Küchmeister: Zur Pathogenese der klinischen Nephrose als dysadrenorenales Syndrom 221

Diskussion . . . . 240—249

Lambert und Gregoire (Proteinurie und Nebennierenhormone) — Falk (Behandlung des kindlichen nephrotischen Syndroms mit Conteben) — Moench (Neuere Untersuchungen über die Pathogenese des nephrotischen Syndroms) — Heilmeyer — Weissbecker — Klinke — Moench — Frey — Elert — Küchmeister (Schlußwort) — Falk.

H. Sartorius: Über den Bau und die Anwendung einer künstlichen Niere 250

C. Moeller (Hamburg): Über die Entwicklung einer künstlichen Niere und ihre Anwendung 254

J. Hamburger et J. Barzibet (Avec la collaboration de Alagille, Bessis, Crosnier, Mathé et Richet): Demonstration eines Films: La perfusion intestinale, méthode d'épuration extra-rénale 259

Diskussion . . . . 259—260

Sarre — Bohn — Heilmeyer.

Heutige Ansichten der Nierenphysiologie.

Von

H. WIRZ (Basel).

Mit 12 Textabbildungen.

Ich möchte eigentlich gern den Titel zu meinem Referat etwas einschränken mit der Bezeichnung: „Ausgewählte Kapitel aus der heutigen Nierenphysiologie." Sie werden ja kaum erwarten, daß ich Ihnen ein Gesamtbild der Nierenphysiologie entwickeln kann. Mich in der Auswahl des Stoffes zu beschränken, ist mir auch dadurch erleichtert oder aufgezwungen worden, daß sich die folgenden Referate z. T. nicht nur mit rein klinischen, sondern auch mit physiologischen Fragen befassen. Ich werde mich also ausschweigen über die Probleme der Säure-Basen-Regulation, und ich habe Ihnen nur sehr wenig mitzuteilen über die Hämodynamik der Niere. Dies beruht z. T. auf einem Irrtum, indem ich angenommen habe, Herr SELKURT werde ausführlich zu diesem Problem sprechen, was aber nach dem definitiven Programm nicht der Fall ist.

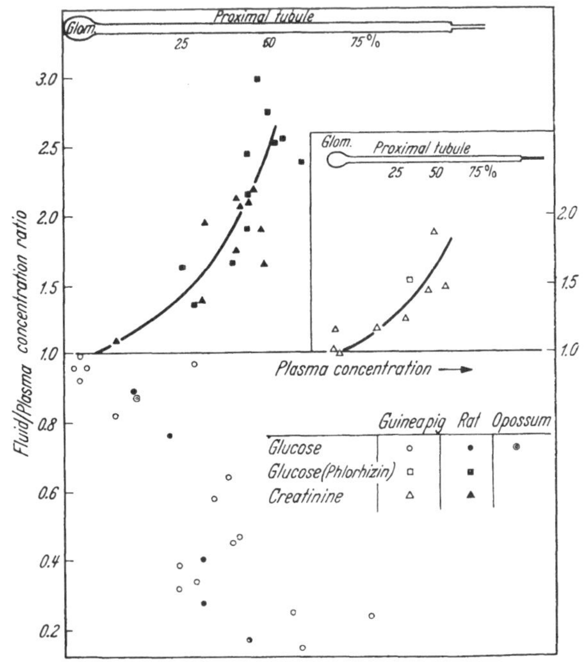

Abb. 1. Die Konzentrationsverhältnisse zwischen Plasma und Punktionsflüssigkeit für Kreatinin und reduzierende Substanzen mit und ohne Phlorrhizin [WALKER, BOTT, OLIVER und MCDOWELL *(2)*].

Andererseits ist der Begriff des Heutigen etwas, das ich ein bißchen weitergefaßt wissen möchte. Unsere Ansichten beruhen doch noch sehr weitgehend auf den Erfahrungen der Vorkriegszeit, und das gilt hauptsächlich von den ersten Versuchen, die ich Ihnen referieren will, aus der Schule von RICHARDS. Sie wissen ja alle, daß RICHARDS mit zahlreichen Schülern vor dem Krieg hauptsächlich durch *Mikropunktionen* das gesamte Nephron abgetastet und zunächst bewiesen hat, daß tatsächlich im Glomerulum filtriert wird. Später hat er dann für eine große Zahl von Filtratbestandteilen mit seinen Schülern den Ort und das Ausmaß der Rückresorption festgelegt. Wir sind also in dieser Hinsicht recht genau orientiert, aber wir dürfen nicht vergessen, daß alle diese Untersuchungen an Amphibien gemacht wurden — mit einer einzigen Ausnahme —: 1941 haben WALKER, BOTT, OLIVER, MCDOWELL (*1*, *2*) die Methode der Mikropunktion auch beim Säugetier beschrieben und die Ergebnisse für eine Anzahl Substanzen mitgeteilt.

Es hat sich gezeigt (Abb. 1), daß am Phlorrhizin-vergifteten Tier die Glucose und am Normaltier Kreatinin in der ersten Hälfte des proximalen Konvolutes bedeutend ansteigen. Wenn wir annehmen, daß Kreatinin und Phlorrhizin-Glucose nicht sekretiert werden, dann deutet das schon auf eine recht weitgehende Wasserrückresorption im proximalen Konvolut. Umgekehrt — am nichtvergifteten Tier — finden wir Glucosekonzentrationen, die nicht mehr viel über Null stehen, und wir dürfen annehmen, daß im weiteren Verlaufe des proximalen Konvolutes die Glucose vollständig aus dem Tubulusinhalt verschwindet. Die Versuche sind gemacht worden an Meerschweinchen, Ratten und einem Opossum.

Im nächsten Bild (Abb. 2) sehen Sie das Verhalten der Chloride. Diese steigen recht bald etwas an und bleiben dann konstant. Einige Natriumversuche sind gemacht worden. Das Natrium bleibt offenbar unverändert im Tubulusinhalt. Und nun, das scheint mir das Wichtigste an dieser ganzen Serie zu sein: trotz der erheblichen Konzentrationsunterschiede einzelner Bestandteile, trotz der ausgiebigen Rückresorption von Wasser bleibt der osmotische Druck (Dreieckchen in Abb. 2) unverändert im Verlauf des proximalen Konvolutes, soweit es sich durch Mikropunktion zugänglich machen läßt. Man kommt nur an die ersten $^2/_3$ des

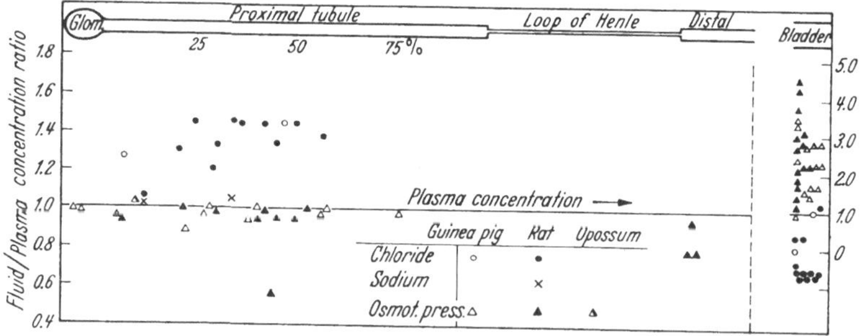

Abb. 2. Die Konzentrationsverhältnisse zwischen Plasma und Punktionsflüssigkeit für osmotischen Druck, Chloride und Natrium. [WALKER, BOTT, OLIVER und MCDOWELL (*2*).]

proximalen Konvolutes heran, bei der Ratte praktisch nur an die 1. Hälfte, weil nachher das Kanälchen in die Tiefe der Niere taucht und nicht mehr von der Oberfläche aus zugänglich ist. Eine einzige Ausnahme, die die Regel wahrscheinlich bestätigen soll, zeigt einen hypotonischen Kanälcheninhalt. Rechts auf Abb. 2 stehen drei einsame Punktionen aus dem distalen Konvolut; es sind die einzigen distalen Konvolute, die überhaupt jemals am Säugetier punktiert wurden. Die Mengen, die man aus den distalen Konvoluten herausholen kann, sind so klein, daß nur der osmotische Druck bestimmt worden ist. Es scheint, daß der Kanälcheninhalt hier etwas hypotonisch ist, jedenfalls nicht hypertonisch, obwohl dann im definitiven Harn sehr hohe osmotische Drucke erreicht werden. Ich bitte zu beachten, daß die Skala für Blasenharn eine andere ist, als in der Hauptdarstellung. Die Chloride sind im endgültigen Harn, der aus der Blase gewonnen wird, etwas vermindert.

Das ist alles, was wir von den Warmblütern aus direkten Experimenten wissen. Das Bedauern ist allgemein recht groß, daß seit 1941 keine weiteren Publikationen auf diesem Gebiete erschienen sind. Die direkten Kenntnisse an der Säugetierniere sind somit recht lückenhaft, wir kennen nur das Verhalten einiger weniger Substanzen, und wir kennen nur einen Teil des Nephrons, nämlich praktisch nur die ersten zwei Drittel des proximalen Konvolutes, weil diese allein relativ leicht zugänglich sind. Nun deckt sich allerdings das, was wir von der Säugetierniere wissen, recht gut mit dem, was uns schon von früher her über die Amphibienniere bekannt ist, so daß doch mit einer gewissen Vorsicht Extrapolationen vom Amphibium auf das Säugetier erlaubt sind. Im übrigen sind wir aber auf andere Methoden angewiesen und das führt uns nun zu den Methoden der Clearance.

Die *Clearance* erfreut sich allgemein einer immer noch steigenden Beliebtheit. Das einzige Unbefriedigende an den Clearance-Versuchen ist nach meiner Auffassung, daß man diesen Ausdruck nicht vernünftig übersetzen kann, ebenso wie den Ausdruck des dazugehörigen Verbums "to clear". Ich werde trotzdem heute das Wort „klären" gelegentlich verwenden, und Sie wollen sich das Wort bitte in Anführungszeichen denken. Der Ausdruck Clearance ist, wie Sie alle wissen, von VAN SLYKE geprägt worden. Er bezeichnet eine Flüssigkeitsmenge pro Minute, nämlich diejenige Plasmamenge, die pro Minute von irgendeinem untersuchten Stoff „geklärt" wird. Mit der Clearance ist noch nichts ausgesagt über den Mechanismus, durch welchen der Stoff ausgeschieden wird. Wenn wir die Plasmamenge finden wollen, die von einem beliebigen Stoff x geklärt wird, so müssen wir zuerst wissen, wieviel von dem untersuchten Stoff pro Minute ausgeschieden wird: Harnkonzentration U_X mal Harnmenge V, und wenn wir die zugehörige Plasmamenge ermitteln wollen, dann haben wir noch zu dividieren durch die Konzentration des Stoffes im Plasma P_x.

$$\text{Clearance} = \frac{U_x\, V}{P_x}$$

Diese Clearance hat sicher eine obere Begrenzung. Die Plasmamenge, die „geklärt" wird, kann im äußersten Falle identisch sein mit jener Plasmamenge, welche pro Zeiteinheit durch die beiden Nieren strömt. Man hätte dann eine vollständige Clearance und ich glaube, das ist ein Punkt, wo in allen Lagern Einstimmigkeit herrscht: Eine solche Clearance ist nur denkbar durch eine Kombination von Filtration und tubulärer Sekretion. Eine vollständige Clearance würde bedeuten, daß der Stoff bei einem einzigen Nierendurchgang vollständig aus dem Plasma entfernt wird, d. h., daß im Nierenvenenblut der Stoff nicht mehr vorhanden ist, oder daß die arteriovenöse Differenz des Stoffes gleich ist der Konzentration im arteriellen Plasma. Das ist allerdings nur sehr selten der Fall, bei einigen Stoffen kommt man sehr nahe an diesen Wert. Die betreffenden Substanzen sind Ihnen ja bekannt, es handelt sich um einige organische Jodverbindungen und dann hauptsächlich um das p-Aminohippurat (PAH). Dieses wird meines Wissens in dieser Fragestellung heute fast ausschließlich verwendet, weil es äußerst leicht und sehr exakt auch in kleinen Mengen colorimetrisch bestimmt werden kann.

Man pflegt die arteriovenöse Differenz in Beziehung zu setzen zur Konzentration im arteriellen Blut und bezeichnet diesen Quotienten als *Extraktion* $\frac{A-V}{A}$.

Eine Extraktion von 1 hätten wir dann, wenn das Nierenvenenblut frei wäre von PAH. Dieser Wert ist praktisch nicht erreicht. Im Mittel wird für den Menschen von Homer Smith (*3*) eine Extraktion von 0,92 angegeben. Die PAH-Clearance beträgt also im Durchschnitt nur 92% der gesamten Plasmamenge, die durch die Nieren strömt. Ich glaube, es ist vernünftig, mit Homer Smith anzunehmen, daß diese restlichen 8%, die nicht „geklärt" werden, aus Blut stammen, welches durch unspezifisches Gewebe fließt, also durch die Nierenkapsel, das Nierenbecken und die Kelche, so daß beim normalen Menschen die PAH-Clearance gleichgesetzt werden kann dem *„effektiven Plasmastrom"* durch die Nieren. Man kann sich einen totalen Plasmastrom dadurch errechnen, daß man die PAH-Clearance durch die PAH-Extraktion dividiert. Diese Bestimmung ist gelegentlich notwendig, wenn die Extraktion stark erniedrigt ist, was bei einzelnen Nierenerkrankungen anscheinend der Fall ist. Nun, ich glaube, über die PAH-Clearance ist die Frage klar. Sie kann im Maximum ein Maß geben für die Nierendurchblutung. Sie kann nicht größer sein als die Nierendurchblutung, sondern nur kleiner, und in Fällen von Nierenstörung bei abgesunkener PAH-Clearance ist die Bestimmung der Extraktion eine Notwendigkeit.

Zur Bestimmung des *Filtrates* brauchen wir einen Stoff, der vollständig filtriert wird, durch die Tubuli weder rückresorbiert noch sekretiert, synthetisiert oder zerstört wird. Das ist natürlich eine theoretische Forderung und es ist nicht leicht, einen absoluten Beweis zu erbringen, daß sich irgendein Stoff an diese Forderung hält. Wir können nur Indizien sammeln, und ich glaube, daß die Indizien, die zugunsten des *Inulins* sprechen, tatsächlich an Zahl und Gewicht so überwältigend sind, daß man sie beruhigt als Beweis annehmen kann für das *Inulin* als Stoff, dessen Clearance die Filtration angibt.

Wenn Sie absolute Größen haben wollen: Homer Smith gibt aus einem größeren Gut von eigenen und fremden Literaturzitaten den PAH-Clearance-Wert für den Mann mit 655 ml/min, für die Frau mit 600 ml/min und den Inulin-Clearance-Wert mit 127 ml/min für den Mann, und mit 118 ml/min für die Frau an. Alle Werte sind bezogen auf 1,73 m² Körperoberfläche.

Man pflegt noch einen Quotienten zu bilden aus Inulin-Clearance und PAH-Clearance und bezeichnet ihn als *Filtrationsfraktion*: $\frac{C_{IN}}{C_{PAH}} \cdot 100$. Diese gibt uns denjenigen prozentuellen Anteil des die Niere durchströmenden Plasmas an, der filtriert wird. Für den normalen Mann wird ein mittlerer Wert von 19,3 und für die Frau von 19,5 angegeben. Es wird also rund $^1/_5$ des die Niere durchströmenden Plasmas als Filtrat die Glomerulummembran passieren.

Für den Experimentator kann die Clearance-Methodik als ein relativ einfaches Verfahren bezeichnet werden; als Funktionsprüfung am Krankenbett stellt sie jedoch erhebliche Anforderungen an Zeit und Geld und guten Willen. Es ist daher begreiflich, wenn das Bestreben nach Vereinfachung der Verfahren recht groß ist. Ich sehe nicht ein, warum man die Clearance-Methode nicht vereinfachen soll, solange — das ist aber außerordentlich wichtig — man nichts anderes im Auge hat als eine reine Funktionsprüfung und solange man der lockenden Versuchung widersteht, aus solchen vereinfachten Ergebnissen irgendwelche Interpretationen auf die Einzelfunktionen im Inneren der Niere ableiten zu wollen. Wenn wir die renalen Mechanismen aufklären wollen, dann können wir die Anforderungen an die exakte Methodik nicht hoch genug schrauben. Auch so sind die Fehlerquellen meistens noch recht beträchtlich. Es ist daher zu begrüßen, daß es immer wieder Laboratorien gibt, in denen die Mühe nicht gescheut wird, alte, bewährte Methoden erneut kritisch zu überprüfen und zu beurteilen.

So wurde am National-Heart-Institut in Bethesda, USA, wieder einmal das Inulin unter die Lupe genommen (*4*, *5*) mit dem Resultat, daß tatsächlich beim Menschen und beim Hund — konstante Versuchsbedingungen selbstverständlich vorausgesetzt — die Inulinclearance eine konstante Größe ist, die durch den Inulinplasmaspiegel nicht beeinflußt wird, sofern dieser während der Versuchsdauer konstant gehalten wird. Wenn die Clearance konstant ist, dann kann man diesen Ausdruck auch so schreiben:

$$P_{IN} = K \times U_{IN} V$$

Die Plasmakonzentration des Inulins ist gleich einer Konstanten, multipliziert mit der Ausscheidung des Inulins. Und wenn ich das in einem Koordinatensystem auftrage, dann ergibt sich eine Gerade, die durch den Nullpunkt geht. Und zwar wurde das Inulin bei Plasmakonzentrationen von 3 mg-% bis zu 400 mg-% bestimmt und die Ausscheidungswerte lagen vollständig auf dieser Geraden. Dies ist meines Erachtens eines der wichtigsten Indizien zugunsten der Inulinclearance als Ausdruck der Filtration. Konstante Clearance und damit Proportionalität zwischen Ausscheidung und Plasmaspiegel finden wir zwar auch bei anderen Stoffen, z. B. beim PAH. Aber immer nur in einem engen Bereich. Nachher biegt die Ausscheidungskurve ab und verläuft parallel zur Inulinausscheidung. Bei gesättigter Ausscheidungskapazität ist die Differenz zwischen dem gesamthaft ausgeschiedenen PAH und dem filtrierten Anteil konstant. Sie wird mit *Tm* bezeichnet und gibt ein Maß für die Leistungsfähigkeit der Tubuli. Das *Tm* des PAH wird von HOMER SMITH mit 77 mg/min als Durchschnitt für den normalen Menschen angegeben.

Mit Hilfe der Inulinclearance läßt sich für jeden einzelnen Plasmabestandteil berechnen, in welcher Menge er pro Minute filtriert wird, nämlich Plasmakonzentration × Inulinclearance. Aus der filtrierten Menge einerseits und der ausgeschiedenen Menge andererseits ergibt sich durch einfache Subtraktion, wieviel von einem Stoff rückresorbiert bzw. tubulär zusezerniert worden ist.

Durch willkürliche Veränderung der Plasmakonzentration verschiedener Stoffe haben sich auf diese Weise gewisse Gesetzmäßigkeiten über den Ausscheidungsmechanismus der verschiedensten Plasmabestandteile aufstellen lassen. Ich will mich auf die wichtigsten Tatsachen beschränken: Es scheint, daß *die Rückresorption von filtrierten Plasmabestandteilen* im wesentlichen nach 3 verschiedenen Mechanismen vonstatten geht.

Ein erster Typ von Substanzen umfaßt Glucose, Ascorbinsäure, anorganisches Phosphat, Sulfat, dann sehr viele Aminosäuren und anscheinend auch Eiweißkörper, soweit sie überhaupt filtriert werden. Die Rückresorption dieser Stoffe ist eine aktive Leistung der Tubuluszellen. Unter gewissen Voraussetzungen können sie vollständig aus dem Kanälcheninhalt entfernt werden. Es entsteht also ein Gradient, der überwunden werden muß. Der Transportmechanismus ist limitiert, und zwar absolut. Es scheint so zu sein, daß die Gesamtheit der Tubuluszellen imstande ist, eine ganz bestimmte, für jeden Stoff charakteristische Menge in Milligramm oder eine ganz bestimmte Anzahl von Molekülen pro Minute zu transportieren. Wird mehr filtriert, als dieser maximalen Kapazität der Tubuli entspricht, dann erscheint der Überschuß quantitativ im Harn.

Zum zweiten Typ — das ist vielleicht derjenige, der z. Z. noch am meisten Kopfzerbrechen macht — gehören die wichtigsten Ionen des Plasmas: das Natrium, Chlor und Bicarbonat. Hier haben wir sicher auch mit einer aktiven Rückresorption zu rechnen, der Harn kann unter Umständen praktisch vollkommen frei von diesen Stoffen sein, aber im Gegensatz zu den Angehörigen der ersten Gruppe läßt sich hier keine absolut fixierte Rückresorptionsgröße feststellen, eher scheint die Rückresorption in einer bisher nicht vollkommen überblickbaren Weise gekoppelt zu sein mit der Menge, die filtriert wird. Ich denke, daß wir über diesen Punkt von Herrn SELKURT noch genauer orientiert werden.

Dann haben wir drittens Stoffe, die aus dem Filtrat wieder ins Plasma zurückgelangen, aber offenbar nicht durch eine aktive Leistung der Zellen, sondern durch Diffusion. Dazu gehört eigentlich als wichtigster Vertreter nur der Harnstoff. Seine Konzentration ist im Harn immer größer als im Blut. Die Rückresorption erfolgt somit entlang einem Diffusionsgefälle und erfordert daher keine Energie. Es scheint einfach so zu sein, daß die Tubuluszellen nicht vollständig dicht sind für Harnstoff, daß Harnstoff etwas entweichen kann, besonders wenn der Konzentrationsgradient zwischen Harn und Blut hoch wird.

Bei der *tubulären Sekretion* besteht für eine Reihe von Substanzen derselbe Mechanismus wie bei dem ersten Typ der rückresorbierten Stoffe, z.B. der Glucose, nur mit umgekehrten Vorzeichen: Ein absolut begrenztes Maß in mg/min bzw. Molekülanzahl/min für die Ausscheidung von PAH, Diodrast, Phenolrot und viele andere. Auffallend ist hier, daß alle diese Stoffe offenbar nicht nur nach einem ähnlichen Prinzip ausgeschieden werden, sondern durch den gleichen Mechanismus. Das geht daraus hervor, daß sie in der Ausscheidung gegenseitig konkurrieren können. Über den Sekretionsmechanismus von Wasserstoff und Ammoniak will ich mich hier nicht äußern, da wir hier von kompetenterer Seite noch genauere Ausführungen zu erwarten haben (PITTS, S. 98).

Diese Gesetzmäßigkeit bei verschiedenen Nierenstörungen zu studieren, ist eine große Aufgabe der experimentellen Klinik. Es ist hier schon sehr viel erreicht worden. Andere Probleme harren noch einer genauen Abklärung. Die Physiologen dagegen fangen nun doch schon langsam an, sich etwas eingeengt zu fühlen in den natürlichen Grenzen, welche durch die Clearance-Versuche gesteckt sind. Einmal läßt uns diese Methode leicht vergessen, daß die Niere des Menschen aus einer Population von etwa einer Million Nephronen aufgebaut ist und nicht ein einziges Riesennephron darstellt, wie man das doch oft unbewußt annimmt. Und zum zweiten gibt uns der Clearance-Versuch keinen Aufschluß über den Ort, wo sich die Mechanismen abspielen, über evtl. Überlagerung von Filtration, Rückresorption und Sekretion. Ich möchte bei dieser Konstatierung richtig verstanden sein. Die Clearance-Methode hat die Physiologie ganz außerordentlich bereichert, in einem Maß, das von kaum einer anderen Methode erreicht wird. Die Tatsache, daß sie am intakten Tier ohne Narkose, wie auch in der menschlichen Klinik ausgeführt werden kann, kommt nicht nur der natürlichen Faulheit des Experimentators entgegen. Sie ist für viele Fragestellungen ein wichtiges Erfordernis. Die Auffassungen, die aus der Zeit vor der Clearance stammen, haben doch zu einem recht großen Teil revidiert werden müssen. Und ich glaube, wir dürfen auch heute noch behaupten, daß Ergebnisse, die von narkotisierten und hauptsächlich laparotomierten Tieren stammen, nur dann von Bedeutung sind, wenn sie sich mindestens in Einklang bringen lassen mit Ergebnissen, die auch bei Clearance-Untersuchungen herauskamen. Aber andererseits dürfen diese reinen Ausscheidungsversuche auch wieder nicht auf sich selbst gestellt bleiben, sie bedürfen ihrerseits einer weiteren Anregung, Bestätigung auf anderem Wege.

Ein solches Problem, bei dem die Clearance-Versuche wahrscheinlich nicht mehr viel weiter kommen werden, betrifft den *Mechanismus der Kaliumausscheidung*. Die Clearance des Kaliums ist im allgemeinen kleiner als die Clearance des Inulins. Es wird also im allgemeinen Kalium aus dem Glomerulusfiltrat zurückresorbiert. Andererseits ist die Konzentration des Kaliums im Harn meistens etwas größer als im Plasma, es besteht also ein Konzentrationsgefälle vom Harn gegen das Plasma und das verführt oder hat früher verführt zur Annahme, daß Kalium möglicherweise rein passiv rückdiffundiert in einer ähnlichen Weise wie der Harnstoff. Nun haben sich aber gewisse Versuchsbedingungen aufzeigen lassen, in denen es gelingt, regelmäßig die Kalium-Clearance über die Inulin-Clearance zu steigern, so daß also mindestens unter gewissen Voraussetzungen sekretiert werden kann und es besteht offenbar Grund zur Annahme, daß regelmäßig Kalium sekretiert wird, auch dann, wenn es sich im Clearance-Versuch nicht nachweisen läßt, wenn also die Kalium-Clearance kleiner ist als die Inulin-Clearance. Das müßte voraussetzen, daß in einem weiter proximal gelegenen Teil des Tubulus Kalium weitgehend rückresorbiert wird, evtl. sogar vollständig aus dem Tubulusinhalt verschwindet, ähnlich wie es für die Glucose der Fall ist. Nun, darüber lassen sich mit Clearance-Versuchen keine weiteren Aufschlüsse mehr erwarten.

Ich habe im letzten Winter Gelegenheit gehabt, mit Frl. Prof. Dr. BOTT (*6*) einige Versuche über Kalium mit der Mikropunktionsmethode auszuführen, muß allerdings gestehen, daß die Zahl der Resultate recht bescheiden ist; aber immerhin ist das Ergebnis relativ eindeutig: im proximalen Tubulus der Ratte, die wir ausschließlich untersucht haben, war mit einer einzigen Ausnahme die Kaliumkonzentration kleiner als im Plasma. Wenn wir im Auge haben, daß in dieser gleichen Gegend ja schon eine reichliche Rückresorption von Wasser stattfindet, dann muß doch eine bedeutende Menge Kalium aktiv zurückresorbiert worden sein. Da die Kalium-Konzentration im Punktat kleiner ist als im Plasma, muß ein Konzentrationsgradient überschritten werden. Diese Versuche beweisen nur den einen Teil der vorhin gemachten Annahme, die proximale Rückresorption des Kaliums. Unsere Ergebnisse genügen nicht zum Beweis, daß distal davon nun Kalium tatsächlich sekretiert wird. Obwohl im Ureterharn der Kaliumgehalt auch in diesen Versuchen meistens höher war als im Plasma, ließe sich diese Konzentrierung immer noch dadurch erklären, daß in späteren Abschnitten des Tubulus weiter Wasser rückresorbiert wird, Kalium im Tubulus zurückbleibt und auf diese Weise konzentriert wird.

Andererseits läßt sich mit Hilfe der Clearance-Versuche auch in die *Hämodynamik der Niere* ein gewisser, allerdings recht begrenzter Einblick gewinnen. Hierfür hat GOMEZ (*7*) eine Reihe von Formeln angegeben, deren sämtliche

Parameter sich mehr oder weniger genau auch beim Menschen ermitteln lassen. Der Gesamtwiderstand R der Nieren läßt sich entsprechend dem Ohmschen Gesetz sehr leicht errechnen aus der arteriovenösen Blutdruckdifferenz ΔP und dem Blutstrom durch die Nieren, den wir hier als Q bezeichnen:

$$R = \frac{\Delta P}{Q}.$$

Er setzt sich zusammen aus einem Widerstand in den Vasa afferentia R_A, dem Widerstand in den Vasa efferentia R_E und dem Widerstand in den kleinen Venen R_V. Diese drei Widerstände sind direkt hintereinandergeschaltet und ergeben durch Addition den Gesamtwiderstand R.

$$R = R_A + R_E + R_V$$

In den Zwischenstrecken, den Glomerulumcapillaren und den peritubulären Capillaren, nimmt GOMEZ nur einen sehr geringen Druckabfall an, so daß der Widerstand in diesen Gebieten vernachlässigt werden darf. Das auffallende Ergebnis der Berechnung ist, daß die Teilwiderstände annähernd gleich groß sind, so daß beim normalen Menschen in jedem ein Blutdruckabfall von etwa gleicher Höhe berechnet wird.

Es wäre nun außerordentlich aufschlußreich, wenn wir diese Teilwiderstände auch bei verschiedenen Nierenerkrankungen berechnen könnten. Dies ist aber eine sehr gefährliche Sache, die mit größter Vorsicht ausgeführt werden muß. Ich will Sie nicht mit den ausführlichen Formeln belästigen, die Sie ja jederzeit im Original nachlesen können. Aber es muß doch darauf hingewiesen werden, mit welchen wichtigsten Komponenten diese Teilwiderstände berechnet werden.

Für den venösen Widerstand R_V spielt eine wichtige Rolle der intrarenale Druck. Nun, ich glaube mit GOMEZ, daß wir mit der Annahme von 10 mm Hg für den normalen Menschen nicht sehr weit danebentreffen; aber gerade bei vielen pathologischen Fällen ist ja der intrarenale Druck die große Unbekannte, so daß also von dieser Seite aus schon die Berechnung der Widerstände sehr stark in Frage gestellt wird. Auch auf die Widerstände des Vas afferens und des Vas efferens wirkt sich der intrarenale Druck aus, allerdings nicht mehr so direkt wie auf den venösen. Die wichtigste Größe zur Berechnung dieser Widerstände ist das Glomerulumfiltrat, das ja mit der Inulin-Clearance identisch ist. Hier tritt jedoch eine neue, höchst problematische Größe auf, nämlich die Durchlässigkeit der Glomerulumcapillaren. Und zwar kommt hier nicht etwa eine Durchlässigkeit pro Flächeninhalt oder pro Glomerulum in Frage, sondern die gesamte glomeruläre Membrandurchlässigkeit der Nieren eines Individuums. Dieser Wert läßt sich nur aus einer angenommenen konstanten Beziehung zur Körperoberfläche ermitteln.

Die Formeln sind also nicht anwendbar bei allen Fällen, in denen der intrarenale Druck sich verändert haben könnte und bei allen Fällen, in welchen die Membrandurchlässigkeit des einzelnen Glomerulum oder die Zahl der funktionierenden Glomerula sich verändert haben könnte. Und soviel ich von Nierenpathologie verstehe, bleibt da nicht mehr sehr viel übrig. Die Methode läßt sich verwenden an der normalen Niere und bei einigen ausgewählten Fällen von unkomplizierter essentieller Hypertonie. Und bei diesen Fällen hat GOMEZ seine Formeln durchexerziert mit dem Ergebnis, daß erstens der Gesamtwiderstand beider Nieren erhöht ist, was nichts Neues ist, und daß zweitens die Widerstandserhöhung vorwiegend auf das Vas afferens, oder vorsichtiger ausgedrückt, auf den präglomerulären Teil der Nierenzirkulation beschränkt ist. Das ist immerhin ein bemerkenswerter Befund, denn bisher hat man unter dem Eindruck der erhöhten Filtrationsfraktion meistens angenommen, daß die Widerstandserhöhung z. T. oder hauptsächlich auf das Vas afferens beschränkt sei.

Ich möchte übergehen auf ein anderes Gebiet, das ebenfalls noch viele Fragezeichen enthält, nämlich *die Regulation der Harnmenge.* Hier sind wir allerdings ein gutes Stück vorwärtsgekommen durch die grundlegenden Versuche von VERNEY (*8*). Es hat lange Zeit eine gewisse Verwirrung bestanden. Sie war vor

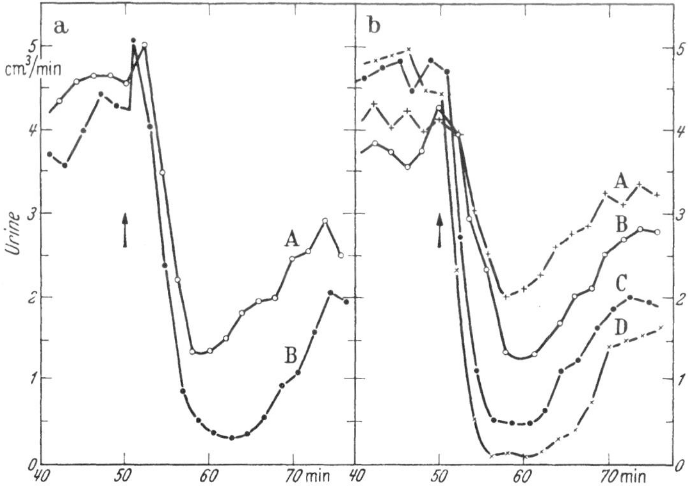

Abb. 3. Die Wirkung einer Injektion von hypertonischer Kochsalzlösung in die Carotis communis des Hundes auf die Wasserdiurese (*a*). Intravenöse Injektion von antidiuretischem Hormon (*b*). Näheres s. Text! [VERNEY (*8*)].

allem darauf zurückzuführen, daß es zwei grundlegend verschiedene Mechanismen gibt, die beide zur Vermehrung der Harnmenge führen können. In klaren Fällen hat man zwar schon seit langem unterschieden zwischen einer Wasserdiurese einerseits und einer Salz- oder osmotischen Diurese oder Glomerulusdiurese auf der anderen Seite. Verwirrend ist jedoch, daß die beiden Formen sich überlagern können, daß es gewisse Grenzfälle gibt und daß die meisten Diuresen, die man am narkotisierten Tier erhält, eben keine reinen Wasserdiuresen, sondern Salz- oder osmotische Diuresen sind.

Eine echte Wasserdiurese erhält man z. B. dadurch, daß man einen nichtnarkotisierten Hund mit Wasser peroral belastet, z. B. mit 50 ml/kg. Nach einer gewissen Latenz steigt dann die Harnmenge an, der Harn wird verdünnt, der osmotische Druck des Harns sinkt unter den des Blutes und auf der Höhe eines solchen Wasserversuches spritzt nun VERNEY in den Blutstrom einer Carotis communis eine relativ kleine Menge einer hypertonischen Salzlösung. Es sind bei der Kurve A (Abb. 3a) 5 cm³, bei der Kurve B 10 cm³ einer dreifach hypertonischen Kochsalzlösung kopfwärts in die Carotis communis gespritzt worden. Der Effekt ist eine prompte Unterbrechung der Wasserdiurese, die sich vergleichen läßt mit der Wirkung einer intravenösen Injektion von antidiuretischem Hormon 0,25 (A), 0,5 (B), 1 (C) bis 2 (D) Milli-Einheiten pro Hund (Abb. 3b).

Nun hat man ja schon lange vermutet, daß die Harnmenge in irgendeiner Weise durch Funktionen des Hinterlappens geregelt wird. Man hat gewußt, daß im experimentellen oder im klinischen Diabetes insipidus der Harn genau gleich zusammengesetzt ist wie im Trinkversuch. Man weiß schon lange, daß Wasserdiurese und Diabetes insipidus sich prompt durch Hinterlappenhormon unterdrücken lassen und daß diese Antidiurese in jeder Beziehung genau gleich aussieht wie diejenige Antidiurese, die im gewöhnlichen Durstversuch entsteht. Der Harn wird dabei hypertonisch, die Harnmenge nimmt ab. Aber was man eben nicht gekannt hat, war der Mechanismus, durch welchen die Abgabe des antidiuretischen Hormons und damit die Steuerung der Diurese ermöglicht wird: Es handelt sich um den osmotischen Druck des Blutes im Bereich der Carotis interna. Wir müssen uns mit Verney irgendwelche osmoreceptorischen Organe vorstellen im Bereich der Carotis, und zwar der Carotis interna, denn der Effekt kommt auch zustande, wenn die äußere Carotis unterbunden wird. Es ist sehr wohl möglich, daß diese Receptoren in den Kernen des hypothalamischen Wasserzentrums selbst zu suchen sind. Ein osmotischer Reiz würde also in diesem Zentrum oder in diesen Zentren in eine nervöse Erregung umgewandelt, die den Hinterlappen über den Hypophysenstiel erreicht und zur Abgabe von antidiuretischem Hormon veranlaßt. Es ist dabei gleichgültig, was für hypertonische Lösungen man wählt. Der gleiche Effekt kommt zustande mit Kochsalz, mit Sulfat, mit Saccharose, etwas weniger mit Glucose und überhaupt nicht mit Harnstoff. Das wundert uns nicht, denn wir wissen, daß der Harnstoff sehr leicht diffundiert und somit an vielen Zellen, z. B. auch den roten Blutkörperchen, keine osmotische Wirkung ausübt.

Wenn ich also Wasser trinke, dann steigt meine Harnmenge nicht deshalb, weil das Volumen meiner Extracellulärflüssigkeit sich ausgedehnt hat, oder weil der Hydrierungszustand der Gewebe zugenommen hat, sondern ausschließlich deshalb, weil der osmotische Druck im Gebiet der Carotis abnimmt. Jede Maßnahme, die zu einer Verminderung des osmotischen Druckes führt, löst eine Wasserdiurese aus und es ist wahrscheinlich falsch, den Begriff der Wasserdiurese einzuschränken auf jene Fälle, in denen man das Wasser oral zugeführt hat. Wenn wir geneigt sind, dies teleologisch zu fassen, können wir behaupten, die Qualität des inneren Milieus ist dem Körper wichtiger als die Quantität des inneren Milieus. Es ist den Zellen unserer Organe gleichgültig, ob sie in 10 oder 15 l inneren Milieus gebadet werden, sofern dieses innere Milieu die optimale Zusammensetzung, den optimalen osmotischen Druck besitzt. Durch diesen Hinterlappenmechanismus wird fortwährend die Ausdehnung des Extracellulärraumes dem Gehalt dieses Raumes an osmotisch wirksamen Substanzen angepaßt. Wenn wir die Ausdehnung des Extracellulärraumes im einen oder anderen Sinn verändern wollen, dann müssen wir unser Augenmerk in erster Linie auf die osmotischen Bestandteile, also hauptsächlich auf Kochsalz, richten und um das Wasser brauchen wir uns zunächst gar nicht zu kümmern, weil dieses sich automatisch dem Kochsalzgehalt anpaßt.

Das ist ja in einem gewissen Sinne nichts Neues; man weiß seit Jahrzehnten, daß Wasser und Kochsalz im Körper irgendwie parallel laufen.

Aber es handelt sich bei diesem Phänomen nicht um eine Eigenschaft der Gewebe, wie man doch lange angenommen hat, und es ist nicht die Unfähigkeit, das Wasser ohne Kochsalz in den Geweben zurückzuhalten. Es handelt sich vielmehr um eine nervös-hormonale Regulation, die aber nicht die Menge, sondern die Zusammensetzung der Körperflüssigkeiten im Auge hat.

Daß ein derartig komplizierter Regulationsvorgang auch durch eine Reihe von unspezifischen Reizen beeinflußt werden kann, braucht uns nicht weiter zu verwundern: Schmerz, Angst, Ärger, überhaupt Affekte aller Art können in dieses komplizierte Geschehen eingreifen; auch wenn das Bedürfnis nach einer Wasserdiurese besteht, wird häufig eine Antidiurese auf diesem Wege ausgelöst. Auch eine Reihe von Pharmaka wirken im gleichen Sinn. So die meisten Narkotica und dann das Nicotin, welches auch diagnostisch verwendet wird: Ein echter Diabetes insipidus wird durch Nicotin nicht beeinflußt, da kein funktionstüchtiger Hinterlappen vorhanden ist, während eine unspezifische Polyurie oder Polydipsie prompt durch Nicotin unterdrückt wird (*9*). Umgekehrt sollen bedingte Reflexe, Suggestionen mit oder ohne Hypnose sich irgendwie in diesen Mechanismus einschalten können. Bekannt ist das Beispiel von einem Hund, der auf Wasserversuche trainiert war, und schon dann mit einer Wasserdiurese reagierte, wenn man ihm eine trockene Magensonde eingelegt hat.

Damit ist noch nichts gesagt über den *Angriffspunkt des antidiuretischen Hormons*. Und hier begeben wir uns schon auf einen wesentlich unsichereren Boden. Sicher ist, daß durch die reine Wasserdiurese die Menge und die Zusammensetzung der ausgeschiedenen Harnbestandteile praktisch nicht beeinflußt wird. Auf diese Tatsache hat Ernst Frey vor nahezu 50 Jahren aufmerksam gemacht. Sie ist seither wieder vergessen und neu entdeckt worden. Wenn ich in einem Reagenzglas die Harnmenge sammle, die in einer Minute ausgeschieden wird, dann mag diese Menge im Durstversuch etwa 0,4 ml betragen. Nach Aufnahme von Wasser peroral beträgt die entsprechende Menge 10 ml, 15 ml oder noch mehr. Wenn ich nun durch destilliertes Wasser das erste Reagenzglas auf 10 ml auffülle, dann wird es außerordentlich schwierig, diese beiden Flüssigkeiten voneinander zu unterscheiden. Die Gesamtmenge osmotisch aktiver Bestandteile ist praktisch die gleiche, und was wichtig ist, die Menge von Kreatinin ist die gleiche und sofern im Plasma vorhanden, die Menge von Inulin, PAH usw. Mit anderen Worten: Die reine Wasserdiurese setzt weder in der Hämodynamik noch in der Filtration irgendeine maßgebende Veränderung voraus. Menge und Zusammensetzung der pro Minute ausgeschiedenen Harnfixa bleiben sich gleich, einzig die Wassermenge, in der diese Stoffe gelöst sind, kann sich ändern. Der Prozeß, der die Harnmenge beeinflußt, der Angriffsort des antidiuretischen Hormons muß also funktionell unabhängig sein von den übrigen Rückresorptions- oder evtl. auch Sekretionsmechanismen. Es scheint naheliegend, in dieser funktionellen Dissoziierung zwischen der Stoffausscheidung und einem Teil der Wasserausscheidung auch eine räumliche Trennung dieser beiden Vorgänge innerhalb der Niere zu erkennen, und das paßt ja nun ausgezeichnet zu den bereits erwähnten Ergebnissen der Mikropunktionsversuche von Walker u. Mitarb. Wir haben sicher im Hauptstück (proximales Konvolut) eine ausgiebige Wasserrückresorption, kombiniert mit starken Konzentrationsänderungen einzelner individueller Harnbestandteile, aber keine Änderungen des osmotischen Drucks. Vielfach wird die Ansicht vertreten, z. B. von Homer Smith, daß die gelösten Stoffe durch aktive Prozesse zurückresorbiert werden, daß die Tubulusmembranen keinen Widerstand gegenüber

Wasserverschiebungen auszuüben imstande sind, daß das Wasser immer hinter diesen zurückresorbierten Stoffen nachläuft und daß aus diesem Grund keine nennenswerten Gradienten des gesamten osmotischen Druckes auftreten können. Der primäre Vorgang wäre also eine Rückresorption von Stoffen und das Wasser würde sekundär hintennachhinken.

Damit haben wir eine recht gute Vorstellung davon, wo das antidiuretische Hormon *nicht* angreift. Leider sind Mikropunktionsversuche nur von der Nierenoberfläche aus möglich; wir können nur die ersten zwei Drittel des proximalen Konvolutes punktieren, davon können wir vielleicht extrapolieren auf das gesamte proximale Konvolut; aber vom Beginn der Henleschen Schleife an beherrschen nun die Spekulationen das Feld und alle nachfolgenden Abschnitte vom dünnen Segment an bis zum distalen Konvolut und schließlich auch noch weiter bis zum Sammelrohr haben irgend einmal schon herhalten müssen als mögliche Angriffspunkte des antidiuretischen Hormons.

Die Henlesche Schleife, und zwar der dünne Teil der Henleschen Schleife, wird seit Peter (*10*), besonders von den vergleichenden Physiologen, als der Ort angenommen, wo der osmotische Druck unter dem Einfluß des antidiuretischen Hormons gesteigert wird. Burgess, Harvey und Marshall (*11*) wiesen darauf hin, daß Fische, Amphibien und Reptilien keinen hypertonischen Harn produzieren können und auch praktisch kein dünnes Segment besitzen. In neuerer Zeit sind besonders aus dem Institut von Heller verschiedene Arbeiten erschienen, die auf einen Zusammenhang zwischen Konzentrierfähigkeit der Säugerniere und Ausbildung der Henleschen Schleife, z. B. bei neugeborenen Tieren (*12*), hinweisen.

Es zeigen sich jedoch verschiedene theoretische Bedenken gegen diese Annahmen, von denen ich nur diejenigen herausgreifen will, die mir persönlich am schwerwiegendsten erscheinen. Bei den verschiedenen Konzentrationsgradienten, die die Niere aufzubauen imstande ist, stellt sich immer ein doppeltes Problem: nämlich 1. wie wird dieser Gradient hergestellt und 2. wie wird dieser Gradient im weiteren Verlauf des Tubulus aufrechterhalten. Nehmen wir als Beispiel die Glucose, von der wir wissen, daß sie proximal zurückresorbiert wird; es entsteht also ein Diffusionsgradient, der sehr hoch ist, indem praktisch alle Glucose aus dem Tubulus verschwindet. Dieser Gradient wird aktiv durch einen Resorptionsmechanismus hergestellt. Der Harn strömt dann frei von Glucose durch die weiteren Kanälchen und die Sammelrohre ins Nierenbecken. Die Errungenschaft des proximalen Konvolutes geht nicht verloren, auch nicht im dünnen Teil der Henleschen Schleife, wo wir ein sehr dünnes Epithel haben und auch nicht im Sammelrohr, das ja bis vor kurzem als vollständig unspezifisches Ausführungsorgan betrachtet wurde. Ein solches Verhalten der Glucose gegenüber können wir uns zur Not vorstellen. Offenbar wird die Glucose entweder aktiv durch das Tubulusepithel transportiert mit Hilfe eines „Carrier-“mechanismus, oder sie wird eben überhaupt nicht transportiert. Wo der Transportmechanismus fehlt, dort ist das Kanälchen dicht für Glucose, und es besteht keine Gefahr, daß sie aus dem Interstitium und dem Blut ins Kanälchen zurückdiffundiert, obwohl der Diffusionsgradient vorhanden wäre. Mit einigem guten Willen können wir uns ein ähnliches Verhalten für sämtliche Bestandteile von Filtrat und Harn vorstellen, nicht aber, oder nur sehr schwer für das Wasser. Wenn die Gesamtkonzentration des Harnes von der des Plasmas abweicht, dann bildet sich ein Konzentrationsgradient für

Wasser; lebende, funktionstüchtige Zellen aber, die für Wasser undurchlässig wären, können wir uns beim besten Willen nicht vorstellen. Daß das Wasser am Eindringen in den distalen Tubulus verhindert wird, wenn in irgendeinem frühen Teil des Kanälchens, z. B. in der Schleife, ein osmotischer Gradient hergestellt wird, setzt die Annahme einer kontinuierlichen Pumpe voraus, welche ständig das Wasser, das einzudringen bestrebt ist, wieder hinauspumpt. Wir haben dann mit einem Energieverbrauch zu rechnen, nicht nur um den osmotischen Gradienten zu schaffen, sondern auch um ihn in allen nachfolgenden Kanälchenabschnitten aufrechtzuerhalten. Auch bei vorsichtiger Berechnung beträgt diese Aufrechterhaltungsenergie ein Mehrfaches derjenigen Energie, welche zur Schaffung des Gradienten notwendig wäre. Außerdem müßten im distalen Konvolut die übrigen Resorptions- oder Sekretionsvorgänge weiterlaufen, unabhängig davon, ob diese Wasserpumpe funktioniert oder nicht.

Es hat also schon etwas für sich, wenn man annimmt, daß die verschiedenen Rückresorptionsprozesse sich vollständig und isosmotisch an einem Ort vollziehen, der von der Einwirkung des antidiuretischen Hormons noch unbeeinflußt ist. Die Steigerung des osmotischen Druckes wurde in den letzten Jahren immer weiter nach distal verlegt, zunächst ins distale Konvolut, dann ans Ende des distalen Konvolutes und schließlich ins Sammelrohr. Aber das sind alles Spekulationen, und die zahlreichen Experimente und Clearance-Versuche, die zur Stützung dieser Hypothesen ausgeführt worden sind, passen jeweils sehr gut zu diesen Spekulationen, nur sie sind nicht beweisend.

Die eine dieser Hypothesen stammt von West, Kaplan, Fomon und Rapoport (*13*). Sie postuliert in Kürze: Daß alle Rückresorptionsprozesse und Sekretionsprozesse, welche gelöste Bestandteile betreffen, isosmotisch verlaufen, und daß sie vollständig abgelaufen sind dort, wo die Einwirkung des antidiuretischen Hormons beginnt. Es wird nicht genau darauf eingegangen, wo man sich diesen Ort vorstellen muß. Auf einen normalen Menschen übertragen, würde das heißen, daß an einer nicht näher definierten, aber offenbar distal gelegenen Stelle des Nephrons eine Flüssigkeitsmenge bereitgestellt wäre, die pro Minute etwa 2 ml isotonischen Harns entspricht. Bei einer mäßigen Wasserdiurese würden diese 2 ml unverändert ausgeschieden. In der Antidiurese würde ein weiterer Teil des Wassers zurückresorbiert. Das würde dazu führen, daß die Harnmenge weiter abnimmt und der Harn hypertonisch wird. In der Wasserdiurese würde nun distal zu diesen 2 ml eine entsprechende Menge Wasser zusezerniert, so daß die Harnmenge ansteigen würde auf 10 ml oder mehr. Gegen diese Theorie spricht einzig, daß sie neu ist, ungewohnt. Experimentelle Gegenbeweise existieren meines Wissens nicht, aber das ist eben noch kein Beweis, daß die Theorie richtig ist.

Das gleiche gilt auch von der folgenden Theorie, die aus dem Arbeitskreis von Homer Smith (*3*) stammt [Wesson und Anslow (*14*)] (Abb. 4). Diese Theorie geht von der Annahme aus, daß proximal etwa $^7/_8$ des filtrierten Wassers passiv zurückdiffundieren hinter den Stoffen, die aktiv zurückresorbiert werden ($T^{\mathrm{P}}_{\mathrm{H_2O}}$). Es könnte dabei in diesem Abschnitt eine leichte Hypotonie entstehen, die spätestens in der Henleschen Schleife wieder vollständig ausgeglichen würde. Die Aufgabe des dünnen Segmentes der Schleife wird von den Autoren in der Ermöglichung eines vollständigen osmotischen Ausgleiches gesehen. In einem weiter distalen Teil wird nun eine vom antidiuretischen Hormon unabhängige, immer gleichbleibende Natriumrückresorption angenommen (T^d_{Na}). Diese verläuft bei Abwesenheit von antidiuretischem Hormon „trocken", d. h. ohne daß gleichzeitig Wasser durch das Tubulusepithel wandert. In diesem Fall entsteht der hypotonische Harn der maximalen Wasserdiurese, dessen Menge etwa $^1/_7$ des Filtrates

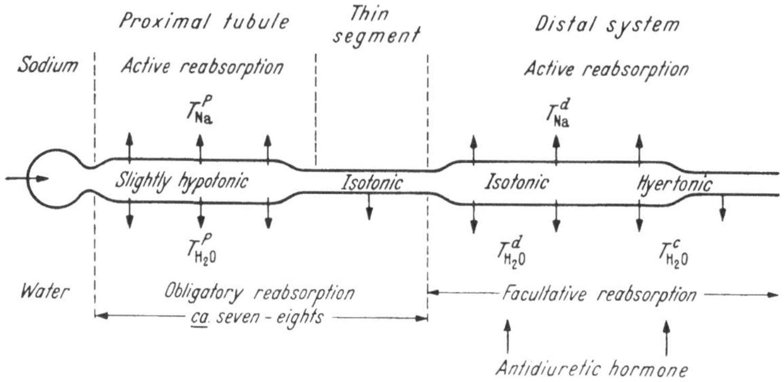

Abb. 4. Rückresorption von Natrium und Wasser bei Gegenwart von antidiuretischem Hormon [Wesson und Anslow *(14)*].

beträgt. Injizieren wir nun dem Versuchstier zunächst eine mäßige, und dann eine maximal wirksame Menge antidiuretischen Hormons, dann wird zunächst einmal diese Rückresorptionssperre, wenn ich so sagen darf, für das Wasser aufgehoben ($T^d_{H_2O}$), so daß der Harn isotonisch wird. Bei maximaler Antidiurese schließlich wird noch weiter distal, möglicherweise im Sammelrohr, noch eine weitere, wiederum limitierte Menge Wasser aktiv zurückresorbiert ($T^c_{H_2O}$), wodurch eine minimale Menge hypertonischen Harns entsteht.

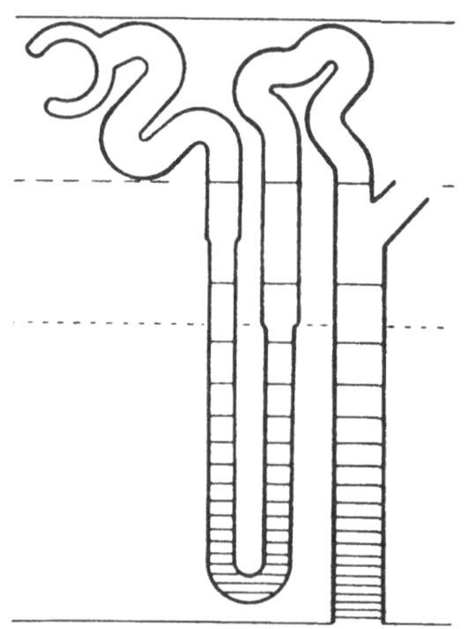

Abb. 5. Der Verlauf des osmotischen Druckes in einem einzelnen Nephron und dem zugehörigen Sammelrohr [Wirz, Hargitay und Kuhn *(15)*].

Wenn ich hier meine eigene Auffassung kurz darstellen darf, so muß ich vorausschicken, daß sie sich nur auf die eine Hälfte des Problems beschränkt, nämlich auf die Produktion eines hypertonischen Harns in der Antidiurese. Ich besitze keine Versuche und habe auch keine eigenen Ansichten über die Entstehung des verdünnten Harns in der Wasserdiurese.

Mit Herrn Professor Kuhn und Herrn Hargitay (*15*) haben wir uns[1] zunächst mit Hilfe von direkter Kryoskopie an Nierenschnitten das in Abb. 5 dargestellte Bild über den Verlauf des osmotischen Druckes in der Niere gemacht: Isotonie — in Übereinstimmung mit den Versuchen von Walker u. Mitarb. (*1*) — im ganzen proximalen Konvolut, ebenfalls Isotonie im gesamten distalen Konvolut. Dagegen Hypertonie an zwei Stellen, nämlich eine vorübergehende Hypertonie in der Henleschen Schleife, und dann die definitive Konzentrierung des endgültigen

[1] Alle Arbeiten dieser Serie wurden ausgeführt mit Unterstützung der *Fritz Hoffmann-La Roche-Stiftung* zur Förderung wissenschaftlicher Arbeitsgemeinschaften in der Schweiz.

Harnes im Sammelrohr. Wesentlich an diesem Befund ist, daß in der ganzen Niere keine steilen osmotischen Gradienten auftreten, unter der Voraussetzung, daß nicht nur der Kanälcheninhalt, sondern auch das Blut und das Interstitium zunehmend gegen die Papillenspitze zu hypertonisch werden. Und das glauben wir bewiesen zu haben in Experimenten an der Niere des Goldhamsters (*16*).

Die Goldhamsterniere ist im Prinzip genau gleich aufgebaut wie die irgendeines kleinen Nagers. Sie besitzt eine einzige Papille, die jedoch lang und schlank ist (Abb. 6) und in den Ureter hinausragt, wo sie in vivo experimentell angegangen werden kann (Abb. 7). In der lebenden Papille sind die Harnkanälchen nicht sichtbar, dafür aber um so deutlicher die Blutgefäße. Von diesen konnte ich eine Anzahl punktieren. Im Blut wurde mikrokryoskopisch der osmotische Druck bestimmt und dieser verglichen mit dem Harn, der gleichzeitig von der Papillenspitze gewonnen wurde. Abb. 8 zeigt, daß das Blut der Papille praktisch den gleichen osmotischen Druck besitzt wie der gleichzeitig gebildete Harn in einem Bereich zwischen isotonisch und nahezu zweifach hypertonisch.

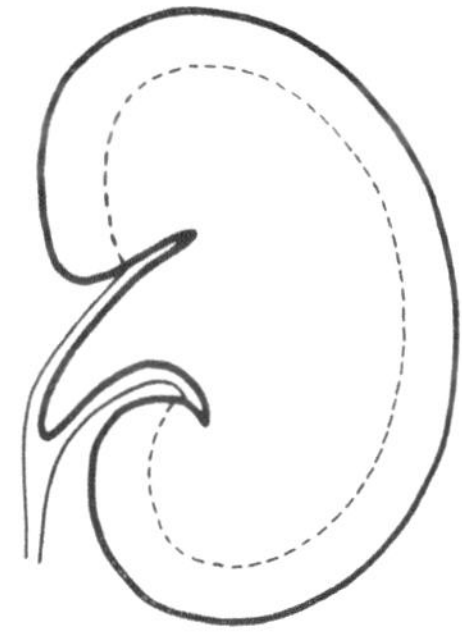

Abb. 6. Niere des Goldhamsters. [WIRZ (*16*).]

Eine Erklärung zu diesen Befunden können wir uns am besten dadurch geben, daß wir den Modellversuch von HARGITAY und KUHN (*17*) mitmachen. Das Modell besteht aus einem festen Rohr von 4 m Länge und 2 mm Durchmesser, das der Länge nach durch eine Collodiummembran (*M*) (Abb. 9) in zwei Räume (*a* und *b*) getrennt ist. Zu Beginn des Versuches ist das ganze System gefüllt mit einer Lösung von polyacrylsaurem Natrium. Dieser Stoff wurde darum gewählt, weil er ein großes Molekulargewicht besitzt, darum nicht durch die Membran dringen kann, aber trotzdem einen erheblichen osmotischen Druck schafft dank

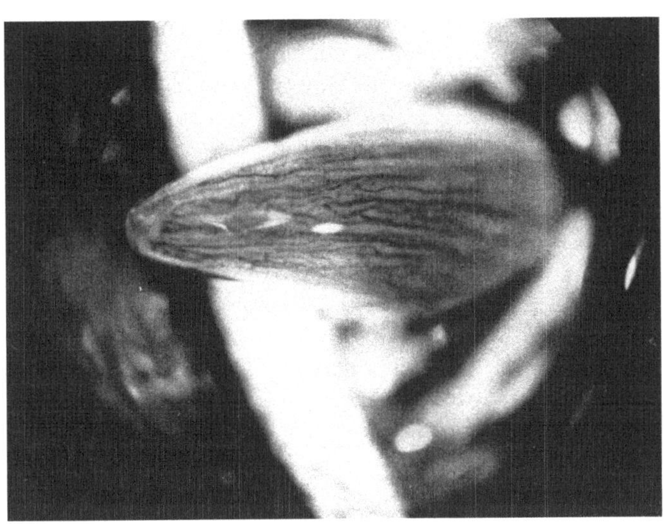

Abb. 7. Die freigelegte Papille eines Goldhamsters. [WIRZ (*16*).]

der Dissoziation von Natriumionen. Am Anfang des Versuches ist also das System gleichmäßig gefüllt und nun wird der eine der beiden Räume (*a*) einem hydrostatischen Druck (*h*) ausgesetzt; dadurch wird Wasser durch die semipermeable Membran gepreßt, wodurch der osmotische Druck im Raum *a* über den osmotischen Druck im Raum *b* gesteigert wird. Der Wasserdurchtritt kommt zum Stillstand im Moment, in dem die osmotische Druckdifferenz zwischen den beiden Räumen gleich ist dem hydrostatischen Druck, der auf den einen Raum ausgeübt wird.

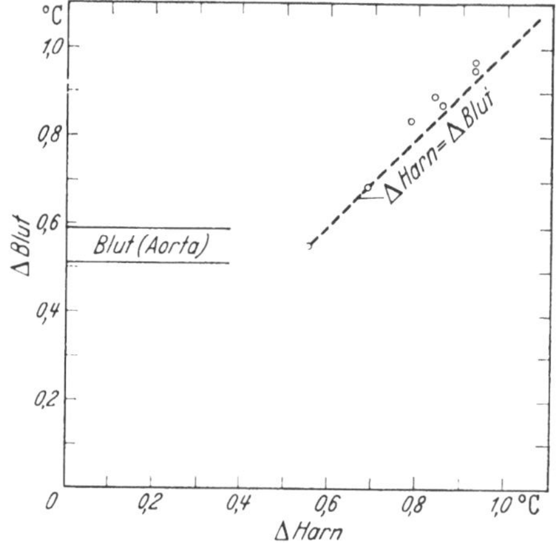

Abb. 8. Gefrierpunktserniedrigung von Harn (Abszisse) und Blut aus Vasa recta der Papille des Goldhamsters (Ordinate) [WIRZ *(16)*].

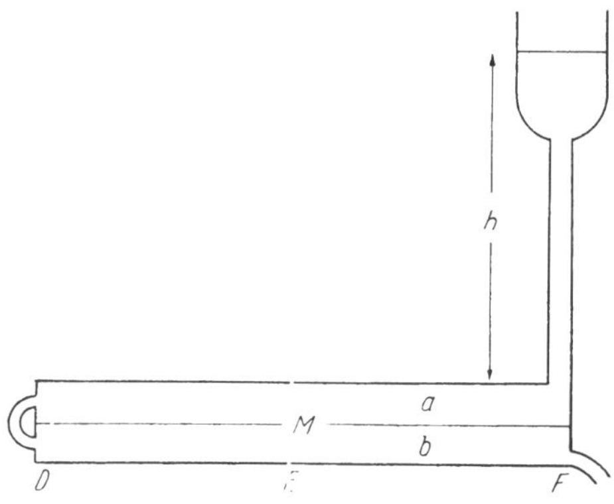

Abb. 9. Schematische Darstellung des Gegenstrommodells [modifiziert nach HARGITAY und KUHN *(17)*].

Soweit ist nichts Neues dabei. Nun wird aber bei *D* eine Verbindung zwischen den beiden Räumen hergestellt durch ein sehr enges Rohr. Die Flüssigkeit, die aus dem Reservoir ständig nachgeliefert wird, strömt auf der rechten Seite in den Raum *a*, durch das Verbindungsstück bei *D* in den Raum *b*, und verläßt das System durch eine Öffnung bei *F*. Die Flüssigkeit bestreicht dabei die Membran *M* im Gegenstrom zunächst von der einen und dann von der anderen Seite. Wir wollen den Moment festhalten, wo die konzentriertere Lösung aus *a* bis zu *E* im Raum *b* vorgedrungen ist. In diesem Zeitpunkt stehen im Bereich *D*—*E* beide Seiten der Membran mit der gleichen Lösung — von erhöhtem osmotischem Druck — in Berührung. Die limitierende osmotische Differenz ist aufgehoben und der hydrostatische Druck beginnt von neuem, Wasser durch die Membran zu pressen. Das führt nun im Bereich *D*—*E* des Raumes *a* zu einem osmotischen Druck, der bereits höher ist, als durch den hydrostatischen Einzeleffekt allein zu erklären wäre.

Läßt man das System kontinuierlich fließen, so stellt sich mit der Zeit ein steady state ein. Die auf der rechten Seite in den Raum *a* einströmende Flüssigkeit wird auf dem Weg zum Umkehrpunkt mehr und mehr konzentriert und auf dem Rückweg in Raum *b* wieder auf die ursprüngliche Konzentration zurückverdünnt. In der Nähe des Umkehrpunktes können dabei osmotische Drucke gemessen werden, die den hydrostatischen Einzeleffekt um ein Mehrfaches übersteigen. Da jedoch beim ganzen Vorgang weder osmotisch aktive Substanz zugefügt noch weggenommen wurde, muß im steady state die Flüssigkeit das System in der gleichen Konzentration verlassen, wie sie eingetreten ist.

In der Niere (Abb. 10) wird nun nach unserer Auffassung die Funktion des Modells von der Henleschen Schleife übernommen. Für den Einzeleffekt kommt allerdings in der Niere nicht mehr der hydrostatische Druck in Frage, ganz einfach, weil in der Niere keine genügend hohen hydrostatischen Drucke zur Verfügung stehen, um die Herstellung osmotischer Drucke von vielen Atmosphären zu erklären. Wir müssen annehmen, daß im Epithel der Schleife ein Mechanismus lokalisiert ist, der entweder Wasser aus dem absteigenden Schenkel in den aufsteigenden pumpt, oder umgekehrt irgendeinen gelösten Stoff, z. B. Kochsalz, rückwärts aus dem aufsteigenden Schenkel in den absteigenden. Beides hätte den gleichen Effekt: die Herstellung eines kleinen osmotischen Gradienten zwischen den beiden Schenkeln, der durch den Gegenstrom multipliziert wird. Der Harn ist dabei sowohl beim Eintritt in die Schleife als auch beim Übergang in das distale Konvolut blutisotonisch, die Konzentrierung ist also nur vorübergehend. Nun ist ja die Henlesche Schleife nicht ein starres Rohr wie das Modell, sondern ein Kanal, der von allen Seiten von lebendem Epithel umgeben ist. Die Membran, die im Modell die beiden Schenkel trennt, ist in der Niere vertreten durch das Epithel der beiden Schleifenschenkel und das dazwischenliegende Interstitium. Es ist daher leicht, sich vorzustellen, daß nicht nur der Inhalt der Schleifen, sondern auch das Epithel und das Interstitium in diese osmotische Schichtung einbezogen werden.

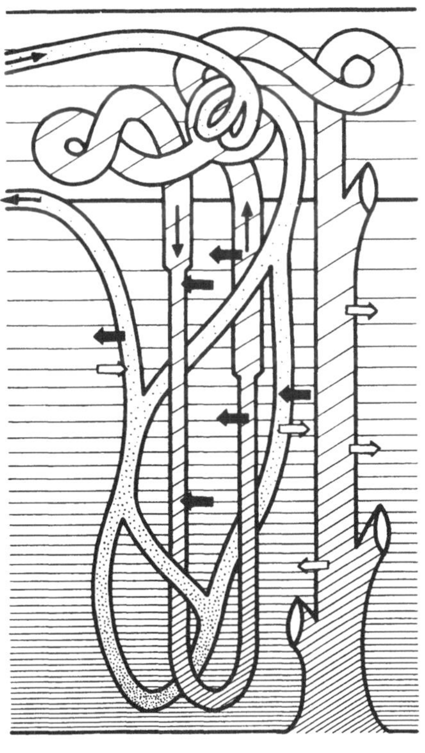

Abb. 10. Schema von Nephron, Sammelrohr und Blutgefäß. Die Dichte der Schraffur stellt die Höhe des osmotischen Druckes dar. Weiße Pfeile: Transport von Wasser (passiv); schwarze Pfeile: Transport von Kristalloiden (aktiv oder passiv) [WIRZ (*16*)].

Es entsteht also im Nierenmark ein Milieu, das gegen die Papillenspitze zu immer stärker hypertonisch wird, und dieses hypertonische Milieu wird von den Sammelrohren durchschritten. Wir brauchen im Epithel der Sammelrohre keine aktive Leistung anzunehmen. Es genügt eine semipermeable Membran, durch welche das Wasser dem osmotischen Druck folgend ins Interstitium wandert, so daß schließlich auch der Inhalt der Sammelrohre konzentriert wird. Das ins Interstitium übergetretene Wasser muß schließlich in den aufsteigenden Schenkeln der Schleife und in den Blutgefäßen rindenwärts transportiert werden. Dadurch wird der Effekt des Gegenstromsystems bis zu einem gewissen Grade verwässert.

Wir haben uns jedoch hier vor Augen zu halten, daß im distalen Konvolut, also zwischen dem aufsteigenden Schenkel der Schleife und dem Beginn des Sammelrohrs, noch einmal mit einer erheblichen — isosmotischen — Rückresorption von Wasser zu rechnen ist, ähnlich wie im proximalen Konvolut. Was durch die Sammelrohre strömt, ist somit nur noch ein Bruchteil dessen, was die Gesamtheit der Henleschen Schleifen durchflossen hat. Das Wasser, das bei der Harnkonzentrierung austritt, stört also die Wirksamkeit des Gegenstromsystems nur in einem geringen und — wie Berechnungen ergeben haben (*17*) — tragbaren Ausmaß.

Durch das gleiche Milieu von zunehmendem osmotischen Druck verlaufen aber außer den Sammelrohren auch die Blutgefäße. Die Blutversorgung des Nierenmarkes erfolgt ausschließlich im Gegenstromverfahren. Alles Blut stammt aus dem Gebiet der Nierenrinde und strömt in die Vena arcuata an der Mark-Rindengrenze. Zwischenhinein gelangt es in den Vasa recta mehr oder weniger tief ins Mark. Das Blut paßt seinen osmotischen Druck demjenigen des Interstitiums fortlaufend an, indem osmotisch aktive Substanzen vom arteriellen Schenkel aufgenommen und vom venösen wieder abgegeben werden.

Durch dieses Gegenstromsystem wird die Niere befähigt, hohe osmotische Drucke zu schaffen, ohne daß an irgendeiner Stelle des Organs steile osmotische Gradienten aufzutreten brauchen.

Nun gibt es noch eine andere Diureseform, die mit der Wasserdiurese nichts zu tun hat, einzig, daß die Harnmenge in beiden Fällen vermehrt ist. Diese Diurese läuft unter verschiedenen Namen: der Ausdruck *osmotische Diurese* scheint mir der glücklichste, weil er am wenigsten präjudiziert. Charakteristisch für diese Diureseform ist, daß sie durch antidiuretisches Hormon nicht gehemmt wird. Das Blut ist bei den osmotischen Diuresen in den meisten Fällen isotonisch oder hypertonisch, sicher aber ist der osmotische Druck des Blutes dabei nicht erniedrigt, so daß wir schon a priori mit einem hohen Gehalt von antidiuretischem Hormon im Blut rechnen dürfen. Maßgebend für die Harnmenge bei dieser Diureseform ist die Menge osmotisch aktiver Substanzen, die übrigbleibt, wenn sämtliche Rückresorptions- und Sekretionsprozesse abgelaufen sind. Also eine Menge, die beim normalen Menschen pro Minute dem entspricht, was in etwa 2 ml Plasma enthalten ist, das ist etwas mehr als $^1/_2$ osmotisches mäq, bzw. $^1/_2$ Milliosmol. Das ausgeschiedene halbe Milliosmol hat dann in etwa 0,4 ml Harn Platz. Bei maximaler Antidiurese kann die menschliche Niere den osmotischen Druck des Harnes etwa auf das 5fache desjenigen des Blutes steigern. Das entspricht etwa dem, was die Franzosen als «urine obligatoire» zu bezeichnen pflegen. Und nun können verschiedene Gründe dazu führen, daß diese Menge ausgeschiedener Stoffe vermehrt wird, dann muß sich auch die Harnmenge vermehren. Der Grund für diese vermehrte Stoffausscheidung kann recht verschieden sein. Gelegentlich handelt es sich um eine Vermehrung der Filtration als ganzes, wobei dann die Rückresorptionsprozesse nicht Schritt halten können. Das klassische Beispiel hierfür wäre die Pressor-Diurese der Starlingschen Schule. Beim Menschen spielt dieser Mechanismus wohl eine untergeordnete Rolle. Hier können wir osmotische Diuresen auslösen durch die Belastung des Organismus mit Stoffen, von denen wir wissen, daß sie filtriert, aber nur in ungenügender Menge zurückresorbiert werden. Es kommt dabei nicht auf den Ausscheidungsmodus an, der, wie wir ja am Anfang gesehen haben (S. 3 f. f.), recht verschieden sein kann. Es kann sich um Stoffe handeln, die vorwiegend oder ausschließlich durch Filtration ausgeschieden werden. Dazu gehören Mannit, Xylose, Saccharose, Thiosulfat, Ferrocyanid und verschiedene andere. Dann gibt es Stoffe, die filtriert und teilweise auch zurückresorbiert werden, wie Harnstoff oder Sulfat. Auch das Kochsalz gehört in einem gewissen Sinne hierzu. Dann schließlich Stoffe, die zusätzlich zur Filtration sekretiert werden, z. B. PAH. Bei der Glucose kann die vermehrte Ausscheidung bedingt sein durch eine Steigerung des Blutzuckers, entweder infolge von Infusion oder beim echten Diabetes mellitus. Beide Fälle führen zu einer Ausscheidung von Zucker im Harn und dadurch Vermehrung der Harnmenge. Aber eine Glucosurie kann ja auch auftreten bei Vergiftung mit Phlorrhizin oder bei gewissen Fällen von renalem Diabetes. Und alle diese Fälle führen zu einer Vermehrung der ausgeschiedenen Substanzmenge und

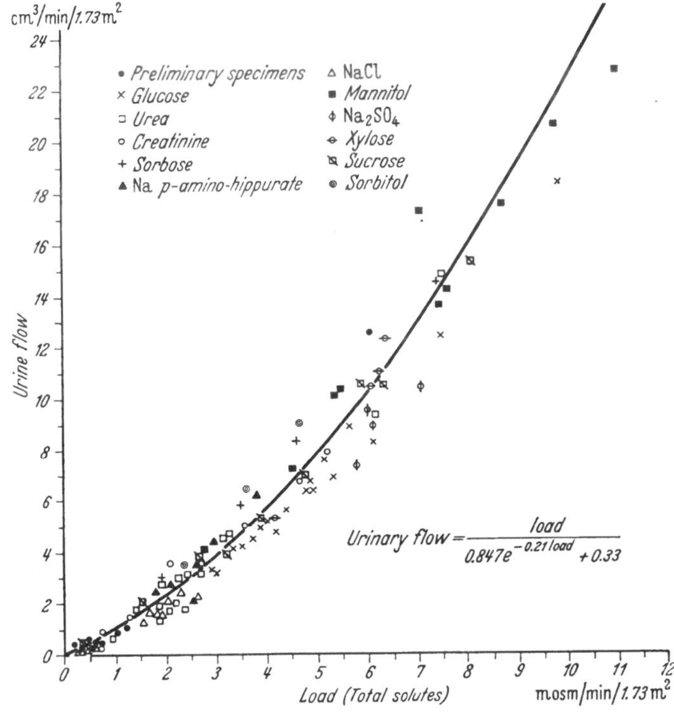

Abb. 11. Harnmenge und ausgeschiedene gelöste Bestandteile [RAPOPORT, BRODSKY, WEST und MACKLER (*18*)].

dadurch zu einer Vermehrung der Harnmenge. Das Beispiel des Phlorrhizin-Diabetes hat uns gezeigt, daß eine osmotische Diurese auch pharmakologisch ausgelöst werden kann durch Stoffe, welche die Rückresorption einzelner Filtratbestandteile verhindern. So wirken offenbar die Quecksilberdiuretika vorwiegend durch Einschränkung der Kochsalzrückresorption und verschiedene Sulfonamide durch eine vermehrte Ausscheidung von Bicarbonat und Kalium.

Was geschieht nun, wenn die Menge der gelösten Stoffe ansteigt? Wir würden zunächst erwarten, daß die Harnmenge proportional zunimmt. Daß also, wenn anstatt $^1/_2$ mäq ein ganzes Milliäquivalent ausgeschieden wird, die Harnmenge von 0,4 auf 0,8 cm³ pro Minute vermehrt wird. Das ist aber nicht der Fall; in Wirklichkeit steigt die Harnmenge stärker an als proportional. Abb. 11 zeigt eine Versuchsserie an normalen Menschen von RAPOPORT, BRODSKY, WEST und MACKLER (*18*). Und zwar wird belastet mit einer Menge verschiedenartiger Stoffe, die ich vorher aufgezählt habe. Es ist bei Unbelasteten eine Harnmenge von etwa 0,40 ml/min vorhanden mit etwa $^1/_2$ mäq osmotisch aktiver Bestandteile. Wir würden nun bei steigender Belastung ein geradliniges Ansteigen der Harnmenge erwarten. In Wirklichkeit steigt diese jedoch stärker an. Bei 5 mäq ist die Harnmenge nicht auf das 10fache gestiegen, sondern auf das 20fache. Bei 10 mäq ist bereits anstelle des 20fachen das 60fache der ursprünglichen Harnmenge erreicht worden. Nun, wenn die Harnmenge überproportional zunimmt, dann muß der Harn immer stärker verdünnt werden (Abb. 12). Ohne Belastung beträgt der osmotische Druck des Harnes etwa das 5fache des Plasmas, bei steigender Harnmenge nimmt der osmotische Druck mehr und mehr ab. Er nähert sich nicht dem Wert 0 wie bei der

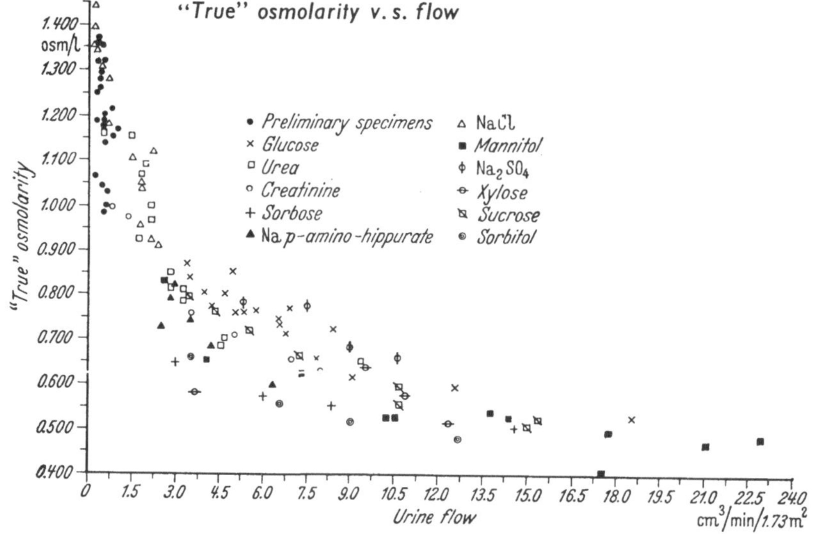

Abb. 12. Harnmenge und osmotischer Druck des Harns [Rapoport, Brodsky, West und Mackler (*18*)].

Wasserdiurese, sondern dem Wert des osmotischen Druckes im Blut, der bei diesen Belastungen meistens etwas über den Grundwert angestiegen ist, so daß bei diesen großen Harnmengen der Harn praktisch blutisotonisch ist. Also eine paradoxe Erscheinung: Belastung mit einem trockenen Stoff, z. B. Harnstoff, — dadurch nicht nur Vermehrung der Harnmenge, sondern eine Verdünnung des Harnes. Diese Abbildung ist besonders schön, weil eben aus ihr deutlich hervorgeht, daß die Art des Stoffes für das Ausmaß der Diurese nicht wesentlich ist. Die osmotischen Drucke ordnen sich um die gleiche Linie, unabhängig davon, ob mit Mannit, Xylose oder etwas anderem belastet wurde.

Ich hätte ebensogut eine Abbildung von Hervey, McCance und Tayler (*19*) aus dem Jahre 1946 projizieren können oder eine Abbildung von Ernst Frey aus dem Jahre 1907 (*20*), der schon genau das gleiche am Kaninchen gezeigt hat: Mit zunehmender Diurese wird der Harn immer verdünnter, sein osmotischer Druck nähert sich dem Wert des Plasmas. Es wird nun gelegentlich behauptet, der Harn werde immer plasmaähnlicher. Das ist aber nicht ganz richtig in dieser allgemeinen Form. Es ist manchmal der Fall bei der reinen Filtratdiurese oder bei der Kochsalzdiurese. Aber bei den übrigen Formen enthält der Harn zur Hauptsache eben den Stoff, mit dem belastet wurde, und die übrigen Harn- bzw. Plasmabestandteile werden zurückgedrängt.

Soweit handelt es sich wiederum um Phänomene, und die Erklärung dazu ist auch hier wieder sehr problematisch. Man sieht ganz allgemein auch in diesen Phänomenen wieder den Ausdruck einer räumlichen Trennung zwischen dem Stoff-ausscheidenden Mechanismus in einem proximalen Teil und dem konzentrierenden Mechanismus in einem distalen Teil. Wenn die proximale Wasserrückresorption passiv ist, wenn im Tubulusinhalt ein Stoff vorhanden ist, der sich osmotisch auswirken kann, aber nicht rückresorbiert wird, dann muß in diesem proximalen Teil die Menge des dort noch vorhandenen Harnes zunehmen und der distale hypothetische Teil, in dem osmotische Arbeit geleistet wird, wird dann überschwemmt mit einer vermehrten Menge isotonischer Flüssigkeit. Und irgendwie scheint nun dieser Konzentrierungsort nicht fähig zu sein, mit einer großen Flüssigkeitsmenge den gleichen Konzentrationseffekt zu erreichen wie mit einer kleinen Flüssigkeitsmenge, sei es, wie dies HOMER SMITH annimmt (Sie erinnern sich an das Diagramm), daß die distal resorbierte Wassermenge absolut fixiert ist, sei es, daß diesem distalen Konzentrierungsort nur eine ganz bestimmte Energiemenge zur Verfügung steht. Auch dann wird eine größere Menge nur schwächer konzentriert werden können als eine kleinere Menge. Oder sei es schließlich, wie wir das persönlich annehmen, daß im Gegenstromsystem der Schleifen der osmotische Gradient des Einzeleffektes limitiert ist. Auch dann wird bei einer Überschwemmung mit mehr Flüssigkeit der Effekt der sein, daß eben die Gesamtkonzentrierung abnimmt.

Wenn ich vorhin behauptet habe, daß die verschiedenen Stoffe die gleiche diuretische Wirkung besitzen, so bezieht sich das nur auf den Moment, wo sie endlich im Harn erscheinen. Man darf nicht etwa daraus ableiten wollen, daß alle Stoffe, die man intravenös injiziert, in gleichem Maße diuretisch wirken. Es kommt darauf an, wie ein Stoff ausgeschieden wird und dafür sind verschiedene Faktoren maßgebend, u. a. das Verteilungsvolumen im Körper. Hier wird z. B. Harnstoff bedeutend ungünstiger dastehen als Mannit, weil der Harnstoff sich auf das gesamte Körperwasser verteilt und das Mannit nur auf den Extracellulärraum. Die Plasmakonzentration wird also bei einer gegebenen Harnstoffmenge weniger ansteigen als bei einer gegebenen Mannitmenge. Bei einer bestimmten Plasmakonzentration wird aber das tubulär sekretierte PAH einen stärkeren diuretischen Effekt ausüben als das ausschließlich filtrierte Mannit, und das Mannit wieder einen stärkeren Effekt als der Harnstoff, der z. T. noch zurückresorbiert wird. Am schlechtesten wird in dieser Beziehung die Glucose dastehen, weil diese außerdem ja auch noch im Stoffwechsel verwertet wird.

Literatur.

1. WALKER, A. M., and J. OLIVER: Methods for the Collection of Fluid from Single Glomeruli and Tubules of the Mammalian Kidney. Amer. J. Physiol. **134**, 562 (1941).
2. WALKER, A. M., P. A. BOTT, J. OLIVER and M. C. MACDOWELL: The Collection and Analysis of Fluid from Single Nephrons of the Mammalian Kidney. Amer. J. Physiol. **134**, 580 (1941).
3. SMITH, HOMER W.: The Kidney. Structure and Function in Health and Disease. New York 1951.
4. KENNEDY, T. J. JR., and J. KLEH: The Relationship between the Clearance and the Plasma Concentration of Inulin in Normal Man. J. Clin. Invest. **32**, 90 (1953).
5. KENNEDY, T. J. JR., J. G. HILTON and R. W. BERLINER: Comparison of Inulin and Creatinine Clearance in the Normal Dog. Amer. J. Physiol. **171**, 164 (1952).

6. Bott, P. A., and H. Wirz: Potassium and Reducing Substances in Tubule Fluid of the Rat. Proc. Soc. Exper. Biol. a. Med. (im Druck).
7. Gomez, D. M.: Evaluation of Renal Resistances, with Special Reference to Changes in Essential Hypertension. J. Clin. Invest. **30**, 1143 (1951).
8. Verney, E. B.: The Croonian Lecture. Antidiuretic Hormone and the Factors which Determine its Release. Proc. Roy. Soc. London B **135**, 25 (1947).
9. Lewis, A. A. G., and T. M. Chalmers: A Nicotine Test for the Investigation of Diabetes Insipidus. Clin. Sci. **10**, 137 (1951).
10. Peter, K.: Untersuchungen über Bau und Entwicklung der Niere. Jena 1909.
11. Burgess, W. W., A. M. Harvey and E. K. Marshall jr.: The Site of the Antidiuretic Action of Pituitary Extract. J. Pharmcol. a. Exper. Ther. **49**, 237 (1933).
12. Heller, H.: The Action and Fate of Vasopressin in Newborn and Infant Rats. J. of Endocrin. **8**, 214 (1952).
13. West, C. D., S. A. Kaplan, S. J. Fomon and S. Rapoport: Urine Flow and Solute Excretion During Osmotic Diuresis in Hydrated Dogs: Role of Distal Tubule in the Production of Hypotonic Urine. Amer. J. Physiol. **170**, 239 (1952).
14. Wesson, L. G., and W. P. Anslow jr.: Effect of Osmotic and Mercurial Diuresis on Simultaneous Water Diuresis. Amer. J. Physiol. **170**, 255 (1952).
15. Wirz, H., B. Hargitay u. W. Kuhn: Lokalisation des Konzentrierungsprozesses in der Niere durch direkte Kryoskopie. Helvet. physiol. Acta **9**, 196 (1951).
16. Wirz, H.: Der osmotische Druck des Blutes in der Nierenpapille. Helvet. physiol. Acta. **11**, 20 (1953).
17. Hargitay, B., u. W. Kuhn: Das Multiplikationsprinzip als Grundlage der Harnkonzentrierung in der Niere. Z. Elektrochem. **55**, 539 (1951).
18. Rapoport, S., W. A. Brodsky, C. D. West and B. Mackler: Urinary Flow and Excretion of Solutes During Osmotic Diuresis in Hydropenic Man. Amer. J. Physiol. **156**, 433 (1949).
19. Hervey, G. R., R. A. McCance and R. Q. C. Tayler: Forced Diuresis During Hydropenia. Nature (London) **157**, 338 (1946).
20. Frey, E.: Zit. nach E. Frey und J. Frey. Die Funktion der gesunden und kranken Niere. Berlin, Göttingen, Heidelberg: Springer-Verlag 1950.

Nierenfunktion bei veränderten Kreislaufverhältnissen.

Von

E. Selkurt (Cleveland/Ohio, USA).

Mit 8 Textabbildungen.

Ich fühle mich außerordentlich geehrt, vor dieser Versammlung von Ärzten und Forschern sprechen zu dürfen und Ihnen einige unserer Gedankengänge zu vermitteln. Sie betreffen die Frage, wie wird die Rolle der Niere in der Regulierung des Salz- und Wasserhaushaltes durch Änderungen der Nierenkreislaufverhältnisse gestört. Wie wir sehen werden, führen derartige Störungen zu ernsthaften Problemen der normalen Homoiostase.

Nierendurchblutung, glomeruläre Filtrationsleistung, Wasserausscheidung, Elektrolyte und Abfallstoffe können erheblich in verschiedenen Krankheitsbildern verändert sein, die Komponenten von Kreislaufanomalitäten aufweisen. Dies betrifft z. B. Schock, Hochdruck, Herzkrankheit und insbesondere Nephritis, Nephrose und andere Nierenkrankheiten. Die durch die Kreislaufstörung veränderte Nierenfunktion trägt gewöhnlich zu der betreffenden Symptomatologie bei. Es ist in diesem Vortrag natürlich unmöglich, auf die interessanten Nierenveränderungen einzugehen, die man in allen diesen Krankheitsbildern antrifft. Die Hauptbetonung soll deshalb auf ein bestimmtes Krankheitsbild, die Herzkrankheit, gelegt werden, bei der die Niere zweifelsohne eine wichtige Rolle in der Entwicklung der Stauung und Ödeme spielt, welche die fortgeschrittenen Stadien dieser Krankheit begleiten. Hier greift die Niere durch die Regulierung der Elektrolyte und der Wasserausscheidung ein.

Die klassischen Erklärungen für die Ursache der Stauung, der Ödeme, die bei Herzkrankheiten auftreten, haben die Rolle des rückwärts gerichteten Versagens des Herzens betont. Man meinte, daß die Unfähigkeit des Herzens, das Blut ausreichend zu pumpen, zu Stauung und Ansammlung des Blutes hinter dem Herzen mit einer Erhöhung des Venendruckes und anschließender Ödembildung führte. In der letzten Zeit ist die Aufmerksamkeit mehr auf das nach vorne gerichtete Versagen des Herzens gelenkt worden, das durch Verminderung des Herzminutenvolumens diese Störungen verursacht. Die hauptsächlichsten Organe, die durch die gestörte Blutströmung angegriffen werden, sind Niere, Leber und möglicherweise gewisse endokrine Drüsen. Die veränderte Funktion in diesen Organen kann dann die Ursache des gestörten Wasser- und Elektrolyt-Haushaltes sein und auf diese Weise zur Ödembildung und Stauung beitragen.

Wenn man das Versagen des linken Herzens als einen rückwärts wirkenden Mechanismus betrachtet, dann kann man leicht einige der wichtigsten dabei beobachteten Symptome erklären, wie z. B. die Lungenstauung, Lungenödem mit einer Herabsetzung der Vitalkapazität, Dyspnoe, Husten und Steigerung des

Druckes der pulmonalen Arterien. Wenn das Versagen des Herzens erheblich ist, meint man, daß die rechte Kammer mit daran beteiligt ist, was dann zur Erhöhung des rechten Vorhofdruckes und schließlich zur Steigerung des peripheren Venendruckes führt. Um die Lungenstauung zu erklären, muß man sich logischerweise fragen, wo das Extrablut herkommt. Die Frage gewinnt um so mehr an Bedeutung, wenn man bedenkt, daß außerdem Extrablut nötig ist, um das periphere Venenbett anzufüllen.

Für dieses Extrablut hat man verschiedene Quellen in Betracht gezogen. So könnte arterielle Vasokonstriktion infolge des herabgesetzten Herzminutenvolumens eine Verschiebung der Blutmenge zur Venenseite verursachen. Ein solcher Mechanismus würde jedoch nicht viel Blut liefern. Die Möglichkeit der Venenkonstriktion als Erklärung für die venöse Druckerhöhung ist von anderer Seite vorgeschlagen worden. Hierdurch könnte Blut aus den Blutspeichern nach den zentralen Venen verschoben werden. Die Reflexvorgänge, die einen derartigen Mechanismus in Gang setzen, sind jedoch unzureichend geklärt. Als dritte und besonders wichtige Möglichkeit muß man daran denken, daß eine Kette von Geschehnissen in Gang gesetzt wird, die zu einer Vergrößerung der Blutmenge führt.

Durch Benutzung eines blauen Farbstoffes (T-1824) und durch Markierung der Erythrocyten mit radioaktiven Substanzen haben GIBSON und EVANS (*5*) sowie NYLIN und HEDLUND (*12*) gezeigt, daß die Blutmenge bei Versagen des Herzens mit einhergehender Stauung um 25% größer als normal ist. Mit der Vergrößerung des Plasmavolumens geht eine entsprechende Vergrößerung des extracellulären Volumens einher, wie man aus dem Anwachsen des Thiocyanid- und Inulinraumes schließen kann. Das Anwachsen des Flüssigkeitsvolumens des Zwischenzellraumes ist die Ursache der mit der Stauung einhergehenden Ödeme.

Dies führt zu einer Betrachtung des Mechanismus der Ödembildung beim Stauungsversagen des Herzens. Rückwärtswirkung des Versagens und erhöhter Venendruck würde dazu führen, daß die einfache Flüssigkeitsfiltration in den Körper-Capillaren sofort eine Verminderung der Blutmenge und Bluteindickung zur Folge haben müßte. Dies widerspricht aber den experimentellen Befunden. Weiterhin würde eine dauernde Abwanderung der Flüssigkeit in den Zwischenzellraum bei normaler Abströmung der Lymphe kaum möglich sein. So fanden z. B. BURCH und WINSOR (*1*), daß nach Abbindung der unteren Hohlvene unterhalb der Nierenvene bei 5 Patienten unmittelbar Beinödeme auftraten, die jedoch in verschiedenen Ausmaßen zurückgingen. Die bestbegründete Erklärung für das Anwachsen der extracellulären Flüssigkeit wäre die Zurückhaltung von Wasser und Natriumsalz, letzteres als notwendiger, aktiver osmotischer Bestandteil. Man wendet sich deshalb logischerweise *den funktionsgestörten Nieren zu, um die Ödembildung zu erklären.*

Die veränderte Nierenfunktion, die die Grundlage der Salz- und Wasserzurückhaltung bildet, kann durch Änderungen erklärt werden, die als Folge des vorwärtsgerichteten Herzversagens auftreten, also durch Verminderung des Herzminutenvolumens und herabgesetzte Durchblutung. MERRILL (*8*) hat gezeigt, daß das Herzminutenvolumen gewöhnlich unter der Norm liegt. Die Verminderung des Herzminutenvolumens wird als die direkte Ursache der verminderten Nierenfunktion angesehen, die bei Stauungsversagen des Herzens auftritt. Dies offenbart sich durch die starke Herabsetzung der Nierenplasmadurchströmung auf ein

Drittel bis ein Fünftel der Norm. Die Ursache der geringeren Nierendurchblutung kann eine Reflexgrundlage oder humorale Grundlage haben. Als Zeugnis dafür hat man die vermehrte Ausschüttung des Gefäßreizstoffes VEM (*3*) und des Renins (*9*) angeführt. Renin, welches Hypertensin oder Angiotonin hervorruft, und der Gefäßreizstoff VEM könnten beide eine Verminderung der Nierendurchblutung begünstigen. Gleichzeitig ist auch die Glomerulusfiltration auf etwa die Hälfte der Norm herabgesetzt. Eine gute Illustration der Nierenveränderungen bei Herzkrankheiten stellt eine Abbildung aus der Arbeit von HELLER und JACOBSON (*6*) (Abb. 1) dar. Dieses Lichtbild zeigt die Nierenplasmadurchströmung (PAH-Clearance) in cm³/min und die Glomerulusfiltrationsleistung (Inulin-Clearance), das

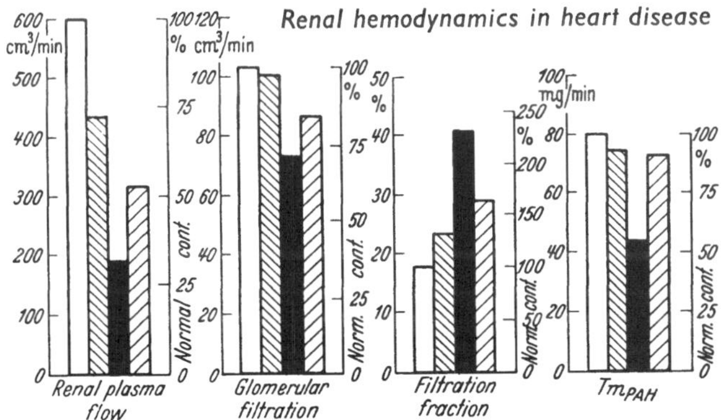

Abb. 1. Nierenveränderungen bei Herzkrankheiten. Nierenplasmadurchströmung = PAH-Clearance; Glomerulusfiltrationsleistung = Inulin-Clearance; das Filtrationsverhältnis und das tubuläre Sekretionsmaximum der PAH. □ Normal controls. ▧ Rheumatic valvular heart disease never decompensated. ■ Chronic organic heart disease decompensated. ▨ Chronic organic heart disease clinically compensated.

Filtrationsverhältnis (Verhältnis von Glomerulusfiltration und Nierenplasmadurchströmung) und das tubuläre Sekretionsmaximum der PAH. Die Veränderungen sind bei verschiedenen Zuständen dargestellt. Weiße Säulen = normal; die ersten schraffierten Säulen = rheumatische Herzklappenerkrankung, niemals dekompensiert; schwarze Säulen = chronische organische Herzerkrankung, dekompensiert; zweite schraffierte Säulen = chronische organische Herzerkrankung, klinisch kompensiert, mit Digitalis und salzarmer Kost behandelt. Man beachte, daß die Glomerulusfiltration im Durchschnitt nur 75 cm³/min betrug, solange Dekompensation herrschte, jedoch nach Beseitigung der Ödeme wieder auf 86 cm³/min zurückkehrte. Die Nierenplasmadurchströmung ist sogar noch stärker vermindert, das Filtrationsverhältnis ist erhöht, und die Tm der PAH ist während der Dekompensation vermindert. Der periphere Venendruck betrug 18 cm Wasser während der Dekompensation und kehrte auf das normale Niveau von 8 cm Wasser in der Genesung zurück.

Es kann heute als vielfach bewiesen gelten, daß während der Dekompensation die Natriumsalzausscheidung geringer ist, aber mit der Kompensation ansteigt. Natrium wird normalerweise zu 1,2% des filtrierten Natriumsalzes ausgeschieden, aber bei Versagen des Herzens sank die Ausscheidung auf 0,7%. MOKOTOFF und seine Mitarbeiter (*10*) haben auch gefunden, daß Patienten mit kongestiver Herzerkrankung nur $^1/_2$—$^1/_5$ der normalen Ausscheidung hatten und BURCH und seine

Mitarbeiter (*2*) berichteten, daß radioaktives Natrium bei solchen Patienten nur zu 28% der Norm ausgeschieden wurde. Damit gingen Veränderungen von Körpergewicht und Venendruck einher, die oftmals gegensinnig zur Wasser- und Kochsalzausscheidung verliefen. Das radioaktive Natrium erschien bei den Patienten mit Stauungserkrankung auch später, durchschnittlich nach 16 min im Harn, gegenüber nur 5 min beim Gesunden. Diese Verzögerung wurde von Burch folgendermaßen erklärt: Das Natrium wurde in den Nierenkanälchen vollständiger resorbiert, weil Nierenzustrom und venöser Abstrom vermindert waren.

Andere vertraten die Anschauung, daß die Natriumausscheidung infolge der verminderten Nierendurchblutung und Filtrationsleistung herabgesetzt war. Diese Ansicht mag jedoch zu vereinfacht sein, denn man müßte daraus schließen, daß die Natriumausscheidung proportional mit dem Sinken der Glomerulusfiltration abfallen würde. Tatsächlich fällt aber die Natriumausscheidung viel schneller als die entsprechende Filtrationsleistung ab.

Man hat versucht, diese Erscheinung etwa in folgender Weise zu erklären: Wenn das Angebot von Natrium an die Tubuluszellen verringert ist, dann können diese Zellen das Angebot kräftiger resorbieren. Meines Erachtens weicht diese Deutung vor dem wirklichen Problem aus, denn sie nimmt gewisse grundlegende Begriffe des Kochsalzhaushaltes als selbstverständlich hin, die heute noch keineswegs gelöst sind. Diese Erklärung ignoriert außerdem gewisse physikalische und biochemische Faktoren, die an dieser sog. kräftigeren Resorption durch vermindertes Angebot teilnehmen.

Um diese Funktionen und ihre Verflechtung besser zu entwirren, hatten wir seit mehreren Jahren Hundeversuche angestellt. Die im folgenden gezeigten Ergebnisse entstammen solchen Versuchen. Diese wurden alle unter Narkose, entweder unter Chloralose oder Pentobarbiturat, vorgenommen. In unseren ersten Arbeiten versuchten wir, die Wirkungen festzustellen, die eine Veränderung des Angebotes zur Folge hatte, wie z. B. die Herabsetzung der Glomerulusfiltration (Abb. 2). Es ist ein typischer Versuch dargestellt, der einige der grundlegenden Faktoren illustriert, die uns interessierten. Dies betrifft die Beziehung der Natriumausscheidung in mäq/min, der Harnmenge und der durch Kreatinin gemessenen Filtrationsleistung zu Veränderungen des arteriellen Durchströmungsdruckes. Man sieht die Versuchsergebnisse von 2 Nieren (dicke Punkte = Versuchsniere, die Kreise = Kontrollniere). In diesen Versuchen wurde eine Staubinde um die Aorta zwischen beiden Nierenarterien angelegt und so der Durchströmungsdruck in der einen Niere jenseits der Staubinde herabgesetzt. Der Druck wurde in der Femoralarterie gemessen, der Kontrolldruck dagegen oberhalb der Staustelle in der Carotis. Der Druck in der Kontrollniere liegt praktisch unverändert. Der Druck in der anderen Niere wurde stufenweise verkleinert und dann wieder auf die Norm zurückgebracht. Dies sind die Durchschnittswerte für die Zeitabschnitte, die wir regelmäßig bei jeder Druckstufe erhielten. Man sieht, daß zuerst keine Veränderung der Kreatinin-Clearance eintrat, obwohl der Druck in der ersten Stufe von 145 auf 88 mm Hg herabgesetzt war. Wir schreiben dies der Nierenkreislaufautonomie zu. Während die Kreatinin-Clearance unverändert bleibt, fallen Natriumausscheidung und Harnmenge erheblich mit Verminderung des Durchströmungsdruckes. Sie blieben ziemlich konstant in der Vergleichsniere. Natriumausscheidung und Harnmenge fallen in der zweiten Druckstufe noch mehr ab, wozu auch die Verminderung der Filtrationsleistung beiträgt. Im nächsten Stadium ist die Natriumausscheidung noch niedriger und verschwindet praktisch aus dem Harn. Nach Lockerung der Staubinde haben Natriumausscheidung und Harnmenge die Tendenz, zur Norm zurückzukehren. Sie sehen eine Zusammenfassung der Ergebnisse von 5 Versuchsgruppen in Abb. 3. Die Werte beziehen sich nur auf eine Niere des Hundes. In dicken Punkten dargestellt erkennt man den Abfall der Salzausscheidung mit dem Rückgang der Kreatinin-Clearance. Die Natriumausscheidung fällt viel schneller ab als die Filtrationsleistung. Die Kreise stellen den Verlauf nach Lockerung der Staubinde dar. Wie man sieht, verschwindet Natrium praktisch aus dem Harn.

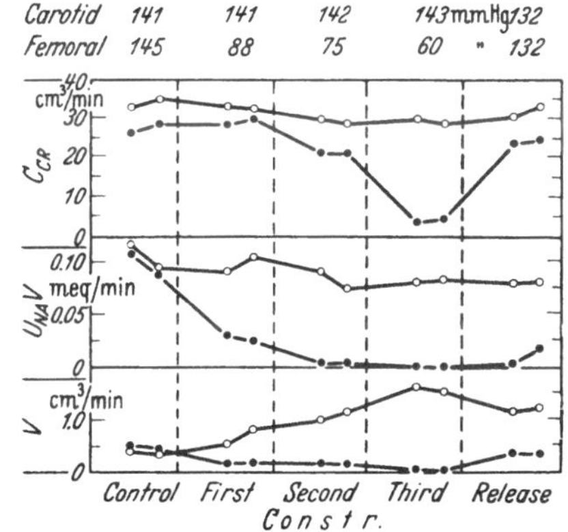

Abb. 2. Die Beziehung der Natriumausscheidung ($U_{NA}V$), Harnmenge (V) und der durch Kreatinin gemessenen Filtrationsleistung (C_{CR}) zu Veränderungen des arteriellen Durchströmungsdruckes. (Dicke Punkte = Versuchsniere; Kreise = Kontrollniere).

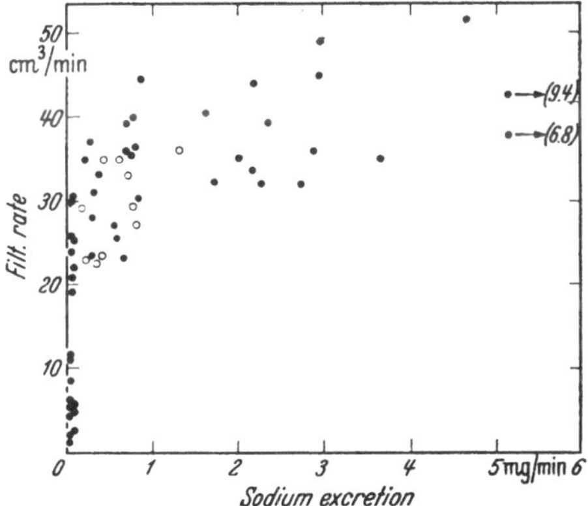

Abb. 3. Beziehung der Natriumausscheidung und Filtrationsleistung. Zusammenfassung der Ergebnisse von 5 Versuchsgruppen. Dicke Punkte: Abfall der Salzausscheidung mit dem Rückgang der Kreatinin-Clearance; Kreise: der Verlauf nach Lockerung der Staubinde um die Aorta.

Ein Faktor, der den Einfluß der absoluten Veränderung des Angebotes auf Salz- und Wasserausscheidung begünstigen kann, wenn die Filtrationsleistung wechselt, mag die absolute Höhe des arteriellen Nierendurchblutungsdruckes sein. Aber wir haben jedoch keine Kenntnis davon, welchen Einfluß die damit einhergehende Veränderung der Pulsschwankungen hat. Denn sobald man den Druck senkt und die Aorta schnürt, verringern sich die Pulsschwankungen als Teilerscheinung der Herabsetzung des mittleren Druckes. Im Jahre 1910 schloß aus Durchströmungsversuchen an isolierten Nieren Dr. HOOKER (*7*), daß die Verkleinerung der Pulsschwankungen die Nierendurchblutung und Harnmenge verringere. 1913 kam GESELL (*4*), der die gleiche Frage an unversehrten Hunden untersuchte, zu beinahe denselben Schlußfolgerungen betreffend der Wirkung der verkleinerten Pulsschwankungen auf Harnmenge und Chloridausscheidung. Jedoch zeigte er, daß HOOKERs Anschauung von der veränderten Blutströmung durch Verkleinerung der Pulsschwankungen falsch war. Wir hielten es deshalb für wichtig, diesen Faktor ernsthaft in Betracht zu ziehen oder ihn auszuschalten (Abb. 4). Wir wollten die Frage lösen, ob die Verkleinerung der Pulsschwankungen bei normalem arteriellem Druck des Hundes irgendeinen Einfluß auf die Nierenfunktion hat. In diesem Lichtbild ist ein typischer Versuch aus einer Gruppe von 6 Tieren dargestellt, an denen dieser Punkt untersucht worden ist. Die Versuchsniere wurde durch die kannulierte Nierenarterie mittels einer plastischen Röhre von der Carotis aus durchströmt. An einem Seitenast der Röhre befand sich ein Windkessel, der eingeschaltet werden konnte, um den Puls zu dämpfen, ohne den mittleren arteriellen Druck zu verändern. Man sieht die Werte für PAH-Clearance, Kreatinin-Clearance, Natriumausscheidung und Harnmenge; darunter sind die Druckbeziehungen eingetragen: die Drucke in der durchströmten Niere, die mit einem optischen Manometer aufgezeichnet sind, und der Vergleichsdruck als mittlerer Carotisdruck. Mit einem Blick können Sie erkennen, daß keine dieser Funktionen merklich durch die Verminderung der Pulsschwankungen von 36 auf 10 mm Hg beeinflußt wird.

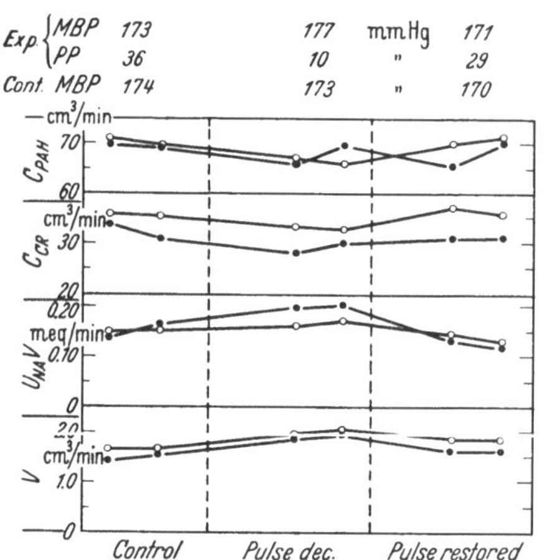

Abb. 4. Einfluß der Verkleinerung der Pulsschwankungen bei normalem arteriellem Druck auf die Nierenfunktion.

Diese Versuche zeigen, daß die Natriumausscheidung erheblich durch Herabsetzung der Nierendurchblutung vermindert werden kann. Ein wichtiger dazu beitragender Faktor ist natürlich die im Gefolge davon auftretende Herabsetzung der Glomerulusfiltration, die das Natriumangebot verkleinert und die Resorption des Natriums in den Nierenkanälchen begünstigt. Die Verminderung der Filtrationsleistung mag den Transport des Harns durch die Nierenkanälchen verlangsamen und dadurch den Resorptionsvorgängen maximale Zeit bieten. Die Resorption scheint jedoch auch direkt von der Höhe des arteriellen Durchströmungsdruckes abzuhängen, insofern als sie bei niedrigen Drucken größer ist. Die Größe der Pulsschwankungen hat keinen Einfluß darauf, wie wir schon gesehen haben. Wenn es der Fall sein sollte, daß der Arteriendruck direkt zur Salz- und Wasserresorption beiträgt, dann kann der Mechanismus z. Z. noch nicht genau erklärt werden. Vielleicht steht er in Beziehung zum Gewebedruck der Niere, der seinerseits den Transport der gelösten Stoffe und des Wassers von den Kanälchen in die Tubuluscapillaren beeinflussen kann. Kurz gesagt: die Verminderung des Arteriendruckes würde zur Erniedrigung des Nierengewebedruckes führen und dieser würde dann einen leichteren Fluß von Wasser und gelösten Stoffen von den Harnkanälchen in die Capillaren und Venen begünstigen.

Als nächstes wandten wir unser Interesse der Rolle des erhöhten Venendruckes in der Niere zu, insbesondere bezüglich der Nierendurchblutung, glomerulärer Filtration und Ausscheidung von Elektrolyten und Wasser. In Abb. 5 ist ein typischer Hundeversuch dargestellt, in dem der Nierenvenendruck stufenweise durch eine Staubinde um die Nierenvene erhöht wurde. Der Druck wurde durch eine Sonde via Jugularis in der Nierenvene gemessen. Der Einfluß auf Elektrolyte und Wasserausscheidung ist in diesem typischen Versuch erkennbar. In diesen Versuchen wurde der Urin getrennt aus beiden Harnleitern gesammelt, wobei die eine Niere zur Kontrolle diente. Die dicken Punkte beziehen sich auf die Versuchsniere, die Kreise auf die Kontrollniere. Man bemerkt, daß der Venendruck von

20 auf 28 cm Wasser ansteigen mußte, damit die Natrium- und Wasserausscheidung abnimmt. Gleichzeitig damit vermindert sich die Filtrationsleistung. Als WINTON (*14*) im Jahre 1937 Ergebnisse seiner eigenen Arbeiten am Nierenlungenpräparat und die von anderen Forschern, einschließlich KARL LUDWIGs, zusammenfaßte, kam er zu folgenden Schlußfolgerungen: Die Stauung bei hohem Venendruck komprimiert und versperrt die Sammelkanälchen, wodurch der Tubulusharn langsamer fließt und eine stärkere Resorption begünstigt wird; oder die Stauung verlängert die Zeit und vergrößert die capillare Fläche, die für den Wasser- und Natriumdurchtritt zur Verfügung stehen. Wir sind der Ansicht, daß man diesen Schlußfolgerungen noch folgenden Punkt zufügen sollte: Die Verminderung der Blutströmung und der glomerulären Filtrationsleistung sind wichtige zuzügliche Faktoren; wie wir gerade besprochen haben, wirken sie dadurch, daß die Natriumresorption infolge des verringerten Angebotes anwächst.

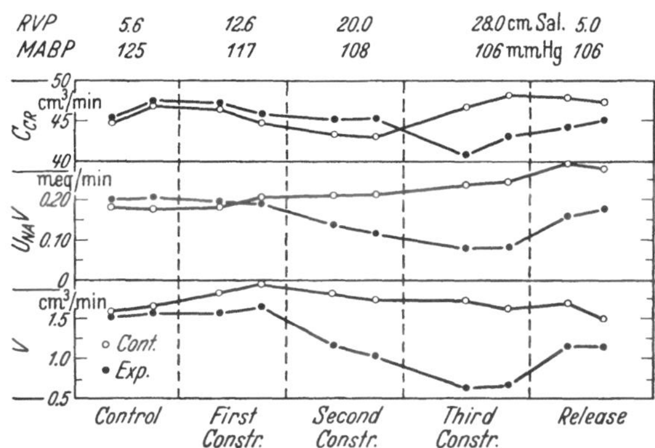

Abb. 5. Die Rolle des erhöhten Venendruckes in der Niere. *RVP* Nierenvenendruck. *MABP* arterieller Druck.

Wir haben in unserem Institut mehrere Untersuchungen durchgeführt, um die Änderung der Nierenhämodynamik bei plötzlicher Herabsetzung des Herzminutenvolumens beim Hunde zu verfolgen. Dafür haben wir 2 verschiedene Methoden angewandt. Die eine Methode, die BERNE und LEVY benutzten, bestand darin, daß sie die Lungenarterie mit einer Schraubzwinge fortschreitend verengerten. Wie man in der Abb. 6 sieht, kann eine solche Stenose zu einer erheblichen Herabsetzung des Herzminutenvolumens führen. Der Arteriendruck sinkt, während der rechte Vorhofdruck ansteigt. Gleichzeitig damit verringert sich die Nierendurchblutung, die durch Paraaminohippursäure-Clearance gemessen wird, und die Filtrationsleistung.

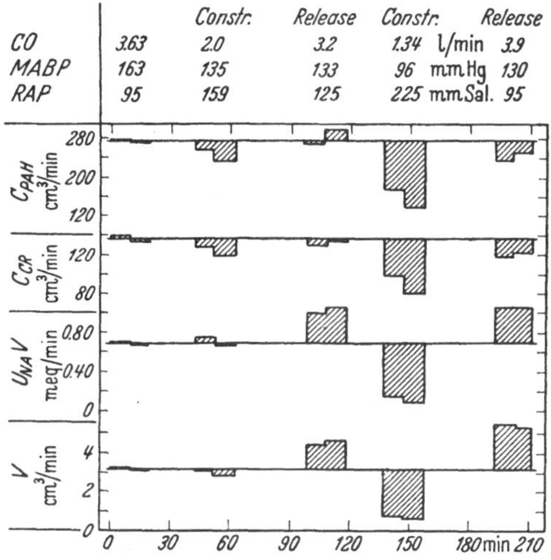

Abb. 6. Einfluß der Stenose der Lungenarterie auf das Herzminutenvolumen, PAH-Clearance, Filtrationsleistung und Ausscheidung von Natrium und Wasser. *RAP* rechter Vorhofdruck.

Es ist interessant, daß sich die Nierendurchblutung nicht so verringert wie das Herzminutenvolumen. Hierbei handelt es sich anscheinend um das Phänomen der Nierenkreislaufautonomie. In den chronischen Fällen von Stauungserkrankungen des Herzens sinkt nämlich die Nierendurchblutung verhältnismäßig mehr. Von links nach rechts erkennt man das Prostadium, dann eine Konstriktion, danach Lockerung, gefolgt von einer starken Konstriktion und einer abermaligen Lockerung der Schraubzwinge an der Lungenarterie. Bei der starken Konstriktion z. B. fällt das Herzminutenvolumen von 3,2 auf 1,34 l, der Arteriendruck sinkt von 133 auf 96 mm Hg, der rechte Vorhofdruck steigt von 125 auf 225 mm Wasser. Damit einhergehend sinken Nierendurchströmung und Glomerulusfiltration, wenn man sie mit der PAH- und Kreatinin-Clearance mißt. Man beachte besonders die erhebliche Verminderung der Natrium- und Wasserausscheidung. Das Tier erhielt während der ganzen Versuchsdauer eine intravenöse Infusion von physiologischer Kochsalzlösung.

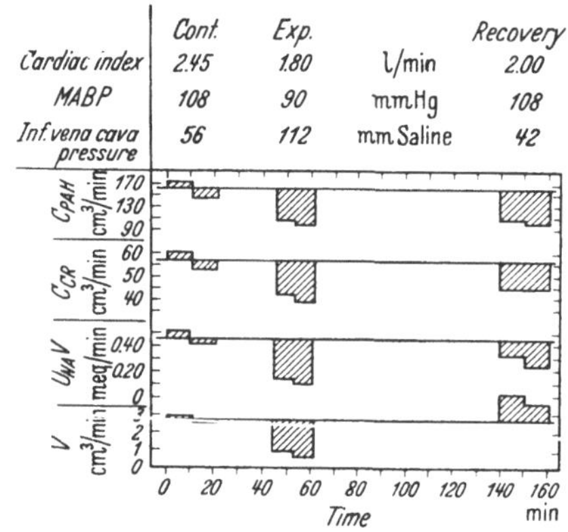

Abb. 7. Die Wirkung der Herztamponade auf das Herzminutenvolumen, arteriellen und venösen Blutdruck und die Nierenfunktion.

Wahrscheinlich sind diese Vorgänge dem nach vorne gerichteten Versagen des Herzens zuzuschreiben, obwohl der Anstieg des Venendrucks auch dazu beiträgt. Trotzdem muß man noch an die Möglichkeit sekundärer Faktoren denken, wie z. B. Änderung im Hormonspiegel der Nebennieren oder Hypophyse infolge von Sauerstoffmangel und Hyperkapnie, wenn der Lungen-Körperkreislauf geschädigt wird. Zweifellos spielen diese Faktoren eine Rolle bei der chronischen Verkleinerung des Herzminutenvolumens, wenn das Herz versagt.

Die andere Methode, die POST in unserem Institut angewendet hat, bestand in einer akuten Herztamponade durch Infusion in den Herzbeutel. Die Änderung des Herzminutenvolumens, des arteriellen und venösen Druckes, der Nierendurchblutung, der Filtrationsleistung und der Ausscheidung von Elektrolyten und Wasser sind ähnlich wie bei der Stenose der Lungenarterie. In Abb. 7 erkennt man die Wirkung der Herztamponade auf das Herzminutenvolumen sowie auf den arteriellen und venösen Blutdruck, und außerdem sieht man die Wirkungen auf die Elektrolyt- und Wasserausscheidung. Wenn auch das geringere Angebot infolge der verminderten Glomerulusfiltration wesentlich zur geringeren Natriumausscheidung und somit zur Zurückhaltung beiträgt, darf man nicht die anderen Faktoren außer acht lassen, die wir eben bei der Stenose der Lungenarterie besprochen haben.

Obgleich man die Bedeutung der glomerulotubulären Gleichgewichtsstörung für die Natriumabsorption erkennen kann, haben verschiedene Forscher keinerlei Beziehung der Glomerulusfiltrationsleistung zur Dekompensation oder Kompensation bei der Stauungserkrankung des Herzens feststellen können. Diese Befunde legen nahe, daß beim Herzkranken andere Faktoren beteiligt sind, die unmittelbar die Ansprechbarkeit der Nierenkanälchen auf Salz und Wasser betreffen. Hierbei handelt es sich um hormonale Faktoren, während wir in unseren Versuchen die Salz-Wasser-Resorption beeinflussen. Als Beweis für eine verstärkte Tätigkeit der Nebennierenrinde bei Patienten mit Herzstauung wird angeführt, daß man oftmals wenig Natrium im Schweiß findet. PARRISH (*13*) hat mittels biologischer Prüfmethoden im Harn festgestellt, daß die Nebennierenrindenabsonderung bei

Patienten verstärkt ist, die an einer Stauungserkrankung des Herzens leiden. Daraufhin hat man die Ansicht geäußert, daß die gestörte Blutversorgung unter Sauerstoffmangel eine Art Alarmreaktion herbeiführt, die eine vermehrte Ausschüttung der Hormone der Nebennieren veranlaßt, welche Elektrolyte zurückhalten. Andererseits ist wohl bekannt, daß gleichzeitig die Leber gestört ist, und es kann durchaus sein, daß das vermehrte Auftreten der Nebennierenhormone die Folge der Schädigung ihres normalen Abbaues in der Leber ist. Besonderer Nachdruck sollte deshalb auf die Leberschädigung infolge Herzstauung gelegt werden.

Vermindertes Herzminutenvolumen

Verminderte Nierendurchblutung
Verminderte Glomerulus-Filtration

Größere Natrium-Resorption

1. Verringertes Natrium-Angebot und kräftigere Resorption
2. Langsamerer Tubulusharnfluß
3. Vermehrung von Nebennierenrindenhormon

Größere Wasser-Resorption

1. Passiv durch Natrium-Resorption
2. Vermehrtes ADH
   — Reizung der Neurohypophyse?
   — Geringerer Abbau?
3. Vermehrte Ausschüttung des VDM von anoxischerLeber

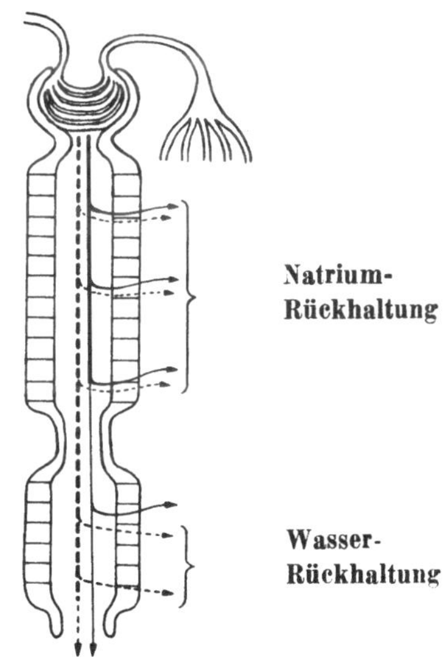

Abb. 8. Die Hauptfaktoren, die auf die Nieren wirken, um die Salz- und Wasserzurückhaltung bei Stauungserkrankung des Herzens zu begünstigen.

Verringerung des Herzminutenvolumens, der Leberdurchblutung und Sauerstoffmangel bilden die Grundlagen für die Schädigung. MYERS und HICKAM (*11*) haben mittels der Bromsulphaleinmethode gefunden, daß die Blutströmung durch die Leber auf 60% der Norm herabgesetzt ist. Der Befund von spezifischer Wasseransammlung legt es nahe, daß antidiuretische Stoffe in vermehrtem Maß im Blute kreisen. Im Harn von Stauungspatienten hat man größere Beträge von antidiuretischen Stoffen nachgewiesen. Dies kann entweder von einer besonderen Reizung der Neurohypophyse mit vermehrter Ausschüttung des antidiuretischen Hormons stammen, oder — um es nochmals zu sagen — von einer geringeren Zerstörung des Hormons durch die geschädigte Leber. Den schon vorhin beschriebenen Gefäßerweiterungsstoff, VDM, hat man im Lebervenenblut von Stauungspatienten in größerer Menge nachgewiesen, und man hat zeigen können, daß er eine antidiuretische Wirkung hat. Die neuesten Untersuchungen weisen daraufhin, daß er diese Wirkung durch Reizung der Neurohypophyse ausübt, die ihrerseits mehr antidiuretisches Hormon erzeugt.

Abb. 8 illustriert die Hauptfaktoren, die auf die Nieren wirken, um die Salz- und Wasserzurückhaltung bei der Stauungserkrankung des Herzens zu begünstigen. Die Betonung liegt darauf, daß kein einzelner Faktor allein für die Salz- und

Wasserzurückhaltung verantwortlich ist. Dieses Bild veranschaulicht auch, weshalb ein Unterschied in der Ödembehandlung bei Herzkranken besteht, die je nach dem Falle erfolgreicher als eine andere sein kann. Das verminderte Herzminutenvolumen führt zur verminderten Nierendurchblutung und Glomerulusfiltration. Dadurch entsteht eine größere Natriumresorption durch folgende Faktoren: 1. verringertes Natriumangebot und kräftigere Resorption, 2. verlangsamter Tubulusharnfluß und dadurch auch kräftigere Resorption und 3. Vermehrung von Nebennierenrindenhormon.

Die Faktoren, die zu einer größeren Wasserresorption führen, sind hier angeführt: 1. passiv durch Natriumresorption, 2. durch vermehrtes ADH (Reizung der Neurohypophyse) oder geringerer Abbau des Hormons, 3. vermehrte Ausschüttung des VDM von anoxischer Leber. Dadurch sieht man eine verminderte Ausscheidung von Natrium und Wasser und deshalb eine Natrium- und Wasserrückhaltung.

Wenn man die gegenseitigen Beziehungen der einzelnen Faktoren bei den Stauungserkrankungen des Herzens zusammenfaßt, dann sieht es so aus, als ob gewisse Erscheinungen des nach vorne und rückwärts gerichteten Versagens des Herzens einander ergänzen und auf diese Weise das Gesamtbild am besten erklären. So begünstigt der erhöhte Venendruck den Fluß von Salz und Wasser in die Zwischenzellräume, dies führt vielleicht zur Verkleinerung der Blutmenge, die ihrerseits zur Herabsetzung des Herzminutenvolumens bei nach vorne gerichtetem Versagen des Herzens beiträgt. Fernerhin glauben mehrere amerikanische Forscher, daß vorübergehende Verminderung der Blutmenge sog. Volumen-Receptoren im Gehirn aktiviert und hier via Hypothalamus den Hypophysenvorderlappen reizt, der seinerseits die vermehrte Ausschüttung der Salzzurückhaltungsfaktoren in der Nebennierenrinde veranlaßt. Dies mag ein zuzüglicher Mechanismus sein, durch den die Nebennieren angeregt werden, und der auf diesem Weg zu einer Salzzurückhaltung durch die Nieren führt.

Zur Zeit sind in Amerika Untersuchungen im Gange, diese Hypothese zu prüfen.

Am Ende angelangt, möchte ich Ihnen sagen, daß es für mich außerordentlich anregend war, vor Ihnen sprechen zu dürfen. Ich hoffe nur, daß mein Versuch, deutsch zu sprechen, der Vermittlung der Gedanken nicht unzuträglich war. Ich danke Ihnen für Ihre geduldige Aufmerksamkeit.

Literatur.

1. BURCH, G. E., and T. WINSOR: Proc. Soc. Exper. Biol. a. Med. **53**, 135 (1943).
2. BURCH, G. E., P. REASER and J. CRONVICH: J. Labor. a. Clin. Med. **32**, 1169 (1947).
3. EDELMAN, I. S., B. W. ZWEIFACH, D. J. W. ESCHER, J. GROSSMAN, R. MOKOTOFF, R. E. WESTON, L. LEITER and E. SHORR: J. Clin. Invest. **29**, 925 (1950).
4. GESELL, R. A.: Amer. J. Physiol. **32**, 70 (1913).
5. GIBSON, J. G., and W. A. EVANS jr.: J. Clin. Invest. **16**, 851 (1937).
6. HELLER, B. I., and W. E. JACOBSON: Amer. Heart J. **39**, 188 (1950).
7. HOOKER, D. R.: Amer. J. Physiol. **27**, 24 (1910).
8. MERRILL, A. J.: J. Clin. Invest. **25**, 389 (1946).
9. MERRILL, A. J., J. L. MORRISON and E. S. BRANNON: Amer. J. Med. **1**, 468 (1946).
10. MOKOTOFF, R., G. ROSS and L. LEITER: J. Clin. Invest. **27**, 1 (1948).
11. MYERS, J. D., and J. B. HICKAM: J. Clin. Invest. **27**, 620 (1948).
12. NYLIN, G., and S. HEDLUND: Amer. Heart J. **33**, 770 (1947).
13. PARRISH, A. E.: J. Clin. Invest. **28**, 45 (1949).
14. WINTON, F. R.: Physiol. Rev. **17**, 408 (1937).

Diskussionsbemerkungen.

PICHOTKA (Freiburg):

Ich möchte nur einige Bemerkungen zu dem Vortrag von Herrn WIRZ machen. Das Gegenstromverfahren führt ja nur zu einer osmotischen Schichtung der durchströmenden Flüssigkeit innerhalb der Schleifen. Am Ausgang der Schleifen haben wir dieselben Verhältnisse wie am Eingang. Damit eine solche Anordnung im Sinne einer Konzentrierung wirksam werden kann, muß ein zweiter Prozeß hinzukommen. An den Orten hoher Konzentration muß die Flüssigkeit von den angrenzenden bisherigen Strukturen resorbiert und in das Kanälchensystem ausgeschieden werden. In diesem Schritt, der zweifellos Energie erfordert, steckte dann die eigentliche Leistung. Durch die Gegenstromanordnung käme es nur zu einer osmotischen Schichtung in anatomischen Dimensionen.

Zu der Frage des Energieaufwandes für die Herstellung und Aufrechterhaltung von Gradienten in der Wasserkonzentration möchte ich bemerken, daß man solche Überschläge nicht auf Grund physikalischer Erwägungen tun darf. Man kann das Wasser in dieser Frage nicht isoliert betrachten. Der aktive Wassertransport durch die Zelle ist auf Grund der Kompliziertheit der Zellfunktionen gekoppelt mit der Veränderung einer ganzen Reihe anderer Größen, die in der Rechnung nicht erscheinen. Wenn man andererseits für alle faßbaren Größen die Energierechnung getrennt macht, wie das jetzt üblich ist, so kommt man ebenfalls zu falschen Vorstellungen für den Energieaufwand, da ein erheblicher Teil der für die einzelnen Größen eingesetzten Energie sich in der Bilanz aufhebt. Um in dieser Frage weiterzukommen, brauchen wir ein thermodynamisches Konzept von der Zelle.

WIRZ (Basel):

Für Einzelheiten muß ich Sie auf die Arbeit von HARGITAY und KÜHN verweisen (17). — Nun die Energiefrage. Ich glaube nicht, daß da irgendwie etwas energetisch gespart werden kann: um 1 Liter 5fach hypertonischen Harns zu produzieren, braucht es eine gewisse Energie, und die kann in einem solchen System nicht vermindert werden. Es handelt sich im besten Fall um eine Art Transformersystem oder um etwas, was man mit einer schiefen Ebene vergleichen kann. Die gleiche Energie wird auf kleine Stufen unterteilt. Es braucht keinen so hohen osmotischen Gradienten, um die gleiche osmotische Gesamtwirkung zu erzielen. Ich glaube also nicht, daß man viel energetisch gewinnen kann, energetisch wird man sogar wahrscheinlich verlieren, weil ja viel mehr Volumina im ganzen System eingeschlossen sind. Es muß ja auch immer noch das Blut auf einen hohen osmotischen Druck gebracht werden, so daß wahrscheinlich der Energieaufwand mit dem Modell größer ist als ohne das Modell. Nun hat ja die Niere immer noch Energie zur Verfügung, von der wir nicht wissen, wie sie sie verbraucht. Der Leistungseffekt der Niere ist ja besonders klein. Daß am Ende dieses einfachen Modells der osmotische Druck gleich ist wie am Anfang dieses Modells, das ist nur eine Sache des einfachen Modells. In der Niere haben wir ja dann die Sammelrohre, aus denen das Wasser heraustreten kann.

WINTON (London):

Ich hatte so gehofft, daß man vielleicht von Widerstandsmessungen in der Niere einen Beweis bekommen könnte, daß in der Marksubstanz die Elektrolytkonzentration höher sein würde als in der Rinde. Ich habe daher konzentrische Elektroden in verschiedene Anteile der Nierensubstanz eingeführt und habe in vielleicht 50—60 Versuchen probiert, ob man feststellen könnte, daß im Mark der konzentrierte Elektrolyt ist, wenn der Harn konzentriert war. Leider konnte ich es nicht fertigbringen. Es ist statistisch ein Unterschied zwischen Rinde und Mark nicht zu zeigen.

WEZLER (Frankfurt):

Die Hauptschwierigkeit der Theorie von Herrn WIRZ liegt darin, daß sie — dies hat ja Herr WIRZ selbst erwähnt — auf keinen Fall erklären kann, wie ein hypotonischer Harn gebildet wird, und das ist ja eben schon seit LUDWIG und HEIDENHAIN und seit PÜTTER das große Problem, alles zusammen durch eine Theorie erklären zu wollen; und recht viel weiter sind wir im Grunde immer noch nicht gekommen. Wir arbeiten immer noch mit Rückdiffusion, jetzt mit zusätzlicher Rückresorption und mit Sekretion und sogar — wie es schon PÜTTER mit seiner Salz-, Wasser- und Eiweißdrüse wollte — mit den verschiedenen

Filtrations-, Sekretions- und Rückresorptions-Kapazitäten. Bekanntlich kann man mit einer Theorie, die mehrere nicht bewiesene Hypothesen enthält und deren Anteile man beliebig variiert, allen Tatsachen sich anpassen. Eine solche Theorie ist im Grunde nur ein Hin- und Herschaukeln, um mit verschiedener Verteilung der quantitativen Anteile den jeweiligen Tatbeständen sich anzupassen, die man mit einer Theorie nicht fassen kann. Gewiß spielt immer mehr die Tubulusfunktion eine entscheidende Rolle, und das wohl mit Recht, weil ja 94% der ganzen Fläche des Nephrons auf den Tubulus entfallen und nur 6% auf den Glomerulus. Aber nicht einmal bei den 6%, die der Glomerulus leistet, ist das, was wir wissen, vollständig gesichert. Sie haben nicht die Versuche meines Mitarbeiters Zahn erwähnt, der als einziger, glaube ich, in Deutschland auch an der Froschniere seit Jahren Punktionen ausgeführt hat. Er fand: 1. Die Glomeruli wechseln in ihrer Durchblutung sehr stark, was schon Ebbecke gefunden hat; 2. Die verschiedenen Schlingen innerhalb eines Glomerulus können verschieden stark durchblutet sein, die Filterfläche kann also außerordentlich variieren; 3. Plasmadurchströmung und Blutdurchströmung können sehr stark wechseln, zeitweise ist der Glomerulus nur von Plasma durchströmt, zeitweise stärker von Blut. Das sind alles Tatsachen, die wir früher nicht so gekannt haben, und die Annahme, die aus den Versuchen von Richards und Wearn abgeleitet ist, daß im Glomerulus ein Ultrafiltrat gebildet wird, trifft durchaus nicht für alle Formen der Durchblutung zu. Ein Ultrafiltrat, wenigstens soweit das aus der Bestimmung der Chlortitration hervorgeht, liegt nur vor, wenn reine Plasmadurchströmung vorhanden ist. Herr Zahn hat mit außerordentlich subtilen Methoden, die Herr Wirz auch kennt und Herr Winton gesehen hat, Mikrotitrationen in Ultrafiltratmengen bis zu 10^{-8} cm^3 ausgeführt, die auch zur Verstimmung von Antennenkreisen führen, und hat dabei kurzfristig, nämlich innerhalb von 10 sec, abgesaugt. Eine Chlorkonzentration dieses Frosch-Primärharns stimmt nur mit der des Plasmas überein, wenn reine Plasmadurchströmung vorliegt. Je mehr rote Blutkörperchen durchtreten, um so größer ist das Chlordefizit im Primärharn; dieses ist größer, als man es aus dem Anionenshift erklären kann, nämlich aus dem Chlorshift in die Blutkörperchen hinein. Da sind wir allerdings nicht ganz sicher, weil die Methode, um die einzelnen Erythrocyten zu zählen, die durch die Capillarschlingen hindurchgingen, nicht so sicher war; wir können deshalb nicht bestimmt sagen, ob Erythrocyten übersehen wurden. Aber darauf möchte ich nicht den Nachdruck legen. Es ist schon bei der Filtration im Glomerulus durchaus alles nicht so klar, wie es aus den Versuchen von Richards und Wearn hervorzugehen scheint. Vielmehr handelt es sich um Mittelwerte über sehr lange Zeit und diese variieren schon normalerweise.

Wirz (Basel):

Ich möchte Herrn Winton fragen, ob bei seinen Nadeln nicht auch einmal die Möglichkeit besteht, ein Sammelrohr anzustechen.

Winton (London):

Doch, in einzelnen Fällen. Aber die Schwierigkeit ist so groß dadurch, daß der Durchmesser des Elektrodenkopfes noch relativ groß ist, und man mißt ein Gemisch von Blut, Kanälcheninhalt und Gewebsflüssigkeit.

Grupp (Freiburg):

Ich habe auch noch eine Frage zu dem Modell, das Herr Wirz uns vorgeführt hat, und zwar hat er in Abb. 10 gezeigt, daß dieses osmotische Gefälle in der Niere gleichzeitig auch noch die Blutsysteme, also die Vasa recta mitumfaßt, die also im unteren capillären Teil ein höher osmotisches Blut enthalten als in den oberen Teilen. Nun weiß man ja ziemlich genau Bescheid über die Kreislaufzeiten der verschiedenen Nierengebiete, und man weiß etwa, daß die Kreislaufzeit der medullären Durchblutung in der Größenordnung von 5—10 sec liegt, im Gegensatz zu der Rindenkreislaufzeit, die wesentlich kleiner ist (an der juxtamedullären Grenze die Größenordnung 1,5—1,8 sec beträgt).

Man kann sich nicht leicht vorstellen, daß bei dieser relativ großen Geschwindigkeit, die das Blut in diesen kleinen Capillaren zurücklegt, ein großer Unterschied zwischen osmotischem Druck in tieferen und höheren Regionen im Blut selbst stattfinden könnte. Ich wollte daher Herrn Wirz fragen, ob das denn wirklich eine so entscheidende Rolle spielt.

WIRZ (Basel):

Ich möchte glauben, daß die Zeit theoretisch ausreichen müßte. Wenn die Niere Zeit findet, alles PAH aus dem Blut zu entfernen, sogar in den sehr kurzen Kreisläufen der Nierenrinde, warum sollte nicht auch osmotisch ein ebenso guter Ausgleich möglich sein. Man stellt sich das bei derartigen Zeichnungen immer ein bißchen falsch vor (s. Abb. 9, S. 16), sie müssen natürlich in der Breite bedeutend stärker vergrößert sein als in der Höhe. In Wirklichkeit handelt es sich hier um Distanzen von 20 μ vielleicht, vom Mittelpunkt eines Kanälchens bis zu dem des nächsten oder vom Mittelpunkt eines Blutgefäßes bis zu dem des nächsten Kanälchens (s. Abb. 10, S. 17). Und diese kleinen Distanzen werden tatsächlich rein durch Diffusion sehr rasch zurückgelegt. Man darf sich nicht vorstellen, daß diese osmotischen Ausgleiche allein durch Wasserverschiebungen zustande kämen. Die Capillarmembranen sind ja auch für Kristalloide durchlässig.

MOELLER (Würzburg):

Zu der Frage, die Herr WEZLER angeschnitten hat, möchte ich auf die Ergebnisse von PAPPENHEIMER (vorgetragen im Juni 1954 in Göttingen) hinweisen. Und zwar, wenn ich ihn recht verstanden habe, hat er gesagt, daß an einem filtrierenden System Konzentrationsunterschiede in Abhängigkeit vom Druck entstehen können.

WINTON (London):

Er hat es aber abgelehnt, daß es mit so kleinen Molekülen wie Chlor und Natrium vorkommen könnte.

WIRZ (Basel):

Wenn ich Herrn WEZLER z. T. wenigstens antworten darf: Diese Untersuchungen von Herrn ZAHN sind ganz außerordentlich interessant, aber, offengestanden, weiß ich nicht, woher man diese Differenz nehmen soll. Sie haben selber gesagt, der Chlorshift in die Blutkörperchen reicht rechnerisch nicht aus, und es wird mir da etwas unbehaglich — entweder komme ich mit den osmotischen Gleichgewichten in Konflikt oder mit den elektrischen. Und solange man dafür keine Erklärung hat, weiß ich nicht recht, was man mit diesen an sich außerordentlich interessanten Untersuchungen anfangen soll.

WEZLER (Frankfurt):

VOLHARD, der auch was von der Niere verstand, war immer mehr auf den Standpunkt gekommen, daß es keine reine Filtrationsleistung in den Glomeruli gibt. Ich erinnere noch an die große Diskussion zwischen ihm und RICHARDS über diese Frage. Beobachtungen sprechen dafür, daß es von den vitalen Leistungen der Glomerulusmembranen abhängen könnte, was der Primärharn enthält. Insgesamt beleuchten also diese neueren Befunde auch nur das eine, daß wir wirklich wenig gesicherte Ergebnisse für Vorstellungen über den eigentlichen Mechanismus haben. Wir operieren mit Vorstellungen, die eigentlich 100 Jahre alt sind. Aber wirklich neue direkte Tatsachen sind seit den Punktionsversuchen nicht ermittelt worden, meist handelt es sich um aus den Clearance-Versuchen abgeleitete Vorstellungen.

WINTON (London):

Dazu muß man noch erwähnen, daß eine ganze Zahl von Amerikanern, EKKEHORN in Schweden und noch andere gefunden haben, daß bei Frosch und Necturus Chlorid in Primärharn und Plasma gleich konzentriert wäre. Ich habe auch ähnliche Sachen gefunden: Wenn man die Hundeniere abkühlt, dann ist der Chloridgehalt im Harn genau derselbe wie im Plasma, und es spricht sehr viel dafür, daß das auch wirklich der Fall ist. Und wir zerbrechen uns alle den Kopf, warum hier Herr ZAHN etwas anderes herausgefunden hat.

WEZLER (Frankfurt):

Über sehr lange Zeit können sich die verschiedensten Vorgänge, z. B. Plasma- und Blutdurchströmung des Glomerulus, überlagern. Aber die Untersuchungen müssen ja darauf hinzielen, in einer relativ kurzen Periode, in der man wirklich mit einer Konstanz der maßgeblichen Faktoren rechnen kann, die Vorgänge zu verfolgen. Und bei diesem Vorgehen finden sich eben sehr starke Abweichungen.

WIRZ (Basel):

Dazu muß man dann wieder sagen, daß beim Säugetier bis jetzt keine Anhaltspunkte vorhanden sind, daß eine diskontinuierliche Durchströmung der Glomerula tatsächlich vorhanden wäre oder daß das eine Mal nur Plasma und das andere Mal vorwiegend rote Blutkörperchen durch die Glomerula fließen würden. Bei Mikropunktionen z. B. bekommt man im ziemlich glomerulusnahen Anteil des proximalen Konvoluts über Stunden regelmäßig einen sehr langsamen Strom von Flüssigkeit, der in die Kanüle hineingeht. Man kann beim Säugetier nicht mit großer Sicherheit die Kapseln punktieren, da sie ja hier nur ganz ausnahmsweise vollständig an der Oberfläche liegen.

FREY (Freiburg):

Ich darf vielleicht ein paar kleine Ergänzungen zu eben diskutierten Fragen machen und wollte gleich hier zu dem letzten Punkt etwas sagen. Man kann feststellen, daß die Glomeruli auch beim Säugetier verschieden durchströmt sind: Wenn man z. B. einen Flachschnitt durch die Nierenrinde legt und einen Reiz zu einer osmotischen Diurese gibt, dann kann man sehen, wie die Glomerulusschlingen mehr Blut bekommen und die Kapsel des Glomerulus jetzt plötzlich ganz wesentlich mehr Harn enthält. Und ich glaube, daß dasselbe Ergebnis auch mit den fluorescierenden Stoffen erhalten wurde.

Nun weiterhin noch etwas über die Punktionsuntersuchungen von RICHARDS. Wir haben schon einmal darüber diskutiert; es ist zu fragen, ob das, was man mit der Punktion aus einem Tubulus herausbekommt, nun wirklich auch ein Harn ist, der unter *normalen* Bedingungen abgesondert worden ist.

Einerseits muß man sich ja immer vorstellen, daß der Bürstensaum in das Tubuluslumen hineinragt. Er spielt für die Harnbereitung zweifellos eine wichtige Rolle; man wird ihn mehr oder minder bei Punktionen verletzen. Andererseits haben wir, allerdings nicht mit Mikropunktionsnadel, sondern mit gewöhnlichen Nadeln, in das Nierengewebe eingestochen und haben gesehen, daß, abgesehen von der dabei entstehenden Blutung, um diese Punktionsstelle herum eine Hyperämie entstehen kann. Die Frage richte ich an Sie (zu WIRZ), ob Sie bei Nierenpunktionsversuchen sehen, daß die peritubulären Capillaren dilatieren. Wenn natürlich eine solche Dilatation in einem Bereich, aus dem man den Urin herausholt, eintritt, dann ist es — nach den Untersuchungen, die wir sehr zahlreich gemacht haben — anzunehmen, daß dieser Harn nun anders ist als aus irgendeiner anderen Stelle der Niere, die Sie dann doch zueinander in Beziehung setzen. Außerdem wird ja bei diesem RICHARDSschen Punktionsversuch die Harnmengenabsonderung in den Glomeruli dadurch angeregt, daß man irgendein Diureticum gibt (Sulfat, Glucose usw.). Ich weiß nicht, ob Sie das gemacht haben. Das wäre eine der ersten Fragen.

Weiterhin möchte ich wegen der Harnstoffrückdiffusion fragen. Es gibt Untersuchungen von FÖLDI, der bei Harnstoffinfusion gezeigt hat, daß die Clearance des Harnstoffes über derjenigen des Kreatinis liegt. Er folgert daraus, daß Harnstoff sezerniert wird, so daß also der Ausscheidungsmechanismus des Harnstoffes einmal eine glomeruläre Filtration, zweitens wohl auch eine Rückdiffusion und drittens auch eine Sekretion — oder wie man es nennen will — darstellt. Und wenn er nun ein Sulfonamid gibt — er hat das Deseptyl genommen, welches ein Carboanhydrasehemmer ist —, dann sieht er, daß dieser sekretorische Anteil der Harnstoff-Ausscheidung — so interpretiert er seine Versuche — sehr stark zurückgeht und die anderen beiden erhalten bleiben. Das wäre also ein Eingriff in den Mechanismus der Tubulusfunktion, gezeigt durch ein als Carboanhydrasehemmer bekanntes Sulfonamid, und man könnte dann eigentlich nicht mehr nur von einer glomerulären Ausscheidung des Harnstoffs und passiver Rückdiffusion allein sprechen.

Und als letztes: Sie haben mit Recht darauf hingewiesen, daß die osmotischen Diuresen eine Gesamtkonzentration des Harns hervorbringen, die immer plasmaähnlicher wird. Das stimmt für sehr starke Diuresen. Wenn also die osmotische bzw. Filtrationsdiurese außerordentlich groß wird, dann wird der Harn plasmaähnlicher, wenn sie aber kleiner ist, dann können natürlich noch erhebliche Unterschiede zwischen Plasma und zwischen Harn bestehen, und ich glaube, in dieser Weise habe ich Sie wohl auch verstanden. Wenn die Konzentration des Urins unter der des Plasmas liegt, wie beim üblichen Wasserversuch, und man hier jetzt einen Reiz zur osmotischen Diurese gibt, so geht sie natürlich herauf, der Urin wird also konzentrierter und nähert sich dem Blutplasma. Und wenn der Harn konzentriert war, so geht sie herunter und gleicht sich dem Blutplasma an. Es verhält sich also bei einer solchen osmotischen Diurese der Harn so, als wenn er sich immer mehr dem Plasma nähert und ihm ähnlicher wird. Das kann man nun nicht nur mit der Gesamtkonzentration, sondern unter Umständen auch z. B. mit der Chloridkonzentration feststellen, wenn man sie im Blut etwas erhöht oder erniedrigt. Aber ich glaube, das sind keine Diskrepanzen, die wir eben hier hatten, sondern es war nur eine Ergänzung zu dem, was Sie sagten.

WIRZ (Basel):

Wenn ich zum letzten Punkt zuerst antworten darf: Ich glaube, daß der Harn tatsächlich plasmaähnlicher wird, aber nur in bestimmten Fällen, z. B. bei Kochsalzdiurese. Aber ich glaube nicht, daß man das gleiche behaupten darf bei einer Mannitdiurese oder irgendeiner osmotischen Diurese, die nicht speziell durch Kochsalz ausgelöst wurde. Dann finden Sie im Harn praktisch Mannit und daneben noch kleine Mengen anderer Substanzen. Selbstverständlich gibt es alle Übergänge, und ich habe es auch gesagt, das war ja das Verwirrende eine Zeitlang, daß sich eine Wasserdiurese mit einer osmotischen Diurese überlagern kann. Man bekommt dann einen Harn, der immer weniger hypertonisch wird, bis er sich schließlich der Gesamtkonzentration des Plasmas nähert. Und selbstverständlich gibt es sämtliche Zwischenstufen von mäßiger Diurese. Das geht ja aus diesen Abbildungen hervor, die ich projiziert habe.

Nun die Harnstoffbefunde von FÖLDI. Ich habe diese Arbeit, offengestanden, nicht gelesen. Ich habe einmal eine Arbeit von FÖLDI gelesen — sie hat mir großen Eindruck gemacht —, wo er Glucose-Tm im Zusammenhang mit Nebennierenrindenhormon untersucht hat. Er steht rein experimentell in einem Gegensatz nicht nur mit mir, sondern mit Herrn Kollegen LAMBERT und noch verschiedenen anderen. Er bekommt einfach das Gegenteil von dem, was andere Leute bekommen, und ich weiß nun nicht, wie weit man das extrapolieren darf bezüglich seiner Harnstoffversuche — ich möchte mich hüten, das zu tun. Ich werde mich bemühen, die von Ihnen erwähnte Arbeit nachzulesen.

Dann die Punktion. Ich bin mit Ihnen einverstanden, daß — das habe ich auch gesagt — Versuche, die an derartig laparotomierten Tieren, wo man die Niere dann irgendwo noch mechanisch festhalten muß, damit sie sich im Gesichtsfeld nicht verschiebt, wohl keine absolut richtigen Resultate geben. Hingegen glaube ich nicht, daß man lokale Veränderungen erhält durch die Mikropunktion. Das sind ja Nadeln von 10 μ, und dadurch wird kaum eine Verletzung gesetzt. Ja man muß aufpassen, daß man nicht durch das ganze Gewebe hindurchstößt. Die Nierenoberfläche ist so weich, daß man eher viel zu tief hineingerät als zu wenig. Wenn man vielleicht auch gerade bei der Punktionsstelle bloß lokal ein paar Zellen schädigt, dann untersucht man ja nicht den Harn, der dort gebildet wird, sondern der von oben her auf diese Gegend zugeführt wird, so daß ich also den Effekt einer lokalen Störung als sehr gering bezeichnen möchte. Gefäßveränderungen als Folge der Punktionen kann man im Gesichtsfeld nicht sehen.

SARRE (Freiburg):

Wie auch immer der Mechanismus der Filtrations-Rückresorption im einzelnen sein mag, einer der gesicherten experimentellen Befunde, der auch für den Kliniker wichtig ist, scheint mir der zu sein, daß in den distalen Tubulusabschnitten und in den Sammelröhren der Harn konzentriert wird. Dazu möchte ich sozusagen einen klinischen Indizienbeweis geben: Seit langem ist bekannt, auch von VOLHARD wurde immer wieder darauf hingewiesen, daß bei Hydronephrosen und bei Pyelonephritiden der Harn zwar noch sehr gut verdünnt (z. B. bis 1001), aber nicht mehr konzentriert werden kann, so daß man direkt aus dem Ausfall des Wasser- und Konzentrationsversuches schon die Vermutungsdiagnose stellen kann. So konnte ich vor einiger Zeit eine Ferndiagnose stellen: Es handelte sich um einen Patienten, der bis 1001 verdünnen konnte, jedoch nur bis 1016 konzentrieren. Da schrieb ich zurück, es könne sich vielleicht um eine Hydronephrose handeln. Die daraufhin erst erfolgende urologische Untersuchung bestätigte dies. Bei den Hydronephrosen atrophieren bekanntlich die Sammelkanälchen und die distalen Tubulusabschnitte, was offenbar zum Verlust der Konzentrationsfähigkeit führt.

Oehme (Heidelberg):

Um nur ganz kurz zu ergänzen, was Herr Sarre sagte: Es gibt vielleicht eine experimentelle Anregung, die ich in den Referaten nicht berührt fand, nämlich das Studium aller dieser Verhältnisse und der Variationen des Druckes, unter dem der Harn steht. Sie sehen das nämlich schon beim Prostatiker. Eine Drucksteigerung im ableitenden Harnsystem ist dem Experimentalphysiologen vielleicht nicht genügend, den Klinikern jedoch aus täglicher Erfahrung bekannt.

Raabe (Freiburg):

Zu der Bemerkung von Herrn Sarre darf ich folgendes erwähnen: Seit etwa 8 Jahren habe ich bei zahlreichen Patienten unserer Urologischen Abteilung nicht nur doppelseitige (z. B. bei Prostatikern), sondern vor allem auch einseitige Harnstauungen (z. B. bei eingeklemmten Uretersteinen) funktionell untersucht, d. h. das Konzentrationsvermögen der menschlichen Nieren für verschiedene harnpflichtige Stoffe vergleichend gemessen.

Speziell die einseitigen (akuten oder chronischen) Harnstauungen sind meines Erachtens in geradezu idealer Weise geeignet, neue Einblicke in die Partial-Funktionen des tubulären Apparates der menschlichen Niere zu erhalten. Es darf angenommen werden, daß bei Beginn einer einseitigen Stauung in den oberen Harnwegen zunächst das betreffende Nierenbecken den Rückstauungs-Druck auffängt. Bei Fortbestehen der Stauung kommt es dann zunächst zur selektiven Schädigung des tubulären Apparates. Je stärker die Stauung nun ist (total oder nur partiell) bzw. je länger sie anhält, desto weiter schreitet die Schädigung des Nephrons von distal (Sammelröhren) nach proximal (Richtung Glomeruli) fort. Das genaue Studium der verschiedenen Stadien einseitiger Harnstauung — immer im Vergleich zur gesunden Niere! — scheint mir daher von allen experimentellen Methoden die meisten Aussichten zu haben, die Partial-Funktionen der menschlichen Niere besser kennenzulernen und auch zu lokalisieren.

Ohne selbstverständlich den erheblichen Wert physiologischer und pharmakologischer tierexperimenteller Untersuchungen bestreiten zu wollen, meine ich doch, daß der interessierte Kliniker unter Umständen sehr gewichtige Beiträge zur weiteren Erforschung der menschlichen Nierenfunktion liefern könnte. Speziell dem Urologen bietet sich fast tagtäglich bei seinen Patienten Gelegenheit, die Unterschiede zwischen Harnbereitung einer gesunden Niere und Harnbereitung einer erkrankten Niere zu studieren.

Wir gehen zu diesem Zweck folgendermaßen vor: Harnleiter-Katheterismus beiderseits und getrenntes Auffangen des in 3 min von beiden Nieren ausgeschiedenen Urins. Mit (zum größten Teil eigenen) Mikromethoden Analyse beider Nierenbecken-Urine hinsichtlich der wichtigsten harnpflichtigen Substanzen (Phosphat, Kreatinin, Harnsäure, Kreatinin/Harnsäure-Quotient, Harnstoff, Kochsalz; evtl. p_H-Wert, Puffer-Kapazität, spezifisches Gewicht u. a.). Anschließend an das 3minütige Sammeln der „Ausgangsurine" folgt die intravenöse Injektion einer bestimmten Menge anorgan. Phosphats als sehr empfindliche Belastungsprobe des tubulären Apparates. Über Einzelheiten dieser sog. „Phosphat-Probe" wird in meinem morgigen Vortrag noch etwas genauer berichtet werden.

Bis jetzt haben wir über 1300 Fälle mit einseitigen Nieren-, Nierenbecken- oder Harnleitererkrankungen in der angedeuteten Weise untersucht, d. h. über 1300mal die Harnzusammensetzung zwischen gesunder und erkrankter Niere verglichen. Zahlreiche Fälle wurden nach medikamentös, instrumentell oder operativ erzielter Besserung bzw. Ausheilung nachuntersucht, z. T. mehrfach. Auch die Zunahme einseitiger Krankheitsprozesse, d. h. die fortschreitende Verschlechterung der Nierenfunktion, konnte in vielen Fällen laufend kontrolliert werden. Schließlich konnte an etwa 150 Operations-Präparaten das biochemische Untersuchungsergebnis mit dem pathologisch-histologischen Befund verglichen werden.

Auf Grund der bisher gemachten Beobachtungen glaube ich jedenfalls, daß in nicht allzu ferner Zukunft eine mikroskopisch feine, „funktionelle topische Nieren-Diagnostik" möglich ist, wenn man das biochemisch faßbare Ergebnis der Nierentätigkeit sorgfältiger berücksichtigt, nämlich den Gehalt des Urins an körpereigenen harnpflichtigen Substanzen, evtl. nach geeigneter intravenöser Belastung. Grundsätzlich dürfte dies meines Erachtens auch für die sog. „doppelseitigen, medizinischen" Nieren-Erkrankungen zutreffen. Insbesondere gilt meine Schlußfolgerung natürlich für die „einseitigen, chirurgischen" Nierenerkrankungen, bei denen man ja immer den unmittelbaren Vergleich zu einer gesunden Niere hat, was die Beurteilung jedes einzelnen Falles besonders zuverlässig macht.

WIRZ (Basel):

Es scheint aus Ihren Untersuchungen ja wenigstens die Möglichkeit hervorzugehen, daß der Verdünnungsprozeß vielleicht doch auch lokal an einem anderen Ort stattfindet als der konzentrierende Prozeß, man sich also nicht unbedingt für die Annahme entscheiden muß, daß ein einziger Mechanismus vom ganz verdünnten bis zum ganz konzentrierten Harn und alle seine Zwischenstufen verantwortlich sein muß. Das heißt, daß beides ganz isoliert ablaufende und daher auch isoliert störbare Prozesse sind.

RAABE (Freiburg):

Nicht nur der „Verdünnungs-Prozeß" und der „Konzentrations-Prozeß", wie Sie sich etwas allgemein ausdrücken, läßt sich mit meinen Untersuchungen evtl. lokalisieren. Ich glaube sogar, daß sich hinsichtlich der Konzentration verschiedener Stoffe feine Lokalisationsunterschiede finden lassen. Zum Beispiel: Man injiziert gleichzeitig zwei verschiedene Substanzen in genügender Menge ziemlich schnell intravenös, d. h. man zwingt die Niere zu aktiver tubulärer Sekretion dieser beiden Stoffe (Voraussetzung ist natürlich, daß die Molekül-Größe beider Substanzen eine tubuläre Sekretion grundsätzlich zuläßt). Erscheint nun Stoff *A* deutlich früher im Nierenbecken-Urin als Stoff *B*, dann ist unter Umständen der Schluß erlaubt, daß Stoff *A* ziemlich weit distal im Tubulus sezerniert wird, Stoff *B* dagegen weiter proximal. Natürlich könnte man das unterschiedliche Verhalten auch anders erklären. Aber ich halte es — wie gesagt — durchaus für möglich, daß man die Partialfunktionen des lang ausgestreckten Tubulus mit Hilfe solcher Untersuchungen noch recht genau kennenlernen wird bzw. ihre Lokalisation finden kann.

REINDELL (Freiburg):

Herr SELKURT hat die kardialen Ödeme als eine Funktionsstörung der Niere durch die Herzinsuffizienz aufgefaßt. Ich glaube, man muß hier aber trennen zwischen Ödementstehung im kleinen und im großen Kreislauf. Wir sind ja heute in der Lage, durch intrakardiale Druckmessungen Anhaltspunkte zu gewinnen, wie hoch der Druck im Lungenkreislauf ist und wann die Insuffizienz des rechten Herzens eintritt. Wir haben sicher Fälle von Herzinsuffizienz mit starker Drucksteigerung im arteriellen Lungensystem ohne Versagen des rechten Herzens, wobei es nun in der Lunge zu Ödemen kommt, einfach dadurch, daß der kolloidosmotische Druck überwunden wird. Ich glaube, wir haben hier also eine Ödementstehung, die rein durch Überwindung des kolloidosmotischen Druckes und nicht durch eine Niereninsuffizienz zu erklären ist. Es ist im kleinen Kreislauf etwa eine Drucksteigerung nötig, die das Doppelte oder Dreifache beträgt. Nun haben wir bei der echten Insuffizienz Ödeme, wofür wir aber keinen Befund dafür finden, daß nun die Ödeme durch eine Überwindung des kolloidosmotischen Druckes derart wie in der Lunge entstünden. Es gibt Theorien, die behaupten, daß ähnlich wie durch Steigerung im Lungenkreislauf es nun auch zu einer Drucksteigerung im linken Ventrikel kommt — ich weise auf die Arbeit von KERN hin. Das stimmt sicherlich nicht. Und so glaube ich, daß man Ödeme, die im großen Kreislauf entstehen, durch eine Funktionsstörung der Niere erklären kann, weil nämlich hier Ödeme auftreten, ohne daß es zu der gleichen Drucksteigerung kommt wie im Lungenkreislauf. Auf diesen Unterschied möchte ich noch hinweisen.

SARRE (Freiburg):

Ich möchte darauf hinweisen, daß bei der Ödementstehung zahlreiche extrarenale Faktoren — ich nenne nur den Capillarfaktor und den kolloidosmotischen Druck — berücksichtigt werden müssen. Es ist ja immer wieder auffällig, daß junge Patienten trotz sehr hohen Venendruckes keine Ödeme bekommen (z. B. beim Panzerherzen mit Drucken über 200 mm Wasser!). Dagegen bekommen ältere Menschen schon bei geringer Stauung Ödeme. Das ist in erster Linie durch die steigende Capillarpermeabilität im Alter bedingt. Ferner sinkt bei den älteren chronisch Herzkranken, worauf NONNENBRUCH hingewiesen hat, häufig der Plasma-Eiweißgehalt ab, so daß nun noch ein kolloidosmotischer Faktor bei der Ödemgenese mitspielt. Ich hätte darum trotz der ausgezeichneten Ausführungen des Referenten die extrarenalen Faktoren bei der Ödembildung gerne mehr berücksichtigt.

HEILMEYER (Freiburg):

Es ist ja wohl so, daß man am Anfang der ganzen Betrachtungen, ich glaube vor 30 bis 40 Jahren (das wird Herr OEHME bestätigen können), die Niere sehr in den Vordergrund gestellt hat. Nach FRIEDRICH V. MÜLLER u. a. schien uns der extrarenale Faktor ganz zu beherrschen, und jetzt kommt man wieder auf die Niere zurück. Bei diesen extrarenalen Faktoren ist einer noch zu erwähnen, von dem wird Herr PICHOTKA noch sprechen. Das Zellgeschehen ist eine ganz wichtige Sache, und der osmotische Druck der Zelle kann nur aufrechterhalten werden mit Hilfe eigener Energievorgänge. Wenn diese Zelle nicht genügend Sauerstoff bekommt, dann saugt sie Wasser von sich aus an. Ich glaube, Herrn PICHOTKA so richtig zu interpretieren. Das sind also Vorgänge, die zweifellos in die Waagschale geworfen werden sollten. Hierauf hat FREY hingewiesen.

KÜCHMEISTER (Hamburg):

Ich glaube, daß man weiterkommen wird, wenn man zwischen der Ödembereitschaft einerseits und dem manifesten Ödem andererseits unterscheidet. Wir haben uns besonders mit der Frage der Ödembereitschaft beschäftigt und konnten feststellen, daß bei den verschiedensten Formen des Ödems eine Störung der Capillarpermeabilität vorliegt. Diese Untersuchungen wurden nach der Methode von LANDIS, JONAS, ANGEVINE und ERB durchgeführt und gruppenweise ausgewertet. SARRE und SOSTMANN hatten eine solche Störung der Capillarpermeabilität früher bereits für das nephritische Ödem nachweisen können. Darüber hinaus haben wir uns mit der Frage der Capillardruckmessung beschäftigt. Die Höhe des Capillardruckes geht nicht konform mit der Höhe des Blutdruckes. Wir haben mit einer eigenen indirekten Methode (KÜCHMEISTER und HERRNRING) feststellen können, daß die von uns gefundenen Werte des Capillardruckes etwa den Werten, wie sie von LANDIS mit der direkten Methode gefunden worden waren, entsprachen. Die Methode der direkten Capillardruckmessung ist außerordentlich schwierig, so daß wir diese Untersuchungstechnik nicht anwandten. Wir konnten feststellen, daß bei den kardialen Ödemen der Capillardruck eindeutig erhöht ist, und zwar nach unseren Messungen an der Fingerbeere in Herzhöhe. Bei der Ödembereitschaft spielt auch noch ein weiterer Faktor eine Rolle, nämlich der des Gewebsinnendruckes. Dieser Gewebsinnendruck ist sicher bei den verschiedenen Formen des Ödems und nicht allein beim Hungerödem, wie wir anfänglich vermutet hatten, herabgesetzt. Es ist daher eine einseitige Betrachtung der Ödempathogenese nicht möglich, sondern es sind jeweils mehrere Faktoren zu berücksichtigen, die für die Ödembereitschaft bestimmend sind. Darüber hinaus bedingt die Wasser- und Kochsalzretention das manifeste Ödem.

SELKURT (Cleveland):

Der erhöhte Capillardruck bei Herzstauung spielt zweifellos eine Rolle in der Ödembildung dadurch, daß er die Diffusion von Wasser und gelösten Stoffen in die Zellzwischenräume begünstigt. Jedoch scheinen Änderungen der Capillardurchlässigkeit selbst nicht die Hauptrolle zu spielen. Hierfür spricht der verhältnismäßig normale Eiweißgehalt des Plasmas und der Gewebsflüssigkeit bei Stauungserkrankung des Herzens. Zudem ist experimentell von Dr. PAPPENHEIMER bewiesen worden, daß Sauerstoffmangel die Capillardurchlässigkeit nicht verändert.

Wenn man die Ansicht vertritt, daß die erhöhte Capillarfiltration (durch Stauung hervorgerufen) die primäre Ursache der Ödeme ist, dann muß man auch bereit sein, zu erklären, wie letzten Endes der Salz- und Wassergehalt der Gewebe vergrößert ist. Es läßt sich dann nicht vermeiden, daß die Niere zur Erklärung herangezogen wird. Vielleicht stellt die Capillarfiltration (und das anfänglich herabgesetzte Plasmavolumen) den Reiz dar, der zur vermehrten Wasser- und Salzrückhaltung durch die Niere führt. Nach den Vorstellungen von J. P. PETERS und anderen Forschern in Amerika aktiviert vielleicht die anfänglich verminderte Plasmamenge (oder Änderung der Elektrolytkonzentration des Plasmas infolge Wasserdiffusion) Volumen- oder Osmoreceptoren im Gehirn (Hypothalamus?), die dann ihrerseits auf dem Wege über den Hypophysenvorderlappen und die Nebennierenrinde wirken. So ist es möglich, daß das Endergebnis auf einem indirekteren Wege als durch unmittelbare hämodynamische Einflüsse auf die Nieren durch herabgesetzte Förderleistung des Herzens und erhöhten Venendruck zustande kommt.

WOLLHEIM (Würzburg):

Ich glaube, es ist sehr wertvoll, daß Herr SELKURT gezeigt hat, daß erst das Verständnis mehrerer Faktoren die Natriumretention erklären kann. Ich möchte im einzelnen zu der Frage Blutmenge und Venendruck Stellung nehmen, die ja zu meinem persönlichen Arbeitsgebiet gehört. Zunächst in Parenthese: Die Vergrößerung der aktiven Blutmenge bei Herzinsuffizienz ist lange vor GIBSON und EVANS von mir in den Jahren 1928—1931[1] gefunden worden. Das hat GIBSON auch so zitiert, im Gegensatz zu den neueren amerikanischen Arbeiten. An dem Phänomen selbst kann nicht mehr gezweifelt werden. Zum klinischen Bild der Plusdekompensation, bei der das Herz insuffizient ist, gehört die Vergrößerung der aktiven Blutmenge. In letzter Zeit wird viel diskutiert, ob die Vergrößerung der aktiven Blutmenge bzw. Plasmamenge dadurch zustande kommt, daß Natrium retiniert wird. Nach unseren Beobachtungen steigt die aktive Blutmenge bereits in frühesten Stadien, oft vor manifesten Dekompensationssymptomen, an, so daß ich als erste Ursache der Blutmengenvermehrung an eine Hypoxämie denke. Die Natriumretention spielt erst im fortgeschrittenen Stadium eine Rolle. Ich glaube, wir kommen überhaupt in Schwierigkeiten, wenn wir uns zu monosymptomatisch nur an einen Faktor halten. Dies gilt natürlich auch für die Blutmenge selbst. Wie ich in Nauheim bei meinem Referat[2] über die Herzinsuffizienz betonte, kommt es vor allem auf die Relation zwischen aktiver Blutmenge und Herzminutenvolumen an. Ein Anstieg der aktiven Blutmenge bei gleichbleibendem Herzminutenvolumen hat den gleichen Effekt auf die periphere Zirkulation wie das Absinken des Herzminutenvolumens bei konstant gehaltener Blutmenge. Ein weiterer Faktor, den Herr SELKURT nicht so eingehend erörtert hat, der mir aber bedeutungsvoll erscheint, ist die Geschwindigkeit des Blutstroms in der Niere. In diesem Sinne scheint mir die von Herrn SELKURT erwähnte verlangsamte Ausscheidung von radioaktivem Natrium beim Dekompensierten möglicherweise eine Funktion der verlängerten Kreislaufzeit zu sein. Die Verschiebung der Relation aktive Blutmenge zu Herzminutenvolumen bei der Plusdekompensation geht einher mit einer Verlängerung der Kreislaufzeit[3]. Man muß aber darauf hinweisen, daß es auch Zustände mit sehr großer aktiver Blutmenge gibt, bei Polycythämien, bei denen die Kreislaufzeiten kurz sind, solange das Herz suffizient ist. Bei diesen Patienten findet man keine Natriumretention und auch keine Ödeme. Der Venendruck steigt bei schweren Herzinsuffizienzen zweifellos in einer Relation zum Anstieg der aktiven Blutmenge und zur Verminderung des Herzminutenvolumens. Bekanntlich gibt es aber auch eine kardiovasculäre Dekompensation mit kleiner aktiver Blutmenge und niedrigem Venendruck, die wir Minusdekompensation nennen. Auch bei dieser Dekompensationsform gibt es Fälle mit Natriumretention und Ödemen, allerdings nicht so häufig wie bei der Plusdekompensation. Schließlich gibt es auch Patienten, worauf bereits Herr SARRE hingewiesen hat, bei denen der Venendruck sehr hoch ist, z. B. bei der Concretio pericardii, ohne daß die aktive Blutmenge vermehrt ist. Dies ist so lange der Fall, als bei der Concretio das Herz suffizient bleibt, der Patient also noch kardiovasculär kompensiert ist.

Ich kann alle diese einzelnen Beobachtungen dahingehend zusammenfassen, daß wir uns davor hüten sollten, einen einzelnen Faktor für das Wesentliche zu halten, sondern, wie es Herr SELKURT gezeigt hat, die Vielfalt der Faktoren betonen. Möglicherweise gibt es noch weitere Faktoren, die eine Rolle spielen können und wir sollten uns bemühen, in jedem einzelnen Fall die besonderen Bedingungen der Natriumretention zu erkennen.

SELKURT (Cleveland):

Ihre interessanten Beispiele illustrieren, daß es stets biologische Ausnahmen bei jeder physiologischen Hypothese gibt. Sie zeigen, daß wir wahrscheinlich noch viel lernen müssen, was das Zusammenspiel der verschiedenen Faktoren anbetrifft, die bei Änderungen der Blutmenge und Ödemflüssigkeit im Stauungsversagen des Herzens auftreten. Obwohl man absolute Änderungen der Herzförderung betont hat, ist es wahrscheinlich richtiger, in anderen Bahnen zu denken, nämlich in der Beziehung von Sauerstoffangebot zu Gewebsverbrauch. So könnte es sein, daß bei Anämie mit normaler oder erhöhter Herzförderung die Niere an Sauerstoffmangel leiden kann, weil das Angebot wegen des niedrigen Hämoglobingehaltes zu gering ist. Andererseits könnte bei Thyreotoxikose die Herzförderung erhöht sein, ohne den vermehrten Gewebsansprüchen Genüge zu leisten.

[1] WOLLHEIM, E.: Verh. dtsch. Ges. inn. Med. (Wiesbaden) **1928**, 389; **1929**, 352; Klin. Wschr. **1928**, 1261; **1933**, 12; Z. klin. Med. **116**, 269 (1931); Dtsch. med. Wschr. **1932**, 1151.

[2] WOLLHEIM, E.: Verh. dtsch. Ges. Kreislaufforschg. **16**, 75 (1950).

[3] WOLLHEIM, E., u. K. LANGE: Verh. dtsch. Ges. inn. Med. (Wiesbaden) **1931**, 134. WOLLHEIM, E.: Klin. Wschr. **1953**, 12.

Ich habe also nur die Vermehrung der Plasmamenge jetzt bei den Betrachtungen der Niere betont. Gleichzeitig ist offenbar auch die absolute Menge der im Körper vorhandenen Blutkörperchen vermehrt, und da könnte die Anoxie des Knochenmarkes oder des maßgebenden Gebietes verantwortlich sein. Das wäre dann wieder ein ganz anderer Mechanismus, der insgesamt aber doch zur Vermehrung der Blutmenge beiträgt.

WOLLHEIM (Würzburg):

Es ist sicher richtig, daß sowohl die Plasma- wie die Erythrocytenmenge vermehrt ist. Man sollte dabei aber unterscheiden zwischen einem vorübergehenden Anstieg der aktiven Blutmenge in ihren beiden Teilen und einer echten Vermehrung der Erythrocytenmenge. Daß man dies bei schweren und langdauernden Dekompensationen finden kann, wurde mit den damals noch wenig vollkommenen Methoden der Reticulocytenzählung in einer Doktorarbeit von RESA-NOUR in der 2. Medizinischen Klinik der Charité unter meiner Anleitung 1928 gezeigt. Mit neuen besseren Methoden ist ähnliches jetzt auch gefunden worden. Auch Herr BAUMANN hat in dieser Freiburger Klinik unter THANNHAUSER einmal gezeigt, daß es zu einer echten Vermehrung der Erythrocytenmenge bei langdauernden Herzinsuffizienzen kommt. Zur Frage der Vermehrung der Plasmamenge ist vielleicht ein methodischer Hinweis angebracht: sowohl bei Farbstoffen als auch bei radioaktiven Substanzen, also Jod-Albumin, sollten bei der Bestimmung der Plasmamenge kurze Analysenzeiten zugrunde gelegt werden[1]. Bei langen, über Stunden gehenden Analysenzeiten findet ein unübersehbarer Austausch der Test-Substanzen mit dem Reservoirblut statt. Die so gemessenen Plasmamengen sind meist größer. Es ist aber nicht möglich, die Menge des Blutes in den Reservoiren selbst quantitativ zu bestimmen. Diese befinden sich ja bekanntlich in einem funktionell dauernd wechselnden Austausch mit der aktiven Zirkulation.

MARK (Rostock):

Herr SELKURT hat uns in seinen Ausführungen gezeigt, daß man tierexperimentell am Hund nachweisen kann, daß durch eine Störung der Nierendurchblutung eine Herabsetzung der Natriumausscheidung ausgelöst wird. Diese experimentell wichtige Tatsache ist für die Klinik verwertbar, und auch hier müssen nun beim Kranken unsere Studien einsetzen. Unabhängig von Herrn SELKURTS Versuchen laufen bei mir durch meinen Oberarzt MOELLER seit über einem Jahr Untersuchungen über die Ausscheidung der Mineralien Na und K bei den verschiedenen Kostformen der Hypertonie und des Kreislaufs: Kochsalzfreie Diät, Rohkost, Saftfasten usw. Ich spreche ganz kurz nur über das Natrium. Die Natriumausscheidung geht bei der kochsalzfreien Kost — wie allgemein bekannt — auch bei der unkomplizierten Hypertonie auf sehr niedrige Werte herunter. Bei Herzdekompensation mit Ödemen kommt es unter salzfreier Kost zunächst mit der überschießenden Diurese zu einer entsprechend vermehrten Natriumausscheidung. Wenn die Ödeme ausgeschwemmt sind, sinkt die Natriumausscheidung ab wie sonst bei salzfreier Kost. An einigen Nierenkranken (chronische Glomerulonephritis, z. T. mit nephrotischem Einschlag, im Stadium der beginnenden Niereninsuffizienz) haben wir interessanterweise gesehen, daß trotz längeren Einhaltens streng salzfreier Kost ein derartiger Rückgang der Natriumausscheidung nicht erfolgte. Und nur diese Feststellung wollte ich kurz schon bekanntgeben, weil hier vielleicht eine gewisse Parallele mit den Tierversuchen von Herrn SELKURT zu finden sein wird.

[1] WOLLHEIM, E.: Z. klin. Med. **108**, 463 (1928); 2. Welt-Kongreß f. Kardiologie. Washington 1954.

Neue pathologisch-anatomische Befunde bei Nierenkrankheiten

Von

HANS U. ZOLLINGER (St. Gallen).

Mit 14 Textabbildungen.

Zuerst möchte ich Ihnen danken, daß Sie mir als pathologischem Anatomen die Möglichkeit geben, meine Auffassungen über die Nierenkrankheiten hier wiederzugeben. Ich möchte dies an Hand eines möglichst großen Demonstrationsmaterials tun, um Ihnen die eigene Meinungsbildung zu erleichtern. Es stellte sich für mich vor allem die Frage, ob ich mich auf die ausführliche Darstellung eines Einzelsektors beschränken oder gewissermaßen aus den einzelnen Gebieten der Nieren-Pathologie nur die interessantesten Rosinen herauspicken wolle. Der letzterwähnte Weg scheint mir der richtigere zu sein, da eine Wiederholung längstbekannter älterer Ansichten und Auffassungen wohl nicht hierher gehört.

Eine eigene Statistik unter 6000 Autopsien zeigt folgende Häufigkeitsskala der Nierenkrankheiten (*29*):

Tabelle 1.

Krankheit	Häufigkeit ‰
Tödliche Pyelonephritis	21
Pyelonephritische Schrumpfnieren	6,8
Chronische extracapilläre Glomerulonephritis	4
Chronische intracapilläre Glomerulonephritis	1,16
Subakute Glomerulonephritis	1,16
Akute Glomerulonephritis	1,66
LÖHLEINsche Herdglomerulitis	1,5
Proliferative Herdglomerulitis	0,83
Hämoglobin- und Crush-Niere	3,3
Unspezifische akute interstitielle Nephritis	1,6
Unspezifische chronische interstitielle Nephritis	1,8

Diese Statistik darf allerdings nicht täuschen, denn die Häufigkeit der Pyelonephritiden scheint wesentlich größer, als dies den tatsächlichen Verhältnissen entspricht, wenigstens insofern, als es sich relativ häufig um eine nur finale Erscheinung, z. B. bei Uteruscarcinom, Blasen- oder Prostatacarcinom handelt. Trotzdem ist die Häufigkeit der pyelonephritischen Schrumpfnieren sehr auffällig, übersteigt dieselbe doch diejenige der chronischen diffusen Glomerulonephritis. Überraschend ist ferner die hohe Zahl von interstitiellen Nephritiden, zu welchen wir aus äußeren Gründen auch die Hämoglobin-Niere und die Nierenveränderung bei Crush zählen. Zusammen machen diese drei letzterwähnten Erkrankungen 6,7‰ der Todesfälle aus, wobei es sich meist um das zum Tode führende Grundleiden handelt. VOLHARD (*20*) hat somit die Bedeutung der interstitiellen Nephritis sicher weit unterschätzt.

Bevor ich mich den einzelnen Nierenerkrankungen zuwenden möchte, noch kurz ein Hinweis auf die in neuerer Zeit viel geübte *Nierenbiopsie*. Diese scheint, wenn sie lege artis ausgeführt wird, ungefährlich zu sein und gibt oft sehr schönes Nierenmaterial. Allerdings ist dasselbe außerordentlich spärlich, und da wir meist gewohnt sind, an großen Flächen zu diagnostizieren, muß der pathologische Anatom erst umlernen. Häufig wird er auch nicht zu einer sicheren Diagnose kommen, insbesondere dann nicht, wenn ihm nicht genügend klinische Daten zur Verfügung gestellt werden. Einschränkend muß ferner zugegeben werden, daß die Methode in therapeutischer Hinsicht heute ja noch nicht viel weiterhilft. Es ist allerdings

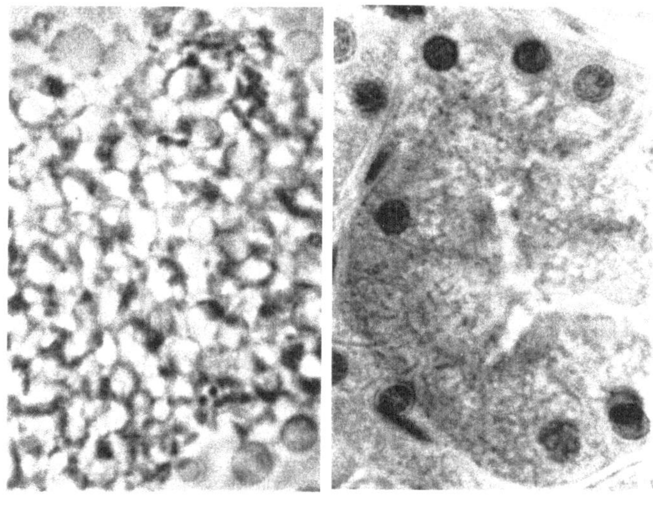

Abb. 1a und b. Trübe Schwellung des Tubulusepithels. Im Gefrierschnitt (a) sind im Zellprotoplasma feinste Bläschen erkennbar, welche sich bei stärkster Vergrößerung im Phasenmikroskop (b) als geschwollene Mitochondrien erweisen.

zu hoffen, daß dies in der Zukunft einmal anders werden könnte und wir dann plötzlich sehr froh sein würden, wenn wir schon über Erfahrungen mit dieser an sich sehr wertvollen Methode verfügen.

Als erste große Nierenerkrankungsgruppe möchte ich die *Nephrosen* erwähnen. Man meinte früher, es handle sich um eine rein tubuläre Erkrankung, denn im histologischen Schnitt sind in erster Linie die Tubuli verändert. Besonders die Untersuchungen von RANDERATH (*13*) haben aber gezeigt, daß es sich um eine primär glomeruläre, ja evtl. sogar prärenale Erkrankung handelt. Mich persönlich hat zuerst die Veränderung des Tubulusepithels interessiert, nämlich die trübe Schwellung einerseits und die hyalintropfige Veränderung andererseits. Es zeigte sich, daß beiden Bildern eine Veränderung der Mitochondrien der Hauptstückepithelien zugrunde liegt. Bei der trüben Schwellung handelt es sich um eine Aufquellung der sonst stäbchenförmigen Mitochondrien, welche dann Bläschenform annehmen (Abb. 1a). Im Phasenmikroskop läßt sich diese bläschenförmige Veränderung der Mitochondrien sehr leicht festhalten (Abb. 1b), auch experimentell ist sie erzeugbar (*24*). Als Ursache kommt eine Membranläsion der Mitochondrien und vermutlich primär eine solche der Tubulusepithelien in Betracht, d. h. es kann sich primär um eine Anoxie, um die Einwirkung toxischer Stoffe und vieles andere handeln. — Die hyalintropfige Veränderung der Tubulusepithelien stellt einen ähnlichen Vorgang dar, nur wird hier nicht Flüssigkeit, d. h. Wasser, in den Mitochondrienbläschen angesammelt, sondern Eiweißkörper werden aufgespeichert, wobei die Mitochondrien Kugelform annehmen (Abb. 2). Auch diese Veränderung läßt sich im Phasenmikroskop sehr leicht verfolgen, indem man z. B. Ratten Hühnereiweiß oder ein anderes, die Glomerulumschlingen leicht passierendes Eiweiß intraperitoneal injiziert und nachher die Tiere in stündlichen Abständen untersucht (*25*). Dabei ist aufgefallen, daß diese Veränderung schon entsteht, bevor eine Albuminurie auftreten muß, d. h. bei ganz leichtem Eiweißdurchtritt

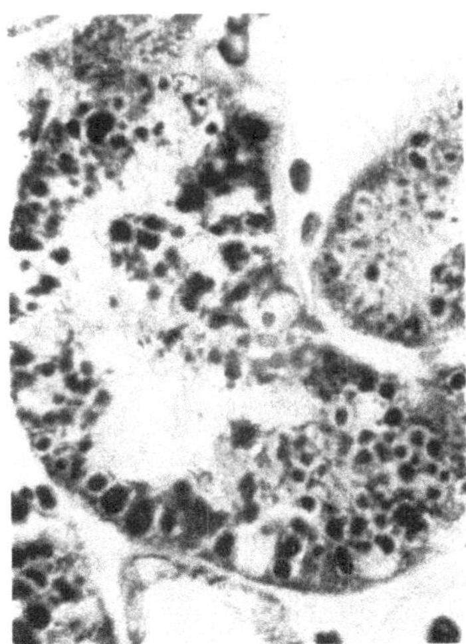

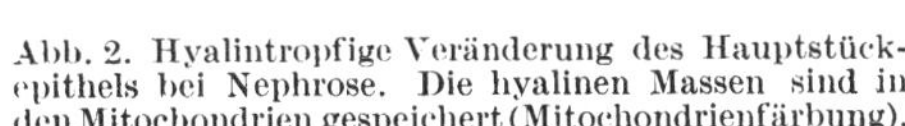

Abb. 2. Hyalintropfige Veränderung des Hauptstückepithels bei Nephrose. Die hyalinen Massen sind in den Mitochondrien gespeichert (Mitochondrienfärbung).

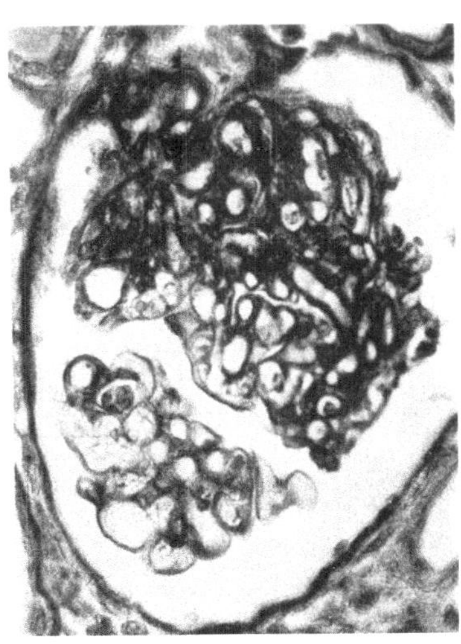

Abb. 3. Basalmembranverquellung bei Lipoidnephrose. Membranfärbung mit Perjodsäure-Fuchsin.

durch die Glomerulumschlingen werden diese Eiweißkörper restlos von den Tubuli rückresorbiert und in Tröpfchenform in den Mitochondrien aufgespeichert. Die hyalintropfige Veränderung stellt somit den Ausdruck einer vermehrten Funktion der Nierentubuluszellen und nicht einer Schädigung dar. Neueste Untersuchungen mit Hilfe des Elektronenmikroskops haben diese unsere Befunde vollinhaltlich bestätigt (*14*).

Auf die Gesamtgruppe der Nephrosen übertragen, besagen die soeben geschilderten Befunde, daß einer Nephrose grundsätzlich direkt eine Membranstörung der Nierenglomerula oder in einzelnen Fällen auch das Vorkommen abnorm kleiner Serumeiweißkörper zugrunde liegen muß. Wenden wir spezielle Membranfärbungen an, so läßt sich tatsächlich bei einigermaßen längerer Dauer der Erkrankung (mindestens einige Tage) feststellen, daß die Basalmembranen verdickt sind. Wir sprechen von einer Glomerulonephrose. Diese läßt sich, wie dies Fahr schon vor längerer Zeit gezeigt hatte, auch bei der Lipoidnephrose feststellen (Abb. 3), tritt aber quantitativ stark in den Hintergrund. Dabei verklumpen die Schlingen und es kommt sogar gelegentlich zu feinen Kapselproliferationen, so daß die Unterscheidung zwischen einer Glomerulonephritis und einer Lipoidnephrose ganz außerordentlich schwer werden kann.

Wenn das Gesagte tatsächlich zutrifft und die Basalmembranen nach der Ansicht von RANDERATH (*13*) den entscheidend geschädigten Teil bei der Nephrose darstellen, dann müssen wir auch bei anderen Eiweiß-Stoffwechselstörungen, z. B. bei Amyloidose, solche Veränderungen in Verbindung mit einem nephrotischen Bild nachweisen können. Dies ist, wie allgemein bekannt ist, auch der Fall. Experimentell können wir durch lange dauernde intravenöse Verabfolgung eines Fremdserums z.B. beim Kaninchen eine Glomerulonephrose mit Leichtigkeit erzeugen (*23*).

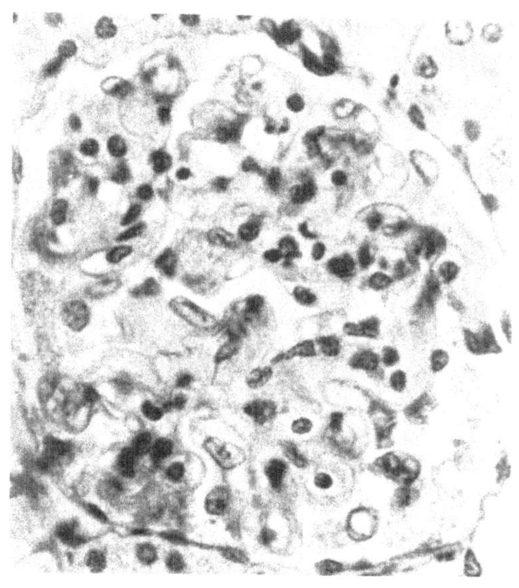

Abb. 4. Erste Phase der Masugi-Nephritis beim Kaninchen: Endothelschwellung und -proliferation. Die Schlingen werden dadurch hochgradig eingeengt.

Leider verstehen sich nun der Kliniker und der pathologische Anatom gerade in diesem Sektor kaum, wenigstens ist dies heute nicht der Fall. Der Kliniker versteht unter der Nephrose ein Krankheitsbild, das durch Albuminurie, Ödeme und Hypoproteinämie sowie Hypercholesterinämie ausgezeichnet ist, während der Anatom die soeben dargelegten Kriterien anwendet. Ich habe deshalb vorgeschlagen, scharf zu unterscheiden zwischen dem „nephrotischen Syndrom" des Klinikers und der Nephrose des pathologischen Anatomen (*29*). Diese beiden Begriffe überlappen sich z. T., z. B. im Bereich der Lipoidnephrose, Amyloidnephrose usw. Sie zeigen aber große Bezirke, in welchen sie sich nicht decken, nämlich im Gebiet der anatomischen Nephrose ohne nephrotischem Syndrom einerseits und in demjenigen des nephrotischen Syndroms, bei welchem der pathologische Anatom histologisch eine Nephritis (Glomerulonephritis chronica intracapillaris) erhebt. Ich würde es außerordentlich begrüßen, wenn sich die anwesenden Kliniker zu dieser Nomenklatur, welche ja nichts prädestiniert, entschließen könnten, dann wären nämlich die Wurzeln so mancher Mißverständnisse bei Aussprachen behoben, und jeder wüßte, von was der andere effektiv spricht.

Ich möchte nun vorläufig dieses Kapitel der Nephrosen verlassen und mich den Nephritiden zuwenden. Die *akute diffuse Glomerulonephritis* ist ja immer noch ein Phänomen, das wir nur unvollständig verstehen, obschon wir heute in der Masugi-Nephritis die Möglichkeit haben, diese Krankheit experimentell beim Kaninchen zu erzeugen und auf diesem Wege genauer zu beforschen. Hier hat sich nun in erster Linie gezeigt, daß der von VOLHARD (*20*) postulierte Spasmus der Arteriolen innerhalb der Niere im akuten Stadium eine Utopie ist und FAHR (*4*) recht hatte, indem er eine primäre Proliferation, bzw. Schwellung des Endothels als Ursache der primären Durchblutungsstörung annahm (Abb. 4). Sonst ist rein morphologisch auf diesem Gebiet eigentlich nur noch *ein* neuer Gesichtspunkt zu erwähnen, nämlich die Bedeutung der *intracapillären Form* der Glomerulonephritis diffusa. Diese Form war an sich schon FAHR (*4*) bekannt, wurde aber erst in den letzten Jahren als Sonderform ausgearbeitet (*26*). Klinisch ist sie dadurch ausgezeichnet, daß sie jahrelang unter dem Vollbild einer Nephrose verlaufen kann, um dann erst in den letzten Monaten Blutdrucksteigerung und Urämie zu zeigen. Der Histologe findet ein Beschränktbleiben des entzündlich proliferativen Prozesses auf das Endothel und das Mesoangium der Glomerula, während das Kapselepithel und auch das Deckepithel kaum reagieren. Es fehlen somit die den Studenten so charakteristisch erscheinenden „Halbmonde" der subakuten Glomerulonephritis (s. z. B. Abb. 6a). Wir nehmen an, daß dieses Fehlen der Halbmondbildung für eine sehr viel längere, einigermaßen genügende Glomerulumdurchblutung Gewähr leistet, als dies bei der gewöhnlichen kapsulären Glomerulonephritis der Fall ist. Damit wäre das späte Auftreten der Urämie und der renalen Blutdrucksteigerung wenigstens teilweise erklärt.

Eigentlich hatte ich den Auftrag, Ihnen über die Pathologie der menschlichen Nierenkrankheiten zu berichten. Heute ist aber die Situation doch so, daß wir ohne grundlegendes Verständnis der tierexperimentellen Untersuchungen die gesamte Weltliteratur auf diesem Sektor fast nicht mehr verstehen können, ich gehe deshalb kurz auf einige Probleme der sog. Masugi-Nephritis ein.

Im klassischen Fall werden Kaninchennieren, welche sorgfältig vom Blut befreit wurden, in zerriebenem Zustand etwa 2mal wöchentlich Enten intraperitoneal injiziert. Man stellte sich früher vor, daß dieses Entenserum Antikörper gegen den Nierenbrei enthalte. Als Antigen betrachtete man die Kaninchen-Nieren. Spritzt man nun dieses von der Ente stammende Serum einmal in ganz geringer Menge einem Kaninchen intravenös ein, so entwickelt sich eine klassische diffuse Glomerulonephritis mit Blutdrucksteigerung und sehr häufig tödlicher Urämie. Dies wurde früher so erklärt, daß man eine Reaktion des künstlich zugeführten Antikörpers (enthalten im präparierten Entenserum) mit dem lokal ansässigen Antigen (Kaninchenniere) annahm. Diese Annahme entspricht aber nicht den tatsächlichen Verhältnissen, denn statt Nierenbrei kann man auch nur Aortenintima [Strehlen (*18*)] oder Lungenbrei (*34*) der Ente injizieren und dasselbe Resultat erzielen. Heute wissen wir nach den Untersuchungen von Krakower und Greenspon (*11*), daß die Basalmembranen der Capillaren das eigentliche Antigen darstellen. Nach Zollinger, Enderlin und Spühler (*34*) muß man sich heute den Vorgang bei der Entwicklung der Masugi-Nephritis wie folgt darstellen: Das Masugi-Serum, welches wir der Ente entnehmen, besteht prinzipiell aus zwei Komponenten: 1. sehr zahlreichen Molekülen von Entenserum und 2. relativ spärlichen Antikörpern gegen Kaninchen-Basalmembranen. Vermutlich sind diese letzteren jeweilen an Entenserummoleküle gekoppelt. Diese Antikörper-Entenserumkomplexe werden nun am Antigen, also an den Basalmembranen der Capillaren, beim Empfängertier fixiert. Dabei ist es leicht verständlich, daß diese Fixation quantitativ vor allem an denjenigen Capillaren vor sich geht, bei welchen die stärkste Filtrationsleistung, d. h. der stärkste Flüssigkeitsdurchtritt, besteht. Unzweifelhaft sind dies die Glomerulumschlingen, deren Flüssigkeitsfiltration ganz enorm viel größer ist als diejenige der übrigen Körpercapillaren. Aus den Versuchen von Sarre und Wirtz (*16*) wissen wir, daß diese Fixation des Komplexes an den Basalmembranen innerhalb etwa einer Viertelstunde nach der Injektion beendet ist. Klemmen wir während dieser Zeit beide Nierenarterien ab, so findet die Fixation an anderen Capillaren statt und die Nieren erkranken überhaupt nicht. Andererseits können wir das Masugi-Serum, also u. a. diesen Antikörper-Entenserumkomplex, auch in eine gestaute Ohrvene beim Kaninchen injizieren [GOLDSAND (*7*)]. Wenn wir die Stauung etwa 20 min liegen lassen, dann entwickelt sich an diesem Kaninchenohr eine klassische Endo- und Perivasculitis mit besonders starkem Befall der Capillaren (Abb. 5). Wir können sagen, daß diese Tiere „am Ohr eine Masugi-Nephritis durchmachen". Weil die Antikörper-Entenserumkomplexe schon am Ohr fixiert wurden, kommt es dann bei diesen Tieren tatsächlich auch nicht mehr zu einer echten Nephritis. Sie sehen somit, daß wir Pathologen heute dem Kliniker beipflichten, wenn er bei der diffusen Glomerulonephritis aus den Ödemen eine generalisierte Capillarerkrankung diagnostiziert. Die Fixation der Antikörper-Entenserumkomplexe bedingt nun aber eigentlich überhaupt noch keine Veränderung bzw. Reaktion. Erst, wenn das Erfolgstier (Kaninchen) allmählich Antikörper auf das zugeführte Entenserum bildet, kommt es zu einer Antigen-Antikörperreaktion. Diese spielt sich im strömenden Blut und dann vor allem an den sessilen Entenserumkomplexen ab, welche wir — wie oben beschrieben — vor allem in den Nierencapillaren und daneben viel weniger dicht auch in den übrigen Capillaren festgesetzt vermuten müssen. Hier kommt es dann lokal zu einer Antigen-Antikörperreaktion mit Endothelproliferation, Basalmembranschaden usw. Mit anderen Worten: Wir vertreten mit KAY (*9*) die Ansicht, die Masugi-Nephritis sei der Ausdruck einer Reaktion auf Entenserum-Antikörper (wenigstens in diesem Grundversuch), und die injizierten Antikörper gegen die Basalmembranen des Empfängertieres spielen nur die Rolle eines Lokalisationsfaktors. Ich kann auf die Gesamtzahl der Argumente, welche für diese Auffassung sprechen, hier nicht eingehen und möchte nur einige der wichtigsten erwähnen. So ist der Versuch von SARRE und WIRTZ (*16*), welcher oben schon erwähnt wurde, eine starke Stütze dieser These. Ferner können wir zum Masugi-Serum vor der Injektion in das Empfängertier Nierenbrei geben und damit den lokalisierenden Faktor absättigen. Auch in diesem Fall kommt es nicht zu einer Glomerulonephritis. Dasselbe Verhalten des Tieres kann nach Hemmung der Antikörperbildung beim Empfängertier unter starker Cortisonmedikation (*34*) beobachtet werden (Abb. 6).

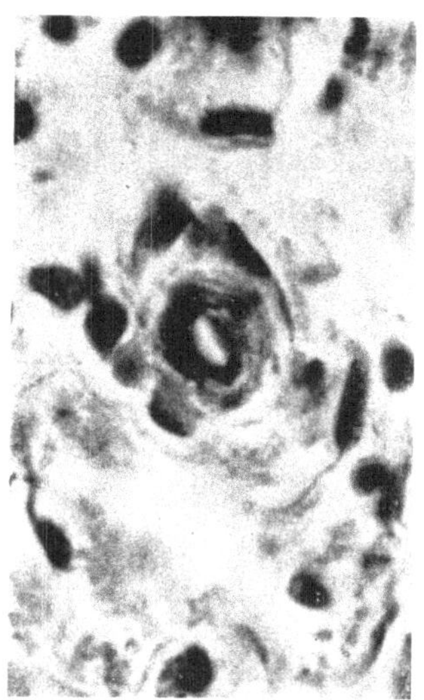

Abb. 5. Endo- und Pericapillaritis bei Masugi-Nephritis am Kaninchenohr.

Bei der Ratte sind die Verhältnisse ähnlich (*21*). Wir können wohl eine Masugi-Nephritis erzeugen und finden dann sehr starke Cylinderbildungen in den Tubuli und auch hier und da ein kleines Halbmöndchen in einem Glomerulum. Im ganzen aber entsteht nicht eine eigentliche diffuse Glomerulonephritis, sondern mehr eine Glomerulo-Tubulo-Nephrose mit vereinzelten entzündlich veränderten Glomerula. Im Vordergrund stehen dabei funktionell die Störungen der Basalmembranen.

Es ergibt sich somit folgendes: Wenn wir beim Tier mit Cortison, Urethan, Röntgenbestrahlung usw. die Antikörperbildung unterdrücken, so entwickelt sich keine eigentliche Nephritis, sondern nur die nephrotischen Veränderungen als Folge der Basalmembranschwellung treten in Erscheinung. Dasselbe gilt, wenn wir als Versuchstier die Ratte anstelle des Kaninchens nehmen, denn die Ratte ist ein sehr schlechter Antikörperbildner. Schließlich können wir dasselbe Verhalten auch beim Menschen beobachten. So haben wir vor wenigen Wochen einen Säugling seziert, welcher von Geburt an eine Lipoidnephrose hatte [FRISCHKNECHT, KEISER und ZOLLINGER (6)]. Bei ganz genauer histologischer Untersuchung fanden wir

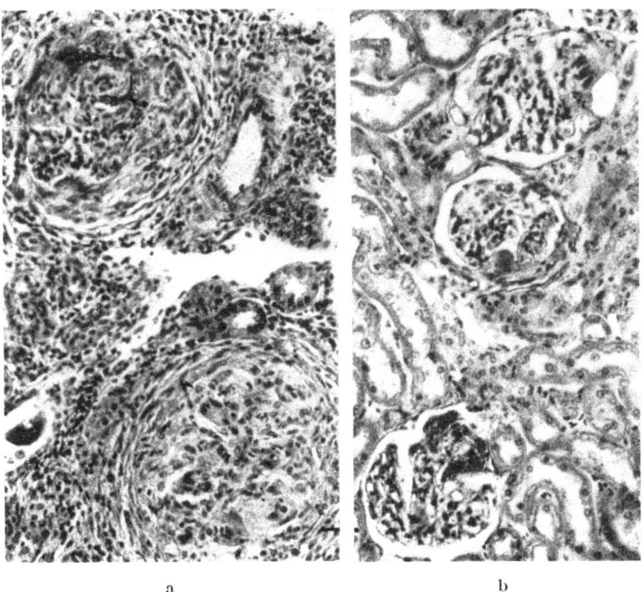

a b

Abb. 6a und b. Masugi-Nephritis beim Kaninchen. 10. Tag nach Injektion des nephrotoxischen Serums. a typisches Bild, b bei gleichzeitiger Cortisonbehandlung nur nephrotische Veränderungen. Gleiche Vergrößerung!

aber auch hier einzelne proliferative Veränderungen in den Glomerula im Bereich des Endothels wie des Kapselepithels, also ein ähnliches Bild wie bei der Ratte. Nun ist ja der Säugling bekanntlich ebenfalls ein sehr schlechter Antikörperbildner.

Aus der Summe dieser Beobachtungen ergibt sich, daß bei Störung der aktiven Antikörperbildung eine Nephrose bzw. eine unter dem Bild der Nephrose verlaufende Glomerulonephritis entstehen kann. Damit soll nicht gesagt sein, daß jede Lipoidnephrose eine verkappte Glomerulonephritis sei, doch verlangt diese Problemstellung sicher der weiteren Berücksichtigung.

Wir wenden uns nun der *interstitiellen Nephritis* zu. Es handelt sich dabei um ein erst in den letzten Jahren erneut entdecktes Leiden, welches in seiner Bedeutung bisher sicher verkannt wurde. Unter interstitieller Nephritis im weiteren Sinn versteht man sowohl die hämatogenen wie auch die ascendierenden Entzündungen des Niereninterstitiums. Meist aber beschränkt man den Begriff der interstitiellen Nephritis nur auf die hämatogenen Formen und sondert die restlichen als Pyelonephritiden ab. Die hämatogenen interstitiellen Nephritiden können akut oder chronisch verlaufen; die akuten äußern sich entweder durch ein intertubuläres Ödem mit mäßig zahlreichen Zellen (serös-tubuläre Form, z. B. bei

Eigeneiweißvergiftung), oder durch sehr dichte, vorwiegend plasmacelluläre Infiltration des Interstitiums (vorwiegend cellulär-perivasculäre Form, z. B. bei der „Scharlach-Frühnephritis"). Während VOLHARD (*20*) der akuten interstitiellen Nephritis gar keine Bedeutung zumessen wollte, glauben wir heute (*23a*), daß sie nicht selten allein am Tod des Patienten verantwortlich sei. Diese Meinungsverschiedenheit mag vielleicht z. T. davon herrühren, daß z. Z., als VOLHARD seinen Handbuchartikel schrieb, die den interstitiellen Nephritiden oft zugrunde liegenden septischen Infekte nur selten beherrscht werden konnten, so daß die Patienten der Sepsis erlagen, während dies heute nur noch sehr selten der Fall ist.

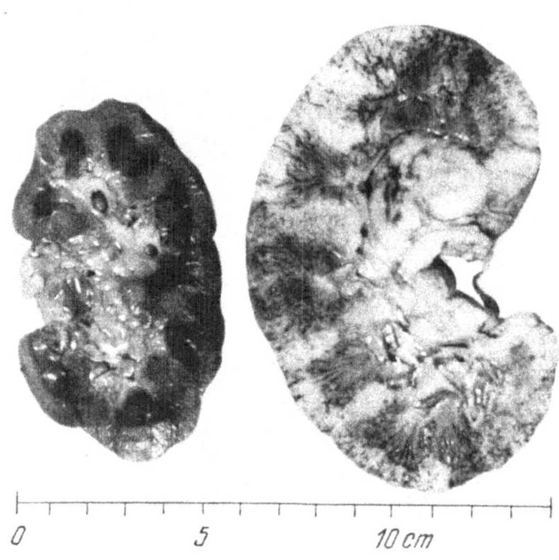

Abb. 7. Links Vergleichsniere, rechts akute interstitielle Nephritis: Starke Schwellung des Organs, Blässe, radiäre Streifung.

Makroskopisch sind die Nieren bei der akuten interstitiellen Nephritis geschwollen (Abb. 7), die Enden rollen sich gewissermaßen ein, die Markrindengrenze wird unscharf, die Schnittfläche und die Oberfläche glänzen sehr stark und sind sehr blaß. In den Papillen wie z. T. auch im Mark findet man radiär angeordnete feinste rötliche Streifchen, welche dilatierten Capillaren entsprechen. Mikroskopisch liegt das Ödem, bzw. die celluläre Infiltration, besonders an der Markrindengrenze (Abb. 8). Destruktive Veränderungen fehlen fast stets, insbesondere sind die Basalmembranen der Tubuli intakt, wenn auch gelegentlich etwas geschwollen. Dagegen werden die Tubuli und die intertubulären Capillaren durch das Exsudat z. T. sehr hochgradig komprimiert. Wir glauben, daß diese Erscheinung das klinische Bild mit Anurie und temporärer Hypertonie bei relativ sehr geringfügigem Urinbefund weitgehend erklärt.

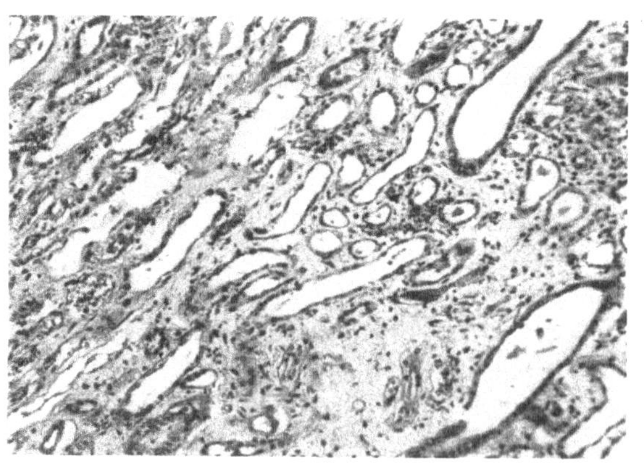
Abb. 8. Akute interstitielle Nephritis, serös-intertubulärer Typ.

Wenn wir aber diese Form der Nierenentzündung näher studieren wollen, so müssen wir uns einer Untergruppe zuwenden, bei welcher der Beginn klinisch einigermaßen festgelegt werden kann. Es ist dies die Hämolyseniere, welche wir heute als *Chromoproteinniere* bezeichnen (*31*, *32*), da wir im Einzelfall nicht entscheiden können, ob Myoglobin oder Hämoglobin vorliegt. Das makroskopische

Bild ist, abgesehen von der Brauntönung, gleichartig wie bei der akuten interstitiellen Nephritis. Mikroskopisch ist nur das Vorkommen sehr zahlreicher Cylinder mit deutlicher Braunfärbung zu erwähnen (Abb. 9), insbesondere in den Papillenspitzen findet man diese Massen. Die Glomerula sind meist blutarm, sonst aber zart, und die Mittelstücke des Tubulusepithels zeigen geringgradige Läsionen. Im Unterschied zu anderen Autoren erblicken wir in diesen Epithelläsionen nicht das Hauptmoment der Veränderung, sondern im interstitiellen Exsudat (Abb. 9). Klinisch haben wir die Verhältnisse bei 55 derartigen Fällen zusammengestellt (*31*) und im allgemeinen nur eine geringgradige Albuminurie gefunden, dagegen besteht meist in den ersten Tagen eine deutliche Oligurie oder gar eine Anurie. In den späteren Phasen kann dann die Urinmenge bis auf 3 und mehr Liter pro Tag ansteigen, doch ist die Ausscheidung qualitativ so insuffizient, daß die Patienten trotzdem meist einer Urämie erliegen. Diese Polyurie in den Spätphasen der Erkrankung ist unseres Erachtens nur eine scheinbare Urinausscheidung. Es handelt sich vielmehr um eine Ausscheidung eines fast reinen Glomerulumfiltrates. Interessant ist besonders die Tatsache, daß das spezifische Gewicht zwischen 1010 und 1014 fixiert bleibt. Diese Erscheinung ist nicht nur für die akute, sondern auch für die chronisch interstitielle Nephritis absolut charakteristisch. Meistens ist der Urin sauer, doch ist dies keine Conditio.

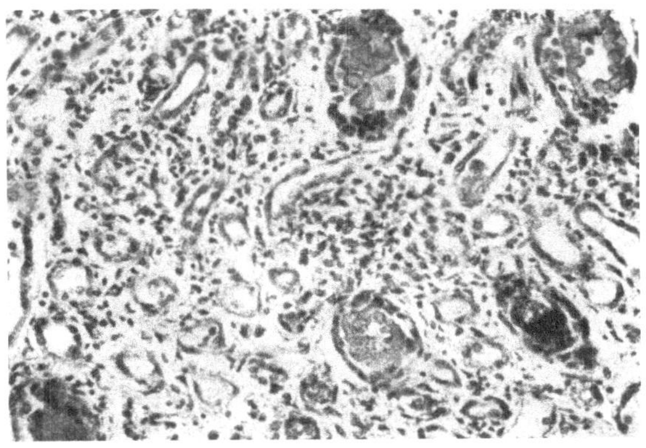

Abb. 9. Interstitielle Nephritis und Hämoglobinschollen in den distalen Tubuli bei Hämolyseniere.

Als Todesursache finden wir wohl fast stets eine Urämie, doch steht in der Schlußphase die Dilatation des Herzens in Verbindung mit schwerem Hirn- und Lungenödem eigentlich im Vordergrund. Diese Feststellung ist insofern interessant, als man bei der Autopsie analoger Versuchstiere (*30*) ausgesprochen ausgetrocknete Leichname findet. Diese Divergenz können wir nur mit der Therapie erklären. Tatsächlich ist es erstaunlich, wie sehr diese Patienten vielfach mit Flüssigkeit überschwemmt werden. Bei einem unserer Patienten wurden in 14 Tagen 37 l Flüssigkeit zugeführt und nur 4,6 l Urin ausgeschieden. Auch unter Berücksichtigung der verdunsteten und erbrochenen Flüssigkeitsmengen kommen wir zu einem ganz gewaltigen Zufuhrplus, so daß man sich nicht wundern muß, wenn die an sich schon etwas lädierten Capillaren reichlich Flüssigkeit in die Gewebe austreten lassen.

Einen weiteren wichtigen Punkt stellen die Blutdruckwerte dar. Die sorgfältig untersuchten Fälle unserer Serie zeigten zwischen 3. und 8. Tag eine eindeutige Hypertonie. Diese ist aber nicht obligat, da relativ häufig die Herzkraft dazu gar nicht mehr ausreicht. Tritt sie auf, so ist sie unseres Erachtens geradezu ein Beweis dafür, daß eine schwere *Nierenischämie* vorhanden sein muß, d. h. wir fassen diese Hypertonie als Drosselungshochdruck auf. Vergleicht man mit den

Blutdruck-Kurven diejenigen der Nierengewichte, so zeigt sich, daß die Kurven ungefähr parallel laufen, d. h. zwischen 3. und 8. Tag finden wir auch die größten Nierengewichte, welche oft ein Vielfaches des Normalgewichts betragen. Die Nierenischämie muß somit mit einer Steigerung des intrarenalen Druckes einhergehen, denn wir wissen, daß die Nierenkapsel beim Menschen nicht elastisch ist und bei starker akuter Schwellung des Organs nicht nachgeben kann.

Trueta u. Mitarb. [Oxford (*19*)] haben seinerzeit versucht, die Nierenischämie durch einen Shunt des Blutes im Bereich der juxtamedullären Glomerula zu erklären. Nach dieser Lehre wären im Schock nur die Papillen und die innerste Markzone durchblutet, während die Rinde vom Blut gewissermaßen ausgeschlossen wäre. Diese Lehre hat als „Oxford-Shunt" sehr viel begeisterte Anhänger gefunden, wie ja jedes Schlagwort von der überbeschäftigten Ärztewelt mit Freuden aufgenommen wird. Es hat sich nun aber gezeigt, daß diese These ganz sicher für den Menschen nicht stimmen kann. Wir Pathologen haben immer darauf aufmerksam gemacht, daß die bei Schock- und Chromoproteinnieren häufig gefundene relative Rotfärbung der Papillen nicht auf eine Mehrdurchblutung, sondern auf eine Stase in den Vasae rectae zurückzuführen sei. In diesen sind die Zirkulationsverhältnisse besonders ungünstige, und da die Hauptexsudatbildung im Interstitium und damit auch die Hauptdrosselung der intertubulären Capillaren in der Markrindengrenze stattfindet, so kann das Blut aus den Papillen nicht mehr zurückströmen. Tatsächlich findet man auch gelegentlich bei Chromoproteinnieren Papillenspitzennekrosen. Für die chronisch interstitielle Nephritis ist diese Erscheinung geradezu pathognomonisch.

Bei der Pathogenese der Hämolyseniere überschneiden sich nach unserer Meinung drei Komplexe: die interstitielle Nephritis, bedingt durch Eiweißzerfall, die Nierenanoxie, wie sie durch Schock oder Kollaps erzeugt wird und schließlich die toxische Nephrose, welche allerdings bei Hämoglobineinwirkung eine nur untergeordnete Bedeutung zu haben scheint. Kürzlich hat sich Moeller (*12*) zur Frage der Nierenschädigung bei Hämolyse geäußert. Moeller mißt dabei der Hämolyse überhaupt keine Bedeutung zu, sondern erblickt die Grundnoxe für die folgenden Nierenläsionen im initialen Schock. Wäre diese Auffassung richtig, so müßten wir relativ sehr viele reine Schocknieren zur Beobachtung bekommen, welche an Anurie verstorben wären. Dies ist aber absolut nicht der Fall. Ferner ist darauf hinzuweisen, daß z. B. in unseren Hämolysefällen sehr häufig ein primärer Schock überhaupt nicht in Erscheinung getreten war. Es ist ja gerade dieser oft schleichende Beginn für die Fälle ohne grobe Gruppenfehler typisch.

In den letzten Jahren haben wir immer häufiger *chronisch interstitielle Nephritiden* beobachtet und zusammen mit Kollege Spühler ausführlich darüber berichtet (*17*). Es ist nicht etwa nur eine scheinbare Zunahme, denn wir haben die mikroskopischen Nierenschnitte früherer Jahrgänge sorgfältig durchgesehen und nur selten einen Fall gefunden, während wir heute 15 und mehr Fälle auf 1700 Autopsien pro Jahr beobachtet haben. Klinisch handelt es sich um ein schleichendes Leiden, bei welchem der Kopfschmerz und die Anämie im Vordergrund steht. Einige Fälle waren auf Universitätskliniken wegen dieser Anämie, welche nicht abgeklärt werden konnte, denn die Urinbefunde können völlig belanglos sein. Bei genauer Untersuchung findet man jedoch eine Konzentrationsschwäche und besonders typisch eine schwere Acidose. Eine Hypertonie stellt sich meist erst in der

Schlußphase ein und ist auch dann nicht obligat. Die Patienten erliegen schließlich der Urämie. — Makroskopisch handelt es sich meist um relativ kleine, ziemlich glatte, ausgesprochen blasse Nieren mit verwischter Markrindengrenze und sehr häufig alten und frischen Papillennekrosen. Das Gewebe ist sehr derb. Mikroskopisch sind die Tubuli hochgradig eingeengt (Abb. 10), die Capillaren oft völlig verschwunden, während die Glomerula und die Gefäße noch relativ sehr gut erhalten sind. Das Stroma ist bindegewebig verbreitert und verquollen, die Faservermehrung ist eher mäßig. Die entzündliche Infiltration meist nur noch geringfügig.

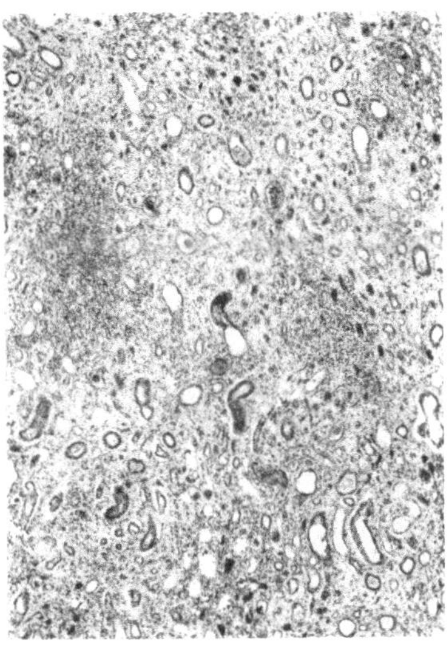

Abb. 10. Chronisch interstitielle Nephritis: Die Großzahl der Tubuli und Gefäße ist komprimiert, einzelne Tubuli sekundär erweitert.

In pathogenetischer Hinsicht messen wir der vasculären und tubulären Drosselung durch das chronisch entzündliche Geschehen im Niereninterstitium die Hauptbedeutung zu. Es kommt zu einer ungenügenden Durchblutung mit finaler Hypertonie und Urämie. Anderseits wird auch die Tubulusfunktion schwer geschädigt, wodurch es in den distalen Abschnitten zu einer ungenügenden Ammoniakbildung und damit zu Acidose kommt. Ob die renale Anämie in erster Linie durch die Acidose oder durch die Anstauung der harnpflichtigen Substanzen bedingt ist, weiß man noch nicht genau. Dagegen scheint die Acidose die Ursache der Epithelkörperchenaktivierung und damit der Osteopathie zu sein.

Was die Ursache der chronisch interstitiellen Nephritis anlangt, so sehen wir heute noch gar nicht klar. Sicher handelt es sich z.T. um akute interstitielle Nephritiden, welche allmählich chronisch wurden. Möglicherweise spielen dabei ungenügende Antibiotica-Dosierungen eine Rolle. Bei vielen Fällen ist uns auch aufgefallen, daß in der Anamnese ein Schmerz- oder Schlafmittelabusus angegeben wurde, doch wissen wir hier nicht, ob derselbe primär oder eine Folge der renalen Kopfschmerzen war.

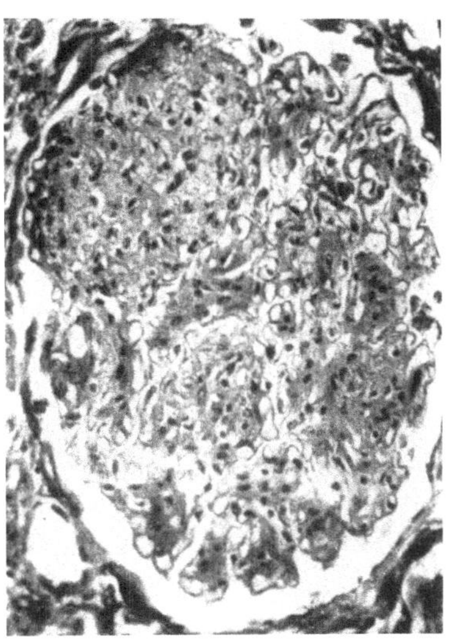

Abb. 11. Glomerulonephrose bei Gicht.

Nun möchte ich mich noch einzelnen Spezialformen zuwenden, zuerst der *Gichtniere*. Wir finden dabei eine deutliche Glomerulonephrose (9), d. h. eine Verdickung der Basalmembranen ohne proliferative Veränderungen der Zellen der Glomerula (Abb. 11), und ferner die bekannten Kristallablagerungen in den distalen Tubuli. Das Interstitium zeigt meist eine bindegewebige Verbreiterung, welche z. T. als Perifokalerscheinung auf die Kristallablagerungen aufzufassen ist. Jedoch findet man auch eine ziemlich diffuse Verbreiterung des Stromas in der Rinde, wo Kristalle meist fehlen. Diese Nierenläsion muß unseres Erachtens im gesamten als Folge der schweren Stoffwechselstörung betrachtet werden, wobei es zu einer ziemlich diffusen Capillarläsion in der Niere kommt.

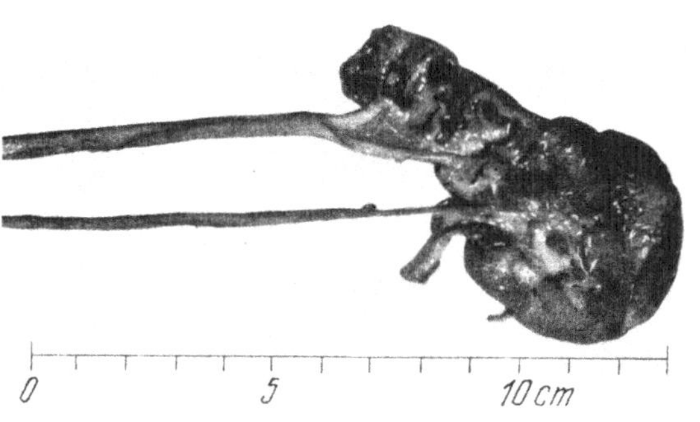

Abb. 12. Partiell hypogenetische Niere bei 17j. Mädchen. Tod an maligner Hypertonie.

Damit wende ich mich dem Problem der renalen Hypertonie zu. Beim ersten Fall handelt es sich um ein Kind, bei welchem eine schwere Hypertonie gefunden wurde. Es bestand eine einseitige relative Ausscheidungsinsuffizienz. Nach der Nephrektomie senkten sich die Blutdruckwerte und sind seither normal geblieben. Histologisch fanden wir eine schwere chronische interstitielle Nephritis im Endstadium, wobei die Einseitigkeit etwas ungewöhnlich ist. Ähnliche Fälle wurden auch nach Röntgenbestrahlung beschrieben [Röntgenschrumpfniere (*2*, *15*)]. Meist aber handelt es sich bei diesen einseitigen, zu Hypertonie führenden Schrumpfnieren um Folgen einer durchgemachten *Pyelonephritis*. In der überwiegenden Mehrzahl der Fälle ist in der Anamnese von der Pyelonephritis überhaupt nichts bekannt. Wir vermuten deshalb, daß es sich um Pyelonephritiden im frühen Kindesalter gehandelt haben könnte. — Eine weitere Gruppe von einseitigen Nierenveränderungen mit Hypertonie umfaßt die hypogenetischen Schrumpfnieren (Abb. 12). Grundsätzlich bedingen dieselben allerdings keine Blutdrucksteigerung, doch stellen sich häufig in den mißbildeten, schlecht durchströmten Nierenbezirken chronisch entzündliche Veränderungen ein, welche dann zu Blutdrucksteigerung führen können [EICHENBERGER (*3*)].

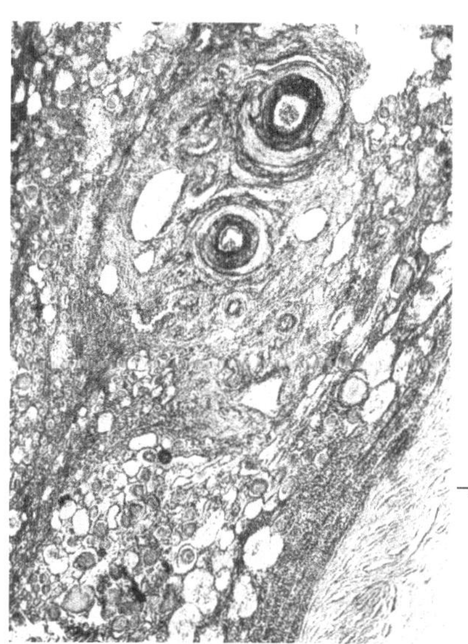

Abb. 13. Randzone einer tuberkulösen Kittniere mit Hypertonie. Der 24j. Mann wurde durch die Nephrektomie dauernd von seiner Hypertonie befreit. Starke Intimaproliferation der Arterien als Folge der Durchblutungsdrosselung durch die perifokale Entzündung im Interstitium. *K* Kittmasse.

Vor einigen Jahren habe ich über Hypertonie bei *tuberkulösen Kittnieren* berichtet (*33*). Diese kann dann auftreten, wenn sich die entzündlichen Veränderungen (perifokale Entzündung) weit in das Parenchym erstrecken, das letztere aber noch vital ist (Abb. 13). Sowie alles Nierengewebe zerstört ist, verschwindet auch die Hypertonie. Ich sehe seither immer wieder Kittnieren, welche bei jungen Hypertonikern operativ entfernt werden, und es ist auffällig, wie oft sich dann die Blutdruckwerte dauernd normalisieren. Auf diese Zusammenhänge sollte deshalb mehr geachtet werden.

Eine weitere Gruppe der renalen Hypertonien stellen die Fälle mit einseitiger arteriosklerotischer oder thrombotischer Einengung der Nierenarterie dar (*8*). Meist handelt es sich allerdings um relativ alte Leute, so daß man klinisch gar nicht an eine renale Form der Hypertonie denkt. Besonders typisch sind solche Fälle bei Thrombangiitis BÜRGER [(*5*), Abb. 14].

Im gesamten haben wir in unserem Beobachtungsgut festgestellt, daß mindestens 5% der Hypertoniker an einem einseitigen und grundsätzlich operablen Nierenleiden gelitten hatten [BRETSCHGER (*1*)]. Da diese Affektionen aber relativ häufig junge Leute betreffen, so dürfte die Erfassung gerade dieser Gruppe klinisch von größter Bedeutung sein. Wir wissen nämlich, daß jede längere Zeit andauernde Hypertonie die Gefäße hochgradig schädigt, und zwar je jünger die Patienten sind, desto stärker. Bei ganz schwerer Schädigung entsteht eine Arteriolonekrose, bei relativ schwacher Schädigung bzw. bei relativ kompakten Gefäßen eine Arteriolosklerose. Dieselben Beobachtungen kann man auch bei den glomerulonephritischen Patienten machen, wenn man sie in verschiedene Altersgruppen einteilt (*29*). Bei den sehr jungen Patienten wird man stets in zahlreichen Organen Arteriolonekrosen finden, wie sie die maligne Nephrose FAHRs auszeichnen. Diese Veränderung scheint grundsätzlich auf demselben Mechanismus zu beruhen wie die Arteriolosklerose, nämlich auf dem Eintreten von Plasmabestandteilen in die subendothelialen und z. T. auch noch in die Muskellagen der Arteriolen (*27*). Mit Hilfe der Fluorchromierung kann man tatsächlich zeigen, daß Plasmamassen durch das Endothel hindurchtreten und sich in der Gefäßwand ausbreiten. Bei der Arteriosklerose dagegen sind die Verhältnisse nicht so einfach. Ganz sicher spielt aber auch hier die Hypertonie wenigstens als *ein* Faktor eine Rolle, unterstützt durch Stoffwechselstörung, entzündlichen Gefäßschaden und Altersveränderungen an den Gefäßen. Wenn wir somit diese Gefäßschäden, besonders diejenigen der Arteriolen, verhindern wollen, dann handelt es sich darum, die essentiellen Hypertonien medikamentös soweit zu reduzieren, daß der Gefäßschaden vom Körper ertragen werden kann und dann vor allem die renalen Hypertonien auszusondern, damit die einseitigen operativ angegangen werden können. Dabei scheint es außerordentlich wichtig zu sein, daß der Eingriff möglichst in der frühesten Phase erfolgt, denn nach den neuesten Untersuchungen von WILSON und seiner Schule (*22*) kann als sicher angenommen werden, daß die primär renale Hypertonie sekundär abgelöst wird von einer extrarenal bedingten, bei welcher möglicherweise die

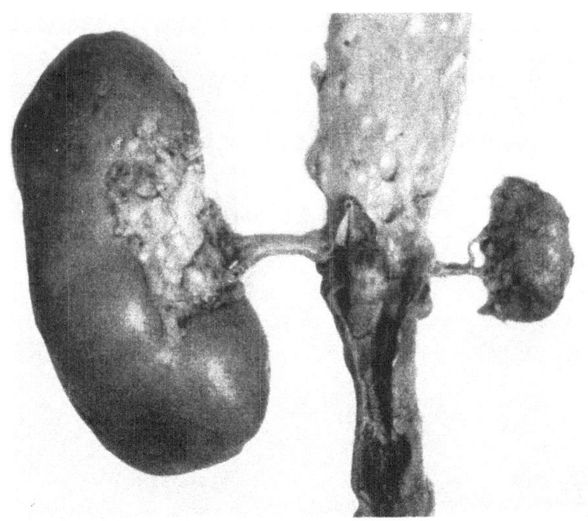

Abb. 14. Einseitige Schrumpfniere mit Hypertonie bei 54j. Frau mit Thrombangiitis BÜRGER. Alte Thrombose der re. Nierenarterie mit Schrumpfniere. Frische Thrombose der Aorta abdominalis.

Nebenniere eine Grundrolle spielt. Sowie aber die Verschiebung von renal nach extrarenal einmal eingetreten ist, sind die zu erwartenden operativen Resultate relativ schlecht.

Ich hoffe, daß Ihnen meine Rosinen doch etwas Neues geboten haben und Anlaß zu einer regen Diskussion geben möchten.

Literatur.

1. BRETSCHGER, E.: Cardiologia (Basel) **19**, 182 (1951).
2. DAVEY, P. W., J. D. HAMILTON and H. D. STEELE: Canad. Med. Assoc. J. **67**, 648 (1952).
3. EICHENBERGER, H.: Inaug.-Diss. Zürich 1950.
4. FAHR, TH.: in Handbuch Henke-Lubarsch Spez. Pathologie VI/1. Berlin: Julius Springer 1925.
5. FELLMANN, H., u. H. U. ZOLLINGER: Schweiz. med. Wschr. **1953**, 556.
6. FRISCHKNECHT, W., G. KEISER u. H. U. ZOLLINGER: Helvet. paediatr. Acta (im Druck).
7. GOLDSAND, R.: Inaug.-Diss. Zürich 1954.
8. GYÖRI, E.: Beitr. path. Anat. **112**, 187 (1952).
9. KAY, C. F.: Amer. J. Med. Sci. **204**, 483 (1942).
10. KOLLER, F., u. H. U. ZOLLINGER: Schweiz. med. Wschr. **1945**, 97.
11. KRAKOWER, C. R., and S. A. GREENSPON: Arch. of Path. **51**, 629 (1951).
12. MOELLER, J.: Die Bluttransfusion **3**, 9 (1954); Beilage z. Dtsch. med. Wschr. **1954**.
13. RANDERATH, E.: Erg. Path. **32**, 91 (1937).
14. RHODIN, J.: Correlation of the ultrastructural organization and function in normal and exper. changed proximal convoluted tubule cells of the mouse kidney. Stockholm 1954.
15. RUSSELL, H.: Edinburgh Med. J. **60**, 12 (1953).
16. SARRE, H., u. H. WIRTZ: Arch. klin. Med. **189**, 1 (1942).
17. SPÜHLER, O., u. H. U. ZOLLINGER: Z. klin. Med. **151**, 1 (1953).
18. STREHLER, E.: Schweiz. med. Wschr. **1951**, 30.
19. TRUETA, J., A. BARCLAY, P. DANIEL, K. FRANKLIN, M. RICHARD: Studies of the renal circulation. Blackwell, Oxford 1947.
20. VOLHARD, F.: In Handbuch der inneren Medizin. Mohr-Staehelin. 3. Aufl. VI/1. Berlin: Julius Springer 1931.
21. WAGENHÄUSER, F.: Schweiz. Z. Path. (im Druck).
22. WILSON, C.: Lancet **1953 II**, 579.
23. ZOLLINGER, H. U.: Helvet. med. Acta **12**, 23 (1945); Die interstitielle Nephritis. Basel: Karger 1945.
24. ZOLLINGER, H. U.: Schweiz. Z. Path. **11**, 617 (1948).
25. ZOLLINGER, H. U.: Schweiz. Z. Path. **13**, 146 (1950).
26. ZOLLINGER, H. U.: Schweiz. med. Wschr. **1950**, 300.
27. ZOLLINGER, H. U.: Schweiz. med. Wschr. **1950**, 533.
28. ZOLLINGER, H. U.: Schweiz. Z. Path. **14**, 366 (1951).
29. ZOLLINGER, H. U.: Helvet. med. Acta **18**, 269 (1951).
30. ZOLLINGER, H. U.: Helvet. chir. Acta **18**, 146 (1951).
31. ZOLLINGER, H. U.: Anurie bei Chromoproteinurie. Stuttgart: Georg Thieme 1952.
32. ZOLLINGER, H. U.: Die Bluttransfusion **2**, 9 (1953), Beilage z. Dtsch. med. Wschr. **1953**.
33. ZOLLINGER, H. U.: Schweiz. med. Wschr. **1949**, 1095.
34. ENDERLIN, M., u. O. SPÜHLER: Bull. Schweiz. Akad. med. Wiss. 8, 162 (1951).

Funktionsprüfung bei Nierenkrankheiten und ihre Kritik.

Von

A. Kleinschmidt (Mainz).

Mit 15 Textabbildungen.

Ich möchte hier von quantitativen, semiquantitativen und qualitativen Nierenfunktionsproben sprechen. Wenn ich quantitative Nierenfunktionsprobe sage, meine ich das klassische Clearance-Verfahren. Nun, Einwendungen gegen die Gültigkeit von Clearance-Untersuchungen sind fast so alt wie das Verfahren selbst, und auch heute morgen sind bereits von physiologischer Seite einige Bedenken geäußert worden. Wir können als Kliniker nur sagen: Wir finden doch rein empirisch, daß sich das klinische Bild und der Ausfall exakter Clearance-Untersuchungen weitgehend decken und daß autoptische Befunde uns einmal recht geben und andererseits auch die eben schon von Herrn Zollinger erwähnte Punktion der Niere. Hierbei läßt diese Biopsie der Niere direkte Vergleiche zwischen funktionellen Feststellungen und dem entsprechenden pathologisch-anatomischen Substrat zu, wie die Mitteilungen von Iversen (*1*, *2*) über ein umfangreiches Beobachtungsmaterial und von Reubi (*3*) erkennen lassen.

I. Die Clearance-Methodik als quantitatives Verfahren.

Ich muß dankbar sein, daß Herr Wirz bereits ausführlich auf die Grundlagen des Clearance-Verfahrens eingegangen ist, so daß sich eine erneute Darstellung erübrigt. Ich möchte aber doch kurz auf das Methodische eingehen, um zu belegen, wie wir mit diesem Vorgehen biologische Größen zu erfassen versuchen. Sie erweisen sich unter Einhaltung bestimmter Vorbedingungen als weitgehend konstant und reproduzierbar. Dies berechtigt uns, die gewonnenen Clearance-Größen als definierte Funktionen anzusehen und zum Vergleich als charakteristische Bezugswerte bei der Diskussion der Ergebnisse anderer Funktionsprüfungen zu verwenden. — Exakte Dauerinfusion über mehrere Perioden nach entsprechender Vorbereitungszeit bei Körperruhe, Harngewinnung durch Blasenkatheterismus und genaue chemische Analyse von Plasma-Harnproben sind die Voraussetzungen für verläßliche Ergebnisse [Kleinschmidt (*4*)]. Meine Darstellung bezieht sich auf das klassische Verfahren; ich werde auf die Abwandlungen und clearanceähnlichen Untersuchungen erst im weiteren eingehen.

Die erste Abbildung soll Ihnen ins Gedächtnis zurückrufen, auf welche Art die Ergebnisse gewonnen werden. Unter grober Schematisierung zeigt Ihnen dieses Bild (Abb. 1, I) am Einzelnephron, wie das Inulin als ein vom Tubulus nicht verarbeitetes Substrat dazu dient, die Glomerulusfiltratgröße zu bestimmen. Hierbei wird klinisch im allgemeinen ein Plasmaspiegel von 15—20 mg-% verwendet.

Diese Größe läßt sich jedoch bei Inulinkonzentrationen in weitem Bereich zwischen 5 und 400 mg-% in gleicher Weise nach der Formel $\frac{u \cdot v}{p}$ ermitteln. Entscheidend für die Zuverlässigkeit der Ergebnisse ist die Konstanterhaltung des Blutspiegels durch eine exakt dosierte Dauerinfusion; man erhält in jedem Falle, das ist von amerikanischen Autoren (*5*, *6*) mehrfach nachgewiesen, die gleichen Werte. Die zweite allgemein verwandte Testsubstanz, die para-Aminohippursäure (PAH), gehört zu den Stoffen, von denen Herr WIRZ bereits sagte, daß ihre Clearance

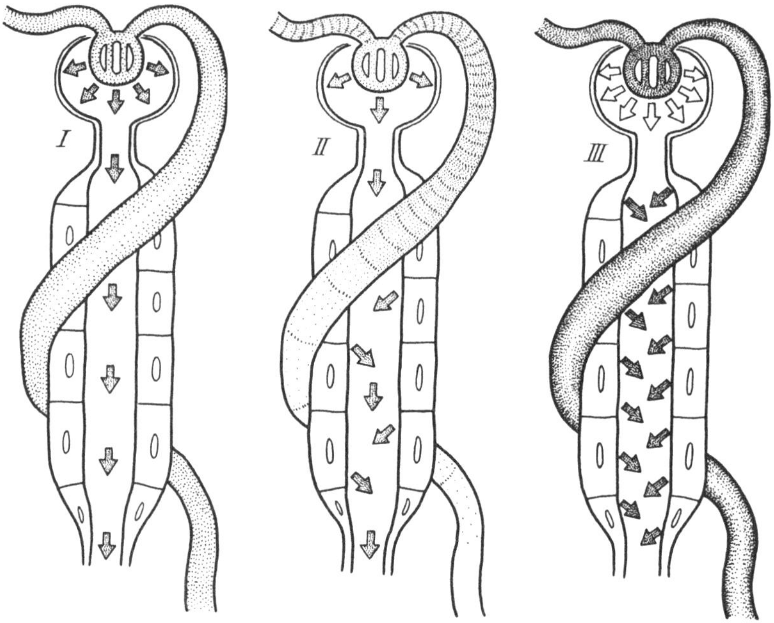

Abb. 1. Die Verarbeitung der Testsubstanzen des Clearance-Verfahrens durch die Niere, schematisch dargestellt am Einzelnephron (Glomerulus und proximaler Tubulus). *I* Inulin-Clearance = Glomerulusfiltratmenge, *II* PAH-Clearance = renaler Plasmadurchfluß. *III* Tm_{PAH} = maximale tubuläre Ausscheidungsleistung.

außerordentlich hoch ist, da sie sowohl glomerulär filtriert wie tubulär ausgeschieden werden. Die intensive renale Ausscheidungsfähigkeit für diese Stoffe hat zur Folge, daß bei einem niedrigen Spiegel von etwa 1—2 mg-% das die Nieren durchfließende Plasmavolumen tatsächlich völlig von ihnen geklärt wird. So kann die Clearance bei niedrigem PAH-Spiegel als Indikator der Nierendurchblutung gelten. In Abb. 1, II soll die abnehmende Schraffierung des Gefäßinhalts des Nephrons und die Pfeile, die die PAH-Ausscheidung in die Bowmansche Kapsel und nach dem Tubulusinnern anzeigen, dieses Verhalten wiedergeben. Es wird erkennbar, daß unter diesen Umständen das Nierenvenenblut frei von Testsubstanz ist. Als weitere Methode gibt die Abb. 1, III die Bestimmung der maximalen tubulären Ausscheidungsfunktion wieder. Hierbei wird im Blut ein hoher PAH-Spiegel um 60 mg-% durch Dauerinfusion unterhalten. Schematisch wird das durch die intensive Schraffierung der renalen Gefäße dargestellt. Die Pfeile zeigen Richtung und Grad der Ausscheidung an. Die renale Gesamtexkretion für PAH in der Zeiteinheit ist durch Harnanalyse zu bestimmen. Wir erhalten als wichtige

Partialfunktion die maximale tubuläre Ausscheidungsleistung der Tubuli, wenn wir rechnerisch das durch den Glomerulus filtrierte Quantum abziehen, das durch Multiplikation des PAH-Plasmaspiegels mit dem Wert der mitbestimmten Inulin-Clearance unschwer zu ermitteln ist. Dieser Betrag wird durch die „leeren“ Pfeile im Schema dargestellt. Nun, ich hätte noch eine weitere schematische Darstellung der Bestimmung der maximalen Glucoserückresorption zeigen können, aber ich glaube, sie können sich das entsprechend vorstellen. Man belastet den Patienten durch eine Glucosedauerinfusion bis zur Erreichung konstanter hoher Blutzuckerwerte über 500—600 mg-%. Es wird dann exakt pro Zeiteinheit das Quantum von Zucker im Harn bestimmt. Man errechnet durch eine einfache Subtraktion dieses Wertes vom insgesamt filtrierten Glucosebetrag (Blutzucker multipliziert mit der Inulin-Clearance), wieviel Glucose bei dieser maximalen Belastung vom Tubulussystem aufgenommen sein muß.

Durch Anstellung dieser Untersuchungen, die z. T. in Kombination durchgeführt werden können, lassen sich, wie Ihnen bekannt ist, in der Tat wesentliche Einblicke in das Verhalten der entsprechenden Teilfunktionen der Niere gewinnen. Für eine Anzahl von verschiedenen Nierenerkrankungen ergeben sich recht charakteristische Bilder. Im Schrifttum sind derartige Übersichten so häufig gegeben worden, daß ich auf eine systematische Darstellung verzichten kann. Ich werde mich auf die Auswahl einiger Beispiele beschränken.

II. Charakteristische Funktionsbilder bei einigen Nierenerkrankungen.

Ich habe vorgezogen, auch hier zu einfachen Schemata zu greifen und glaube, daß Sie auf diese Weise einen besseren Einblick erhalten. Sie sehen in Abb. 2 eine Darstellung der Leistung der Einzelnephren im Rahmen der Gesamtfunktion. Wir

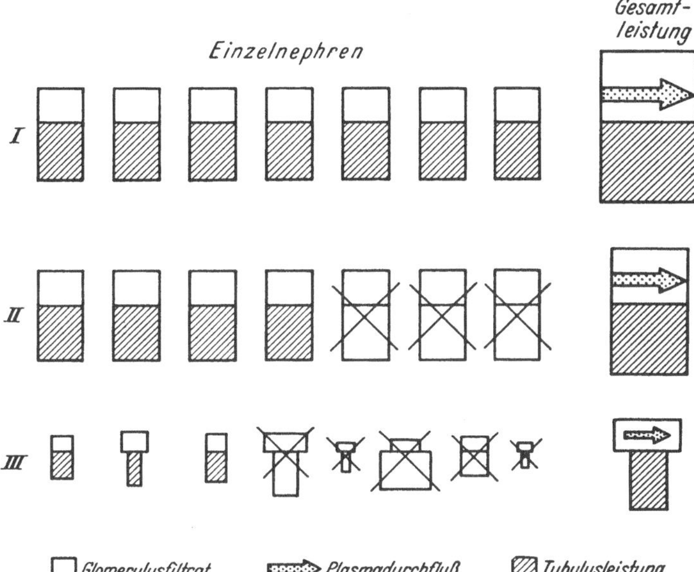

Abb. 2. Schematische Darstellung der Nierenfunktion. Das Verhalten der Einzelnephren im Rahmen der Gesamtfunktion. *I* normal, *II* unkomplizierter Ausfall von Nephren = gleichmäßig verminderte Gesamtleistung (z. B. Altersveränderungen), *III* schwere diffuse Störungen verschiedenen Grades und Ausfälle von Nephren = stark reduzierte Gesamtfunktion (z. B. schwere Arteriolosklerose bzw. -nekrose).

müssen uns vorstellen, daß die ungefähr 2 Millionen Nephren der normalen Niere ein etwa gleiches Funktionsverhalten zeigen und daß daraus die Gesamtfunktion in der feststellbaren Höhe resultiert. Die dargestellten Rechtecke sollen die glomeruläre bzw. tubuläre Leistung, die Pfeile die Durchblutungsgröße angeben. Bei einem einfachen Ausfall von Nephren resultiert etwa das Verhalten der mittleren Reihe: Die Gesamtleistung ist entsprechend vermindert, etwa im Alter bei der Arteriosklerose. Die nächste Reihe gibt die Verhältnisse bei fortgeschrittener Arteriolosklerose wieder, wenn wir auch pathologisch-anatomisch an den Einzelnephren multiple Veränderungen finden, die teilweise bis zum völligen Versagen in verschiedenem Maße Gefäße, Glomeruli und Tubuli betreffen. Man kann sich unschwer vorstellen, daß ein derartiges buntes Funktionsbild dann eine stark eingeschränkte Gesamtleistung ergibt.

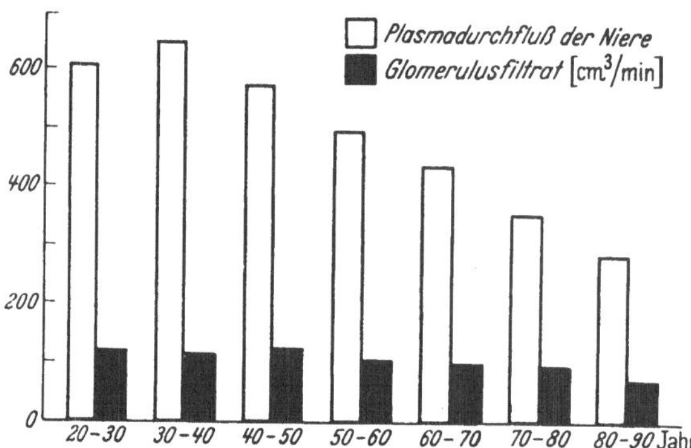

Abb. 3. Die Abnahme von renalem Plasmadurchfluß und Glomerulusfiltratgröße mit zunehmendem Alter bei Nierengesunden. Werte nach DAVIES und SHOCK.

Eine praktische Bestätigung für die Richtigkeit dieser Auffassung, nach der es etwa als Folge der Arteriosklerose zum einfachen funktionellen Ausfall einer Anzahl von Nephren kommt, ergibt sich bei systematischer Untersuchung von Nierengesunden verschiedener Altersgruppen. Die Abb. 3 ist nach Werten von DAVIES und SHOCK (*7*) gezeichnet. Die Untersuchungen zeigen für die Durchschnittswerte der einzelnen Dekaden eine progrediente Herabsetzung der Nierendurchblutung, wobei die Glomerulusfiltratmenge im gleichen Verhältnis abnimmt. Von dieser Forschergruppe stammen entsprechende Untersuchungen über die maximale tubuläre Leistungsfähigkeit in bezug auf Resorption und Ausscheidung. So ist an einer großen Anzahl von Nierengesunden zwischen 24 und 86 Jahren für das Glomerulusfiltrat und die tubuläre Zuckeraufnahme (Tm Glucose) der gleiche Rückgang um 0,68% pro Jahr beobachtet worden (*8*). Die Abb. 4 zeigt Ihnen — auch wieder in entsprechender Schematisierung — das Verhalten bei der Nephritis (*9*). Das Frühstadium der Nephritis, ich verweise auf die angegebenen Clearancewerte, ist charakterisiert durch eine mäßige Einschränkung der Glomerulusfiltration, die offenbar für die meisten Nephren anzunehmen ist, während die tubuläre Leistung normal bleibt. Als Zeichen der entzündlichen Hyperämie besteht eine relative Erhöhung des Plasmadurchflusses der Niere in diesem Fall. In einem Spätstadium einer schweren diffusen Glomerulonephritis mit einem Rest-N von 120 mg-% haben wir stark herabgesetzte Werte erhalten, gegen die gewisse Einwendungen möglich sind: Renaler Plasmadurchfluß 16,1 ml/min, Glomerulusfiltrat 5,3 ml/min und tubuläre Leistung als Tm PAH 2,1 mg anstelle der Norm von 76 mg PAH/min. Wenn wir diese schweren Einschränkungen diskutieren, so muß allerdings zugegeben werden, daß unter solchen Umständen die PAH-Clearance nicht unbedingt einen exakten Test für die Nierendurchblutung darstellt. Die übliche Art der Bestimmung setzt voraus, daß die renale Extraktion des Teststoffes normal ist, also etwa 92% beträgt, weil ein Teil desselben durch Kurzschlüsse im Bereich der Rinde geht und die ausscheidenden Nephren gar nicht passiert. Die PAH-Extraktion ist aber in Fällen mit derartig starker Einschränkung der Nierenfunktion nicht immer in dieser Höhe garantiert. Sie liegt unter Umständen niedriger, so daß der wirkliche Durchblutungswert bei diesem Fall von schwerer Nephritis möglicherweise höher als der hier festgestellte anzunehmen ist. Man kann diese Fehlerquelle ausschalten, wenn man die Katheterisierung der Nierenvenen durchführt und die Extraktion direkt bestimmt. Das hat

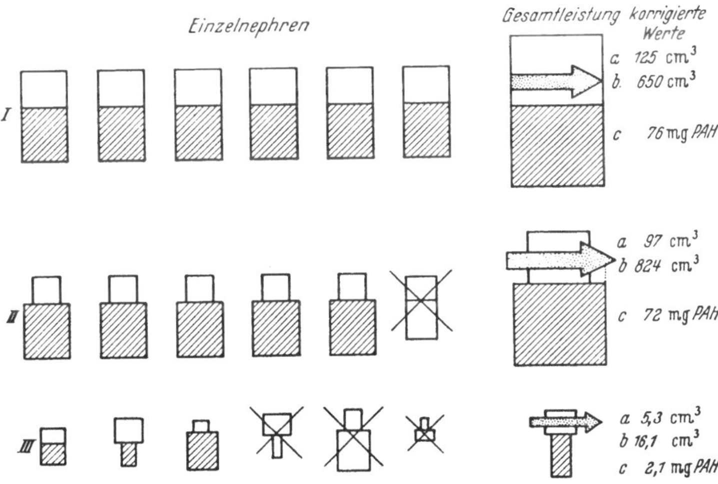

Abb. 4. Funktionsbilder der Niere. *I* normal, *II* leichte Glomerulonephritis, *III* schwere chronische Glomerulonephritis (Rest-N 120 mg-%). Zeichenerklärung s. Abb. 2. (Aus KLEINSCHMIDT: Verhandl. dtsch. Ges. inn. Med. **1952**, 280.)

besonders REUBI (*10*) getan, der bei schweren Störungen teilweise Extraktionsminderungen von beträchtlichem Ausmaß gefunden hat. Dies ist eine Bestätigung amerikanischer Feststellungen, so daß wir bei derartig schweren Einschränkungen — aber nur bei solchen — ein Fragezeichen hinter das Ergebnis unkontrollierter Clearance-Untersuchungen setzen müssen.

Das nächste Bild (Abb. 5) soll Ihnen zeigen, daß überhaupt bei terminalen Stadien schwerer Niereninsuffizienz das charakteristische Verhalten einzelner Partialleistungen nicht mehr aufrechterhalten ist. Man kann, wie wir schon ausführten, bei der Nephritis im Frühstadium auf Grund der Herabsetzung des Glomerulusfiltrats und unter Umständen bei deutlicher Durchblutungssteigerung und auch etwas später wegen der Einschränkung der Glomerulusleistung im Verhältnis zu den anderen Partialfunktionen den krankhaften Prozeß eindeutig lokalisieren. Aber wir können einem Spätstadium nicht mehr ansehen, ob es sich nicht etwa um die Auswirkung eines Hochdruckleidens mit fortgeschrittener renaler Beteiligung handelt. Für die Nierenfunktion beim Hochdruck ist charakteristisch: zuerst die Einschränkung der tubulären Leistung und die Herabsetzung der Durchblutung bei normalem Glomerulusfiltrat. Vom renalen Plasmastrom wird also ein relativ hoher Prozentsatz abfiltriert. Es kommt zur Steigerung der Filtratfraktion und in einem späteren Stadium verändert sich das — wie unser Schema zeigt — so, daß meist die Nierendurchblutung noch die am meisten ausgeprägte

Leistungseinschränkung erkennen läßt. Vom Terminalstadium haben wir eben schon ausgeführt, daß es funktionell genau so aussehen kann wie eine fortgeschrittene chronische Glomerulonephritis. Ich möchte Ihnen hier nicht die für die einzelnen Störungen — etwa Pyelonephritis, interstitielle Nephritis oder diabetische Nephropathie – charakteristischen Funktionsbilder zeigen. Ihre Spezifität erscheint

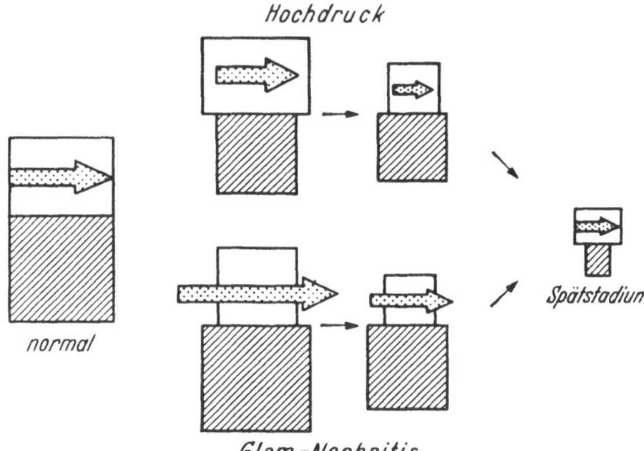

Abb. 5. Schematische Darstellung der Progredienz renaler Partialstörungen am Beispiel von Hochdruck und Glomerulonephritis. (Zeichenerklärung s. Abb. 2.)

für den Einzelfall recht problematisch. Wir können stets den Grad der Störung der Partialleistungen erkennen, ohne aber in allen Fällen differentialdiagnostisch Entscheidendes sagen zu können, besonders wenn es sich um Spätbilder handelt.

Daß man im Verlauf nephritischer Erkrankungen durch die Clearance wertvollen Aufschluß für die Prognose gewinnen kann, wird Ihnen die Abb. 6 zeigen. Hier ist von REUBI (*11*) auf Grund eigener Beobachtungen schematisch dargestellt, wie im Verlauf von akuten oder subakuten Glomerulonephritiden die

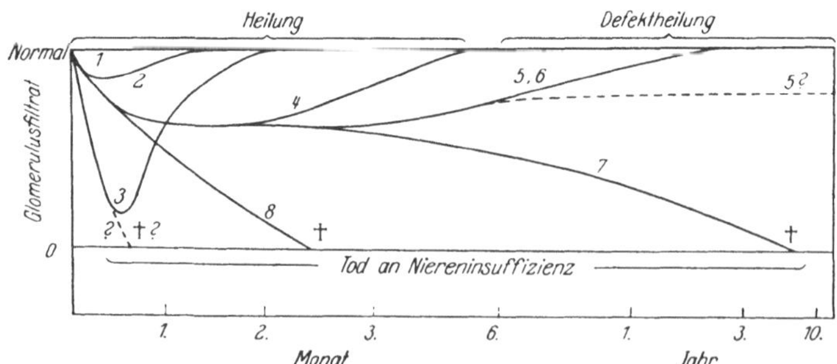

Abb. 6. Schematische Darstellung des Verhaltens des Glomerulusfiltrates bei einigen Formen von akuter Glomerulonephritis. (REUBI: Verhandl. dtsch. Gesell. inn. Med. **1952**, 192.)

Einschränkung des Glomerulusfiltrats sich in der Form zurückbilden kann, daß sie nach Wochen oder Monaten zu einer Ausheilung kommt, daß eine leichte Störung nur passager auftritt oder wie es sich verhält, wenn die Erkrankung in mehr oder minder raschem Fortschreiten ad exitum führt. Was die chronische Verlaufsform anlangt, so kann sie, beurteilt nach der Filtratgröße, über Jahre einen mehr oder weniger günstigen Verlauf unter Defektheilung zeigen oder einen unglücklichen Ausgang nehmen. Solche charakteristischen Abläufe sind nur mit der Clearance-Methode entsprechend zu analysieren und wir haben tatsächlich, wenn wir sie zur Hilfe nehmen, eine bessere Möglichkeit, die Prognose zu beurteilen. Ein derartiger Längsschnitt einer renalen Leistung gibt bindendere Aufschlüsse als die Überwachung des Blutdrucks, des Konzentrationsvermögens der Niere oder der Proteinurie und Erythrurie allein, die natürlich weiterhin als klinische Symptome ihre erhebliche Bedeutung besitzen.

Als weiteres Beispiel der Erfassung eines Funktionsablaufes über längere Zeit soll das nächste Bild (Abb. 7) gelten, auf dem Sie an einem Fall aus einer Reihe von einseitig Nierenkranken (*12*) das Verhalten nach der therapeutischen Nephrektomie sehen. Ein 17 jähriges Mädchen mit konstant erhöhtem Blutdruck um 155/110 weist als Ausdruck einer hochgradigen Hypoplasie der rechten Niere ein stark pathologisches Pyelogramm auf. Der Volhardsche Verdünnungs- und Konzentrationsversuch zeigt keinerlei Einschränkung. Die Clearance ergibt ein vermindertes Glomerulusfiltrat (Mittelwert 97 ml/min), der renale Plasmadurchfluß ist stärker herabgesetzt und beträgt im Mittel 413 (statt etwa 600) ml/min und auch die tubuläre Ausscheidungsleistung für PAH ist entsprechend gestört. Wir finden, wie es die Regel beim Hochdruck ist, die Filtratfraktion mit 24% gegenüber der Norm erhöht, ferner besteht ein gestörtes Verhältnis zwischen Glomerulusfiltrat und Tubulusleistung und wir stellen an dem erniedrigten Quotienten PAH-Clearance zu Tm PAH eine herabgesetzte Durchblutung speziell des tubulären Parenchyms fest. Nach der Nephrektomie kommt es zu einer Steigerung der Durchblutung der Restniere, die höher ansteigt als vorher für beide Nieren gemeinsam. Die Glomerulusfiltration ist im einseitigen Ausfall entsprechend stärker herabgesetzt und die Tubulusleistung gleichfalls. Damit haben sich die Quotienten, aus denen wir den Funktionsablauf erkennen können, geändert, es wird jetzt mit 15% weniger vom durchfließenden Plasma abfiltriert, während sich die Durchblutung des tubulären Anteils gebessert hat: Der Quotient ist von 7,32 auf 9,52 heraufgegangen. Fast 4 Monate später sehen Sie, daß die Durchblutung wieder niedriger geworden ist, aber die Glomerulusfiltration stieg an und ein ähnliches Bild finden wir 8 Monate nach der Nephrektomie. Der Blutdruck ist mit 130/85 mm Hg

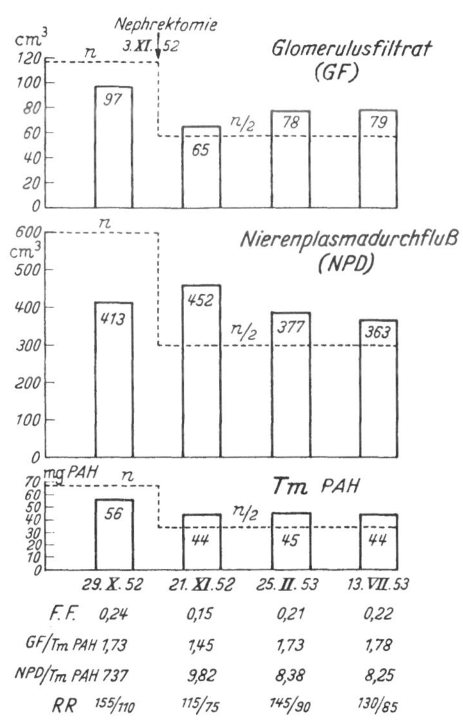

Abb. 7. Das Verhalten der Nierenfunktion bei einer jugendlichen Hochdruckkranken mit Nierenhypoplasie rechts unter dem Einfluß der therapeutischen Nephrektomie. Die gestrichelten Linien geben jeweils die mittleren Normalwerte für beide Nieren (*n*), bzw. für eine Niere (*n*/2) wieder. Patientin H. B. 17 Jahre. [Aus Kleinschmidt: Z. klin. Med. **152**, 296 (1954).]

besonders diastolisch nun recht günstig herabgesetzt. Bei einer Nachuntersuchung insgesamt $1^1/_2$ Jahre nach dem Eingriff lag der Blutdruck bei 120/80 mm Hg und wir fanden etwa die gleichen Clearancewerte wie bei der letzten Kontrolle. Man kann also hier mit der Methode der Clearance bei Vergleichsuntersuchungen über einen längeren Zeitraum wertvolle Aufschlüsse gewinnen. Nur so kann erkannt werden, ob wir im Einzelfall mit einer Heilung oder einem Stillstand wirklich zu rechnen haben. Ich möchte gerade an diesem Beispiel noch einmal darauf hinweisen, daß neben den absoluten Werten der renalen Partialleistungen die gegenseitige Inbeziehungsetzung von wirklich exakt gewonnenen Größen zur Gewinnung von Einblicken in die Pathophysiologie einer renalen Störung besonders wichtig ist.

Was nun die klinische Praxis anlangt, so hat man bestimmte Einwände gegen eine allgemeine Durchführung von Clearance-Untersuchungen erhoben. Es handelt sich um recht umfangreiche und zeitraubende Untersuchungen, die den Kranken belästigen und sehr gewissenhafte chemische Bestimmungen einschließen. Dieser Aufwand steht im Einzelfall nicht immer im richtigen Verhältnis zum Wert der gewonnenen Ergebnisse. Das ist sicherlich z. T. richtig und deshalb sind von vielen Seiten Vereinfachungen der Methode empfohlen worden. Bei der Kreatinin-Clearance z. B. handelt es sich um ein Vorgehen, das, wie Sie wissen, in seiner endogenen Form eine zusätzliche Gabe von Testsubstanz nicht notwendig macht. Es ist bestechend einfach, nur den Kreatiningehalt einzelner abgemessener Harnportionen festzustellen und in Beziehung zum Plasmaspiegel, der sich ja weitgehend konstant verhält, zu setzen. Es genügt also eine einzige Blutanalyse bei wenigen Harnanalysen. Nun wissen wir aber — ich möchte diese viel bearbeitete Frage hier aber nicht im breiteren erörtern —, daß die Kreatinin-Clearance doch kein exaktes Maß der Glomerulusfiltration darstellt. Sie liegt im allgemeinen höher, manchmal aber auch etwas niedriger als unser exakter Bezugswert, die Inulin-Clearance. Sie kann als Methode gelten, die allenfalls beim Normalen den Filtratwert größenordnungsmäßig ungefähr wiedergibt. Je stärker die Nierenfunktionsstörung ist, um so mehr muß man beim Menschen mit einer tubulären Sekretion des Kreatinins rechnen, denn um so mehr weicht das Ergebnis von der wirklichen Filtratgröße ab. Diese Tatsache muß man leider auch feststellen, wenn man die 24 Stunden-Kreatinin-Clearance bestimmt, wie sie als diagnostischer Hinweis von einigen Autoren empfohlen wird. Derartige Werte geben einen gewissen Anhalt, aber sie verdienen keine Anerkennung als Maß einer spezifischen Teilfunktion.

III. Modifikationen des Clearance-Verfahrens.

a) Untersuchungen bei fallendem Blutspiegel.

Mit dem Ziel einer Vereinfachung der Methodik ist man dazu übergegangen, die Testsubstanzen einmalig intravenös zu verabreichen und nach einer gewissen Zeit bei fallendem Plasmaspiegel die Clearance-Größen zu ermitteln. Dabei erhält man im allgemeinen abweichende, meist wesentlich niedrigere Clearance-Werte. Das liegt einmal daran, daß es sehr schwer ist, zu den gemittelten Blutspiegeln das richtige Harnquantum in Beziehung zu setzen. Der tote Raum der Harnwege bedingt eine Ausscheidungsverzögerung. Diese Verspätungszeit, die schwer exakt zu erfassen ist, ist abhängig von der Diurese, dem Harnminutenvolumen. Aus diesem Grund besteht die Gefahr, daß bei rasch abfallenden Blutspiegeln, etwa bei der PAH, die mit solcher Vehemenz glomerulär und tubulär ausgeschieden wird, ein falscher Wert zu dem berücksichtigten Harnquantum in Beziehung gesetzt wird. Zusätzliche Fehlerquellen liegen für die üblichen Blutspiegelbestimmungen im Venenblut in der Höhe der arterio-venösen Konzentrationsdifferenz für den Teststoff und in der Schwierigkeit der Erfassung seines Verteilungsvolumens. Es geht nicht an, diese Größen einfach zu vernachlässigen. Ihre Berücksichtigung aber kompliziert die Methode derartig, daß sie keine Vereinfachung mehr darstellt. Jedenfalls ergeben sich praktisch bei Verwertung mehrerer Clearance-Perioden in direkter Folge bei fallendem Plasmaspiegel stets erhebliche Diskrepanzen der Ergebnisse, besonders wenn sie in Vergleich zu Bestimmungen unter Dauerinfusion gesetzt werden [Dutz (*13*), Kleinschmidt (*1*)]. Auch Laake (*14*) fand regelmäßig eine sukzessive Verminderung der Diodrast-Clearance nach einmaliger Injektion. In 12 Beobachtungen an Nierengesunden erhielt er im Verlauf von je 5 Clearance-Perioden mittlere Clearance-Werte von 500, 490, 451, 408, 412. Das gleiche Verhalten ergab sich auch für Inulin (*14*, *15*). Die diagnostische Auswertbarkeit ist demnach höchst fragwürdig, da man die Wahl unter recht abweichenden Ergebnissen hat. Auch die Errechnung von Mittelwerten erscheint nach unseren Erfahrungen müßig und muß bei den beobachteten Schwankungsbreiten als willkürliches Vorgehen abgelehnt werden. Spezifische Teilleistungen der Niere werden bei einmaliger Injektion von Teststoffen, sei es nun von Inulin oder PAH, sicherlich nicht erfaßt. Wir möchten aus diesen Gründen von einem semiquantitativen Verfahren sprechen. Die wechselhaften Ergebnisse stehen in keiner konstanten Beziehung zu denen der klassischen Clearance-Methodik.

b) Bestimmung der Halbwertszeit („Clearance-Zeit-Bestimmung“).

Ein weiteres besonders in Deutschland entwickeltes Verfahren geht auf Dost (*16*, *17*) zurück, der die Halbwertszeit einer harnfähigen Substanz als Kriterium ihrer Elimination theoretisch begründete und praktisch belegen konnte. Dieser Autor hat geraten, die Halbwertszeit als Maß der Nierenfunktion in Anschlag zu bringen. Es handelt sich hierbei also um den Zeitabschnitt, während dem der Plasmaspiegel eines nur durch die Niere ausgeschiedenen Stoffes auf die Hälfte absinkt. Das folgende Diagramm (*18*) (Abb. 8) gibt einen halblogarithmischen Raster wieder, in dem die Höhe von PAH-Blutspiegeln in Prozent des Ausgangswertes in Beziehung zur Zeit in Minuten gesetzt ist. Es sind lineare Relationen wiedergegeben. Wenn es sich nach Dost beim Blutspiegelabfall einer derartigen Testsubstanz wirklich um eine Exponentialfunktion handelt, so genügen die Werte von 2 Blutspiegeln, um die charakteristische Kurve zu ermitteln. Sie wird bei dieser Art der Darstellung durch eine Gerade repräsentiert. Dieses Vorgehen würde in sehr einfacher Form eine Erfassung der Nierenfunktion zulassen. Für die normale Nierenleistung ist von Wittkopf (*19*) eine Halbwertszeit der PAH von 17—22 min angegeben worden, während die nach Dost für das gesunde Kind eine erhebliche Variation zwischen 10 und 29 min aufweist. Bei schweren Nierenfunktionsstörungen ist die Halbwertszeit dieses Stoffes dem Grad entsprechend verlängert. Entscheidend ist die Frage, ob es sich beim Blutspiegelabsinken als Ausdruck der renalen Ausscheidung wirklich um eine *e*-Funktion handelt. Sind die physikalischen Voraussetzungen gegeben, ein derartiges Verhalten des Blutspiegels als charakteristischen Indikator der renalen Eliminationsfähigkeit anzunehmen?

Hier sind Fragezeichen zu machen. Tatsächlich wurde bei entsprechender Nachprüfung ein linearer Abfall in zahlreichen Fällen vermißt (*20—22*). Die Annahme eines exponentiellen Verhaltens setzt voraus, daß zum Zeitpunkt der Analysen ein Diffusionsgleichgewicht zwischen Blut und interstitieller Flüssigkeit besteht

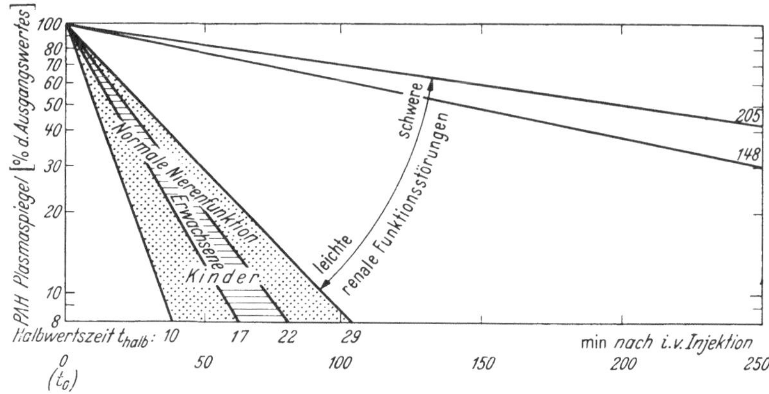

Abb. 8. PAH-Serumspiegel nach i.v. Injektion einer 20%igen PAH-Lösung. t_0 entspricht einem beliebig gewählten Zeitpunkt nach Erreichen des Diffusionsausgleiches zwischen Plasma und Gewebe. Ordinate logarithmisch unterteilt, Serumspiegel in Prozent des gewählten Ausgangswertes. Kurven der Erwachsenen nach WITTKOPF; Kurven der Kinder nach Untersuchungen der Charité-Kinderklinik (F. H. DOST, Kinderärztl. Praxis, Sonderheft **1953**, 227).

und erhalten bleibt, worauf auch von DOST hingewiesen wird. Ein derartiges stabiles Gleichgewicht scheint bei einmaliger Injektion einer Testsubstanz aber nur vorübergehend erreichbar zu sein. Einer Arbeit von SCHACHTER u. Mitarb. (*23*) ist das folgende Bild (Abb. 9) entnommen. Es ist erkennbar, wie nach intravenöser Gabe der Inulinplasmaspiegel in Form der ausgezogenen Kurve absinkt. Gleichzeitig kommt es zu einer zunehmenden Beladung des Interstitiums mit Inulin bis zum Punkt *A* der gestrichelten Kurve und dann zum allmählichen Absinken. Nur zu einem bestimmten Zeitpunkt (*B*) tritt ein Schneiden der Kurven, also ein wirklicher Konzentrationsausgleich zwischen Interstitium und Blut ein, so daß tatsächlich nur jetzt die Grundlage für ein einheitliches exponentielles Absinken und dessen exakte Errechnung gegeben ist. Danach kommt es zu einer rückläufigen Bewegung: Das Interstitium ist jetzt höher mit Inulin gesättigt, während der Blutspiegel durch die renale Ausscheidung absinkt, so daß ein Gefälle Interstitium — Blut entsteht. Es kommt zu einer Aufladung des Blutes mit Inulin vom interstitiellen Raum her. Die folgende Darstellung (Abb. 10) zeigt ein von ERNST

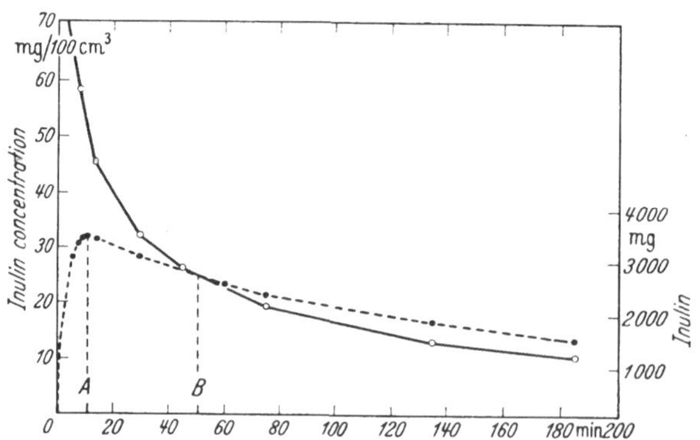

Abb. 9. Verlauf von Inulinspiegel im Plasma (durchgezogene Kurve). Inulinspiegel in der interstitiellen Flüssigkeit (gestrichelte Kurve) und totaler Inulinmenge im Interstitium (Zahlen rechts und durchgezogene Kurve) nach einmaliger Injektion von Inulin [SCHACHTER FREINKEL und SCHWARTZ, Amer. J. Physiol. **160**, 532 (1950)].

FREY (*24*) beschriebenes Modell, das bereits von F. MEYER (*25*) zur Erläuterung des Problems der indirekten Clearance verwendet wurde. Der rechte Zylinder gibt die Kapazität des Blutgefäßsystems wieder, und wir würden die renale Clearance bei Messung des Abflusses aus diesem Gefäß direkt bestimmen können. Die Halbwertszeit als angeblich zuverlässiges Maß der renalen Elimination soll nun aus dem Verhalten der beiden Spiegelhöhen (h_1 und h_2) der Flüssigkeit zu verschiedenen Zeiten errechnet werden können. Das kann nur zutreffen, wenn vom interstitiellen Raum (linker Zylinder), der eine beträchtliche Kapazität besitzt, abstrahiert wird. Es kommt aber, wie die Verbindung zwischen beiden Gefäßen anzeigen soll, selbstverständlich zu einem Konzentrationsausgleich und geklärt wird eben nicht nur das Blut allein, sondern Blut und Interstitium, also der gesamte extracelluläre Raum. Hierbei wird nun nach dem Ausgeführten ein Ausgleich zwischen Gewebe und Blut sicher nicht in so kurzer Zeit erreicht und jedenfalls nicht aufrechterhalten, wie die Verfechter dieser Methode glauben machen wollen (*26*, *27*). Dazu kommt, daß auch bei Anurie — wenn wir uns im Schema also den Abflußhahn geschlossen denken — der Blutspiegel etwas absinkt, was für die meisten Clearance-Substanzen erwiesen ist. Es besteht zusätzlich eine allerdings geringfügige extrarenale Clearance. Wesentlicher für das Zutreffen derartiger „indirekter" Clearance-Bestimmungen scheint aber auch nach F. MEYER die Bedeutung der Diffusionsbeziehungen zwischen Blut und Gewebe.

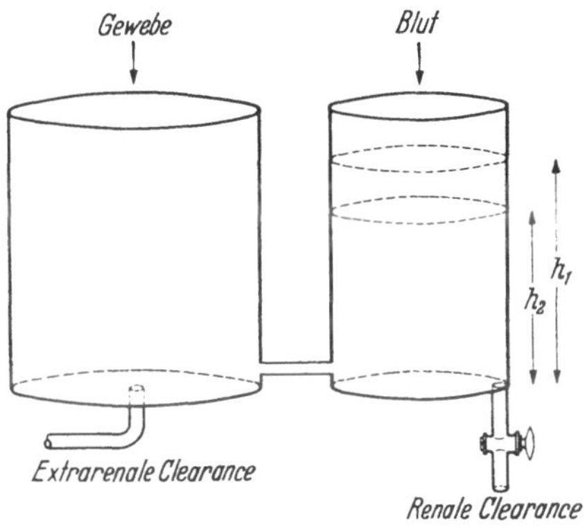

Abb. 10. Modell zur Erläuterung der Klärfunktion nach E. FREY von F. MEYER (Klin. Wschr. **1952**, 987).

Ein von NÜSSGENS (*22*) entworfenes Diagramm (Abb. 11) läßt erkennen, daß der Blutspiegelabfall einer Clearance-Substanz, dargestellt durch den Winkel, den die Gerade bei halblogarithmischer Darstellung mit der Abszisse bildet, nur bei konstantem Verteilungsvolumen (z. B. 17 l) Ausdruck der renalen Clearance sein kann oder aber bei fixierter Clearance (z. B. 500) Veränderungen des Verteilungsvolumens wiedergibt. Die Halbwertszeit als Ausdruck des Blutspiegelabfalls läßt also einen funktionsdiagnostischen Schluß nur dann zu, wenn man das Verteilungsvolumen kennt und an seiner Konstanz während der Beobachtungszeit keine Zweifel bestehen. Nur unter dieser Voraussetzung sind die ermittelten Größen

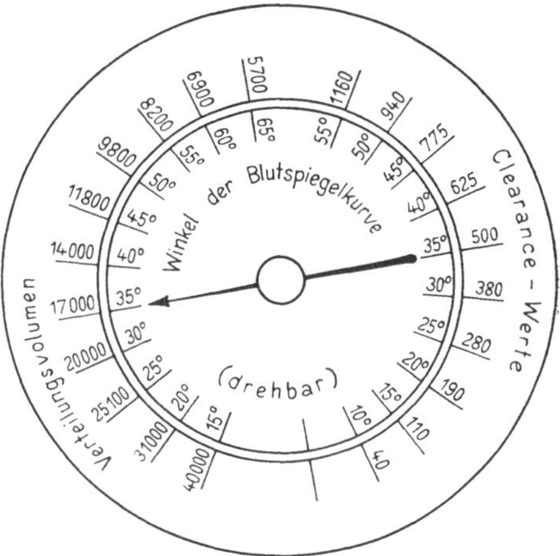

Abb. 11. Schematische Darstellung der Abhängigkeit des Blutspiegelabfalls einer Testsubstanz (PAH) von ihrer renalen Clearance bzw. ihrem Verteilungsvolumen (NÜSSGENS, Klin. Wschr. **1954**, 491).

eindeutig renale Funktionen und entsprechen für PAH beispielsweise der Plasmadurchströmung der Niere.

CLAUSEN und KLAUER (*28, 29*) haben für die Berechnung der Halbwertszeit, die sie als „Clearance-Zeitmessung" der Clearance-Volumenbestimmung gegenüberstellen, eine einfache Formel angegeben:

$$T_{(halb)} = \frac{T \cdot \log 2}{\log \frac{E_1}{E_2}}$$

Hierbei ist T = zeitlicher Abstand zweier Blutspiegel mit den Photometerextinktionen E_1 und E_2. Das sieht bestechend einfach aus. Aber der interstitielle Raum ist unberücksichtigt und wir haben eben ausgeführt, daß eine wesentliche Voraussetzung für die Gültigkeit solcher Berechnungen, nämlich das Diffusionsgleichgewicht, offenbar nicht besteht. Wir können also die Bestimmung der Halbwertszeit als exakte diagnostische Methode nur mit Vorbehalt gelten lassen. Ihre Auswertung muß mit erheblicher Kritik erfolgen. Selbstverständlich müssen wir zugeben, daß überall da, wo die Vornahme von Clearance-Untersuchungen auf grundsätzliche Schwierigkeiten stößt, wie etwa in der Pädiatrie, die Kontrolle der Halbwertszeit Bedeutung besitzt, sofern sie als eigene Größe ohne Zusammenhang mit einer speziellen renalen Teilfunktion angesehen wird. Dazu scheint eine Normierung ratsam, die die Dosierung des Teststoffes entsprechend dem Gewicht oder der Körperoberfläche des Untersuchten regelt und besonders das Vorgehen zeitlich vereinheitlicht. Sicher kann dann aus diesen Bestimmungen Nutzen für die Klinik gezogen werden. Die Probe gehört aber im strengen Sinne nicht zu den quantitativen, sondern zu den semiquantitativen Methoden.

IV. Weitere semiquantitative und qualitative Funktionsproben.

Ich darf im weiteren noch auf einige Tests eingehen, die z. T. schon seit langem verwendet werden und die sich bewährt haben. Erhöhungen der Blutspiegel von Harnstoff, Harnsäure, Reststickstoff oder Kreatinin müssen als verläßliche Hinweise auf eine manifeste Niereninsuffizienz gelten, die freilich auch durch einen extrarenalen Mechanismus zustande kommen kann. Auch der Anstieg von Xanthoprotein und Indican ist in dieser Beziehung aufschlußreich. Im Hinblick auf die Feststellungen leichterer Störungen wurden Beziehungen aufgestellt und Formeln ersonnen, die Harnstoffplasmaspiegel und Harnstoffexkretion in Beziehung setzen. Ich erinnere an das Konzentrationsmaximum für Harnstoff und die AMBARDsche Konstante, deren Wert diagnostisch nur gering ist. Dagegen lassen sich aus der Höhe der Harnstoff-Clearance wertvollere Rückschlüsse ziehen. Es ist an zahlreichen Kliniken üblich, die Harnstoff-Clearance (VAN SLYKE, 1928) zu bestimmen, da sie methodisch kaum Schwierigkeiten bereitet. Man braucht nur den Harnstoffgehalt einiger Harnperioden in Beziehung zum Plasmaspiegel zu setzen. Wir haben gehört, daß der Harnstoff sich anders verhält als etwa Inulin oder Kreatinin, daß er nicht nur filtriert, sondern in wechselndem Ausmaß tubulär rückresorbiert wird oder rückdiffundiert und daß infolgedessen die Clearance des Harnstoffes kleiner ist als diejenige des Inulins. Bei reichlichem Harnfluß von über 2 cm^3/min ergibt sich eine Clearance von 75 im Verhältnis zur Inulin-Clearance von 120—130 und bei einer niedrigeren Harnmenge wird auch die

Harnstoff-Clearance kleiner, offenbar weil bei langsamer tubulärer Passage eine intensivere Rückresorption oder Rückdiffusion statthat. Man spricht dann bei einem normalen Mittelwert von etwa 55 von der Standard-Clearance, wobei sich die Formel etwas ändert, sie heißt dann nicht mehr $\frac{u \cdot v}{p}$, sondern $\frac{u \cdot \sqrt{v}}{p}$. Bei sehr niedrigem Harnzeitvolumen kann der Clearance-Wert noch weiter absinken [Bing (*30*)]. In einem Diagramm von Goldring und Chasis (*31*) (Abb. 12) sind Harnstoffspiegel und Harnstoff-Clearance von Kranken mit Hochdruck und Glomerulonephritis in mehr oder weniger schweren Stadien in einem logarithmischen Raster eingetragen. Es läßt sich erkennen, daß hier tatsächlich mit sinkender Clearance ein deutlicher Anstieg des Blutharnstoffs eintritt. Dieses Verhältnis hat aber nur für die beginnende oder ausgeprägte Niereninsuffizienz in dieser Eindeutigkeit Geltung. Bekanntlich ist die Höhe des Harnstoffspiegels auch von extrarenalen Einflüssen abhängig, also von Störungen des Wasser- und des Eiweißstoffwechsels. Das soll die nächste Darstellung (*31*) (Abb. 13) zeigen. Einem Nephritiker mit stark eingeschränkter Harnstoff-Clearance wurden verschieden hohe Eiweißmengen jeweils über Tage zugeführt und entsprechend diesen Proteingaben stieg der Harnstoffspiegel erheblich an, während bei der Reduktion der Eiweißzufuhr ein Absinken bis zu Werten beobachtet werden konnte, die kaum noch als

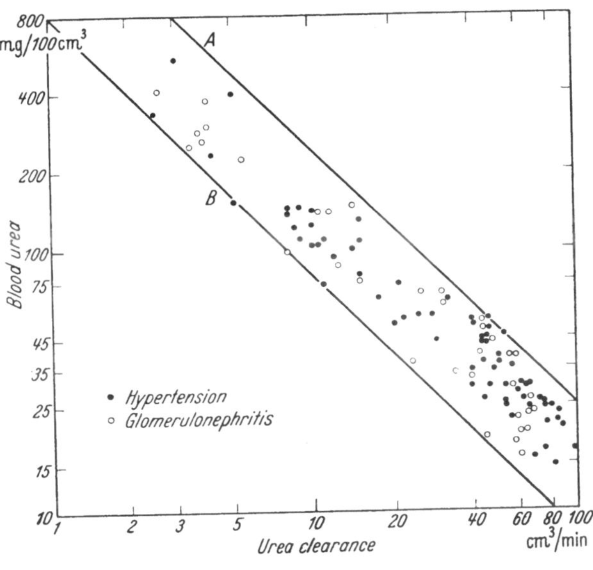

Abb. 12. Beziehungen zwischen Bluthamstoffspiegel und Harnstoffclearance bei 103 Beobachtungen an Kranken mit Hypertension und Glomerulonephritis (Harnfluß über 1,5 cm³/min) (Goldring and Chasis).

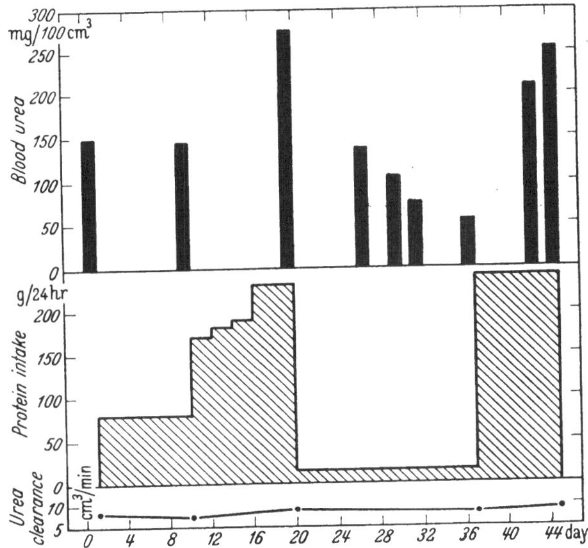

Abb. 13. Änderungen des Bluthamstoffspiegels bei einem Pat. mit fortgeschrittener Niereninsuffizienz als Folge der Ernährung mit verschieden hohen Eiweißmengen. Harnstoff-Clearance und 24 h-Harnmenge blieben während der Beobachtungszeit von 44 Tagen weitgehend konstant (Goldring and Chasis).

erhöht angesehen werden können. Die Clearance-Größe änderte sich während der Beobachtungszeit überhaupt nicht. Dieses Beispiel läßt erkennen, daß die Relation Plasmaspiegel zu Clearance auch bei gleichbleibenden Harnmengen keinesfalls konstant ist. Ich darf die Problematik der Harnstoffausscheidung noch am nächsten Bild (Abb. 14) erläutern, das Beobachtungen von MITCHELL u. Mitarb. (*33*) an einer Zahl von 44 Nierenkranken zusammenfaßt. Hier ist einmal die Inulin-Clearance der Größenordnung nach durch Kreuze angegeben, wobei jeweils die mitbestimmte Harnstoff-Clearance zugeordnet wurde (Kreise). Sie

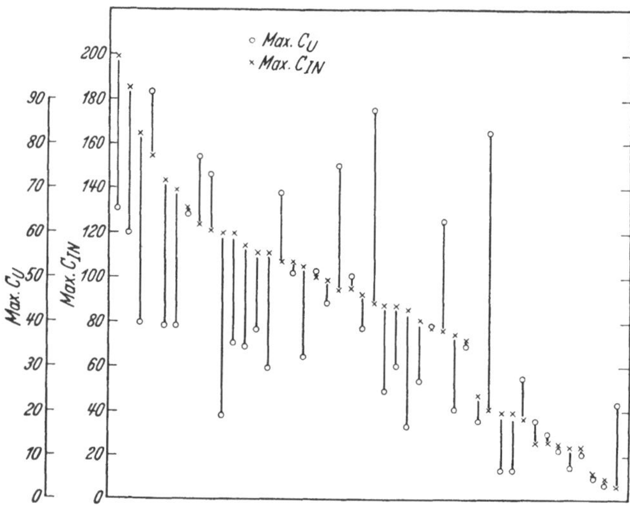

Abb. 14. Vergleich der maximalen Harnstoff-Clearance (Kreise) mit der Inulin-Clearance (Kreuze) bei 44 Pat. Als normaler Harnstoff-Clearancewert wurde 60 cm³/min angenommen (MITCHELL, OWENS u. VALK).

sehen, daß die Werte für die Harnstoff-Clearance (als Norm wurde mit 60 ein relativ niedriger Wert angenommen) erheblich streuen und bald vergleichsweise höher, bald wesentlich niedriger als der Bezugswert liegen. Das Verhalten des Harnstoffs läßt sich, wie auch hier erkennbar wird, nicht in eine Regel zwingen, wie sie für das eindeutig charakterisierte und entsprechend ausgewählte Inulin gilt. Die Harnstoff-Clearance, die nicht das Glomerulusfiltrat mißt, läuft dessen Verhalten also auch nicht in verläßlichem Maße parallel. Da sie zudem vom Grad der Harnmenge abhängt, müssen wir sie unter die semiquantitativen Proben einreihen. Ihre spezielle Bedeutung liegt in nicht mehr und nicht weniger als in der Feststellung der „Wirksamkeit, mit welcher die Nieren Harnstoff aus dem Blut entfernen“ (*32*).

Im Laufe der Zeit wurden eine ganze Anzahl von Farbstoffproben angewandt, von denen sich die Kontrollen der Ausscheidung von Indigocarmin und Phenolrot besonders bewährt haben. Letzteres, das Phenolsulphophthalein, ist bereits 1912 von ROWNTREE und GERAGHTY zur Prüfung der Nierenfunktion angegeben worden. Man hatte die Beobachtung gemacht, daß dieser Farbstoff außerordentlich schnell von der Niere ausgeschieden wird, wenn auch weniger schnell wie die später von SMITH in die Nierendiagnostik eingeführte PAH. Zur Ermittlung der renalen Funktion wird nach Injektion von Phenolrot die über eine gewisse Zeit ausgeschiedene Farbstoffmenge im Harn erfaßt. Auf Grund ihrer Einfachheit hat die Probe weite Verbreitung gefunden. Allerdings blieb ihr Wert nicht unbestritten. MARSHALL und VICKERS (*34*) haben 1923 festgestellt, daß dieser Farbstoff vorwiegend tubulär ausgeschieden wird. Er ist in einem hohen Anteil an die Plasmaproteine gebunden. Deswegen schien das Phenolrot gerade als Test der tubulären Funktion in Betracht zu kommen. Nach einem auch von MOELLER (*35*, *36*) propagierten Vorgehen wird nach der i.v. Gabe von 6 mg die in den nächsten 15 min ausgeschiedene Phenolrotmenge bestimmt. Beträgt sie über 40% der Zufuhr, so entspricht das der Norm. Bei niedrigen Quoten besteht Anhalt für eine Schädigung, die der Autor in die Tubuli verlegt, falls nicht Anhalt für eine stärkere Durchblutungsminderung vorliegt. Gegen diese Deutung sind Einwendungen möglich, weil einmal die Farbstoffmenge nicht hoch genug ist, um eine wirkliche Belastung der tubulären Funktion zu erreichen, wie sie bei der Feststellung der maximalen tubulären Leistung Voraussetzung ist. Auf der anderen Seite wird der Stoff auch glomerulär filtriert und die partielle Eiweißbindung — eine Voraussetzung der vorwiegend tubulären Verarbeitung — geht jeweils entsprechend zurück, wenn ein Teil des Farbstoffs eliminiert ist, so daß stets eine filtrierbare Fraktion vorhanden ist (*37*, *38*). Man kann diese Probe — und das hat man in Amerika auch getan — genau so gut als Test der Nierendurchblutung anwenden, da das Phenolrot gleichartig wie Perabrodil oder PAH, die allerdings eine geringere bzw. keine nachweisbare Eiweißbindung aufweisen, glomerulär filtriert und tubulär ausgeschieden wird. Entsprechend dem Ausmaß und der Leistungsfähigkeit des Tubulussystems ist die tubuläre Ausscheidung dieser Stoffe bei niedrigem Blutspiegel stets größer als das filtrierte Quantum. Wenn der Phenolrotausscheidung demnach ein diagnostischer Wert überhaupt zukommt, so muß sie ebenso als Hinweis auf das Verhalten der Nierendurchblutung wie auf das Ausmaß der tubulären Leistung gelten. Entsprechende Vergleichsuntersuchungen unter Mitbestimmung von renalem Plasmadurchfluß und tubulärem Maximum durch Clearance-Methoden sind in Deutschland bisher nicht vorgenommen worden. MITCHELL (*33*) hat auch hier Kontrollbestimmungen durchgeführt und die PAH-Clearance mit dem Ausfall der Phenolrotausscheidung über 15 min, also entsprechend dem MOELLERschen Vorgehen, verglichen. Ferner wurden auch Paralleluntersuchungen mit Phenolrotprobe und Tm PAH vorgenommen. Die Abb. 15 zeigt Beobachtungen der zuerst genannten Reihe an 56 Patienten. Die Gliederung erfolgte mit fallender PAH-Clearance, also entsprechend der Herabsetzung der Nierendurchblutung. Es ist unschwer erkennbar, daß die zugehörigen Werte für die Ausscheidung des Phenolrots regellos nach oben und unten abweichen, auch bei Berücksichtigung einer erheblichen Schwankungsbreite für die Clearance-Werte. Hiernach kann aus dem Ausfall des Phenolrottestes kaum verbindlich auf die renale Durchblutungsgröße geschlossen werden. Der gleiche Autor gibt nun für die von ihm durchgeführten Untersuchungen, in denen er die Phenolrotprobe mit dem Tm PAH vergleicht, gar keine graphische Darstellung. Er teilt einfach mit, daß eine Beziehung nicht erkennbar war. Auch hiernach ist es kaum erlaubt, aus dem Verhalten der Phenolrotausscheidung auf die tubuläre Funktion zu schließen. Experimentell sind Bestimmungen der maximalen tubulären Leistung im Sinne eines Tm Phenolrot an Hunden durchgeführt worden (*39*); beim Menschen wurde ein Wert von 36 mg ermittelt (*40*). Hierin wäre — eine Unschädlichkeit so reichlicher Farbstoffgaben vorausgesetzt — ein quantitatives Maß der tubulären Leistung zu sehen. Was die Phenolrotprobe in der erwähnten Form anlangt, so kann die Verläßlichkeit eines solchen Testes als Indicator weder der tubulären Funktion noch der Nierendurchblutung anerkannt werden. Wir sehen in ihr nur eine semiquantitiative und unspezifische Funktionsprobe.

Nun, hier bleibt noch darauf hinzuweisen, daß der Volhardsche Wasserversuch nach wie vor als eine wesentliche klinische Probe seine praktische Bedeutung behält. Sein Ausfall weicht häufig von dem anderer diagnostischer Methoden ab. Es wird angenommen, daß die Konzentrationsfähigkeit der Niere eine Leistung

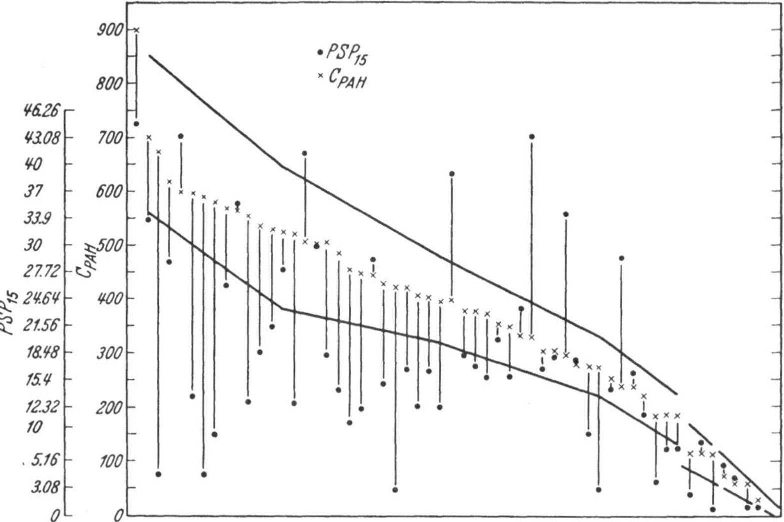

Abb. 15. Vergleich des Ausfalls der Phenolrotprobe mit der PAH-Clearance bei 56 Pat. Registriert ist der nach 15 min ausgeschiedene prozentuale Anteil von 6 mg Phenolrot i.v. (Punkte) und die PAH-Clearance in cm³/min (Kreuze). Der von den diagonalen Linien eingeschlossene Bezirk entspricht einer Schwankungsbreite der Clearance um je 20% nach oben und unten (Mitchell, Owens u. Valk).

der distalen Tubuli darstellt. Weiterhin steht fest, daß sich das Konzentrationsvermögen keineswegs in Abhängigkeit von einer der definierten Partialfunktionen der Niere verändert. Seine Bestimmung ist aber diagnostisch recht aufschlußreich, da es die Reaktion auf eine physiologische Belastung wiedergibt, die auf andere Weise mit der Feststellung der Gefrierpunktsdepression oder der Harnfixa-Clearance nach J. Frey erfaßt werden kann. Eine Einschränkung hinkt bei der Entwicklung einer akuten Nephritis oder beim Hochdruck häufig nach: die Konzentrationsfähigkeit kann noch erhalten sein, wenn das Glomerulusfiltrat oder andere Teilleistungen bereits deutlich vermindert sind. Wir können aber auch das andere Verhalten beobachten, daß die Konzentration nach Ausheilung einer Nephritis, wenn die Clearance-Werte schon im wesentlichen die Norm erreicht haben, noch stark zu wünschen übrigläßt. Und was nun den Verdünnungsversuch und die Bewertung der 4-Stunden-Menge anlangt, so ist jedem Kliniker bekannt, wie sehr die Wasserausscheidung von extrarenalen Einflüssen abhängt, insbesondere z. B. vom Kreislaufzustand und, wie auch das Konzentrationsvermögen, von der Adiuretinsekretion durch den Hypophysenhinterlappen und anderen humoralen Faktoren. Auf Grund von Vergleichsuntersuchungen sind wir zu der Ansicht gekommen, daß besonders bei Funktionseinschränkungen, die die renalen Partialleistungen in etwa gleichem Maße betreffen, der Verdünnungs- und Konzentrationsversuch noch sehr lange einen ungestörten Ausfall zeigt. Er gibt in derartigen Fällen den wirklichen Grad der Schädigung gar nicht oder nur unvollkommen wieder. Trotzdem möchte ich sagen, daß ein exakt durchgeführter Wasserversuch nach VOLHARD für die Nierenfunktion mehr sagt als eine schlecht durchgeführte Clearance mit unzuverlässigen Werten oder etwa nur kurzfristiger Beobachtung bei fallendem Blutspiegel.

Eine letzte Gruppe von Funktionsproben bezieht sich vorwiegend auf die Kontrolle des Verhaltens bei einseitigen Nierenerkrankungen. Da ist die schon vorhin erwähnte Chromocystoskopie mit Indigocarmin, die bei seitendifferentem Ausfall auch bei Kontrolle einen eindeutigen Hinweis auf eine einseitige Funktionsstörung gibt. Wir müssen allerdings zugeben, daß die Wasserrückresorption der Nieren verschieden sein kann, so daß bei einmaliger Probe unter Umständen in der Intensität der Ausscheidung des Indigocarmins Unterschiede auftreten können, die sich dann nicht reproduzieren lassen. Selbstverständlich müssen jeweils Veränderungen im Bereich der ableitenden Harnwege entsprechend berücksichtigt werden. Ähnliches gilt auch für das intravenöse Pyelogramm. Wir schätzen die intravenöse Pyelographie auch als Funktionsprobe sehr, weil sie wirklich das tubuläre System mit einer maximalen Menge von Perabrodil belastet. Ein kontrastreiches, seitengleiches intravenöses Pyelogramm mit rascher Darstellung der Nierenbecken ist ein sehr verläßlicher Hinweis auf eine intakte Ausscheidungsleistung der Tubuli. Aber auch hier können auf Grund seitendifferenter Wasserrückresorption Unterschiede auftreten, die nur funktionell bedingt zu sein brauchen.

Hier in Freiburg an der Chirurgischen Klinik ist eine weitere Probe entwickelt worden, die bei den einseitigen Nierenfunktionsstörungen Wert besitzt (REHN). Es handelt sich um die Säure-Alkali-Umschlagprobe (*41—44*). Nach Säuerung des Harns durch orale Salzsäuregabe werden 50 cm^3 einer 4%igen Natriumbicarbonatlösung i.v. injiziert, worauf dann im Ureterharn die Änderungen des p_H verfolgt werden können. Eine kranke Niere zeigt eine deutliche Starre, während sich die normale Niere der Belastung anpaßt und einen beträchtlich veränderten alkalischen Harn auszuscheiden in der Lage ist. Von RAABE (*45*) ist die Probe noch modifiziert worden, derart, daß neben der Harnacidität auch die Breite der renalen Pufferungskapazität beobachtet werden kann. Das Vorgehen besteht in der Analyse der Ureterharne nach Injektion von 25 cm^3 einer 18,5%igen Lösung von Mononatriumphosphat. Dabei soll neben den erwähnten Kriterien eine deutliche Differenz der Phosphatausscheidung der Nieren als besonders feiner Test für das Vorliegen eines einseitigen Prozesses zu verwenden sein. RAABE hat Kurven veröffentlicht, die den Wert des Verfahrens belegen, das allerdings, soweit mir bekannt ist, anderweitig noch nicht nachgeprüft worden ist. Vielleicht kann Herr TAUGNER, der ja speziell über die Phosphatausscheidung — allerdings von einer anderen Fragestellung aus — gearbeitet hat (*46*), zu der Frage Stellung nehmen, ob die auf eine massive Belastung hin sofort einsetzende Ausscheidung von Phosphat als aufschlußreicher Test der Nierenleistung in Betracht kommt.

Nun, ich glaube, daß ich von den gebräuchlichen Funktionsproben keine vergessen habe. Ich habe mich bei einigen recht kurz gefaßt und dafür einige neuere vielleicht zu ausführlich dargestellt. Wie Sie gesehen haben, ist das Thema ziemlich reich an grundsätzlichen Problemen. Was sich praktisch bewähren soll, muß möglichst einfach sein, und was einfach ist, entspricht häufig nicht allen Anforderungen der hohen Wissenschaft. Ich hoffe, daß in der Diskussion noch einige von mir nicht berücksichtigte Fragestellungen zur Sprache kommen. Zum Schluß erlaube ich mir, Ihnen eine Zusammenstellung zu zeigen, mit deren Hilfe ich gewissermaßen ein kurzes Resümee meiner Ausführungen geben kann. Es handelt sich um eine Tabelle, die von EARL (*47*) veröffentlicht wurde und die wir ein wenig

Tabelle 1. *Nierenfunktionsprüfungen.*

Leistung	spezifisches Maß	Klinischer Test
Glomerulusfiltration	Inulin-Clearance	Kreatinin-Clearance U+-Clearance U+-Plasmaspiegel
Nierenplasmafluß	PAH-Clearance Perabrodil-Clearance	Phenolrotausscheidung
proximale Tubuli (maximal)	Ausscheidung: Tm PAH Resorption: Tm Glucose	Phenolrotausscheidung i.v. Pyelogramm
distale Tubuli	Konzentration-Verdünnung. Elektrolyt-Gleichgewicht Säure-Basen-Gleichgewicht Ammoniakbildung	VOLHARDscher Versuch S. A. U.-Probe (REHN)
schwerer Tubulusschaden Oligurie, Anurie	(Rückdiffusion)	U+-Clearance U+-Plasmaspiegel

modifiziert haben. Sie finden in der ersten Spalte die bekannten renalen Teilfunktionen aufgeführt, dazu sind in der nächsten Kolonne jeweils die spezifischen Bestimmungsmethoden, darunter besonders die quantitativen des Clearance-Verfahrens, angegeben. Sie stellen ja, wie wir ausgeführt haben, definitionsgemäß das adäquate Maß der biologischen Funktionen dar. Unter den klinischen Tests in der Spalte sind die semiquantitativen und qualitativen Proben anzutreffen, die sich praktisch bewährt haben, auf deren Problematik ich jedoch, so glaube ich, eindringlich genug hingewiesen habe. Sie messen keine biologischen Größen und sind in ihrem Ausfall häufig genug schwer abschätzbaren Einflüssen unterworfen. Ihre methodische Einfachheit ist im allgemeinen durch erhebliche Fehlerbreiten erkauft. Ein Vergleich ihres Ausfalls mit den verläßlichen Ergebnissen exakter quantitativer Bestimmungen, deren Einführung und Entwicklung wir amerikanischen Forschern, insbesondere H. W. SMITH und seiner Schule (*48*, *31*, *38*) verdanken, läßt das stets erkennen. Die große praktische Bedeutung der einfachen Proben wird dadurch nur gering gemindert. Ihre Auswertung sollte aber stets mit Kritik erfolgen. Wie auf anderen klinischen Gebieten schützt die Anstellung mehrerer gleichwertiger Tests vor Fehldeutungen, die auf Grund der falschen Ergebnisse einer einzelnen Bestimmungsmethode möglich sind.

Literatur.

1. IVERSEN, P., and C. BRUN: Amer. J. Med. **11**, 324 (1951).
2. BRUN, C., F. H. GORMSEN, T. HILDEN, P. IVERSEN and F. RAASCHOU: Amer. J. Med. **15**, 187 (1953).
3. REUBI, F.: Demonstration: Symposion über Physiol. u. Pathophysiol. d. Niere, Göttingen, 18. bis 22. 6. 1954.
4. KLEINSCHMIDT, A.: Ärztl. Wschr. **1953**, 1142.
5. SHANNON, J. A., and H. W. SMITH: J. Clin. Invest. **14**, 393 (1935).

6. MILLER, B. F., A. S. ALVING and J. RUBIN: J. Clin. Invest. **19**, 89 (1940).
7. DAVIES, J. O., and N. W. SHOCK: J. Clin. Invest. **29**, 496 (1950).
8. MILLER, B. H., R. K. McDONALD and N. W. SHOCK: J. Gerontol. **7**, 196 (1952).
9. KLEINSCHMIDT, A.: Verh. dtsch. Ges. inn. Med. **1952**, 280.
10. REUBI, F.: Helvet. med. Acta Series A. Suppl. **26**, (ad Vol. **17**, Fasc. 2, 1950).
11. REUBI, F.: Verh. dtsch. Ges. inn. Med. **1952**, 192.
12. KLEINSCHMIDT, A.: Z. klin. Med. **152**, 288 (1954).
13. DUTZ, H.: Z. inn. Med. **7**, 615 (1952).
14. LAAKE, H.: Acta med. scand. (Stockh.) **148**, 445 (1954).
15. LAAKE, H.: Acta med. scand. (Stockh.) **148**, 135 (1954).
16. DOST, F. H.: Klin. Wschr. **1949**, 257.
17. DOST, F. H.: Der Blutspiegel. Leipzig: Georg Thieme 1953.
18. DOST, F. H.: Kinderärztl. Prax. Sonderheft **1953**, 227.
19. WITTKOPF, H.: Klin. Wschr. **1951**, 191.
20. MOELLER, J., u. L. ABT: Klin. Wschr. **1952**, 340.
21. BARTH, H., u. F. GÖRLITZ: Klin. Wschr. **1953**, 274.
22. NÜSSGENS, H.: Klin. Wschr. **1954**, 491.
23. SCHACHTER, D., N. FREINKEL and J. L. SCHWARTZ: Amer. J. Physiol. **160**, 532 (1950).
24. FREY, E.: Pflügers Arch. **177**, 110 (1919).
25. MEYER, F.: Klin. Wschr. **1952**, 987.
26. GAUDINO, M., and M. F. LEVITT: Amer. J. Physiol. **157**, 387 (1949).
27. ROBSON, J. S., M. H. FERGUSON, O. OLBRICH and C. P. STEWART: Quart. J. Exper. Physiol. **35**, 111 (1949).
28. CLAUSEN, H., u. H. KLAUER: Z. exper. Med. **119**, 490 (1952).
29. CLAUSEN, H.: Z. inn. Med. **9**, 250 (1954).
30. BING, J.: Acta med. scand. (Stockh.) **143**, 341 (1952).
31. GOLDRING, W., and H. CHASIS: Hypertension and hypertensive disease, New York **1944**.
32. FAIRFIELD SMITH, H.: J. Clin. Path. **2**, 266 (1949).
33. MITCHELL, G., A. OWENS and G. VALK: J. Urol. **71**, 230 (1954).
34. MARSHALL, E. K., jr., and J. L. VICKERS: Bull. Johns Hopkins Hosp. **34**, 1 (1923).
35. MOELLER, J., u. A. BEDÖ: Ärztl. Wschr. **1952**, 1125.
36. MOELLER, J., u. W. REX: Z. klin. Med. **150**, 103 (1952).
37. SMITH, W. W., and H. W. SMITH: J. of Biol. Chem. **124**, 107 (1938).
38. SMITH, H. W.: The Kidney, structure and function in health and disease, New York 1951.
39. SHANNON, J. A.: Amer. J. Physiol. **113**, 602 (1935).
40. SMITH, H. W., W. GOLDRING and H. CHASIS: J. Clin. Invest. **17**, 263 (1938).
41. REHN, E.: Arch. klin. Chir. **126**, 359 (1923).
42. REHN, E., u. L. GÜNZBURG: Klin. Wschr. **1923**, 19.
43. v. PANNEWITZ, G.: Z. Urol. Chir. **25**, 462 (1928).
44. SCHNEIDER, H.: Z. Urol. **34**, 148 (1940).
45. RAABE, S.: Z. Urol. **41**, 1, 110 u. 182 (1948); **42**, 134, 201 (1949); **43**, 123 (1950); **44**, 30, 316 (1951).
46. TAUGNER, R., M. v. BUBNOFF u. W. BRAUN: Pflügers Arch. **258**, 133 (1953).
47. EARL, D. P. jr.: Bull. New York Acad. Med. **26**, 47 (1951).
48. SMITH, H. W.: Lectures on the Kidney. Lawrence, Kansas 1943.

Diskussionsbemerkungen.

MENNE (Münster/Rostock):

Die Beeinflussung der Nierenfunktion bei der Endangitis obliterans und beim Menstruationscyclus.

In den letzten Jahren wurde von verschiedener Seite wiederholt darauf hingewiesen, daß die Endangitis obliterans (E. o.) nicht nur die Extremitätenarterien betrifft, sondern auch das gesamte Gefäßsystem und parenchymatöse Organe. ZOLLINGER erhob bei Endangitis-Patienten pathologische Befunde an den Nieren, er wies deutliche Veränderungen am Tubulussystem nach, während der Glomerulusapparat intakt war.

Um zu prüfen, ob und in welchem Ausmaß die Nierenfunktion bei der E. o. gestört ist, wurden Endangitis-Patienten mit einer kombinierten Inulin-p-Aminohippursäure-Clearance (MENNE, WETTER, CRAEMER) untersucht. Die Brauchbarkeit der Methode wurde zunächst an nierengesunden Versuchspersonen geprüft. Dabei wurde für die Inulin-Clearance ein Mittelwert von etwa 130 ml/min und für die p-Aminohippursäure-Clearance (PAH) von etwa 900 ml/min gefunden. Die Filtrationsfraktion (FF) lag durchschnittlich unter 0,20. Es konnte keine nennenswerte Beeinflussung der PAH-Clearance durch die gleichzeitig durchgeführte Inulin-Clearance beobachtet werden. Bei 10 unbehandelten Endangitikern, bei denen die klinische Untersuchung keinen Anhaltspunkt für eine manifeste Nierenschädigung ergeben hatte, wurde mit der kombinierten Clearance folgender Befund erhoben[1]: Inulin 173 ml/min, PAH 310 ml/min, FF 0,55. Es fand sich also eine Einschränkung des Nierenplasmastroms und eine Vermehrung der Filtrationsarbeit. Unter der Behandlung mit den bei der Endangiitis üblichen konservierenden und chirurgischen Maßnahmen sank bei diesen Patienten die Inulin-Clearance auf durchschnittlich 165 ml/min ab, die Plasmadurchströmung wurde gesteigert: PAH 724 ml/min, und die FF erreichte mit durchschnittlich 0,22 normale Werte. Mit Hilfe der Clearance-Untersuchung können also bei der E. o. einmal die Frühsymptome einer Nierenbeteiligung nachgewiesen werden, zum anderen die Erfolge der Therapie objektiviert werden.

Ferner soll kurz über Clearance-Untersuchungen aus einem anderen Arbeitsgebiet berichtet werden. Man weiß, daß mit der Menstruation cyclische Veränderungen des Wasserhaushaltes, des Stickstoffhaushaltes und verschiedener vegetativ gesteuerter Vorgänge einhergehen. Es ist anzunehmen, daß sich dieses cyclische Geschehen am gesamten Urogenitaltrakt auswirkt. Zur Prüfung dieser Frage wurde die kombinierte Inulin-PAH-Clearance herangezogen. Vergleichend wurden 15 nierengesunde junge Mädchen und Frauen im Intermenstruum und am 2. Tage des Menstruum untersucht. Die Durchschnittswerte für Inulin stiegen von 138 ml/min im Intermenstruum auf 175 ml/min während der Menstruation an. Dagegen sanken die Durchschnittswerte für PAH von 536 ml/min im Intermenstruum auf 425 ml/min im Menstruum. Dieses gegensinnige Verhalten von Inulin- und PAH-Clearance findet seinen Ausdruck in einer Zunahme von FF von intermenstruellen Werten von 0,27 auf menstruelle Mittelwerte von 0,43. Die menstruelle Steigerung von FF ist in hohem Maße signifikant. In der Menstruation steigt offenbar die Filtrationsleistung des Glomerulusapparates an, während der Nierenplasmastrom und möglicherweise die tubuläre Sekretion vermindert wird. Die Frauen mit starken Menstruationsbeschwerden wiesen eine menstruell veränderte Clearance mit erhöhter FF auf. Jedoch leiden nicht alle Frauen mit erhöhter menstrueller FF unter besonderen Beschwerden während der Menstruation. Für die Praxis von Clearance-Untersuchungen ergibt sich aus diesen Befunden, daß es nicht ratsam ist, während der Menstruation eine Clearance durchzuführen, weil die physiologische „Menstruations-Clearance“ einen pathologischen Befund vortäuschen kann.

Literatur.

FELLMANN, H., u. H. U. ZOLLINGER: Schweiz. med. Wschr. **1953**, 556.
MALISOFF, S., and M. B. MACHT: J. Urol. **65**, 371 (1951).
MENNE, F., O. WETTER u. L. CRAEMER: Z. exper. Med. **123**, 523 (1954).
—, u. M. FRITSCH: Z. exper. Med. (im Druck).

ELERT (Freiburg):

Die Beziehungen zwischen dem Ausfall der Clearance-Untersuchungen einerseits und dem Menstruationscyclus andererseits sind sehr interessant im Hinblick auf das, was uns Gynäkologen über die sog. „premenstrual tension“ bekannt ist, über die in letzter Zeit ein größeres Schrifttum entstanden ist. Prämenstruelle bzw. menstruelle Beschwerden im Sinne der funktionellen Dysmenorrhoe treten fast ausnahmslos im Verlaufe ovulatorischer Cyclen auf, jedoch nicht bei allen Frauen. Sie sind auf die prämenstruelle bzw. menstruelle Neigung zu Wasser- und Natriumretention und auf die prämenstruelle und menstruelle Blutdruckerhöhung zurückgeführt worden. Auf Grund gleichzeitiger Messungen von Blutdruck und Basaltemperatur im Verlaufe des Cyclus hat U. WILBRAND festgestellt, daß der Blutdruck- (besonders deutlich der diastolische) Anstieg und auch das Auftreten der Beschwerden mit

[1] Die Untersuchungen wurden zusammen mit M. FRITSCH durchgeführt.

dem Abfall der Basaltemperatur zusammenfällt, also wohl mit dem Nachlassen oder Aufhören der Corpus luteum-Funktion zusammenhängt. — LABHARD und HÜSSY haben bereits im Jahre 1922 mit einer für heutige Ansprüche allerdings ungenügenden Technik im prämenstruellen und menstruellen Serum einen vasopressorischen Stoff nachgewiesen. J. E. MARKEE hat an das zerfallende Endometrium als Bildungsstätte gedacht und G. V. SMITH hat die prämenstruellen und menstruellen Beschwerden auf das von O. W. SMITH im zerfallenden Endometrium nachgewiesene „Menotoxin" zurückgeführt. Nach den interessanten Clearance-Untersuchungen von Herrn MENNE ist doch wohl anzunehmen, daß der prämenstruellen und menstruellen Blutdrucksteigerung ein Renin-Hypertensinogen-Mechanismus zugrunde liegt. Weitere Untersuchungen in dieser Richtung sind erforderlich. [Literatur bei U. WILBRAND: Arch. Gynäk. **179**, 331 (1951)].

TAUGNER (Heidelberg):

Zur medikamentösen Behandlung renaler Ischämien.

Die elektrische Reizung des Nierenhilus bzw. der um die Nierenarterie gelegenen sympathischen Nervengeflechte führt zu einer Nierenischämie infolge Kontraktion der Vasa afferentia mit entsprechenden Veränderungen von Filtrationsgröße und Plasmadurchfluß. Wir verwendeten diese Anordnung als Modellversuch zum Studium der medikamentösen Beeinflußbarkeit akuter renaler Ischämien. Derartige Untersuchungen sind von Bedeutung vor allem im Hinblick auf renale Vasokonstriktionen, die sich im Zustand des sog. sekundären Schocks in der Niere ausbilden und zusammen mit anderen Faktoren zu schweren degenerativen Veränderungen des Tubulusapparates führen können.

In früheren Versuchen von EICHHOLTZ, TAUGNER und BRAUN an Katzen war die Wirkung verschiedener sympathicolytisch bzw. spasmolytisch wirksamer Stoffe auf die Ischämie bei elektrischer Reizung des Nierenhilus untersucht worden. Die hämodynamischen Veränderungen in der Niere wurden dabei an Hand der Clearance von Kreatinin und PAH beurteilt. Als spasmolytisch wirksam hatten sich Hydergin, Antistin und Magnesiumsulfat erwiesen. Unwirksam waren Gravitol, Novocain und die Adenosinkörper.

In einer zweiten Versuchsserie zusammen mit v. BUBNOFF wurde der Nierendurchfluß mit dem automatischen bubble-flow-meter von BRAUN u. Mitarb. registriert. Bei intermittierender Reizung des Plexus renalis wurden Stärke und Dauer der gefäßspasmolytischen Wirkung einiger Phenothiazine sowie von Antistin im Vergleich zu DHE ermittelt. Aus der tabellarischen Zusammenstellung geht hervor, daß Phenergan, Latibon, Padisal und Pacatal nur

Pharmakon	Dosis in mg/kg	Anzahl der Versuche	Anzahl der positiven Versuche[1]	Wirkungsdauer in min	Blutdruckabfall bei der Injektion in mm Hg
Antistin	2,5—15	10	9	20—60	10—50
DHE	0,1— 0,2	5	5	90—100[2]	15—35
Megaphen	0,1— 5	12	10	50—120[2]	5—40
Phenergan	5,0—10	7	7	10—30	20—60
Padisal	5,0—10	4	3	10—20	30—100
Latibon	10,0—15	2	2	10	70—90
Pacatal	4	2	2	10	15—20

für kurze Zeit zur Unterdrückung des Reizeffektes führten. Die Wirkung von Antistin dauerte etwas länger. Megaphen ragt aus der Phenothiazingruppe durch seine auffallend starke und langdauernde, mit DHE vergleichbare gefäßspasmolytische Wirkung heraus. Auch die therapeutische Breite ist bei Megaphen, gemessen am Blutdruckabfall während der Injektion, relativ groß. Es scheint, daß es sich hier um eine weitere, vielleicht auch für therapeutische Zwecke beachtenswerte günstige Eigenschaft von Megaphen handelt.

Eine ausführliche Publikation der Ergebnisse ist im Arch. exper. Path. und Pharmakol. in Druck.

[1] Als positiv wurden Versuche mit einer Abschwächung des Reizeffektes um mindestens 40% gewertet.

[2] Bei 2 Versuchen mit DHE und 3 Versuchen mit Megaphen erreichten die Reizeffekte nicht mehr das ursprüngliche Ausmaß.

SCHIRMEISTER (Freiburg):

Über die „Clearance der Harnfixasumme“ bei verschiedenen Funktionszuständen gesunder und kranker Nieren.

Mit 5 Textabbildungen.

Betrachtet man das Verhalten der Gefrierpunktserniedrigung von Blut und Urin sowie des Chloridgehaltes in Blut und Urin und setzt beides getrennt in Beziehung zum Harnvolumen, so erhält man nach der üblichen Clearance-Formel eine Clearance für die Gesamtheit gelöster Substanzen (und für die Chloride). Die aus der genannten Beziehung sich ergebenden Berechnungen wurden von J. FREY als „Clearance der Harnfixasumme“ bezeichnet (C_{Σ}).

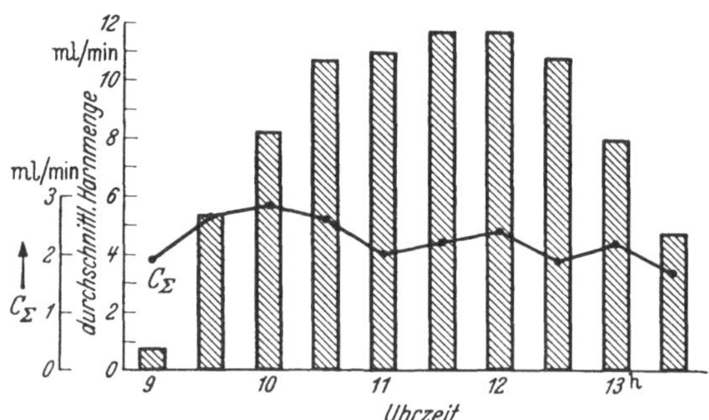

Abb. 1. Durchschnittswerte von 6 Trinkversuchen (je 3000 cm³ Wasser, nüchtern getrunken von 7.30 Uhr bis 9.00 Uhr) zur Demonstration der *Wasserdiurese*.

Beobachtet man das Verhalten gesunder Nieren an Hand beider genannter Clearances, so läßt sich mit ihnen das Vorhandensein zweier grundsätzlich verschiedener Nierenfunktionszustände darstellen. Die Charakteristika beider möchten wir auf Grund folgender Bilder demonstrieren.

Durch Wassertrinken stellt sich eine *Wasserdiurese* ein, deren Charakteristikum — wie Sie auf Abb. 1 sehen — eine annähernde Konstanz der Clearance der Harnfixasumme ist. Sie erkennen, daß diese Clearance sich unabhängig von der Größe des Harnvolumens verhält und bei einem durchschnittlichen Normalwert um 2,5 ml Plasma/min liegt. Das Harnminutenvolumen (HV) schwankt dabei in beträchtlichem Ausmaß. Der entsprechende durchschnittliche Normalwert der Chlorid-Clearance beträgt unter den gleichen Bedingungen 1,5 ml Plasma/min (in Abb. 1 nicht eingetragen). Das Besondere

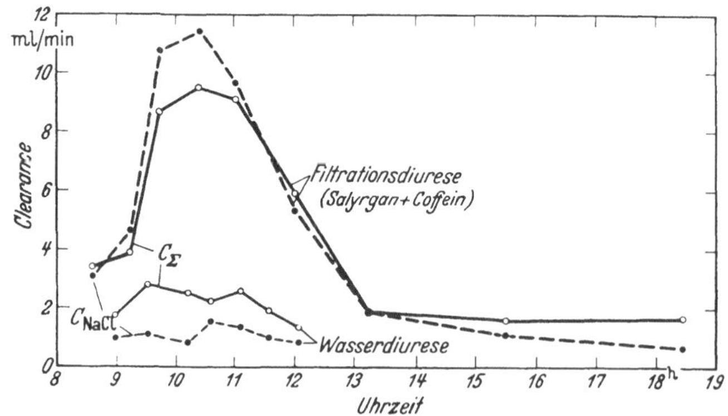

Abb. 2. Gegenüberstellung einer *Wasserdiurese* (Trinken von 1500 cm³ Tee) und einer *Filtrationsdiurese* (1 cm³ Salyrgan i.v.) bei einer gesunden Versuchsperson.

der Wasserdiurese besteht darin, daß die Wasserausscheidung innerhalb eines Bereiches des Harnminutenvolumens von 1,0 bis 10,0 ml unbeeinflußt von der Ausscheidung der Harnfixa vor sich geht und umgekehrt diese auch nicht beeinflußt.

Das Diuretikum der beschriebenen Harnvermehrung war Wasser, weshalb die daraus resultierende Diurese von E. FREY als Wasserdiurese streng einer anderen diuretischen Reaktionsweise der Nieren gegenübergestellt wurde. Sie wird als Filtrationsdiurese (= F. D.) (J. FREY) bezeichnet. Die dafür charakteristische Harnzusammensetzung und Auslösung der Harnvermehrung wird in der anglo-amerikanischen Literatur „osmotische Diurese“

genannt. Abb. 2 zeigt die Unterschiedlichkeit der *Filtrationsdiurese* von der Wasserdiurese. Das Harnvolumen erreicht dieselbe Größenordnung dabei wie vorher, also 12—14 ml/min, die Clearance der Harnfixasumme und die Chlorid-Clearance nehmen aber proportional der Harnfluß-Steigerung zu. Das Diuretikum war in diesem Falle 1,0 cm³ Salyrgan i.v.

Das Wesentliche an dem Verhalten normaler Nieren gegenüber den beiden verschiedenen Diuretika „Wasser" bzw. „Hg-Theophyllin" ist also der unterschiedliche Verlauf der beiden Clearances in Abhängigkeit vom Harnvolumen: Bei der Wasserdiurese besteht gar keine, bei der Filtrationsdiurese ist diese ausgesprochen. — Die Bilder waren Demonstrationen für die beschriebenen Diureseformen in ihrer reinen Ausprägung. Liegt solche nicht vor, so resultiert eine Mischdiurese.

Bei der *Mischdiurese* ist der Typ der Filtrationsdiurese in seiner früher dargestellten Ausprägung durch die außerdem vorhandene wasserdiuretische Komponente abgeschwächt. Wie Sie sehen (Abb. 3), besteht keine Konstanz der beiden Clearances, jede verläßt ihren bei der Wasserdiurese gezeigten Normalwert, erreicht aber nicht so hohe Werte wie die reine Filtrationsdiurese. Die entsprechenden Harnvolumina waren geringer.

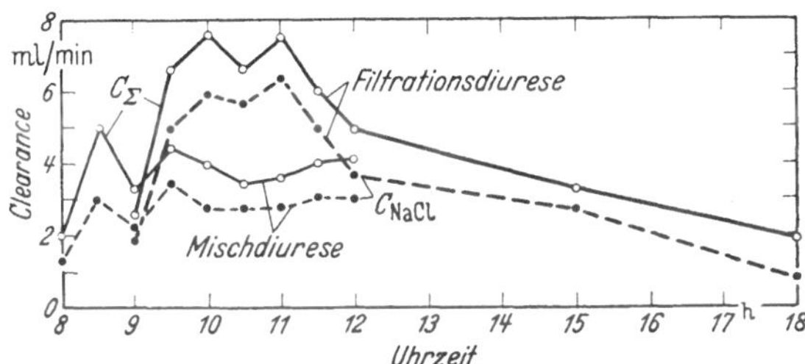

Abb. 3. Gegenüberstellung einer *Mischdiurese* (Trinken von 1500 cm³ Tee) und einer *Filtrationsdiurese* (1 cm³ Salyrgan i.v.) als Durchschnittswert von 5 gesunden Versuchspersonen.

Der diuretischen Niere stellten wir die konzentrierende in Abb. 4 (linker Teil) gegenüber: Sie finden Durchschnittswerte von 38 gesunden Versuchspersonen dargestellt, welche bei starker Hitze mindestens 6—8 Std. dursteten. Die Harnminutenvolumina waren natürlich klein und mit ihrem Anstieg erreichte bei einem HV von 0,75 ml die Clearance der Harnfixasumme ihren Normalwert von 2,5 ml Plasma/min, bzw. die Chlorid-Clearance von 1,5 ml Plasma/min, welche wiederum in diesem Bild nicht eingezeichnet ist. Dieser Grenzwert des Harnminutenvolumens von 0,75 ml bedeutet für eine nun einsetzende Wasserdiurese die

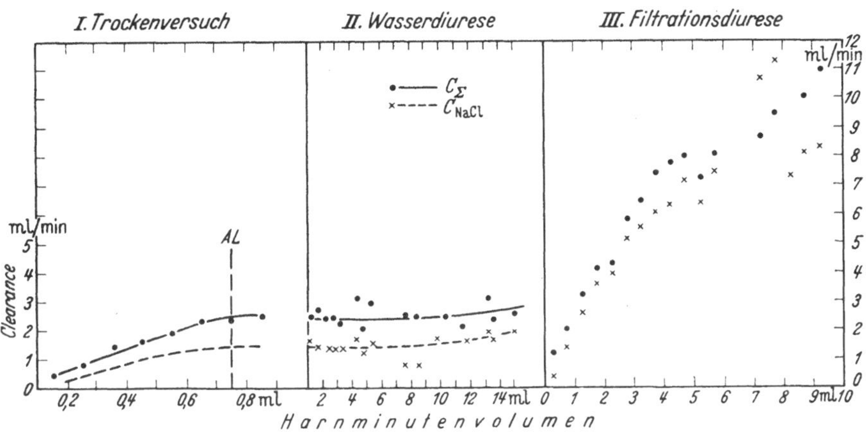

Abb. 4. Vergleichende Darstellung der Harnbereitung bei *Trockenversuch*, *Wasserdiurese* und *Filtrationsdiurese*. C_Σ entspricht der Clearance der Harnfixasumme.

Konstanz der bereits erreichten Clearance-Werte [AL = augmentation limit nach VAN SLYKE (6)], jedoch bei einer einsetzenden Filtrationsdiurese oder Mischdiurese eine weitere Zunahme des Clearance-Wertes mit Steigerung des Harnflusses.

Sie finden eine Zusammenfassung für die verschiedenen Formen der Harnbereitung in Abb. 4: Harnkonzentrierung, Filtrations- und Wasserdiurese.

Bisher versuchten wir darzustellen, wie sich verschiedene Diuresen im Bilde der Clearance der Harnfixasumme und der Chlorid-Clearance abzeichnen lassen, wobei die Betonung unserer

Darstellung auf dem Bezugssystem des Clearance-Wertes zu seinem Harnminutenvolumen lag, denn die praktisch-*klinische* Anwendbarkeit dieser Clearance-Formen hat ihre Grundlage in dieser Relation.

Im folgenden greifen wir aus den Untersuchungen von 500 Patienten 4 Fälle heraus, welche in Abb. 5 zusammengestellt sind.

Fall I. *Akute Nephritis* bei einem 16jährigen Jungen, die 3 Wochen nach einer Angina tonsillaris auftrat. Am Tage der Aufnahme: Rest-N 100 mg-%, Harnsäure 6,6 mg-%, RR 150/100 mm Hg, Serum-NaCl 600 mg-%. Clearance-Untersuchung 24 Std. später bei Rest-N 44 mg-% und Harnsäure 6,4 mg-%. Wir sehen einen etwas erhöhten Wert der C_{Σ} bei stark erniedrigter Chlorid-Clearance. Das Harnminutenvolumen liegt über der Norm. Die verstärkte Distanz der beiden Clearance-Werte finden wir immer dann, wenn offenbar tubuläre Austauschvorgänge besonders stark beansprucht werden — in diesem Falle sank der Rest-N innerhalb von 24 Std. von 100 mg-% auf 44 mg-%. Dabei waren die Harnstoff-Clearance (C_{U^+}) 41 ml/min und die Kreatinin-Clearance (C_{Kr}) 80 ml/min. Die Clearance-Kontrolle nach 8 Wochen üblicher Behandlung bei BSG 7/12 mm, RR 130/85 mm Hg und Rest-N 30 mg-% und noch vorhandener Mikrohämaturie zeigt in der ersten Periode Normalwerte, während die Werte der zweiten Periode erniedrigt erscheinen, da sie unter kleinem HV gewonnen wurden. Wir wiesen schon mehrmals auf diese Abhängigkeit hin. Die C_{U^+} war mit 170 ml/min und die C_{Kr} mit 140 ml/min normal geworden. Das Clearance-Bild spricht also für normalisierte Nierenfunktion, die vorhandene Mikrohämaturie kann als Resthämaturie bewertet werden.

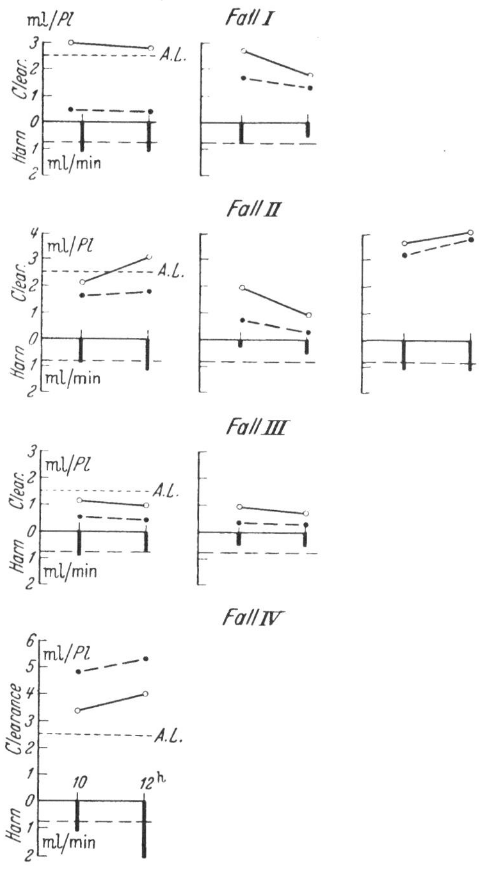

Abb. 5. Graphische Darstellung der C_{Σ}- und Chloridclearance (als C_{NaCl} ausgedrückt) verschiedener Nierenkranker (siehe Text). ——— C_{Σ}, – – – – C_{NaCl}.

Fall II. *Subakute Nephritis* bei einem 33jährigen Mann, der 4 Wochen nach Krankheitsbeginn zur Aufnahme kam. Dabei RR 150/100 mm Hg, BSG 26/55 mm, im Urin nephritischer Sedimentbefund bei Esbach 4 g-‰, Serum-NaCl 596 mg-%, keine Ödeme. — Erste Clearance-Untersuchung nach 3 Wochen üblicher Behandlung, dabei Albuminurie verringert, der übrige Befund aber unverändert. Die Clearance zeigt nichts Besonderes, der zweite Periodenwert ist unter vermehrtem HV gewonnen, daher also leicht erhöht. Die C_{U^+} betrug 54 ml/min und die C_{Kr} 103 ml/min. — Nach Tonsillektomie trat fleischwasserfarbener Urin auf. Rest-N 38 mg-%, Harnsäure 5,8 mg-%. Die Erniedrigung der Chlorid-Clearance ist stärker als dem kleinen HV entsprechen sollte, auch hier wieder verstärkte Distanz der beiden Clearance-Werte. Jetzt waren C_{U^+} 65 ml und C_{Kr} 60 ml/min. Dritte Clearance vor Entlassung nach 5 monatiger Behandlung bei RR 125/70 mm Hg, BSG 11/26 mm, Rest-N 27 mg-% und noch vorhandener Mikrohämaturie. Im Gegensatz zu Fall I aber sind C_{Σ} und die Chlorid-Clearance erheblich erhöht. Diese Steigerung ist sogar noch stärker, als es dem geschilderten Verhalten einer gesunden, unter künstlicher Filtrationsdiurese stehenden Niere — unter Bezug auf jeweils dasselbe HV — entspricht. Die festgestellte FD in unserem Falle zeigt an, daß die Mikrohämaturie bei einer funktionell angespannten Niere auftritt. Die gleichzeitig bestimmte C_{U^+} betrug 160 ml/min und die C_{Kr} 92 ml/min.

Fall III. Es handelt sich um eine klinisch eindeutige und autoptisch gesicherte *Nephrocirrhose* einer 46 jährigen Frau. Die erste Clearance wurde unter Bedingungen der Hypochlorämie und beginnender Urämie gewonnen, die zweite bei normalem Serum-NaCl-Gehalt durch intravenöse NaCl-Gabe und manifester Urämie. Im Gegensatz zu der Normalmenge des HV steht die starke Depression von C_{Σ} und der Chlorid-Clearance. Trotz scheinbar normalem Urinvolumen ist die Menge der gelösten Substanzen darin geringer, wie es dem Bilde der Pseudonormalurie zukommt. Das hier geschilderte Clearance-Bild haben wir im Verlauf unserer klinischen Untersuchungen als charakteristisch für die Nephrocirrhosen kennengelernt, bei denen ein relativ großes HV stets sehr kleinen Clearance-Werten gegenüberstand. In diesem Falle war die C_{U^+} mit 13 ml/min und die C_{Kr} mit 28 ml/min stark erniedrigt.

Fall IV. *Pyelonephritis* bei einem 39 jährigen Mann. Im Urin Ery., Leuko., Albumen (+), einzelne Epithelien und Bacterium coli. RR 120/70 mm Hg, Rest-N 30 mg-%, BSG 11/22 mm. Röntgen: Erweiterung der harnableitenden Wege links mit Atonie des Nierenbeckens. C_{U^+} 156 ml/min, C_{Kr} 113 ml/min. Das HV liegt deutlich über der Norm. Die Steigerung der C_{Σ} entspricht der einer gesunden Niere unter künstlicher FD-Bedingung, die Steigerung der Chlorid-Clearance geht noch darüber hinaus. Wir haben das klassische Bild einer Filtrationsdiurese (= hyposthenurische Polyurie) vor uns und möchten mit diesem Beispiel die Brauchbarkeit der beiden Clearances zur Aufdeckung des Nierenfunktionszustandes unterstreichen.

Die Clearance der Harnfixa-Summe und die des Chlorids haben wir deshalb an kranken Nieren untersucht, weil sich mit beiden das Vorhandensein verschiedener Funktionszustände an gesunden Nieren besonders deutlich hervorheben ließ. Naturgemäß mußte es daher interessieren, ob dasselbe auch bei kranken Nieren der Fall ist. Selbstverständlich sollen beide Clearances die bisherigen Clearance-Methoden, z. B. PAH und Inulin als Fremdstoffe, nicht ersetzen, für uns aber haben sie sich in der Beurteilung der Funktionen kranker Nieren besonders bewährt (eine ausführliche Mitteilung über klinische Fälle ist in Vorbereitung).

Literatur.

1. Frey, J.: Urologia **6**, 461 (1952).
2. Frey, J., J. Schirmeister u. H. Hennig: Arch. exper. Path. u. Pharmakol. **223**, 107 (1952).
3. Frey, J., u. J. Schirmeister: Arch. exper. Path. u. Pharmakol. **223**, 122 (1954).
4. Frey, J., u. J. Schirmeister: Arch. exper. Path. u. Pharmakol. **223**, 117 (1954).
5. Frey, E.: Pflügers Arch. **112**, 71 (1906).
6. Austin, J. H., E. Stillmann and D. D. van Slyke: J. of Biol. Chem. **46**, 91 (1921).

Frey (Freiburg):

Kritik an den Clearance-Untersuchungen.

Ich hatte auf der Göttinger Tagung im Juni 1954 schon einiges Kritische zur Deutung und Auswertung der Clearance-Verfahren gesagt, und ich möchte das hier kurz wiederholen. Daß die *Kreatinin-Clearance* kein gutes Maß für die glomeruläre Filtration sei, haben vielfache Feststellungen ergeben; trotzdem wird immer wieder behauptet, daß man mit der Kreatinin-Clearance die glomeruläre Leistung erfassen könne. Zur Kritik will ich hier eine eigene Beobachtung hinzufügen, nämlich die Abhängigkeit der Kreatinin-Clearance vom Harn-p_H. Wir untersuchten gesunde Personen, und Sie sehen aus der kurvenmäßig dargestellten Zusammenziehung von gruppenmäßig geordneten 432 Clearance-Perioden, daß mit zunehmender Alkalinität des Harns die Kreatinin-Clearance allmählich abfällt, und zwar, wenn wir den Ausgangswert zwischen p_H 5 und 5,25 als 100% nehmen, bei p_H 7,5 auf —28% absinkt. Daraus wird ersichtlich, daß, da die Ausscheidung der sauren Valenzen nach der allgemeinen Ansicht tubulär erfolgt, auch die Kreatininausscheidung in irgendeiner Weise gekoppelt ist mit der tubulären Behandlung der Wasserstoffionen. Dadurch wird eine der Grundbedingungen zur Heranziehung dieser Substanz zur Messung des Glomerulusfiltrats hinfällig. Dies zur Kritik der Deutung der Werte der Kreatinin-Clearance für physiologische Vorgänge; natürlich wird damit die Heranziehung der Kreatinin-Clearance für das renale Ausscheidungsvermögen dieses Stoffes bei Nierenkrankheiten nicht hinfällig, sondern nur ihre Interpretation als glomeruläre Meßsubstanz.

Wir haben für kritische Untersuchungen weiterhin zwei Stoffe gewählt, welche sich zur quantitativen Bestimmung des Glomerulusfiltrats großer Beliebtheit erfreuen, nämlich

Na-thiosulfat und Inulin. Das Thiosulfat haben wir radioaktiv gemacht und Mäusen intravenös injiziert. Man sieht nun, daß das $Na_2S_2^{35}O_3$ tatsächlich vom Nierengewebe beherbergt wird. Eine Substanz, die die Glomerulusfiltratmenge anzeigen soll, darf ja nur glomerulär filtriert, jedoch weder tubulär sezerniert noch rückresorbiert werden. Nun sehen Sie, daß diese Substanz doch in irgendeiner Weise die Tubulusepithelien passiert. Daß nicht etwa postmortal eine Diffusion von im renalen Harn vorhandenem Thiosulfat eingetreten ist, mag man daran erkennen,daß in der Rinde eine besondere Anreicherung des radioaktiv gemachten Thiosulfat sehr deutlich sichtbar ist. Das ist bei 3 weiteren Tieren auch so. Man könnte vielleicht den Einwand machen, daß das Thiosulfat nach Herausnahme der Nieren und während der Filmexposition von der Rindensubstanz mehr absorbiert werde als vom Mark; aber wir haben ein Tier erhalten, bei dem es eher umgekehrt ist: es war hierbei zu sehen, daß im Mark etwas mehr $Na_2S_2O_3$ enthalten ist als in der Rinde. Ein weiterer Einwand wäre der, daß eine Umwandlung dieses radioaktiv gemachten Thiosulfats in andere Sulfatverbindungen einträte, die an sich stets tubulär rückresorbiert werden. Das wird für die hier verwandte Zeit von 20—40 min post injectionem von Chemikern als unwahrscheinlich erachtet, so daß wir den demonstrierten Befund dahin interpretieren möchten, daß ebenfalls die *Na-thiosulfat-Clearance* für die Messung des Glomerulusfiltrats nicht mit einer hinreichenden Sicherheit behaftet ist. — Wenn man (nicht radioaktives) Na-thiosulfat jodometrisch im Nierengewebe der Ratte bestimmt, nachdem es intravenös gegeben wurde, und nun eine Kalkulation — eine genaue Berechnung kann man natürlich nicht durchführen — in der Weise macht, daß man die Summe des Thiosulfats in Harn und Plasma der Niere mit dem Gesamtgehalt der Niere an Thiosulfat vergleicht, so bekommt man ein Verhältnis von rund 1:20 heraus. Das Nierengewebe (Tubuli) enthält demnach etwa 20mal mehr $Na_2S_2O_3$ als renaler Harn + renales Plasma zusammen. Auch eine 2. Methode zusätzlich zur Autoradiographie scheint uns anzuzeigen, daß eben dieser Stoff auch irgendwie tubulär behandelt wird und sich demnach nicht als glomeruläre Meßsubstanz eignet.

Nun zur *Inulin-Clearance*. Wenn man die gleiche Kalkulation für i.v. gegebenes Inulin ausführt (ich habe mir ebenfalls von Chemikern bestätigen lassen, daß die angewandte Methode mit Resorcin hierfür benutzt werden kann), dann findet man, daß ein Verhältnis von rund 1:5 für Inulin in Harn + Plasma der Niere zum Gesamtgehalt an Inulin in der Niere vorliegt. Es kommt also offenbar auch Inulin in irgendeiner Art und Weise in das tubuläre Nierengewebe hinein. Und man kann also sagen, daß die von Homer Smith aufgestellten Forderungen für die Meßsubstanzen des Glomerulusfiltrats ebenfalls nicht für Inulin gegeben sind.

Und trotzdem können wir natürlich mit diesen Substanzen die exkretorische Kraft der Nieren jeweils mit dem Clearance-Verfahren messen, wie wir das selbst auch machen. Ich möchte Sie weiter an das Schema von Homer Smith erinnern, welches Ihnen ja allgemein bekannt ist (The Kidney, Oxford Univ. Press, New York 1951, S. 237). Es zeigt, daß mit zunehmender Plasmakonzentration die Clearance-Werte aller derjenigen Stoffe, die eine größere Clearance als die Inulin-Clearance aufweisen (z. B. Diodrast, Phenolrot), sich der Inulin-Clearance ebenso nähern wie auch diejenigen solcher Stoffe, die eine niedrigere Clearance als die Inulin-Clearance haben, wiederum mit zunehmender Plasmakonzentration immer mehr der Höhe der Inulin-Clearance zustreben. Diese Feststellungen zeigen doch wohl an, daß irgend etwas in der Niere vor sich geht, welches nun wirklich einem allgemeinen Filtrationsvorgang entspricht. Wir kennen einen ähnlichen Durchtritt von Blutflüssigkeit (natürlich ohne corpusculäre Anteile und ohne Plasmaproteine) auch durch Cylinderzellen in das Darmlumen hinein. Auch im Darm kommt von der Blutseite her ja ein großes Filtratvolumen oder etwas Ähnliches durch das Darmepithel hindurch, wenn man z. B. Glucose in den Darm einbringt. Ich glaube daher, daß man wohl mit der Inulin-Clearance arbeiten kann, daß man aber doch nicht diesen Wert allein auf die Glomeruli beziehen darf. Wie sich der filtratähnliche Durchtritt durch die Tubuli vollzieht oder wie man ihn sich vorstellen soll, darüber kann man noch wenig aussagen.

Das waren drei Punkte, die ich Ihnen zur Kritik der Meßmethoden für das Glomerulusfiltrat vorweisen wollte.

Wollheim (Würzburg):

Ich möchte mich, ebenso wie Herr Sarre, nur auf die Probleme beschränken, die Herr Zollinger unmittelbar angeschnitten hat. Er hat aber als pathologisch-anatomischer Wolf doch so weitgehende Einbrüche in unsere klinische Schafherde gemacht, daß ich zu einigen klinischen Fragen nicht schweigen kann. Zunächst zur Häufigkeit der tubulären Insuffizienz[1]: Hier gehen wir noch viel weiter als Herr ZOLLINGER es in seiner Tabelle gezeigt hat, in der auf die Häufigkeit der interstitiellen Nephritis hingewiesen wurde. Ein Doktorand meiner Klinik, Herr BRUGGER[2], hat 7443 Krankengeschichten aus den Jahren 1949—1952 durchgesehen und unter ihnen nur 21 = 0,28% klassische diffuse akute Glomerulonephritiden gefunden. Dagegen hatten 860 Patienten = 11,6% nach den angegebenen klinischen Zeichen Störungen der Tubulärfunktion. Diese Tubulärinsuffizienzen sind also noch wesentlich häufiger, als Herr ZOLLINGER sie für den speziellen Fall der interstitiellen Nephritis am Sektionsmaterial nachweisen kann.

Ferner möchte ich zu dem Schema, das Herr ZOLLINGER gegeben hat, Stellung nehmen, nämlich zur Frage: anatomischer Begriff Nephrose und klinische Nephrose. Wir werden dieses Problem sicher im Anschluß an den Vortrag von Herrn SARRE noch etwas weiter zu diskutieren haben. Schon jetzt kann ich aber sagen: ich meine, man sollte den Begriff Nephrose auf das klinische Symptomenbild mit starken Ödemen, erheblicher Eiweißausscheidung und Störung des Eiweißstoffwechsels beschränken. Hier wissen wir alle, was gemeint ist. Die Störung der tubulären Funktionen aber sollten in Zukunft nicht mehr mit diesen Nephrosen in einen Topf geworfen, sondern als tubuläre Insuffizienzen bezeichnet werden. Bei der Einteilung der Nierenkrankheiten würde dann das bisherige VOLHARDsche Schema ersetzt werden durch eine Aufteilung in 3 Gruppen: 1. die primär glomerulären Erkrankungen, die noch im wesentlichen so aufgefaßt werden, wie VOLHARD sie beschrieben hat, 2. die primär tubulären Funktionsstörungen, die weitaus häufigste Gruppe, und 3. die echten Nephrosen. Bei diesen ist zu diskutieren, ob die Niere nur als ein Organ an einer Gesamtstörung des Eiweißlipoidstoffwechsels beteiligt ist oder die von RANDERATH betonte Permeabilitätsstörung des Glomerulus im Mittelpunkt des Geschehens steht.

Schließlich noch folgendes: Herr ZOLLINGER sieht selbstverständlich als pathologischer Anatom auf dem Sektionstisch nur die schwersten und daher tödlichen Erkrankungen. Wir haben über diesen Punkt schon einmal früher diskutiert. Ich meine, daß Herr ZOLLINGER die interstitielle Nephritis daher zu sehr in den Mittelpunkt stellt. Bei der Aufstellung des Begriffes der tubulären Insuffizienz haben wir die gleiche Erfahrung gemacht, auf die G. v. BERGMANN bei der Leberpathologie hingewiesen hat. Jedes Organ kann auf die verschiedensten Noxen nur relativ uniform reagieren. In der Leber und ebenso in der Niere sind eben nur einige bestimmte Funktionsstörungen möglich. Es ist daher nicht erstaunlich, daß wir bei den verschiedensten Ätiologien immer wieder das gleiche klinische Bild beobachten können. Wir sehen die gleiche Symptomatologie bei Fällen mit sicherer interstitieller Nephritis und bei Patienten mit allergisch-toxischen Noxen, bei denen eine essentielle Nephritis kaum angenommen werden kann, dagegen die direkte Schädigung der Tubuluszellen wahrscheinlicher ist. Und schließlich werden die gleichen klinischen Symptome von einer 3. Gruppe von Schädigungen ausgelöst, nämlich von Zirkulationsänderungen. Hierzu gehört nicht nur die Schockniere oder das Crush-Syndrom, sondern alle Gefäßinsuffizienzen mit verkleinerter aktiver Blutmenge und herabgesetzter Nierendurchblutung sowie sicher auch ein Teil der sog. Stauungsnieren, nämlich alle diejenigen Patienten mit Herzinsuffizienz, bei denen wir bei kleiner Harnmenge nicht hohe spezifische Gewichte, sondern eine Einschränkung der Konzentrationsfähigkeit auf 1010—1015 finden. Bei letzteren ist die Nierenzirkulation trotz großer aktiver Blutmenge durch Verlangsamung der Zirkulationsgeschwindigkeit unzulänglich. Über die weiteren klinischen Symptome hoffe ich übermorgen noch mehr sagen zu können.

Schließlich noch ein Wort zur Frage des Hochdrucks bei den interstitiellen Nephritiden bzw. der Schockniere. Auch wir haben in einigen Fällen passagere Blutdrucksteigerungen gesehen. Nach unserem Material glaube ich aber, daß sie viel seltener sind als Herr ZOLLINGER gesagt hat. Wir haben bisher die Meinung gehabt, daß es zu einer Blutdrucksteigerung nur dann kommt, wenn die tubuläre Funktionsstörung so groß ist, daß schließlich auch der glomeruläre Teil des Nephrons weitgehend zerstört ist. Ich würde gerne Herrn ZOLLINGERs Ansicht hierüber hören. Man könnte allerdings auch allein durch die tubuläre Erkrankung bei Schwellung der Niere eine Drucksteigerung verstehen, so wie sie experimentell durch die

[1] WOLLHEIM: Helvet. med. Acta **18**, 340 (1951); Verh. dtsch. Ges. inn. Med. (Wiesbaden) **1952**, 211; MOELLER u. REX: Z. klin. Med. **150**, 103 (1952).

[2] BRUGGER: Diss. Würzburg 1953.

Perinephritis ausgelöst wird. Es wäre dann möglich, daß diese Drucksteigerung durch den Reninmechanismus bedingt wäre. Soviel zu diesem Thema. Ich meine, wir sollten uns darüber klar werden, daß die passageren Tubulärinsuffizienzen sehr weitgehend reparabel sind bis zu einer Restitutio ad integrum. Deshalb sieht sie der pathologische Anatom nicht. Sollte sich die Nierenbiopsie als Verfahren einbürgern, so werden sich vielleicht häufiger histologische Befunde erheben lassen. Ich hätte allerdings vorerst erhebliche Bedenken gegen eine routinemäßige Ausführung solcher Nierenbiopsien. Halten die tubulären Veränderungen längere Zeit an oder dehnen sich sehr stark aus, so kommt es zwangsläufig auch zur glomerulären Schädigung, die dann Anlaß zur Blutdrucksteigerung wird.

Klinke (Düsseldorf):

Ich habe eine Frage an Herrn Zollinger. In den letzten Jahren haben wir eine ganze Reihe von Vigantolvergiftungen gesehen. Sind diese in Ihrem Material auch vertreten? Wir haben diese Kinder z. T. verloren im Zustand der Urämie. Bei ihnen besteht eine Calcium-Apathiteinlagerung im Interstitium, ein sehr merkwürdiges Bild, das durchaus dem Bild anderer Fremdkörpereinlagerungen ähnelt.

Elert (Freiburg):

Die Ergebnisse von Herrn Zollinger im Masugi-Versuch scheinen mir von großer Bedeutung für die Genese der Nierenveränderungen bei der „Schwangerschaftsnephropathie", Präeklampsie und Eklampsie zu sein, bei denen es sich im wesentlichen um eine Glomerulo-Tubulo-Nephrose handelt, bei der die glomerulären Veränderungen vorherrschen, während die tubulären weniger deutlich ausgeprägt sind (Fahr). Während der Schwangerschaft besteht ein hoher Glucocorticoidspiegel im Blut, wie man wohl aus der außerordentlich gesteigerten Ausscheidung der Glucocorticoidfraktion im Harn schließen darf. Müssen wir da nicht an die Möglichkeit kausaler Zusammenhänge denken, wenn wir von Herrn Zollinger hören, daß er beim Kaninchen im Masugi-Versuch eine Glomerulonephritis, nach Cortison-Zufuhr dagegen eine Glomerulonephrose beobachtete, wie sie bei der Ratte mit ihrer geringen Neigung zur Antikörperbildung im Masugi-Versuch auch ohne Cortison zu beobachten ist? — Auch das, was Herr Zollinger über die Hämolyse-Niere, die er als Chromoprotein-Niere bezeichnet, ausgeführt hat, ist für uns Geburtshelfer aufschlußreich. Wir beobachten nämlich unter gewissen Bedingungen bei der Schwangerschaftstoxikose beide Formen. Während die für die Präeklampsie und Eklampsie charakteristische Glomerulo-Tubulo-Nephrose vorwiegend Erstgebärende betrifft, beobachten wir die Hämolyse-Niere vorwiegend bei Mehrgebärenden und Frauen über 35 Jahre. Sie ist in den meisten Fällen vergesellschaftet mit einer vorzeitigen Lösung der Placenta (Ablatio oder abruptio placentae), die A. Couvelaire als utero-placentare Apoplexie bezeichnet und als hämorrhagische Form der Eklampsie gekennzeichnet hat. Sie beruht auf Defibrinierung des Blutes (W. J. Dieckmann, Amer. J. Obstetr. **31**, 734 (1936)], die auf einen Übertritt von Thrombokinase aus Placenta und Decidua in die mütterliche Blutbahn zurückgeführt wird [C. L. Schneider, Thromboplastin complications of late pregnancy in Toxaemias of pregnancy (Ciba Foundation Symposium, London 1950)], bisweilen läßt sich ein Fokalinfekt nachweisen [J. Batisweiler: Z. Geburtsh. **112**, 375 (1936)]. Histologisch findet man in den Nieren entweder das Bild der akuten interstitiellen Nephritis [J. Batisweiler: Arch. Gynäk. **153**, 356 (1933); **163**, 552 (1937)], die H. Dietel (Zbl. Gynäk. **1947**, 514) daher als Nephritis serosa eclamptica bezeichnet hat, oder aber — wesentlich seltener — das der Nierennekrose [J. E. Ash: Amer. J. Med. Sci. **185**, 71 (1933); J. L. Duff u. E. G. D. Murray: Amer. J. Med. Sci. **201**, 428 (1941); W. J. Dieckmann: Toxemias of Pregnancy. St. Louis **1952**, 73, 456; R. L. Burt u. P. R. Kearns: Obstetr. and Gynec. **2**, 484 (1953)]. Bei der vorzeitigen Placentalösung im Verlaufe einer Schwangerschaftstoxikose müssen wir daher immer mit der Möglichkeit einer Anurie und Urämie durch akute interstitielle Nephritis (Hämolyse-Niere) rechnen und in solchen Fällen rechtzeitig die Nierendekapsulation ins Auge fassen.

Moeller (Würzburg):

Ich möchte auch noch auf Untersuchungen von Schettler hinweisen, der beim Hund schwere Vergiftungen mit Vigantol experimentell erzeugen konnte, in deren Verlauf es ebenfalls zu einer Nephrocalcinosis gekommen ist. Eine plausible Erklärung hat er hierfür noch nicht gegeben. Schettler hat aber beobachtet, daß bei den Tieren ein sehr starkes

Erbrechen und erhebliche Durchfälle auftraten, so daß die Möglichkeit einer Exsiccose und einer dadurch bedingten Nierenschädigung vorhanden ist. Gleichzeitig kann aber durch das Vigantol eine hyperparathyreoide Gegenregulation in Gang gesetzt werden.

HEUCHEL (Jena):

Ich möchte an das eine Bild von der subakuten Glomerulonephritis, das uns Herr ZOLLINGER gezeigt hat, anknüpfen. Wir haben vor etwas mehr als einem Jahr eine Sonderform der subakuten Glomerulonephritis beschrieben, welche sich von der klassischen Krankheitsform, wie wir sie durch VOLHARD kennengelernt haben, durch den sehr langsamen Verlauf und die dauernd fehlende oder höchstens erst im finalen Stadium zustande kommende Blutdrucksteigerung unterscheidet. Ätiologisch lag bei unseren Fällen entweder ein chronisch-rezidivierendes Nebenhöhlenempyem oder aber eine rezidivierende Hauteiterung zugrunde. Inzwischen haben wir noch weitere Fälle dieser Art der subakuten Nephritis finden können, und zwar auch wieder bei Nebenhöhlenempyemen und vor allen Dingen seltsamerweise mehrmals bei chronischen Tuberkulosen. Dabei waren die Tuberkulosen teilweise durch Eiterinfektionen kompliziert, etwa durch ein mischinfiziertes Pleuraempyem, einmal handelte es sich aber auch nur um eine Darmtuberkulose, die an einem perforierten Geschwür plötzlich zum Exitus kam, und dann zeigte uns der pathologische Anatom das Bild einer subakuten Glomerulonephritis: Makroskopisch die große bunte Niere, histologisch nicht alle Glomeruli betroffen, doch in einem Teil der Glomeruli die charakteristischen Halbmonde nachzuweisen. Pathogenetisch haben wir uns diese subakute Glomerulonephritis so vorgestellt, daß sie sich, worauf besonders das Fehlen der Blutdrucksteigerung hinweist, herdförmig unter der Einwirkung eines chronischen Infektes entwickelt und in dieser Weise allmählich fortschreitet. Ich wollte Herrn ZOLLINGER fragen, ob seitens der Pathologen darüber besondere Erfahrungen vorliegen.

Dann hat mir Herr Prof. WOLLHEIM schon einiges vorweggenommen, was ich sagen wollte. Der Begriff der Nephrose im bisherigen Sinne ist nach unseren heutigen Kenntnissen überholt und in Wirklichkeit nur noch ein Verwirrungsstifter, den man eigentlich unschwer entbehren kann. Das eine, was zur Nephrose gehört, ist das „echte“ nephrotische Syndrom, das eine klinische Einheit abgibt und für welches RANDERATH die heute gültige Deutung erbracht hat. Auf der anderen Seite stehen die Störungen, die WOLLHEIM tubuläre Insuffizienzen nennt. Diese Zustandsbilder sind auch nach meiner Erfahrung sehr häufig, sicher häufiger als die echten Glomerulonephritiden. Auch diese Bilder stellen sich durch eine charakteristische Symptomatologie als klinische und pathophysiologische Einheit dar, während die pathologisch-anatomischen Nierenbefunde sehr unterschiedlich sind.

ARNOLD (Heidelberg):

Zu den Ausführungen von Herrn ZOLLINGER:

Meine erste Frage beruht wahrscheinlich auf einem Mißverständnis. Ich glaube, Herr ZOLLINGER hat gesagt, daß bei der Isthmusstenose auch ein Hochdruck entstünde dadurch, daß die Niere schlechter durchblutet ist. Ich glaube, das ist doch durch die neueren Untersuchungen weitgehend geklärt. — Dann zum Problem der Exstirpation einer Niere bei Hypertonie. Wir haben sicher in der Vergangenheit zu wenig auf diese Dinge geachtet. Aber eines imponiert ja doch immer wieder, daß die Exstirpation einer eindeutig erkrankten Niere keineswegs immer zu einer Rückbildung des Hochdrucks führt. Und umgekehrt muß ich ein anderes Problem anschneiden, und das ist das, daß die Exstirpation einer, sagen wir mal „gesunden“ Niere, doch auch sehr lang andauernde Senkungen des Blutdruckes mit sich bringt. Ich darf da kurz über einen Fall berichten, den wir vor einiger Zeit beobachtet haben, und zwar handelt es sich da um einen Soldaten, der im Jahre 1942 ein Trauma der Lendenwirbelsäule hatte mit einer Harnblutung. Er hat dann danach nichts mehr gespürt. 1948 wurde er wieder untersucht. Er hatte zu dieser Zeit zweifellos noch keinen Hochdruck. Es wird zwar im Röntgenbefund davon gesprochen, daß das linke Herz im Röntgenbild etwas nach links vergrößert sei, möglicherweise hat er passagere Hochdruckzustände gehabt. Im Jahre 1950 klagte er erstmalig über Kopfschmerzen. Im Jahre 1953 hatte er einen leichten spastischen Insult. Und dieser spastische Insult war Anlaß zur Aufnahme in unsere Klinik.

Wir haben den Patienten damals beobachtet und fanden eine Rückbildung des Insultes, er hatte eine ganz beträchtliche Hypertonie mit Werten von 220/130. Am Augenhintergrund Fundusveränderungen wie beim Umschlag einer benignen in eine maligne

Hypertonie. Wir haben dann ein Pyelogramm gemacht; dabei stellte sich heraus, daß die rechte Niere schlecht ausschied. Das retrograde Pyelogramm zeigte einen ganz normalen Befund. Die Clearance ergab dann ein Glomerulusfiltrat von 82 cm³/min, die PAH-Clearance war 112 cm³/min. Wir entschlossen uns, die rechte Niere herauszunehmen, weil wir annahmen, daß eine Schrumpfniere auf Grund dieses Traumas bestand. Die Niere wurde exstirpiert. Am Tag nach der Operation fing der Druck kontinuierlich an zu sinken und blieb niedrig. Wir haben die Clearance wiederholt und fanden eine Thiosulfat-Clearance von 88 cm³/min, aber die PAH-Clearance war auf 520 cm³/min angestiegen. Die von RANDERATH untersuchte exstirpierte Niere selbst erwies sich als anatomisch vollkommen normal. Sie war normal groß, nur die Kapsel der Niere war dagegen im ganzen geringfügig verdickt, sie war aus gewöhnlichem kollagenen Gewebe aufgebaut. Keine entzündlichen Veränderungen, keine Blutpigmentreste. — Der Patient hat bis zum heutigen Tag einen normalen Druck; es ist also auch die Jahresfrist, die man zur Operations-Erfolgsbeurteilung fordert, verstrichen. Es ist die Frage zu stellen, ob man die Hypertonie als Analogie zur experimentellen perinephritischen Hypertonie auffassen soll, trotz der Geringfügigkeit der Kapselverdickung. Man könnte aber auch ganz vorsichtig darauf schließen, daß auch manchmal die Exstirpation einer gesunden Niere einen Einfluß auf den Hochdruck haben kann. Dieses Thema wird ja von NONNENBRUCH z. Z. intensiv bearbeitet. Ich möchte diese Frage hier mit aller Vorsicht zur Diskussion stellen.

RAABE (Freiburg):

Darf ich an Herrn ZOLLINGER zwei Fragen stellen?

1. Ist meine vorhin geäußerte Vermutung richtig, daß es bei Harnrückstauung zunächst zur funktionellen Schädigung der distalen Tubulus-Abschnitte kommt, erst später fortschreitend zur Schädigung der proximalen Abschnitte, schließlich zur deutlichen Druckatrophie der Tubuli? Sind das Interstitium und der glomeruläre Apparat zunächst unbeteiligt? Ich möchte annehmen, daß eine interstitielle Nephritis im allgemeinen wohl erst dann hinzukommt, wenn das gestaute Nierenbecken infiziert ist, d. h. aus der relativ ungefährlichen Pyelitis aufsteigend die prognostisch sehr viel ungünstigere Pyelonephritis entstehen kann. Ist meine Annahme richtig?

2. Bekanntlich kann es beim Morbus Recklinghausen zu Kalkablagerungen in der Niere kommen, die vor allem den tubulären Apparat betreffen. In welchen Abschnitten der Tubuli sind auf Grund Ihrer Erfahrungen diese Kalkablagerungen vorwiegend lokalisiert?

Die Beantwortung dieser beiden Fragen wäre für mich sehr wichtig für Schlußfolgerungen aus manchen funktionellen Untersuchungen, die ich ja nicht immer mit histologischen Präparaten belegen kann.

KRÜCK (Heidelberg):

Ich habe auch noch eine Frage zur Entstehung der Acidose bei der chronischen interstitiellen Nephritis. Es wäre doch vorstellbar, daß bei einer morphologischen Beteiligung des Tubulus-Apparates auch eine funktionelle Tubulusschädigung stattfindet etwa im Sinne einer Änderung der Wasserstoffionenkonzentration oder der Sekretion, wie sie bei Carboanhydrasehemmern beschrieben ist, wie sie auch bei der renalen hypochlorämischen Acidose besteht.

BECKER (Oldenburg):

Man sollte vor der Exstirpation derartiger Nieren, wie sie Herr Kollege ARNOLD beschrieben hat, besonders bei einseitigen Nierenerkrankungen, doch mehr von dem Verschlußkatheter und getrennten Katheterurinuntersuchungen mit dem Clearance-Verfahren Gebrauch machen. Dann würde man häufig recht interessante Resultate bereits vor der Exstirpation der anscheinend erkrankten Niere erhalten. Zum zweiten: bei der Operation der kindlichen Pyelonephritis und bei der angeborenen Kümmerniere mit Sekundär-Pyelonephritis sind die Resultate bezüglich des Blutdruckes meistens viel besser als bei den gleichen Erkrankungen von Erwachsenen, wenn sie auf dieselbe Art behandelt werden, bezüglich des Blutdruckes. Bei jüngeren sinkt der Blutdruck weitaus häufiger ab als bei Patienten über 40 bzw. 50 Jahren.

SARRE (Freiburg):

Ich möchte noch einiges zu den Ausführungen von Herrn ZOLLINGER sagen. Es gibt eine große Zusammenstellung über die Häufigkeit der akuten Nephritiden und der Nephrosen bei Kindern [BARNESS, MOLL u. JANEWY: Pediatrics **5**, 486 (1950)]. Die Zahl der Nephrosen ist zwischen dem 1. und 4. Lebensjahr häufig und sinkt dann ab, während die Zahl der Nephritiden in diesen Jahren gering ist und erst später ansteigt. So überschneiden sich die Kurven im 5. Lebensjahr. Es könnte dies damit zusammenhängen, daß ein Stadium noch unvollkommener Fähigkeit zur Antikörperbildung eher zur Nephrose, eine gute Antikörperbildung eher zur Nephritis führt, gleiche Noxe vorausgesetzt. Ähnliche Gedanken hat ja auch MÖLLER früher publiziert. Es spielt jedoch noch etwas anderes eine Rolle. Bei der experimentellen Nephritis führen kleine Nephrotoxindosen zu einem mehr nephritischen, große Dosen zu einem mehr nephrotischen Verlauf („Nephritis mit nephrotischem Einschlag"). Auch beim erwachsenen Menschen sehen wir, daß gerade die schweren Nephritiden häufig einen nephrotischen Einschlag haben und später wie Nephrosen sich verhalten können. Es ist dies eine Frage des Grades der Schädigung des Nephrons, wie ich später in meinem Referat noch näher ausführen werde. Dabei spielt natürlich sowohl die immunologische Abwehrlage, wie die Intensität der schädigenden Noxe, wie auch die Abwehrmechanismen des endokrinen Systems eine Rolle. (Ein Beispiel dafür ist die experimentelle Nephrose bei Nebenniereninsuffizienz von KÜCHMEISTER und die schweren Schädigungen, die mein Mitarb. MOENCH bei der experimentellen Nephritis durch zusätzliche Allergisierung mit „Niehans-Zellen" und anderem erzielt hat.)

Nun zur Frage der *Organ-Antikörper* bei der experimentellen Masugi-Nephritis: WIRTZ und ich haben 1939 den Ort der Antikörperfixation in der Niere durch unsere einseitigen Abklemmversuche gesichert und gezeigt, daß diese Fixation schon in den ersten 15 min nach der Antikörper-Injektion erfolgt. Falls man beide Nieren 20 min lang abklemmte, so erkrankten beide wenig oder gar nicht, woraus wir schlossen, daß in diesem Falle der Organantikörper von den übrigen Geweben abgefangen wird. Diese Untersuchungen und Schlußfolgerungen konnten später durch PRESSMAN und andere in ihren schönen Versuchen mit radioaktiv markierten Antikörpern voll bestätigt werden. SMADEL, PRESSMAN u. a. fanden später, daß eine experimentelle Nephritis nicht nur mit Nierenantikörpern, sondern auch mit gegen Lunge oder Leber oder Muskulatur oder Placenta gerichteten Antikörpern erzeugt werden kann. Mit markierten Antikörpern konnte PRESSMAN dann feststellen, daß in all diesen Fällen die Antikörper immer wieder hauptsächlich in der Niere gebunden werden, und zwar in den Glomeruli. Spätere Untersuchungen stellten dann klar, daß diese künstlich erzeugten Organantikörper dann besonders wirksam sind, wenn sie durch hochvascularisierte Organe, wie z. B. Placenta oder Lunge, erzeugt worden waren. Es scheint also, daß das wirksame Agens bei diesen experimentellen Nephritiden ein gegen die Gefäße gerichteter Antikörper ist, den man also nicht nur mit Hilfe von Niere, sondern mit Hilfe auch anderer hochvascularisierter Organe erzeugen kann. Warum dieser Gefäß-Antikörper allerdings besonders in der Niere fixiert wird und dort wirksam wird, ist bisher noch nicht geklärt und muß wohl mit der Ausscheidungsfunktion der Niere zusammenhängen.

FAHR hat vor Jahren ein Pendant aus der menschlichen Pathologie zu den Abklemmversuchen von WIRTZ und mir veröffentlicht. Er fand bei der Autopsie eines Falles von akuter Glomerulonephritis nur die eine Niere befallen, die andere Niere, die eine Dysplasie aufwies und in einem anderen Fall eine Hydronephrose, zeigte sich nicht befallen. Der Funktionszustand einer Niere bzw. ihr Durchblutungsgrad bestimmt also evtl. das Haftenbleiben des Fremdeiweißes und damit Unterschiede der folgenden Antigen-Antikörperreaktion in beiden Nieren.

Zur Frage der toxischen Nephrose möchte ich Untersuchungen anführen, die ich 1939 zusammen mit LINDER durchgeführt habe. Wir erzeugten Sublimatnephrosen und haben die Nierendurchblutung mit der REINschen Stromuhr gemessen. Sie sinkt in wenigen Stunden stark ab und beträgt bereits nach 3 Std. 40% des Anfangswertes. Nach Dekapsulierung der Niere fanden wir wiederum eine wesentlich bessere Durchblutung. Wenn man vor der Sublimatvergiftung dekapsulierte, blieb die Durchblutung konstant. Der mechanische Faktor der Durchblutungsstörung ist damit erwiesen. Er ist wohl durch das Nierenödem bedingt, das zu einer Drosselung der intertubulären Capillaren führt. Wir haben auf Grund dieser Befunde die Frühdekapsulation bei der Sublimatvergiftung mit Anurie empfohlen, da dadurch wenigstens die lokale Kreislaufstörung behoben werden kann, die zu der primär toxischen Schädigung der Tubuli hinzukommt. Der Wert der Frühdekapsulation ist z. T. von der Klinik bestätigt worden. [Literaturangaben zu dieser Diskussionsbemerkung: SARRE u. WIRTZ, Klin. Wschr. **1939**, 1548 und Dtsch. Arch. klin. Med. **189**, 1 (1942); SARRE u. LINDER: Z. urol. Chir. **45**, 40 (1939); FAHR, TH.: Dtsch. Arch. klin. Med. **191**, 52 (1943)].

MOELLER (Würzburg):

Zur Pathogenese der interstitiellen Nephritis habe ich noch eine Frage:

Entsteht zuerst die interstitielle Infiltration und ist die tubuläre Schädigung eine Folge dieser Infiltration? Oder ist die tubuläre Schädigung — sei es durch Quecksilber, Gefäßinsuffizienzen oder andere Vorgänge — das Primäre und die interstitielle Infiltration Folge dieser toxischen tubulären Schädigung? Oder sind beide Wege möglich?

ZOLLINGER (St. Gallen):

Schlußwort.

Ich bedaure, wenn sich die Kliniker nicht mit meinem Vorschlag der Begriffstrennung zwischen klinischem Nephrosesyndrom und anatomischer Nephrose einverstanden erklären können. Schließlich hat ja VON MÜLLER als *Kliniker* den Begriff der anatomischen Nephrose geprägt, und meines Erachtens hat er auch heute noch volle Gültigkeit. — Bezüglich der interstitiellen Nephritis verstehe ich die Einwände der Kliniker sehr gut. Während wir Anatomen an Hand unserer histologischen Befunde kaum von einem „tubulären Syndrom" reden können, hat der Kliniker eigentlich wenig Möglichkeit, von einer interstitiellen Nephritis zu sprechen. Wir sprechen hier einfach verschiedene Sprachen, doch wenn wir uns dessen bewußt sind, so scheint mir dies kein so großer Nachteil zu sein. — Bezüglich der Restitutio ad integrum bei der interstitiellen Nephritis sind wir uns dagegen nicht ganz einig. Früher glaubte ich auch an diese Restitutio. Persönlich habe ich aber immer mehr das Gefühl, daß ein Teil unserer chronisch interstitiellen Nephritiden aus nicht völlig abgeheilten akuten Formen hervorgegangen sei. — Herr MOELLER fragt, ob die tubuläre Schädigung oder die interstitielle Veränderung zuerst da sei. Ich glaube, daß beides der Fall sein kann. Zum Beispiel bei der Sublimatniere ist ganz sicher die tubuläre Schädigung das Primäre, andererseits zeigen uns aber doch die Biopsiepräparate und die modernen Nierenpunktate, daß sehr häufig die interstitielle Nephritis der tubulären Schädigung vorangeht. — Die subakute Glomerulonephritis bei tuberkulösen Lungenkavernen ist an sich nicht unbekannt. Wir sprechen von Kavernensepsis und sind der Auffassung, daß es sich um eine sehr schwere Herdglomerulitis handelt. Diese ist nach unseren heutigen Auffassungen nicht grundsätzlich verschieden von der diffusen Glomerulonephritis, können wir sie doch mit dem Masugi-Mechanismus ebenfalls erzeugen (*54*). — Bezüglich der Frage der Isthmusstenose: Ich sprach hier von der Aortenstenose oberhalb der Nierenabgänge[1]. Wir haben solche Fälle mit Hypertonie gesehen und sind nach wie vor der Ansicht, daß dabei eine Nierendurchblutungsdrosselung die Hauptursache der entstehenden Hypertonie sei. — Die Exstirpation einer gesunden Niere erzeugt meines Wissens im Tierversuch keinen entscheidenden Blutdruckabfall.

Die Antigen-Antikörperreaktion bei der Masugi-Nephritis scheint nach unseren Beobachtungen durch die Cortison-Medikation an sich nicht beeinflußt zu werden. Entscheidend ist die Tatsache, daß die Cortisongabe schon vor der Injektion des Masugi-Serums erfolgen muß, wobei sie dann nur die Antikörperbildung verhindert. Wenn man jedoch erst am zweiten Tag nach der Injektion des Masugi-Serums Cortison zu spritzen beginnt, dann entwickelt sich eine fast der Norm entsprechende Masugi-Nephritis.

Zur Frage der Röntgenschrumpfniere: Ich möchte hier schon daran festhalten, daß es sich um eine diffuse Schrumpfniere gehandelt hat und nicht um ein Spätstadium nach wegbestrahltem malignen Tumor. Im übrigen sind kürzlich mehrere derartige Fälle auch von anderer Seite berichtet worden (*2*, *15*), und wir konnten auch bei Ratten solche Röntgenschrumpfnieren experimentell erzeugen (*28*).

KLINKE (Düsseldorf):

Ich muß hier für Herrn DOST sprechen. Es handelt sich um die Bestimmung der Halbwertszeit im Blut. Man kann selbstverständlich mit dieser einfachen Methode, die zunächst zur Debatte gestellt wurde, nämlich einer einfachen logarithmischen Funktion, nicht erfassen denjenigen Anteil des Wirkstoffes, der in die Gewebe geht. Es bleibt aber unbenommen — und DOST hat das auch getan — eine zweite Funktion korrigierend einzusetzen. Dann erhält man annähernd befriedigende Werte. Für die Pädiatrie erscheint die Methode wichtig, weil sie technisch viel einfacher ist.

[1] H. W. WANG: Cardiologia (Basel) **15**, 30 (1949).

MOELLER (Würzburg):

Die PAH-Clearance ist an und für sich eine Übereinkunft. Streng genommen müßte die arteriovenöse Differenz bestimmt werden, um genaue Werte zu bekommen; denn es wird die im Urin ausgeschiedene Menge der Testsubstanz zur arteriovenösen Differenz in Beziehung gesetzt. Wenn eine Substanz benutzt wird, die bei einmaligem Durchgang durch die Niere fast komplett ausgeschieden wird, kann der arterielle Plasmaspiegel dieser Substanz unter der Voraussetzung der völligen Extraktion einer a-v-Differenz gleichgesetzt werden. Bei der PAH beträgt diese Extraktion 0,91—0,92. Die Extraktion ist abhängig von der tubulären Sekretionsfähigkeit. Wenn die Tubuli erheblich geschädigt sind, nimmt die Sekretionsfähigkeit und damit auch die Extraktion ab und man erhält kleinere Werte, die nicht mehr der wahren Durchblutung entsprechen, da jetzt noch PAH in den Nierenvenen in größerer Menge vorhanden ist. Dieser Fall kann noch deutlicher werden, wenn die gewonnenen Werte zueinander in Beziehung gesetzt werden, wie das z. B. bei der Filtrationsfraktion der Fall ist. Bei der akuten Nephritis soll in erster Linie die Filtrationsfraktion absinken, d. h. das Glomerulusfiltrat wird im Verhältnis zur Durchblutung kleiner. Ist die PAH-Clearance aber zu klein, dann wird auch dieser Quotient viel zu groß und entspricht gar nicht mehr einer echten Filtrationsfraktion.

Um diese tubuläre Sekretionsfähigkeit zu prüfen, ist von uns die Phenolrotausscheidung wieder ausgegraben worden. Die Phenolrotausscheidung ist keine Messung der Durchblutung, sondern nur eine qualitative Ausscheidungsprobe, etwas anderes ist von mir auch niemals behauptet worden. Von den Tubuli wird Phenolrot mit großer Wahrscheinlichkeit auf dem gleichen Wege wie die PAH ausgeschieden (PITTS).

WEZLER (Frankfurt):

Es soll auch im Glomerulus ausgeschieden werden und der Gehalt im Tubulus durch die Rückresorption des Wassers vorgetäuscht werden. Auch dieses ist nicht bewiesen. Das sind Intravitalbeobachtungen von ELLINGER und HIRT.

MOELLER (Würzburg):

Es handelt sich hier um histologische Untersuchungen, bei denen das Phenolrot im Tubulus gefunden worden ist. Herr KLEINSCHMIDT hat ja schon die Arbeit von MARSHALL u. Mitarb. zitiert, die besagt, daß Phenolrot an Eiweiß gebunden ist und demzufolge tubulär sezerniert werden muß. Diese Autoren nahmen eine tubuläre Sekretion von 94—96% an. KUSCHINSKY und LANGECKER konnten mit Atropin und BOGER und CROSSON mit Caronamid eine Ausscheidungshemmung nachweisen, während die Filtration unbeeinflußt blieb. In eigenen Untersuchungen haben wir das gleiche nach Salyrgan, Atropin und Longacid beobachtet. Die Clearance von Phenolrot ergibt einen Wert von 400 cm^3/min und würde damit ungefähr der tubulären Sekretion entsprechen.

Von uns sind 6 mg i.v. injiziert worden, nachdem die Blase vorher spontan entleert ist. Der Spontanurin nach genau 15 min wird gegen eine Stammlösung colorimetriert und der ausgeschiedene Prozentsatz der injizierten Menge bestimmt. Diese Methode ist technisch sehr einfach und kann sehr oft wiederholt werden, da sie den Patienten nicht sehr belastet. Das sind Gründe, die eine Methode sehr wertvoll machen; man kann vor allen Dingen tubuläre Erkrankungen relativ einfach erkennen und verfolgen. Ergänzend dazu wird immer ein Konzentrationsversuch durchgeführt. Die Konzentrationsfähigkeit stellt die Summe aller Tubulusfunktionen dar. Weiterhin sind das Messen des Blutdruckes und die sorgfältige Untersuchung des Urins immer noch die Hauptpfeiler der Nierendiagnostik.

Die Bedeutung der Clearance-Methode liegt daher unseres Erachtens nicht so sehr auf diagnostischem Gebiet, sondern auf der Verfolgung wissenschaftlicher Fragestellungen. Wenn Herr FREY glaubt, daß das Inulin im Darm resorbiert würde, dann wäre eine tubuläre Rückresorption noch viel wahrscheinlicher. Bei dieser Annahme wären die Werte der Inulin-Clearance viel zu klein.

MARK (Rostock):

Herr KLEINSCHMIDT hat sehr schön und übersichtlich zusammengestellt, wie wichtig die Clearance-Methoden zur Erkennung einzelner Partialleistungen sind. Er hat hervorgehoben, daß der VOLHARDsche Versuch von äußerster Bedeutung ist, wahrscheinlich deshalb, weil er 4 verschiedene Partialfunktionen prüft: nämlich Wasserausscheidung und Wasserverdünnung, Höchstleistung in der Zeiteinheit und Konzentrationskraft. Dazu möchte ich aber doch eine allgemein wichtige Aufforderung an Sie richten: Ich habe vor kurzem für einen ganz anderen Zweck — neurogene Beeinflussung der Wasserausscheidung — aus dem Schrifttum mir die Wasser- und Konzentrationsversuche zusammenstellen lassen und habe gefunden, daß zu einem großen Prozentsatz der VOLHARDsche Versuch mit 1000 cm^3 durchgeführt wird, während VOLHARD 1500 cm^3 angab. Ich möchte doch sehr bitten, gerade für die einheitliche Beurteilung der Nierenfunktion eine einheitliche Anwendung der Methode durchzuführen. Zum zweiten: Herr SCHIRMEISTER hatte sehr überzeugend den Unterschied zwischen Wasserdiurese und Filtrationsdiurese gezeigt. Er hat damit in mancher Beziehung die Untersuchungen meines Mitarbeiters HÜNTEMANN[1] aus den Jahren 1938—1940 bestätigt. Dieser hat allerdings nicht mit so eleganter Methode damals festgestellt, daß Wasserausscheidung und Kochsalzausschwemmung unter bestimmten Verhältnissen unabhängig voneinander erfolgen. Er konnte an dem Verhältnis der Harnmenge zur Kochsalzkonzentration im Harn zeigen, daß z. B. bei der Salyrgandiurese die Kochsalzausscheidung und -Konzentration stärker ansteigt als der vermehrten Wasserausscheidung entspricht. Das wäre also dasselbe, was Herr FREY mit der Trennung der beiden Diuresearten (Wasser- und Filtrationsdiurese) zu erreichen sucht.

NÜSSGENS (Bonn):

Ich möchte noch kurz etwas zu der indirekten Clearance sagen: Die Bestimmung der Halbwertzeit für PAH nach DOST fand in letzter Zeit zunehmend Verwendung als quantitative Methode zur Bestimmung der Nierendurchblutung (WITTKOPF, CLAUSEN u. a.). Bei dieser Methode ist die erste Schwierigkeit, daß der postulierte, exponentielle Blutspiegelabfall nicht immer besteht, zum mindesten nicht in den ersten 40 min nach der Injektion. Wir haben die Zeiten der Blutbestimmungen bis auf 120 min ausgedehnt und auch dann kein häufigeres Auftreten eines exponentiellen Abfalls vorgefunden. In den meisten Fällen wurde die Blutspiegelkurve mit zunehmender Zeit flacher und damit also die Halbwertzeit größer bzw. der daraus errechnete Clearance-Wert niedriger. Wenn auch der exponentielle Abfall der PAH nicht immer zutrifft, könnte die Methode bei Einigung auf festgelegte Zeiten der Blutbestimmungen (etwa 40—70 min) gültig bleiben, doch liegt die größte Unsicherheit der indirekten Methode in der jeweils unbekannten Größe des Verteilungsvolumens, ein Problem, auf das besonders DUTZ schon mehrfach hingewiesen hat. Der Einfluß des Verteilungsvolumens einerseits und der Nierendurchblutung andererseits auf die Steilheit der Blutspiegelkurve war aus meinen eben von Herrn KLEINSCHMIDT gezeigten Abbildungen ersichtlich. Es liegt auf der Hand, daß die indirekte Clearance nur bei Kenntnis des jeweiligen Verteilungsvolumens oder aber bei sicher bewiesener Konstanz der Verteilungsvolumina — zumindest in Abhängigkeit von der Körperoberfläche — als quantitative Methode zur Bestimmung der Nierendurchblutung gelten kann. Solange eine sichere Methode zur Bestimmung des Verteilungsvolumens nicht bekannt ist oder andererseits die Konstanz der Verteilungsvolumina nicht bewiesen ist, besitzt sie nur den Wert einer qualitativen Nierenfunktionsprüfung. Eine Klärung der Frage, ob die Verteilungsvolumina für PAH bei verschiedenen Versuchspersonen gleich sind, ist nur durch gleichzeitige Vornahme einer direkten Clearance mit konstantem Blutspiegel und vorausgegangener indirekter Clearance bei einem größeren Untersuchungsmaterial möglich. Die Vorteile der indirekten Methode sind gewiß so groß, daß eine Arbeit in dieser Richtung berechtigt erscheint, dann aber auch mit der gleichen Fragestellung für Inulin.

KLINKE (Düsseldorf):

Ich darf dazu antworten: Mein Assistent RODECK hat an über 200 Kindern die Bestimmung des extracellulären Raumes vorgenommen. Es ist gar keine Rede davon, daß eine derartige Schwankung von dem Achtfachen auftritt. Sie liegen etwa zwischen 0,9 und 1,12. Und es zeigt sich ferner, wenn man sich auf die einzelne Altersklasse beschränkt, eine weitgehende Konstanz der Werte. Man konnte daher mit einer Konstanten auskommen.

[1] HÜNTEMANN: Die streng kochsalzfreie Diät bei der Herz- und Kreislaufinsuffizienz. Inaug.-Diss. Münster 1940.

ARNOLD (Heidelberg):

Nach unseren Erfahrungen an 600—800 Fällen stimmen wir im wesentlichen mit dem überein, was Herr KLEINSCHMIDT gesagt hat. Ich glaube doch, daß die Clearance in Grenzfällen ein unentbehrliches Mittel für die Diagnose ist. Eine voll entwickelte akute Glomerulonephritis ist natürlich leicht zu diagnostizieren. Aber die Grenzfälle, die Hämaturien nach Infekten und besonders der Stand der Ausheilung sind sicherlich nur durch die Clearance befriedigend zu beurteilen. Ob sie nun theoretisch mehr oder weniger richtige Werte gibt, das finde ich für den Kliniker nicht so wichtig. Sagen wir doch lieber nicht Durchblutung, sondern einfach PAH-Clearance, und nicht Glomerulusfiltrat, sondern Thiosulfat- oder Inulin-Clearance. Damit ist dann alles klar.

Zur Filtrationsfraktion: Ich glaube, daß Herr MOELLER vielleicht zu sehr an dem Wort hängt. Wenn man jedoch diesen Begriff ebenso wie die anderen Clearancebegriffe als virtuellen Wert auffaßt, als klinische Konstante, dann kann man ihn recht gut verwerten. Sicherlich könnte man auch ein ganz neues Wort dafür finden. Jedenfalls gibt er recht guten Aufschluß, wenn die anderen Clearance-Werte nur gering verändert sind. — Zum Konzentrationsversuch: Wir haben gerade, als wir diese Grenzfälle von Nephritiden untersuchten, uns sehr eingehend nochmals mit dem Konzentrationsversuch befaßt. Wir fanden dabei, daß die Konzentrationsleistung zu den Clearance-Werten in gar keiner Beziehung steht. Das kann man sich bis zu einem gewissen Grade erklären. Daß man aber z. B. nach akuten Infekten Fälle findet, bei denen die Konzentrationsleistung schlecht und die Clearance-Werte normal sind, das ist doch sonderbar. Wir haben das in einer ganzen Reihe von Fällen gesehen. Es ist offenbar doch so, daß an der Konzentrationsleistung auch extrarenale Faktoren mitbeteiligt sind.

HEILMEYER (Freiburg):

Meine Herren, ich möchte anregen, daß doch die einzelnen Clearance-Forscher sich einmal zusammensetzen, um die Nomenklatur in diesem angedeuteten Sinn festzulegen. Wir wären doch etwas sauberer in unseren Begriffen, wenn, wie das schon angedeutet wurde, wir einfach sagen: PAH-Clearance, Inulin-Clearance usw. und damit Schluß. Damit können wir klinisch sicherlich ebensoviel anfangen. An unserer Klinik verfahren wir seit jeher auf diese Weise.

PETERS (Mainz):

Zur Phenolrotfrage: SMITH hat 1938 gezeigt, daß beim Säugetier zumindest die Phenolrotausscheidung auf demselben Wege verläuft wie die PAH-Ausscheidung. Trotzdem ist natürlich, wie Herr KLEINSCHMIDT schon sagte, dieser Test mit einer einmaligen Injektion in keiner Weise mit der PAH-Clearance zu vergleichen. Das kann schon deshalb nicht der Fall sein, weil FISCHBERG ja gezeigt hat, daß die Ausscheidung der geringen Menge nicht unabhängig ist vom Harnvolumen, und damit nicht unabhängig ist von der Flüssigkeitsmenge, die aufgenommen wird. Phenolrot wird auf demselben Wege wie PAH ausgeschieden, und diese Ausscheidung unterliegt auch der gleichen Beeinflussung. So ist z. B. bekannt, daß endokrine Störungen, z. B. Hypophysektomie bei Versuchstieren, die PAH-Ausscheidung dadurch hemmt, daß nicht nur die Nierendurchblutung herabgesetzt wird, sondern daß die Extraktion verhindert wird. Dasselbe haben wir bei Ratten mit Phenolrot sehen können. Man muß also, wenn man bei endokrinen Störungen eine solche Herabsetzung der Clearance bekommt, zunächst einmal an die Veränderung der Extraktion denken, bevor man Rückschlüsse auf die Nieren-Durchblutung zieht. — SMITH hat gezeigt, daß PAH, Diodrast, PAH und Phenolrot sich gegenseitig verdrängen und ihre Clearance-Werte daher gegenseitig verringert werden können.

WOLLHEIM (Würzburg):

Bei den Fällen, von denen Herr ARNOLD eben hier sprach, mit eingeschränkter Konzentrationsfähigkeit und normalen Clearance-Werten, würde ich annehmen, daß es postinfektiöse Tubulärinsuffizienzen waren. Dann habe ich noch eine Bemerkung zu Herrn KLEINSCHMIDT bezüglich der Harnstoff-Clearance: er sagte, die Einschränkung beruhe auf einer möglichen extrarenalen Stickstofferhöhung. Wir haben in den letzten Jahren bei allen den Fällen, bei denen wir einen erhöhten Rest-Stickstoff fanden, annehmen müssen, daß die Rest-Stickstoffretention stets renal bedingt ist. Wir fanden bei solchen Patienten zumindest eine tubuläre Funktionsstörung[1]. Ich glaube nicht, daß es überhaupt extrarenale Rest-Stickstofferhöhungen über längere Zeit gibt. Eine normale Niere scheidet jede anfallende Stickstoffmenge aus.

RAABE (Freiburg):

Zur Funktions-Diagnose gesunder und kranker Nieren mit Hilfe von Farbstoff-Injektionen (Phenolrot, Indigocarmin u. a.) sei folgende Bemerkung erlaubt: So einfach und daher beliebt alle diese Farbstoff-Proben auch sind, darf nicht übersehen werden, daß sie sich denkbar schlecht eignen für die Messung der maximalen tubulären Sekretion, die bei gesunden Nieren ja 60—70 mg in der Minute beträgt. Wenn man insgesamt aber nur einen Bruchteil dieser Menge den Nieren anbietet (bei Indigocarmin z. B. 20 mg), kann man nicht erwarten, daß sie ihre maximale Sekretionsfähigkeit offenbaren! Es ist in der Urologie allgemein bekannt, daß nach Injektion der üblichen Menge Indigocarmin trotz Vorhandensein von zwei völlig gesunden Nieren — wie sich leicht beweisen läßt — unter Umständen nicht die Spur Farbstoff ausgeschieden wird. Und genau so ist es möglich, daß einen Tag später nach der gleichen Injektion prompt auf beiden Seiten Blau ausgeschieden wird. Die injizierte Menge Farbstoff ist also unter Umständen zu gering, als daß überhaupt die Nierenschwelle überschritten wird.

Wir halten es grundsätzlich für besser, wenn zu tubulären Belastungsproben möglichst körpereigene, harnpflichtige Substanzen verwandt werden. Der normale Blutspiegel der benutzten Substanz sollte möglichst niedrig sein, damit durch die i.v. injizierte Menge auch eine mehrfache Erhöhung des Blutspiegels eintritt. Diese Erhöhung muß einige Zeitlang auch markant genug bleiben, d. h. der benutzte Stoff darf nicht zu stark ins Gewebe diffundieren oder von der Leber abgebaut werden usw., damit die Nieren eine Zeitlang (mindestens 12 min) auch wirklich zu maximaler tubulärer Sekretion gezwungen werden. Im Urin sollte es nach Injektion des Stoffes zu Konzentrationsanstiegen um ein Vielfaches kommen, damit die Skala zum Ablesen feiner funktioneller Unterschiede zwischen beiden Nieren möglichst breit ist. Die Bestimmung der ausgeschiedenen Substanz im Urin sollte möglichst einfach, aber trotzdem quantitativ-exakt und zuverlässig sein. Alle diese Forderungen — und eine Reihe weiterer — erfüllt in idealer Weise das von uns empfohlene Phosphat.

FRIEDBERG (Mainz):

Zur Bestimmung der Halbwertszeit nach DOST: Es läßt sich die Beziehung zur extracellulären Flüssigkeit sehr schön in der Schwangerschaft nachweisen. Da kann man sehen, daß die extracelluläre Flüssigkeit etwa um 60—70% zunimmt, die Nierenfunktion zunächst völlig intakt ist. Wenn dann nach Ablauf der Schwangerschaft die Halbwertszeit nach DOST bestimmt wird, dann sieht man, daß die Werte wie im letzten Drittel der Schwangerschaft völlig pathologisch ausfallen und nicht mehr zu benutzen sind im Gegensatz zu den direkten Clearance-Methoden, bei denen Normalwerte gefunden werden.

MOELLER (Würzburg):

Zur Frage des Phenolrotes ist folgendes zu sagen:

Die Untersuchungen des Vergleiches von Tm-PAH zur Sekretion von Phenolrot stehen noch aus. Es ist unbedingt erforderlich, diese beiden Methoden einander gegenüberzustellen, um zu prüfen, ob man mit Phenolrot bei niedrigerem Serumspiegel die max. Sekretionsfähigkeit des Tubulus erfaßt. Trotzdem glauben wir auf Grund der Erfahrungen von 2000 bis 3000 Untersuchungen in unserer Klinik, daß die Phenolrotausscheidung eine gute Prüfung der Tubulusfunktion darstellt. Sie geht etwa der Konzentrationsfähigkeit parallel. Bei Einzelfällen mit erheblicher tubulärer Insuffizienz konnte in der Rekonvaleszenz ein Anstieg der Phenolrotausscheidung bei Wiederherstellung aller übrigen Funktionen nachgewiesen werden. Diese praktischen Beobachtungen aus den letzten 2 Jahren haben uns bewogen, diese Methode als Routine-Methode beizubehalten.

SARRE (Freiburg):

Ich möchte Herrn MOELLER fragen, wie er sich diese Zusammenhänge zwischen der PAH- und Phenolrot-Clearance vorstellt. Mit Sinken der Durchblutung kann also der Phenolrotwert eigentlich kein Maßstab mehr für die Tubulusfunktion sein.

[1] WOLLHEIM, E.: Helvet. med. Acta. **18**, 240 (1951); Verh. dtsch. Ges. inn. Med. Wiesbaden **1952**, 11. WOLLHEIM, E., u. K. W. SCHNEIDER: Verh. dtsch. Ges. inn. Med. München **1954**, 333.

MOELLER (Würzburg):

Phenolrot ist kein Maß der Durchblutung. Wenn weniger Blut an den Tubulus gelangt, wird auch weniger Phenolrot ausgeschieden. Bei Hypertonikern, bei denen die Durchblutung der Niere eingeschränkt ist, ist auch die Phenolrotausscheidung eingeschränkt. Diese Verminderung ist aber längst nicht so ausgeprägt wie dies bei ausgesprochenen tubulären Erkrankungen der Fall ist. Hypertonien ohne Durchblutungsverminderung der Niere sind nicht eingeschränkt. Krankheitsbilder, wie sie kürzlich von Herrn SPÜHLER ausführlich geschildert worden sind (die chronische interstitielle Nephritis oder chronische Pyelonephritis), sind klinisch kaum zu diagnostizieren. Bei diesen Patienten ist die Phenolrotprobe sehr stark eingeschränkt. Die normale Ausscheidung nach 15 min liegt bei 40%. Ausscheidungen unter 35% sind pathologisch. Wenn ein Hypertoniker nur 10% ausscheidet, dann besteht der große Verdacht, daß eine Pyelonephritis oder eine Nierenmißbildung vorliegt.

WIRZ (Basel):

Eine kurze methodische Bemerkung: Ich glaube, daß Evansblue zur Messung des Verteilungsvolumens für PAH ein ungeeigneter Stoff ist. Die beiden Stoffe haben ja ganz verschiedene Verteilungsvolumina. Das Evansblue geht in die Blutgefäße, und das PAH geht in den extracellulären Raum.

KLINKE (Düsseldorf):

Das kann man beides nebeneinander mit Geigy-Blau und Rhodan bestimmen. Das ist das Wichtige dabei.

NÜSSGENS (Bonn):

Es scheint ein Mißverständnis insofern zu bestehen, als anscheinend das Verteilungsvolumen für PAH mit dem Extracellularraum gleichgesetzt wird. Die Frage, die bei der indirekten PAH-Clearance auftaucht, ist nicht die Größe des Extracellularraums, sondern nur die Größe des sozusagen fiktiven Körpervolumens, das die PAH beinhaltet. Insofern kann man Bestimmungen mit Evansblue nicht für Fragen, die bei der PAH auftreten, verwenden.

WIRZ (Basel):

Dann möchte ich mir eine Frage zu der Diskussionsbemerkung von Herrn FREY erlauben. Wenn man von einer tubulären Inulinfiltration spricht, dann kann ich mir davon keine rechte Vorstellung machen. Im Tubulus hat das Inulin ja nun sicher eine Konzentration, die höher liegt als imPlasma; denn das hat es auch im Harn, und es gibt einen Konzentrationsgradienten vom Tubulus abwärts zum Plasma. Wie man da noch von einer Filtration sprechen kann, ist mir nicht klar, und wir müssen uns doch irgend etwas nun vorstellen können. Ich möchte Herrn FREY fragen: Was ist denn nach seiner Auffassung die Größe des Filtrats? Und wie bestimmt er es, und welches sind seine Beweise, auf seine Art das Filtrat zu bestimmen?

FREY (Freiburg):

Den Durchtritt des Inulins oder überhaupt einer Flüssigkeit, der unter bestimmten Bedingungen durch die Tubuli stattfindet, kann man vielleicht filtratähnlich bezeichnen, wenn er stark ist. Ich habe das ja schon auseinandergesetzt; man steht hierbei vor Fragen, die man erst noch einmal neu untersuchen und diskutieren muß. Ob man überhaupt von einer Filtration im bisher üblichen Sinn sprechen darf, ist natürlich zweifelhaft. Denn wenn irgendeine Flüssigkeit durch Zellen hindurchgeht, von denen sehr wahrscheinlich ist, daß sie einen wesentlich höheren osmotischen Druck haben als die umgebende Flüssigkeit (also des Bluts und der extravasalen Flüssigkeit), dann kann man natürlich nicht mehr von einem reinen filtrativen Prozeß sprechen, sondern man muß sofort annehmen, daß das, was durch Cylinderzellen (Tubuli) hindurchgeht, aktiv transportiert wird, auch wenn die transportierte Flüssigkeit dem Blut isoton ist. Und deshalb soll man natürlich nun nicht eben von einer einfachen Filtration sprechen, sondern von einem Mechanismus, der ein filtratähnliches Produkt liefert, wenn sehr viel Flüssigkeit hindurchtritt. Ich will außerdem jetzt sagen, daß der Vorgang, der mit der Inulin-Clearance gemessen wird, nun nicht einem normalen Zustand der Niere entspricht. Hier liegt ein Sonderzustand vor, wo eben viel Flüssigkeit wohl glomerulär, aber eben auch viel Flüssigkeit tubulär durchtritt; wieviel nun auf die Glomeruli und wieviel auf die Tubuli dabei entfällt, entzieht sich völlig unserer Kenntnis. Dieser durch Inulin hervorgerufene Sonderzustand ist bekanntlich derjenige einer Diurese.

WIRZ (Basel):

Ich möchte noch einmal auf meine vorige Frage zurückkommen und Herrn FREY fragen: Glauben Sie z. B., daß Phlorizin, das ja in vitro ein Stoffwechselhemmer ist, den Glucoseabbau vermindert usw., daß das nun eine tubuläre aktive Exkretion von Glucose bewirkt in dem Maß, daß diese Glucose-Exkretion auf das gleiche Maß gesteigert wird wie die Inulin-Exkretion. Dann — glauben Sie, daß Quecksilber-Diuretica an den Glomeruli angreifen und daß ihre Wirkung als Filtrat-Diurese zu bezeichnen wäre?

FREY (Freiburg):

Für das erste: ob ich das glaube oder nicht — ich halte es jedenfalls für wahrscheinlich, daß so etwas möglich ist, daß der Zucker durch die Tubuluszellen hindurchgeht, wenn eine schwere Vergiftung eintritt, daß sich dann auch die Inulin- und Glucose-Clearance annähern, wie Beispiele gezeigt haben, sogar vollkommen angleichen, daß also eine Möglichkeit des Durchtritts sowohl für Glucose wie für Inulin besteht. — Zum zweiten: Daß Sublimat oder Quecksilber-Diuretica auch glomerulär angreifen, das kann man daran sehen, daß man im Kapsellumen eine Masse in Form eines Halbmonds vorfindet, die eine positive Gomori-Reaktion gibt. Dieser Befund würde doch wohl dahingehend zu interpretieren sein, daß dann auch eine glomeruläre Schädigung vorliegt. Über die tubuläre Schädigung sind wir uns ja wohl alle einig, daß da sehr viel passiert; wodurch sie zustande kommt, ob durch Rückresorption oder Exkretion, das ist wieder eine zweite Frage.

SCHIRMEISTER (Freiburg):

Der Begriff der Filtrationsdiurese sagt ja nicht unbedingt, daß die Diurese durch eine Vergrößerung des Glomerulus-Filtrats zustande kommt, sondern er kann vielleicht so besser betrachtet werden als eine Diurese mit einem Harn, der einem Filtrat ähnlicher wird. Und diese Ansicht ist vielleicht noch milde im Verhältnis zu der Ansicht, die EDWARDS 1940 äußerte, der nämlich sagte, er habe Beweise in der Hand, daß durch Salyrgan der proximale Tubulus derart beeinflußt wird, daß er dieselbe Funktion wie die Glomerulusmembran ausüben könnte.

WIRZ (Basel):

Also mit dieser Nomenklatur kann ich mich — natürlich mit Vorbehalten — einverstanden erklären, ich habe ja heute morgen gesagt, daß der Harn filtratähnlicher wird in bezug auf den osmotischen Druck, aber nicht in bezug auf seine Zusammensetzung.

Herr FREY hat mir nun aber nicht geantwortet, wieviel nach seiner Ansicht durch die Glomerula hindurchgeht. Es ist sehr schwer zu diskutieren, wenn man mir immer nur wieder sagt, es wird mir nicht geglaubt, was ich sage. Ich kann ja noch etwas positiver fragen: Die Monographie mit ERNST FREY ist von Ihnen mitunterzeichnet. Heißt das, daß Sie die dort dargestellten Ansichten ebenfalls mitunterzeichnen, oder machen Sie da gewisse Vorbehalte. Oder hat sich vielleicht unterdessen Ihre Ansicht geändert, was ja möglich wäre.

FREY (Freiburg):

Ja, das ist eine Frage, die außerordentlich schwer zu beantworten ist, und Sie haben ja alle gemerkt, daß ich diese Frage nicht in den Vordergund stellen will. Wenn ich aber jetzt hier so angegangen werde, dann will ich doch sagen, daß die Möglichkeit besteht, daß die Menge des reinen Glomerulusfiltrats doch wohl niedrig ist. Daß diese Menge bei ganz ruhender Niere, wie wir das 1950 ausgedrückt haben, beim Menschen 4 l in 24 Std. beträgt, das basiert auf der Annahme, daß ein tubulärer äquimolekularer Austausch gegen Natrium und Chlor stattfindet. Nun, ein Austausch für Natrium ist ja schon weitgehend diskutiert worden, allerdings gegen andere Elektrolyte (z. B. K und H). Ob ein solcher Austausch eben auch mit anderen harnpflichtigen Stoffen möglich ist, wie z. B. Harnstoff und Harnsäure, das ist eine Frage, die noch nicht geklärt ist. Es wäre also unter der Annahme, daß eben solche Austauschvorgänge, wie sie ja doch jetzt wesentlich mehr bekannt sind (ein äquimolekularer oder äquiionaler Austausch, das ist vielleicht der bessere Ausdruck), daß diese Austauschvorgänge generell für alle Stoffe nachgewiesen werden, das richtig, was wir 1950 gesagt haben. Es erscheint mir aber vorerst fraglich, ob das in dieser strengen Formulierung, wie wir es damals dargestellt haben, aufrecht erhalten werden kann; dazu muß man noch eine Reihe weiterer Untersuchungen abwarten. Jedenfalls ist die Annahme, daß das Filtrat, welches durch die Glomeruli hindurchgeht, 120 cm^3 pro min betragen soll, nach unserer Ansicht nicht ausreichend bewiesen, wie ich anläßlich der Kritik der Meßverfahren des Glomerulusfiltrats sagte.

WEZLER (Frankfurt):

Kommt es nicht vielmehr darauf an, daß wir wissen, wie groß das Glomerulusfiltrat ist, als daß wir glauben, wieviel es ist? Wir wissen eben auch nicht sicher, daß es 100 l sind. Es wäre ja sonst nicht möglich, daß so gute Kenner, die jahrelang auf dem Gebiet arbeiten, so extreme Anschauungen haben, die zwischen 5 und 100 l schwanken. Herr FREY hat ja auch gesagt, daß es stark schwanken kann. Sie (FREY) haben ja nicht die Möglichkeit ausgeschlossen, daß es sehr viel höher sein kann. Warum soll denn nicht eine ebenso starke Änderung des Glomerulusfiltrats vorkommen bei den enormen Änderungen der Art der Durchblutung, der Umleitung zu den Glomeruli und den Tubuli — und diese geht ja nicht nur über das Vas efferens; es gibt schließlich auch eine Arteria recta vera, und es gibt die Möglichkeit, daß über arteriovenöse Kurzschlüsse von den Venen her rückläufig das Capillarsystem durchblutet wird. Die Form der Durchblutung kann ja vielleicht doch sehr stark wechseln, viel mehr, als wir das uns in den Experimenten zur Darstellung bringen können. Unter diesen sehr verschiedenen Bedingungen kann auch das Glomerulusfiltrat sehr stark wechseln.

FREY (Freiburg):

Wir hatten damals angegeben, daß die glomeruläre Filtration zwischen 4 und 50 l wechseln kann. — Und wenn ich eine Frage zurückgeben darf, welchen Beweis haben Sie (WIRZ) für die Brauchbarkeit der Inulin-Clearance zur Messung des Glomerulusfiltrats?

WEZLER (Frankfurt):

Ich möchte noch ergänzen, daß manche Froschglomeruli so geschwollene BOWMANsche Kapseln haben, und bei anderen sind sie vollständig zusammengefallen. Es ist Herrn ZAHN sehr selten bisher die Druckmessung im Glomerulus gelungen, der Druck wechselt auch sehr stark: er ist doch sehr niedrig, manchmal ist er höher (allerdings das alles beim Frosch). Und ich habe ja vorher schon erwähnt, die Durchblutung der Glomeruluscapillaren wechselt sehr stark, da muß doch die Menge des Ultrafiltrates sehr stark damit wechseln. Wie kann man da mit einer fixen Größe operieren?

WIRZ (Basel):

Ich habe noch heute morgen geglaubt, klarzumachen, daß es keinen Beweis gibt für die Richtigkeit der Inulin-Clearance, daß es aber doch eine recht große Zahl Indizien gibt. Eines davon habe ich an die Tafel gezeichnet: Die Proportionalität zwischen Ausscheidung und Plasmakonzentration zwischen 3 mg und 400 mg, wobei es nun wirklich sehr schwer vorzustellen ist, wie das auf andere Weise zustandekommen könnte als durch eine Filtration. Ein anderes Indicium ist, wenn wir schon vergleichend physiologisch beweisen wollen, daß es ja gewisse Tiere gibt, welche Inulin bestimmt nicht ausscheiden, weil sie aglomeruläre Nieren haben, und ich halte diesen vergleichenden Sprung für etwas wertvoller als die Betrachtung des Frosches. Ich habe ja auch schon Froschnieren angesehen. Und dort hat man nun den Eindruck, diese verschiedenartige Durchblutung sei nicht etwas Gesetzmäßiges. Wenn Sie einen guten, kraftstrotzenden frischgefangenen Frosch narkotisiert betrachten, dann sind praktisch sämtliche Glomerula vollständig ausgezeichnet durchströmt und je länger das Tier dann in der Narkose bleibt, um so schlechter wird die Durchblutung, dann kommt sie in einem Glomerulus wieder mal stärker...

WEZLER (Frankfurt):

Ich frage, wenn die Narkose abklingt?

Wirz (Basel):

Nein, wenn das Tier mit offenem Bauch einfach längere Zeit herumliegt. Und das sieht dann so aus, als wenn man einen Frosch verwendet, der schon längere Zeit im Institut gelebt hat, dann fängt es schon von Anfang an so auszusehen, wie Sie es beschrieben haben. Und diese Experimente nun auf den Menschen extrapolieren zu wollen, das scheint mir doch ein bißchen gewagt.

Wezler (Frankfurt):

Wir wollen einmal ausrechnen, welchen Anteil des Aortenstroms die Niere brauchen würde, wenn die ganze Filtrations- und Sekretionsfläche durchblutet wäre. Dieses gibt es nicht, genau so wenig wie beim Muskel, bei dem ja längst gezeigt ist, daß die Capillarfläche das Mehrfache der ganzen Erythrocytenfläche ausmachen würde. Das gibt es bei keinem Organ und warum soll es bei der Niere dann so sein. Ich glaube, daß der normale Zustand der ist, den ich eben geschildert habe nach Abklingen der Narkose, aber in der Narkose, da haben wir eine vollständige Gefäßlähmung und da hat man die ganze Niere durchströmt.

Frey (Freiburg):

Was Sie beim Frosch gesehen haben, um es nochmal zu wiederholen, kann man tatsächlich auch beim Warmblüter sehen. Wenn man eine solche osmotische Diurese anregt, dann sieht man am Glomerulus eine enorme Mehrdurchblutung und man sieht, wie jetzt aus dem Glomerulus Flüssigkeit herausströmt, die vorher nicht da war. Das heißt also: der Glomerulus filtriert nicht immerfort monoton die gleiche Menge, sondern er kann durchaus sein Filtratvolumen außerordentlich stark wechseln.

Wezler (Frankfurt):

Ebbecke hat doch beobachtet, daß die Glomeruli abwechseln. Glauben Sie nicht, daß...

Wirz (Basel):

Können Sie das nur beim Frosch beobachten?

Wezler (Frankfurt):

Nur beim Frosch.

Kleinschmidt (Mainz):

Schlußwort.

Zuerst kurz zum Bericht von Herrn Menne, der ja außerordentliche Clearance-Werte angegeben hat. Ich möchte ihn fragen, ob er mit einmaliger Injektion der Testsubstanzen gearbeitet hat, oder auf welche Weise die Größen ermittelt wurden. Eine Filtratfraktion von 55%, die besagen würde, daß 55% des die Nieren durchfließenden Plasmaquantums abfiltriert werden, ist gar nicht denkbar. Ferner kann man sich nicht vorstellen, daß eine hohe renale Plasmadurchströmung von 900 auf 300 abnimmt, ohne daß schwerste hämodynamische Umstellungen, etwa ein Kollaps, zugrunde liegen. Ich glaube, man kann solche Werte nicht als reell anerkennen. — Die von Herrn Schirmeister näher erläuterte Bestimmung der Harnfixa-Clearance wird sich, so glauben wir, sicher als einfacher und wertvoller Test bewähren. Auf diese Weise läßt sich in kurzer Zeit etwa das ermitteln, was wir sonst durch den Volhardschen Konzentrationsversuch feststellen. Dabei fallen einige Fehlerquellen und Täuschungsmöglichkeiten weg. — Auf die Frage der Halbwertszeit möchte ich im Hinblick auf die Diskussionsbemerkung von Herrn Klinke nochmals kurz eingehen. Unser Haupteinwand ist nach wie vor der, daß ein exponentielles Verhalten, also ein linearer Abfall der Blutspiegel bei halblogarithmischer Darstellung, sehr häufig nicht beobachtet wird, wenn man die Extinktion der Blutproben photoelektrisch exakt (z. B. im Elko auf die 3. Stelle) analysiert. Auch Herr Nüssgens konnte an einem großen Material den linearen Abfall nur sehr selten registrieren. Wenn man die Bestimmungen jedoch sehr grob colorimetrisch durchführt, dann ist es nicht schwer, im halblogarithmischen Raster Gerade zu konstruieren. Bei der Auswertung zeigen sich dann unter Umständen groteske Ergebnisse und bei Kontrollen häufig Abweichungen in der entgegengesetzten Richtung. Über die diagnostische Bedeutung eines derartig vereinfachten Verfahrens kann man nur einer Meinung sein. Unter der Voraussetzung exakter Methodik jedoch haben solche semi-quantitativen und qualitativen Teste, das muß ich zugeben und das habe ich wohl deutlich genug betont, sicher ihren praktischen Wert. — In bezug auf die Frage von Herrn Professor WOLLHEIM wegen der Harnstofferhöhung muß ich zur Vermeidung von Mißverständnissen meine Auffassung nochmals präzisieren. Es handelt sich darum, daß bei einer stark herabgesetzten Harnstoff-Clearance der Harnstoffspiegel normal sein kann, wenn aus exogenen Ursachen wenig Stickstoffschlacken anfallen. Das besagt aber nicht, daß bei einem pathologischen Harnstoffspiegel etwa keine Nierenschädigung vorhanden ist. Ich stimme also der Formulierung zu, daß die Harnstofferhöhung im positiven Sinne im allgemeinen die Folge einer renalen Störung ist, wobei diese extrarenal bedingt sein kann. — Nun zu dem, was Herr PETERS über Phenolrot und PAH ausführte. Es ist ganz interessant, daß HOMER W. SMITH die PAH als Clearance-Substanz entdeckt hat, als er Untersuchungen über die sog. Competition, die gegenseitige Verdrängung von Pharmaka in der renalen Verarbeitung machte. Er überzeugte sich hierbei davon, daß die PAH als Testsubstanz besonders geeignet war und insbesondere zur Feststellung der Nierenplasmadurchströmung und der maximalen tubulären Ausscheidungsleistung in Betracht kam. Man kann aber — und das zu den Ausführungen von Herrn MOELLER — wie ich betont habe, nach dem Ausfall von kurzfristigen Phenolrotproben kaum entscheiden, ob ein pathologisches Ergebnis nun mehr Folge einer tubulären Störung ist, oder, wie ich eigentlich annehmen möchte, meist der Indicator einer Herabsetzung der Durchblutung oder beider Größen zusammen. Über die Problematik habe ich gesprochen. Ich glaube, daß ich damit im wesentlichen zu den strittigen Punkten Stellung genommen habe, wobei es mir scheint, daß mich keine nennenswerten und grundsätzlichen Diskrepanzen von der Mehrzahl der Diskussionsredner trennen.

Die renale Rückresorption und Ausscheidung von Bicarbonat.

Von

ROBERT F. PITTS (New York).

Mit 5 Textabbildungen.

Das Kohlensäure-Bicarbonat-Puffersystem spielt eine dominierende Rolle in der Aufrechterhaltung der normalen Wasserstoff-Ionenkonzentration des Plasmas und der extracellulären Flüssigkeit. Diese Dominanz ist nicht irgendwelchen besonders günstigen physikalisch-chemischen Eigenschaften zuzuschreiben, sondern sie entspringt zwei homoeostatischen Mechanismen, die die Konzentration der zwei Puffer-Komponenten regulieren: respiratorische Regulationsmechanismen stabilisieren die Konzentration der Kohlensäure zwischen 1,2 und 1,4 mäq/l. Renale Mechanismen sind andererseits dafür verantwortlich, daß die Konzentration von Bicarbonat in einem Bereich von 24—28 mäq/l gehalten wird. Diese zwei Mechanismen führen zur Aufrechterhaltung der leicht alkalischen Reaktion der Körperflüssigkeiten.

Im folgenden möchte ich mit Ihnen einige der Faktoren besprechen, die in der renalen Stabilisierung der Bicarbonatkonzentration eine Rolle spielen.

Die Nieren spielen in dreifacher Hinsicht eine wesentliche Rolle in der Kontrolle der Bicarbonatkonzentration der Körperflüssigkeiten (*1*).

Erstens: Bei normaler oder erniedrigter Bicarbonatkonzentration konserviert die Niere in wirkungsvoller Weise das glomerulär gefilterte Bicarbonat, das den Tubuli auf diesem Wege angeboten wird.

Zweitens: Ist die Bicarbonatkonzentration abnorm erhöht, so kommt es zur Ausscheidung des Überschusses im Harn.

Drittens: Kommt es zu einer Verarmung des Körpers an Bicarbonatreserven, wie dies im Falle der Neutralisierung von starken Säuren der Fall ist, so ist die Niere imstande, Säuren entweder in frei titrierbarer Form oder zusammen mit Ammonium-Ionen auszuscheiden und dadurch Bicarbonat einzusparen.

Ich will mich anschließend nur mit den beiden ersten Vorgängen beschäftigen, nämlich mit dem Prozeß der renalen Rückresorption und Ausscheidung von Bicarbonat.

Die Größenordnung der renalen Rückresorption und Ausscheidung von Bicarbonat veranschaulicht Tab. 1. Im normalen nierengesunden Erwachsenen werden etwa 200 l Plasma täglich durch die Glomerula gefiltert. Da jeder Liter Plasma etwa 25 mäq Bicarbonat enthält, werden etwa 5000 mäq oder 420 g als Natriumbicarbonat ausgedrückt täglich gefiltert. Da 1 Liter Harn mit einem p_H von 6,0 nur etwa 1 mäq Bicarbonat enthält, werden also 4999 mäq täglich von den Nierentubuli rückresorbiert. Diese Einsparung ist quantitativ noch größer, wenn während einer Acidose die Bicarbonat-Reserven des Körpers vermindert sind.

Tabelle 1. *Reabsorption und Ausscheidung von Bicarbonat.*

	Glomerulus-filtrat	Plasma Bicarbonat	gefiltert	Bicarbonat ausgeschieden	rück-reabsorbiert
	Liter/Tag	mäq/Liter	mäq/Tag		
Normal	200	25	5,000	1	4,999
Nach Alkali-Einnahme	200	25	6,000	1,001	4,999

Wird ein Überschuß von Alkali eingenommen, so kommt es zu einem Anstieg des Plasma-Bicarbonates. Wenn z. B. 1000 mäq Natrium-Bicarbonat eingenommen werden würden — dies entspricht einer Menge von 84 g —, so würde die Plasmakonzentration auf 30 mäq/l ansteigen. Dies würde zu einem Angebot von 6000 mäq Bicarbonat an die Nierentubuli führen. In diesem Falle würde dann die Rückresorption von 4999 mäq und die Ausscheidung von etwa 1000 mäq zu der Wiederherstellung der normalen Verhältnisse führen.

Abb. 1 veranschaulicht den Mechanismus der renalen Rückresorption und Ausscheidung von Bicarbonat anhand von Experimenten an nierengesunden Erwachsenen (*2*). Einen Tag vor Durchführung des Experimentes wurden 5—10 g Ammonium-Chlorid verabreicht, um die Plasma-Konzentration von Bicarbonat auf subnormale Werte von 13—20 mäq/l zu erniedrigen.

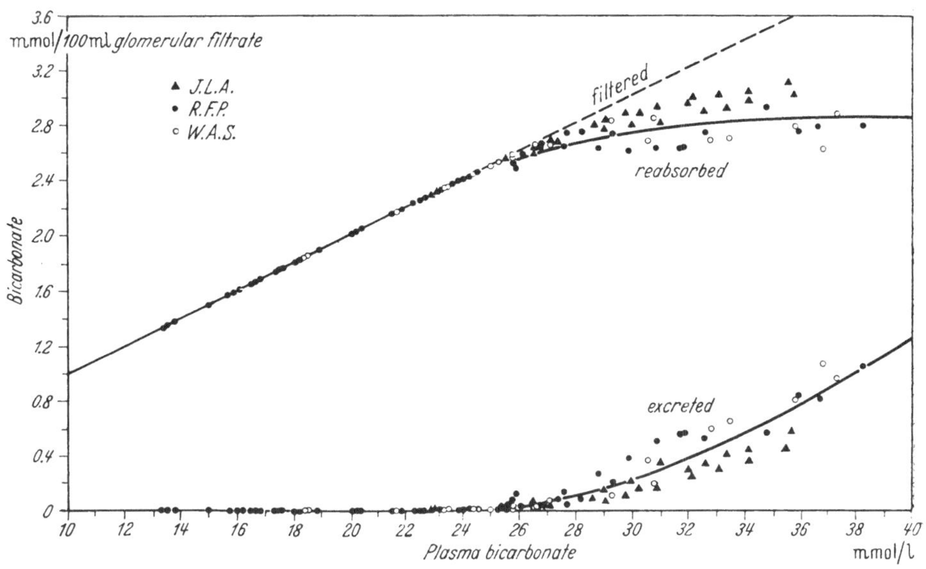

Abb. 1. Filtrierte, ausgeschiedene und rückresorbierte Menge von Bicarbonat in Abhängigkeit von dessen Konzentration im Plasma. Versuche an 3 männlichen Versuchspersonen.

Während des Experimentes wurde Inulin intravenös gegeben und die Inulin-Clearance wurde in all diesen Versuchen als Maß des Glomerulum-Filtrates verwendet. Die gefilterte Bicarbonatmenge ist das Produkt von Glomerulum-Filtrat und Plasmakonzentration. Die ausgeschiedene Menge ist das Produkt von Harnfluß und Harnkonzentration; die Differenz zwischen gefiltertem und ausgeschiedenem Bicarbonat ergibt die rückresorbierte Menge.

Da die Filtrationsleistung dieser drei Männer ungefähr 120, 150 und 180 ml/min betrug, sind die Bicarbonatmengen relativ ausgedrückt, nämlich als Millimol pro 100 ml Glomerulum-Filtrat. Wir haben im folgenden alle Werte pro 100 ml Glomerulum-Filtrat ausgedrückt; aus diesem Grunde fallen die gefilterten Bicarbonatmengen hier automatisch auf die diagonale Gerade, die mit "filtered" bezeichnet ist.

Durch eine intravenöse Infusion von Natriumbicarbonat wurde im weiteren Verlauf der Experimente die Plasma-Bicarbonatkonzentration von subnormalen Werten über normale auf supernormale Werte gesteigert. Wie aus der graphischen Darstellung ersichtlich ist, wird bei Plasmakonzentrationen von 13—25 mäq/l die gesamte gefilterte Bicarbonatmenge rückresorbiert: unter diesen Verhältnissen wird also kein Bicarbonat ausgeschieden. Bei Konzentrationen von 30 mäq/l wird andererseits eine relativ konstante Menge Bicarbonat rückresorbiert, nämlich stets etwa 2,8 mäq/100 ml Filtrat. Der diese Menge übersteigende Anteil des tubulären Angebotes wird ausgeschieden.

Wir können demnach als die normale renale Bicarbonatschwelle eine Plasmakonzentration von 26—28 mäq/l definieren.

Zusammenfassend sei aus diesen Versuchen das Folgende gesagt: Übersteigt die Plasmakonzentration von Bicarbonat diesen eben genannten Schwellenwert, so kommt es zu einem erhöhten Bicarbonat-Angebot an die Tubuli. Von diesem vermehrten Angebot wird jedoch lediglich eine beschränkte Menge rückresorbiert. Der restliche Überschuß wird ausgeschieden und die Plasmakonzentration fällt langsam auf normale Werte. Ist die Plasmakonzentration niedriger als die Schwellenkonzentration, so wird das gesamte gefilterte Angebot rückresorbiert.

Dieses Schema illustriert ganz allgemein die geschilderten renalen Schwellenverhältnisse im nierengesunden Menschen. Ähnliche Verhältnisse finden sich beim Hund. Wie Sie alle wissen, sind diese Verhältnisse unter krankhaften Bedingungen in verschiedener Weise verändert.

Im folgenden möchte ich mich etwas näher mit den Veränderungen dieser eben beschriebenen renalen Mechanismen bei respiratorischer Acidose beschäftigen.

Ich möchte zuerst Ihre Aufmerksamkeit auf die bekannten Veränderungen in der Zusammensetzung des arteriellen Plasmas lenken, die bei schwerer respiratorischer Insuffizienz bestehen (Tab. 2). Grundsätzlich besteht eine Verminderung der Elimination von Kohlendioxyd. Dadurch kommt es zu einer Steigerung des CO_2-Partialdruckes, einem Ansteigen der Wasserstoffionenkonzentration, also zu einem Abfall des p_H. Teilweise werden diese Veränderungen durch einen Anstieg der Bicarbonatkonzentration kompensiert. Die dabei beobachtete Bicarbonatkonzentration würde in einem normalen Individuum jedoch zu einer reichlichen Bicarbonatausscheidung und alkalischem Harn führen. Bei diesem Patienten jedoch war der Harn sauer und enthielt kein Bicarbonat. Daraus ergibt sich der zwingende Schluß, daß bei respiratorischer Insuffizienz mit respiratorischer Acidose die Nierenschwelle für Bicarbonat erhöht ist.

Tabelle 2. *Arterielles Plasma.*

	p_H	pCO_2 mm Hg	Bicarbonat mäq/l
Normalwerte	7,40	40	26
Respiratorische Acidose (Kind mit Bronchitis)	7,30	88	42

Diese eben gezeigten Verhältnisse können am normalen Hund in folgender Weise demonstriert werden. In Tab. 3 zeige ich Ihnen ein Experiment, das Dr. DORMAN und Dr. SULLIVAN in unserem Laboratorium durchführten (*3*). Durch intravenöse Infusion wurde der Plasma-Bicarbonatspiegel von der ursprünglichen

Tabelle 3. *Beispiel für die Steigerung der tubulären Bicarbonat-Rückresorption während akuter respiratorischer Acidose, hervorgerufen durch Atmung von* 12% CO_2. (Versuch am Hund.)

Geatmetes Gas	Urin	GFR	Plasma			Bicarbonat			
			$BHCO_3$	p_H	pCO_2	Filt.	Exkr.	Rückresorbiert	
	ml/min		mäq/l		mm Hg	mäq/min			mäq/100 ml
Luft	5,80	65,2	37,4	7,55	44,2	2,44	0,81	1,63	2,50
Luft	6,40	62,5	37,4	7,56	43,2	2,34	0,81	1,53	2,45
CO_2	4,70	64,0	43,4	7,32	86,7	2,78	0,61	2,17	3,40
CO_2	4,60	65,2	44,5	7,31	91,1	2,90	0,62	2,28	3,50
Luft	5,65	59,0	42,9	7,51	55,5	2,53	0,88	1,65	2,81
Luft	5,85	61,5	44,3	7,44	67,2	2,72	0,98	1,74	2,83

Höhe von 25 mäq/l auf etwa 37—44 mäq/l erhöht. Solange das Tier normale Luft atmete, war das arterielle Blut abnorm alkalisch, das p_H betrug etwa 7,55. Der CO_2-Partialdruck lag innerhalb normaler Grenzen und schwankte zwischen 43 und 44 mm Hg. Die Bicarbonat-Rückresorption betrug etwa 2,50 mäq/100 ml Glomerulum-Filtrat. Dies ist ein normaler Wert für den Hund und ist dem des nierengesunden Erwachsenen sehr ähnlich.

Wenn nun 12% Kohlendioxyd in Luft mittels einer Atemmaske gegeben werden, fällt das arterielle p_H auf 7,32 und 7,31 und der CO_2-Partialdruck steigt auf 86 und 91 mm Hg. Die Bicarbonat-Rückresorption steigt gleichzeitig auf 3,4 und 3,5 mäq/100 ml Filtrat. Diese Werte sind bedeutend höher als sie im normalen Hund je gefunden wurden.

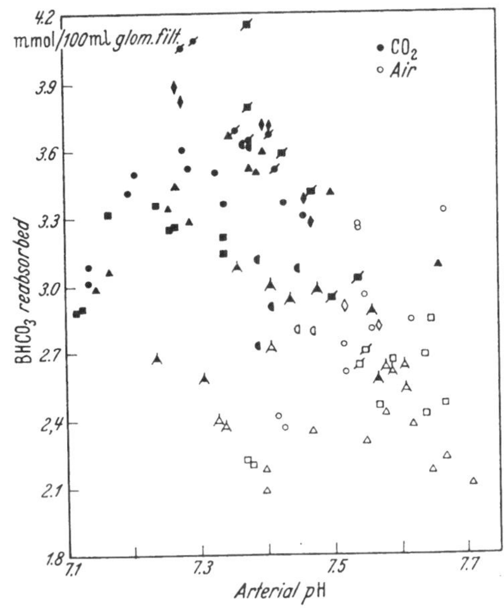

Abb. 2. Bicarbonatrückresorption bei Hunden in akuter respiratorischer Acidose und Alkalose, aufgetragen in Abhängigkeit vom p_H im arteriellen Plasma. Bei allen Messungen war die arterielle Bicarbonat-Konzentration so weit erhöht worden, daß beträchtliche Mengen von Bicarbonat ausgeschieden wurden.

Nach der Wiederherstellung normaler Atemverhältnisse steigt das Blut-p_H auf 7,51 und 7,44 und der CO_2-Partialdruck fällt auf Werte, die etwas über den Ausgangsdrucken liegen. Gleichzeitig fällt auch die Bicarbonat-Rückresorption auf Kontrollwerte, nämlich auf Werte von etwa 2,80 mäq/100 ml Glomerulum-Filtrat.

Während der letzten zwei Jahre haben sich verschiedene Untersucher mit diesem Problem näher beschäftigt: Unter anderen OCHWADT (*4*) in diesem Lande, STANBURY und THOMPSON (*5*) in England und RELMAN und SCHWARTZ (*6*), BRAZEAU und GILMAN (*7*) und ELKINTON in den Vereinigten Staaten.

Wie Sie sahen, finden sich zwei Hauptveränderungen des arteriellen Blutes während der Kohlendioxydinhalation: einerseits kommt es zu einer Erniedrigung des Blut-p_H, andererseits ist der CO_2-Partialdruck erhöht. Welches ist nun der Faktor, der die erhöhte Bicarbonat-Rückresorption verursacht?

In Abb. 2 sind alle unsere Daten über Bicarbonat-Rückresorption als Funktion des arteriellen p_H dargestellt. Wie ich schon früher erwähnte, betrugen die normalen Werte für die Bicarbonat-Rückresorption durchschnittlich 2,5 mäq/100 ml Filtrat; dies bei einem Plasma-p_H von 7,4. Wird das p_H auf 7,7 erhöht, so sinkt die Rückresorption. Wird andererseits das p_H erniedrigt, in diesem Falle auf 7,1, so finden wir eine beträchtliche Zunahme der tubulären Bicarbonat-Rückresorption.

In Abb. 3 finden sich unsere Daten von einem etwas anderen Gesichtspunkt aus betrachtet: die Bicarbonat-Rückresorption ist hier als Funktion des Kohlendioxyd-Partialdruckes aufgetragen. Bei normalem CO_2-Partialdruck von etwa 40 mm Hg beträgt die Rückresorption von Bicarbonat durchschnittlich 2,5 mäq pro 100 ml Filtrat. Bei niedrigen CO_2-Partialdrucken findet sich eine Verminderung der Bicarbonat-Rückresorption, während es bei erhöhtem CO_2-Partialdruck zu einer vermehrten Rückresorption kommt. Obwohl die Korrelation zwischen tubulärer Bicarbonat-Rückresorption und arteriellem CO_2-Partialdruck etwas besser ist als die zwischen Bicarbonat-Rückresorption und arteriellem p_H, so können wir doch aus diesen Versuchen nicht ersehen, welcher dieser beiden Faktoren für die Veränderungen der tubulären Rückresorption verantwortlich ist.

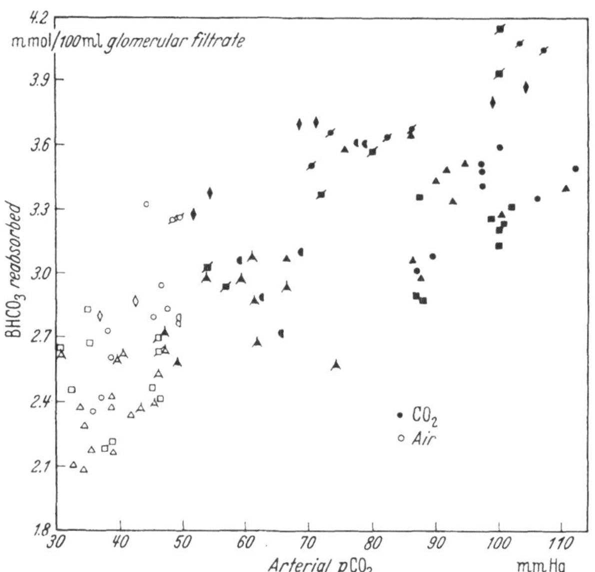

Abb. 3. Bicarbonatausscheidung bei Hunden in akuter respiratorischer Acidose und Alkalose, aufgetragen in Abhängigkeit vom CO_2-Druck im arteriellen Plasma. Werte von den gleichen Experimenten wie für Abb. 2.

Aus den Experimenten in Tab. 4 können wir jedoch eine endgültige Antwort auf dieses Problem geben: aus ihnen geht hervor, daß der arterielle Kohlendioxyd-Partialdruck und nicht das arterielle p_H der entscheidende Faktor beim Zustandekommen der gesteigerten Bicarbonatreabsorption ist. In dieser Hinsicht stimmen wir mit RELMAN, SCHWARTZ, BRAZEAU und GILMAN überein. Eine etwas andere Ansicht wird von STANBURY, THOMPSON und ELKINTON vertreten.

Das Experiment an Hund A wurde in zwei Abschnitte unterteilt: Während des ersten Teiles wurde Natriumbicarbonat intravenös verabreicht, um die Bicarbonatkonzentration auf 34 mäq/l zu erhöhen. Das arterielle p_H betrug 7,49 und der arterielle CO_2-Partialdruck schwankte zwischen 46 und 47 mm Hg. Die Bicarbonat-Rückresorption betrug zu diesem Zeitpunkt 2,8 mäq/100 ml Glomerulum-Filtrat.

Tabelle 4. *Demonstration der Tatsache, daß der verantwortliche Faktor für die Zunahme der Bicarbonat-Rückresorption während akuter respiratorischer Acidose der arterielle CO_2-Druck ist, nicht das arterielle p_H.*

Glom.-Filtrat	Plasma			Bicarbonat	
	$BHCO_3$	p_H	pCO_2	Rückresorbiert	
ml/min	mäq/l		mm Hg	mäq/min	mäq/100 ml
			Hund A		
			Langsame Infusion von $NaHCO_3$; Zimmerluft-Beatmung		
50,9	34,8	7,49	47,3	1,44	2,82
51,0	34,9	7,50	46,3	1,44	2,82
46,9	34,2	7,49	46,3	1,31	2,80
			Schnelle Infusion von $NaHCO_3$; Beatmung mit 12% CO_2		
54,4	89,1	7,49	120,9	1,86	3,42
55,4	92,3	7,48	127,9	2,01	3,64
53,0	94,5	7,48	131,1	1,93	3,64
			Hund B		
			Ansteigende Infusion von $NaHCO_3$; Beatmung mit 12% CO_2		
100,6	45,8	7,28	100,0	3,60	3,60
108,2	55,4	7,34	106,0	3,64	3,36
89,5	57,1	7,33	112,0	3,13	3,50
100,9	69,0	7,46	100,0	3,34	3,30
98,6	70,7	7,43	110,0	3,31	3,36

Während des zweiten Teiles dieses Experimentes wurde Natrium-Bicarbonat mit größerer Geschwindigkeit infundiert: die Plasmabicarbonat-Konzentration stieg beträchtlich an, auf 89—94 mäq/l. 12% Kohlendioxyd wurde zu diesem Zeitpunkt mittels einer Atem-Maske gegeben, um den CO_2-Partialdruck auf 120 und 131 mm Hg zu erhöhen. Wichtig ist, daß durch diese respiratorische Acidose genau die metabolische Alkalose kompensiert wurde, so daß das arterielle p_H konstant blieb. Bei gleichbleibendem p_H, aber gesteigertem CO_2-Partialdruck, stieg die Bicarbonat-Rückresorption bis auf 3,4 und 3,6 mäq/100 ml Glomerulum-Filtrat an.

Im zweiten Experiment an Hund B wurde dieser Versuch in umgekehrter Weise durchgeführt. Das Tier wurde zuerst mit 12% Kohlendioxyd beatmet, so daß ein hoher und konstanter CO_2-Partialdruck während der gesamten Versuchsdauer aufrechterhalten wurde. Als die Bicarbonatinfusion beschleunigt wurde, stieg der Bicarbonat-Plasmaspiegel auf 45 und später auf 70 mäq/l, und das p_H stieg von 7,28 auf 7,46. Trotz dieses beträchtlichen Anstieges des arteriellen p_H kam es zu keiner Veränderung — bei konstant gehaltenem CO_2-Partialdruck — der tubulär rückresorbierten Bicarbonatmenge.

Unsere Ansichten über den Wirkungsmechanismus des CO_2-Partialdruckes auf die renale tubuläre Rückresorption von Bicarbonat sind in Abb. 4 veranschaulicht. Unsere früheren Studien über die Bicarbonatreabsorption haben es wahrscheinlich erscheinen lassen, daß an Bicarbonat gebundene Kationen in der tubulären Flüssigkeit in einem Substitutionsvorgang mit Wasserstoff-Ionen aus den Zellen ausgetauscht werden (*2*, *8*). Die dabei gebildete Kohlensäure wird im Lumen der Tubuli langsam in Kohlendioxyd und Wasser gespalten.

Die Wasserstoffionen für diesen Ionenaustauschprozeß werden in der Tubuluszelle durch die Ionisation von Kohlensäure gebildet. Kohlendioxyd, das in der Zelle selbst gebildet wird, oder solches, das vom tubulären Lumen oder vom peritubulären Blut her in die Zelle diffundiert, nimmt an dieser Reaktion teil. Ein Ansteigen des Kohlendioxyd-Partialdruckes — verursacht durch die Inhalation von Kohlendioxyd — wird entsprechend dem Massenwirkungsgesetz diese Reaktion nach links treiben. Dieser Anstieg in der Konzentration von Kohlensäure wird die Verfügbarkeit an Wasserstoffionen steigern. Es ist aus diesem Schema ersichtlich, daß ein gesteigerter Kohlendioxyd-Partialdruck des arteriellen Blutes das Bicarbonat-Rückresorptionssystem dadurch grundlegend beeinflußt, daß der Wasserstoffionengehalt der Zelle erhöht wird.

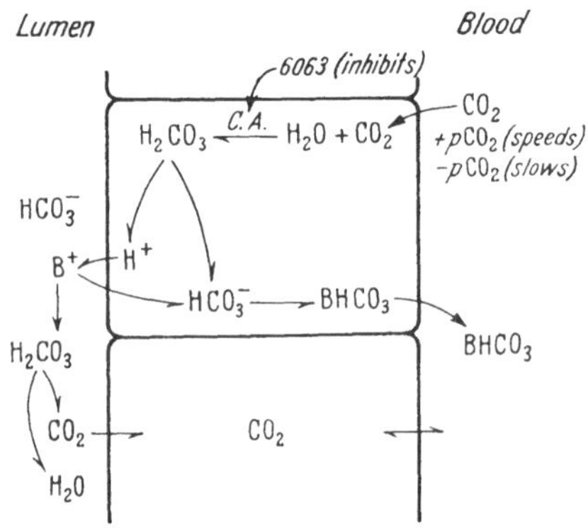

Abb. 4. Schematische Darstellung des tubulären Rückresorptionsmechanismus für Bicarbonat.

Die Nierentubuluszellen besitzen reichlich Carboanhydrase, ein Ferment, das die Geschwindigkeit der Hydratation von Kohlendioxyd und Wasser zu Kohlensäure wesentlich beschleunigt. Vor einigen Jahren beobachteten MANN und KEILIN (*9*), daß Sulfanilamid dieses Fermentsystem blokkiert. MARSHALL (*10*), HOEBER (*11*) u. a. konnten nun zeigen, daß Sulfanilamid die renale Rückresorption von Bicarbonat teilweise hemmt. Kürzlich wurde ein neuer Fermentinhibitor, ein substituiertes Sulfonamid, Diamox, gefunden, der sich im Vergleich zu Sulfanilamid als 100mal wirksamer erwies. Diese Substanz verursacht eine reichliche Mehrausscheidung von Bicarbonat im Harn, wohl durch Verringerung der verfügbaren Wasserstoffionen innerhalb der Tubuluszelle.

Obwohl diese graphische Darstellung in ganz allgemeiner Weise den Einfluß der veränderten Kohlensäurespannung auf die renale Rückresorption von Bicarbonat wiedergibt, so sagt sie doch nichts Näheres über den cellulären Mechanismus dieses Vorgangs aus.

Die zwei Pfeile, die hier den Austausch von Wasserstoff- und Kationen an der Zell-Membran veranschaulichen, stellen den wesentlichen Anteil des Rückresorptionsmechanismus dar. Wir wissen jedoch wenig über den genauen cellulären Mechanismus dieses Vorganges, lediglich, daß es sich um einen energieverbrauchenden Prozeß handelt. Weiter haben wir Grund anzunehmen, daß dieser Substitutionsvorgang durch hormonale Einflüsse reguliert werden kann und dieser Ionenaustausch in chronisch respiratorischer Acidose weitgehend beschleunigt ist.

Wir begannen unsere Studien über chronisch respiratorische Acidose, als wir sahen, daß die von uns beobachtete Steigerung der Bicarbonat-Reabsorption in akuten Versuchen nicht imstande war, quantitativ die Steigerungen der Bicarbonatkonzentration im Plasma zu erklären, wie sie in Fällen von schwerer chronischer pulmonaler Insuffizienz beobachtet werden. Um die Wirkung von langanhaltender respiratorischer Acidose auf die renale Bicarbonat-Rückresorption beobachten zu können, unternahmen Dr. DORMAN und Dr. SULLIVAN Versuche, in denen Hunde bis zu 39 Tagen in einer Atmosphäre mit 10–12% Kohlendioxyd gehalten wurden (*12, 13*).

Tabelle 5. *Ein Versuch am Hund, der das Ausmaß der Rückresorptionssteigerung von Bicarbonat während chronischer Acidose zeigt.*

(Hund C, 17,0 kg. Respiratorische Acidose für 14 Tage. Atemluft 12% CO_2, 88% O_2 während des Versuchs.)

Periode Nr.	GFR	Urin	Plasma		Rückresorbiertes Bicarbonat	
			$BHCO_3$	pCO_2		
	ml/min	ml/min	mmol/l	mm Hg	mmol/min	mmol/100 ml Glom.-Filtrat
1	90,5	6,16	35,5	92	3,33	3,68
2	90,5	6,13	35,6	90	3,36	3 71
			bequem der $NaHCO_2$-infusion			
3	113	8,06	44,6	96	4,98	4,41
4	110	7,50	44,6	91	4,92	4,48
5	112	9,80	54,0	92	5,65	5,04
6	115	8,66	54,3	86	5,91	5,14
7	96,5	9,73	64,8	88	5,35	5,54
8	99,4	9,66	65,3	84	5,60	5,64

Vor der eigentlichen Durchführung des in Tab. 5 gezeigten Experimentes wurde der Hund vierzehn Tage lang in einer Atmosphäre mit 10—12% Kohlendioxyd gehalten und während des Clearance-Versuches wurden 12% Kohlendioxyd mittels einer Atemmaske gegeben. Während der ersten zwei Versuchsperioden wurde kein Bicarbonat infundiert. Es ist hier ersichtlich, daß als Folge der langanhaltenden respiratorischen Acidose die Plasmakonzentration von Bicarbonat auf 35 mäq/l angestiegen ist. Das gesamte glomerulär gefilterte Bicarbonat, nämlich 3,68 und 3,71 mäq/100 ml Filtrat, wurde rückresorbiert und der gebildete Harn war sauer.

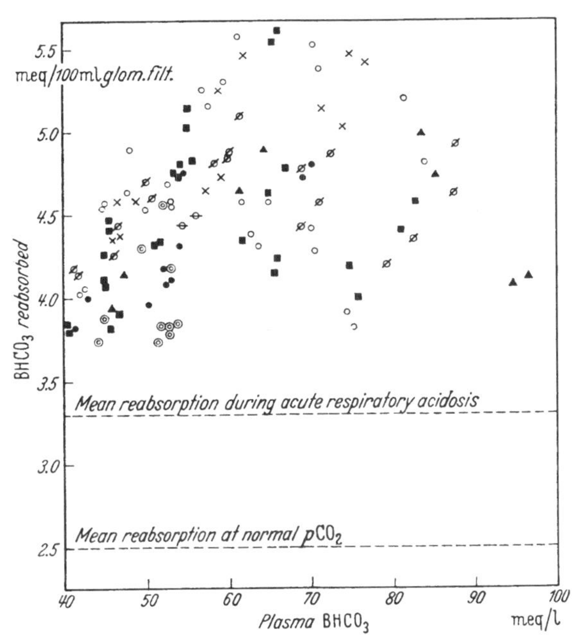

Abb. 5. Vergleich der Bicarbonat-Rückresorption bei Hunden in chronischer respiratorischer Acidose mit Mittelwerten unter normalen Bedingungen und bei akuter respiratorischer Acidose.

Im folgenden wurde Natriumbicarbonat infundiert, um die Plasmakonzentration schrittweise bis zu 65 mäq/l zu steigern. Es ist ersichtlich, daß unter den dadurch entstehenden Bedingungen die Nierentubuli bis zu 5,5 und 5,6 mäq/100 ml Glomerulum-Filtrat rückresorbieren können, wenn sich solch beträchtliche Mengen von Bicarbonat im Filtrat finden.

In Abb. 5 sehen Sie unsere gesamten Daten über die Rückresorptionsleistung für Bicarbonat. Wir erhielten sie aus Experimenten an Hunden, die über einen Zeitraum von 16 Std. bis 39 Tagen in einer mit CO_2 angereicherten Atmosphäre gehalten wurden. Die untere gestrichelte Linie zeigt die durchschnittliche maximale Rückresorptionsfähigkeit des normalen Hundes, nämlich 2,5 mäq Bicarbonat pro 100 ml Glomerulum-Filtrat. Die obere gestrichelte Linie zeigt die durchschnittlich beobachtete Rückresorptionsfähigkeit für Bicarbonat während akuter respiratorischer Acidose durch Inhalation von 12% Kohlendioxyd, nämlich 3,3 mäq/100 ml Filtrat. Es ist deutlich, daß chronische respiratorische Acidose, auch wenn sie nur 16 Std. andauert, die tubuläre Rückresorption von Bicarbonat noch erheblich mehr steigern kann als eine akute respiratorische Acidose. Der Haupteffekt der chronischen respiratorischen Acidose bildet sich in den ersten 48 Std. aus. Maximale Kompensation erfolgt in zwei Wochen. Wir fanden keine weitere Steigerung bei Versuchen bis zu 39 Tagen.

Als wir diese Steigerung der tubulären Bicarbonat-Rückresorption beobachteten, erwogen wir die Möglichkeit eines adaptiven Aktivitätsanstieges der Carboanhydrase. Es ergaben sich a priori einige theoretische Einwände gegen diese Annahme, aber ich brauche mich mit diesen nicht näher zu beschäftigen, da kürzlich direkte Versuchsergebnisse verfügbar wurden. Dr. SELDIN (*14*) konnte zeigen, daß sich in chronischer respiratorischer Acidose keine Vermehrung der Carboanhydraseaktivität in der Rattenniere findet. Anscheinend kommt es zu einer Steigerung des Ionenaustauschvorganges selbst. Da wir fast nichts über diesen Mechanismus wissen, können wir auch wenig über die möglichen Aktivierungsmechanismen sagen. Eine Möglichkeit jedoch ist, daß es in respiratorischer Acidose zu einer Steigerung der Aktivität der Nebennierenrinde kommt und daß dies den Ionenaustauschmechanismus steigert. Dies ist um so wahrscheinlicher, da bekanntlich beim Cushingschen Syndrom die Plasmabicarbonatkonzentration gesteigert ist. Es liegt demnach nahe, einen ursächlichen Zusammenhang zwischen Überaktivität der Nebennierenrinde und gesteigerter Bicarbonat-Rückresorption anzunehmen. Wir haben jedoch noch nicht die entscheidenden Experimente in dieser Hinsicht durchgeführt, nämlich Versuche, in denen der Einfluß der Nebennierenrinden-Hormone auf die Bicarbonatreabsorption während akuter respiratorischer Acidose geprüft wurde.

Abschließend möchte ich zwei Punkte besonders betonen. Erstens: In akuter respiratorischer Acidose findet sich durch den Anstieg des CO_2-Partialdruckes eine gesteigerte Wasserstoffionenkonzentration in den Tubuluszellen. Gesteigerte Verfügbarkeit von Wasserstoffionen erhöht den Substitutionsvorgang von Kationen für Wasserstoffionen in der tubulären Flüssigkeit; als Folge davon findet sich eine gesteigerte Bicarbonat-Rückresorption. Zweitens: In chronischer respiratorischer Acidose findet sich ein weiterer verantwortlicher Faktor beim Zustandekommen der gesteigerten Bicarbonatreabsorption. Die Aktivität des Ionenaustauschmechanismus selbst ist gesteigert. Der Hauptanteil dieser Steigerung erfolgt während der ersten 48 Std., obwohl bereits nach 16 Std. ein signifikanter Anstieg zu beobachten ist. Der Mechanismus dieser Steigerung ist bis jetzt in seinen Einzelheiten ungeklärt.

Bei chronischer pulmonaler Insuffizienz findet sich als Ursache der beobachteten Steigerung der Bicarbonatreabsorption *einerseits* der Massenwirkungseffekt des gesteigerten Kohlendioxydpartialdruckes, wie wir es in den akuten Experimenten beobachten konnten. *Andererseits* ist ein langsam einsetzender adaptiver Aktivitätsanstieg des Ionenaustauschvorganges zu beobachten. Die dadurch erhöhte

Bicarbonatschwelle ermöglicht die Aufrechterhaltung einer hohen Bicarbonatkonzentration: auf diese Weise wird die Störung des Säure-Basen-Gleichgewichtes bei pulmonaler Insuffizienz zum größten Teil kompensiert.

Dr. G. GIEBISCH und Dr. B. OCHWADT möchte ich für ihre Hilfe bei der Übersetzung des Manuskriptes danken.

Literatur.

1. PITTS, R. F.: Modern concepts of acid-base regulation. Arch. Int. Med. **89**, 864 (1952).
2. PITTS, R. F., W. A. SCHIESS and J. L. AYER: The renal regulation of acid-base balance. III. The reabsorption and excretion of bicarbonate. J. Clin. Invest. **28**, 35 (1949).
3. DORMAN, P. J., W. J. SULLIVAN and R. F. PITTS: The renal response to acute respiratory acidosis. J. Clin. Invest. **33**, 82 (1954).
4. OCHWADT, B.: Über Rückresorption und Ausscheidung von Bicarbonat durch die Niere während der Hyperventilationsalkalose. Pflügers Arch. **252**, 529 (1950).
5. STANBURY, S. W., and A. E. THOMPSON: The renal response to respiratory alkalosis. Clin. Sci. **11**, 357 (1952).
6. BRAZEAU, P., and A. GILMAN: Effect of plasma CO_2 tension on renal tubular reabsorption of bicarbonate. Amer. J. Physiol. **175**, 33 (1953).
7. ELKINTON, J. R., R. B. SINGER, E. S. BARKER and J. K. CLARK: Effects of acute respiratory alkalosis on electrolyte excretion. Federat. Proc. **12**, 38 (1953).
8. PITTS, R. F., and W. D. LOTSPEICH: Bicarbonate and the renal regulation of acid base balance. Amer. J. Physiol. **147**, 138 (1946).
9. MANN, T., and D. KEILIN: Sulfanilamide as specific inhibitor of carbonic anhydrase. Nature (London) **146**, 164 (1940).
10. MARSHALL, E. K., jr., W. C. CUTTING and K. EMERSON jr.: The toxicity of sulfanilamide. J. Amer. Med. Assoc. **110**, 252 (1938).
11. HOEBER, R.: Effect of some sulfanilamides on renal secretion. Proc. Soc. Exper. Biol. a. Med. **49**, 87 (1942).
12. SULLIVAN, W. J., and P. J. DORMAN: The renal response to chronic respiratory acidosis. J. Clin. Invest. (in press).
13. PITTS, R. F., W. J. SULLIVAN and P. J. DORMAN: Regulation of the content of bicarbonate bound base in the body fluids. Ciba Found. Symposium on the kidney, p. 125. London: J. and A. Churchill Ltd. 1954.
14. SELDIN, D.: Persönliche Mitteilung.

Troubles des électrolytes et du métabolisme de l'eau au cours de l'insuffisance rénale *.

Par

J. CROSNIER (Paris).

Le maintien de l'équilibre humoral de l'organisme représente une des responsabilités essentielles du rein. En effet c'est grâce au rapport complexe et précis de la filtration et de la réabsorption que l'excrétion d'eau et d'électrolytes est adaptée à chaque instant aux besoins de l'organisme; c'est aussi grâce en partie aux processus enzymatiques dont il est le siège que le rein contribue à maintenir un équilibre acido-basique immuable.

Aussi l'insuffisance rénale, aiguë ou chronique, a-t-elle pour conséquence des troubles profonds de cet équilibre.

Nous étudierons schématiquement:

— Les perturbations portant sur le capital hydrique de l'organisme et sa répartition.

— Les modifications de l'équilibre acido-basique.

— Enfin les troubles portant sur certains électrolytes particuliers, n'ayant qu'une influence négligeable sur la pression osmotique ou sur l'équilibre acide-base, mais dont le taux ne saurait varier sensiblement dans les humeurs sans entraîner des accidents sérieux.

A. Troubles portant sur le capital hydrique de l'organisme et sa répartition.

Si les troubles de l'hydratation ont fait depuis longtemps l'objet d'observations fréquentes au cours de nombreux états aigus ou chroniques, ce n'est que d'une manière récente qu'ont été apportées les notions d'ensemble actuelles sur l'équilibre hydrique de l'organisme: reprenant les conceptions déjà anciennes de CLAUDE BERNARD, CHARLES ACHARD et d'autres auteurs, divers médecins américains, DARROW et YANNET (*6*), PETERS (*38*, *39*). GAMBLE (*12*) montrèrent qu'il était commode de distinguer deux secteurs distincts dans l'eau du corps (Fig. 1):

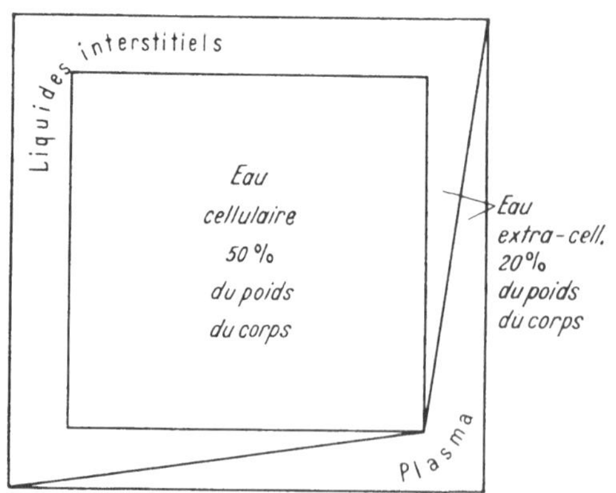

Fig. 1. Schéma de la répartition de l'eau dans l'organisme.

— le secteur extra-cellulaire formé notamment du plasma et des liquides interstitiels dans lesquels baignent les cellules,

— le secteur cellulaire constitué par l'eau de l'ensemble des cellules de l'organisme.

* Der Vortrag wurde von Herrn Dr. med. REHFELD, Paris-Montmorency, übersetzt.

Tableau 1. *Troubles de l'hydratation.*

Formes cliniques	Circonstances d'apparition	Poids[1]	Sémiologie clinique				Signes biologiques			Traitement
			Déshydratation		Hyperhydratation					
			Cellulaire	Extra-cellulaire	Cellulaire	Extra-cellulaire	Pression osmotique efficace[2]	Densité du plasma[3]	Hématocrite	
			Soif, langue sèche, fièvre Tr. nerveux	Peau sèche Hypotension Collapsus Diurèse ↘	Vomissements Céphalée E. E. G. perturbé Diurèse ↘	Oedème				
Hyperhydratation extra-cellulaire	Rétention d'eau et d'électrolytes	↗	—	—	—	+		↘	↘	Restriction d'eau et d'électrolytes, tubes de Southey, perfusion intestinale, résines
Déshydratation extra-cellulaire	Perte d'eau et d'électrolytes	↘	—	+	—	—		↗	↗	Soluté isotonique (salé au bicarbonate)
Déshydratation cellulaire	Perte d'eau ou rétention d'électrolytes	↘	+	—	—	—	↗		↘	Administration d'eau ou de solutions glucosées
Hyperhydratation cellulaire	Perte d'électrolytes ou rétention d'eau	↗	—	—	+	—	↘			Administration de sel Restriction d'eau
Hyperhydratation globale	Rétention d'eau et d'électrolytes	↑	—	—	+	+		↘		Restriction et soustraction d'eau et d'électrolytes
Déshydratation globale	Perte d'eau et d'électrolytes	↓	+	+	—	—		↗		Administration d'eau et d'électrolytes
Hyper. extra-cell. + Déshyd. cell.	Rétention d'électrolytes et perte d'eau	→ ↘	+	—	—	+	↗	↘	↘	Administration d'eau Restriction et soustraction d'électrolytes
Déshyd. extra-cell. + Hyper. cell.	Perte d'électrolytes et rétention d'eau	↗ →	—	+	+	—	↘	↗	↗	Restriction liquidienne Administration d'électrolytes
Souffrance cell. D.E.C. + H.C.	Agression toxique Anoxie	↗ →	—	+	+	—	↗	↗	↗	Lutte contre anoxie (oxygène, transfusion) Restriction liquidienne

[1] ↑ ↓ ↗ ↘ ↗ ↘ augmentation glucose moins importante / diminution glucose moins importante
[2] ↗ hypertonie / ↘ hypotonie
[3] et [4] ↗ augmentation / ↘ diminution

L'eau extra-cellulaire équivaut normalement à 20% environ du poids corporel tandis que l'eau cellulaire représente un réservoir égal à 50% approximativement du poids corporel.

Ces deux secteurs ont une certaine indépendance l'un vis-à-vis de l'autre parce que les électrolytes fondamentaux des milieux extra-cellulaires (Na^+, Cl^-, HCO_3^-) sont distincts de ceux des milieux cellulaires (K^+, Mg^{++}, HPO_4^{--}) et que la «membrane cellulaire» théorique qui sépare les deux grands secteurs se montre beaucoup moins perméable à ces ions qu'à l'eau elle-même. Dans ces conditions, tout changement dans la teneur des milieux extra-cellulaires en électrolytes pourra, s'il modifie la pression osmotique de ce milieu, déterminer un mouvement d'eau compensateur, soit des cellules vers le milieu extra-cellulaire (en cas d'hypertonie osmotique extra-cellulaire), soit du milieu extra-cellulaire vers l'intérieur des cellules (en cas d'hypotonie osmotique extra-cellulaire) [MACH et SCICLOUNOFF (*32*), HAMBURGER, MATHÉ, CROSNIER, HALPERN (*21—23*)].

Le mauvais fonctionnement rénal, ne permettant plus d'adapter à chaque instant la quantité d'eau éliminée à celle ingérée, peut être à l'origine de perte exagérée ou de rétention anormale de liquide, et ainsi peuvent se créer des syndromes de déshydratation ou d'hyperhydration globale de l'organisme.

De même, le rein malade étant le plus souvent incapable d'assurer une teneur constante des milieux extra-cellulaires en électrolytes, des perturbations osmotiques extra-cellulaires en résulteront, qui provoqueront une hyper- ou une déshydratation cellulaire.

Ainsi au cours de l'insuffisance rénale aiguë ou chronique s'observeront fréquemment des troubles de répartition globale ou partielle de l'eau du corps.

Pour chacun d'eux, il est possible de préciser les circonstances étiologiques qui président à leur constitution, les manifestations cliniques dont ils sont responsables, les critères biologiques qui permettent de les détecter et de les confirmer, leur correction thérapeutique enfin.

I. Troubles portant sur le secteur extra-cellulaire.

1. Hyperhydratation extra-cellulaire.

Il n'y a pas lieu d'y insister, car, d'observation quotidienne, elle a fait l'objet depuis plus d'un siècle d'importantes recherches [WIDAL, JAVAL, LEMIERRE (*49—50*), Pasteur VALLERY-RADOT (*45*), EPSTEIN (*10*), GOVAERTS (*14*)].

Elle est due à une rétention proportionnelle d'eau et d'électrolytes, comme peuvent le réaliser en pathologie rénale les néphropathies glomérulaires aiguës: l'oedème en constitue cliniquement la manifestation essentielle.

Les examens biologiques ne révèlent guère qu'une hémodilution comme l'indique la baisse de l'hématocrite et la densité du plasma; les mesures directes du volume du liquide extra-cellulaire (*4*, *5*) permettraient de mesurer quantitativement le degré de l'hyperhydratation; par contre les valeurs normales du point cryoscopique et de la résistivité électrique du plasma, témoins d'une pression osmotique normale objectivent bien que la rétention d'eau s'accompagne d'une rétention proportionnelle d'électrolytes.

Le traitement qui comportera toujours une restriction sévère en eau et électrolytes, nécessitera parfois une déplétion directe par tubes de Southey et évacuation d'épanchements, ou indirecte par perfusion intestinale (*24, 42*), utilisation de résines échangeuses de cations; parfois la menace immédiate d'un oedème aigu du poumon obligera á opérer d'urgence une saignée abondante.

2. *Déshydratation extra-cellulaire.*

Syndrome inverse du précédent, elle est due à une déperdition exagérée d'eau et d'électrolytes. On pourra la rencontrer au cours de certaines néphrites chroniques polyuriques, provoquée soit par l'existence de vomissements et de diarrhée [WHIPPLE (*48*), BINET (*1*), GOSSET (*13*), HADEN et ORR (*15, 16*), PORGES (*40*), RATHERY et RUDOLF (*41*)], soit par la prescription abusive et prolongée de régime sans sodium: BLUM et VAN CAULAERT (*2*), LEMIERRE (*30*) et Pasteur VALLERY-RADOT (*46*).

Le tableau clinique réalisé est particulièrement caractéristique: la peau sèche gardant le pli, les globes oculaires mous et enfoncés, l'asthénie avec hypotension et parfois tendance au collapsus, la diurèse basse en réalisent les signes essentiels.

Les signes d'hémoconcentration sont le plus souvent évidents; par contre, là encore, la concentration en électrolytes — et donc la pression osmotique — du plasma sont normales.

Les prescriptions thérapeutiques consistent en l'administration rapide et abondante de solutions isotoniques salées ou bicarbonatées. Une perfusion de sang ou de plasma pourra parfois être rendue nécessaire par une menace de collapsus.

II. Troubles portant sur le secteur cellulaire.

A l'inverse des troubles de l'hydratation extra-cellulaire connus depuis fort longtemps et qui résumaient entièrement la pathologie du métabolisme de l'eau, ce n'est que récemment que fut ouvert le chapitre des troubles de l'hydratation cellulaire.

Reprenant la démonstration effectuée par DE VRIES (*47*) et H. J. HAMBURGER (*17*) sur la cellule vivante isolée, DARROW et YANNET (*6*) aux Etats-Unis, MACH et SCICLOUNOFF en Suisse (*31, 32*), J. HAMBURGER en France (*18, 21, 22, 23, 25, 26*) établirent expérimentalement que l'hydratation de l'ensemble du secteur cellulaire pouvait être modifiée par adjonction ou soustraction d'électrolytes, augmentant ou diminuant la pression osmotique du liquide extra-cellulaire.

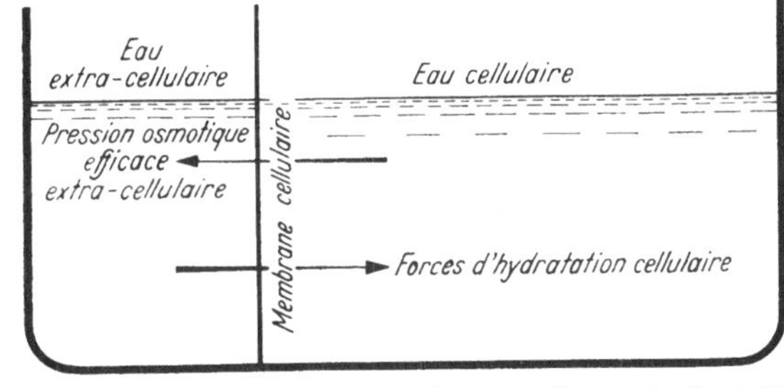

Fig. 2. Résumé schématique des échanges d'eau entre les deux secteurs hydriques.

Or depuis longtemps, certains auteurs avaient mesure par l'abaissement du point cryoscopique la pression osmotique du plasma au cours de l'insuffisance rénale: mais la discordance incompréhensible existant entre les résultats trouvés, qui révélaient presque constamment une augmentation considérable de la pression osmotique extra-cellulaire, et la symptomatologie variable d'un cas à l'autre avaient fait unanimement abandonner les mesures osmotiques.

Toutefois si la pression osmotique du plasma est constamment augmentée dans l'insuffisance rénale, c'est en raison du taux élevé d'urée sanguine. Or ce dernier corps, diffusant largement dans le secteur cellulaire aussi bien que dans le secteur extra-cellulaire, est incapable de créer une différence durable de pression osmotique entre les 2 secteurs. C'est ce qui a conduit J. Hamburger (*27*) en France à définir la notion de pression osmotique efficace: celle-ci représente la pression osmotique des seuls éléments des milieux extra-cellulaires qui, ne diffusant que lentement ou faiblement dans les cellules, interviennent pour régler l'hydratation cellulaire.

Pratiquement au cours de l'insuffisance rénale, on peut se borner en première approximation, pour calculer la pression osmotique efficace, à retrancher de la pression osmotique totale, la fraction correspondant à l'urée:

$$Pe = Pt - Pu.$$

La pression osmotique totale du plasma sanguin peut être mesurée à l'aide d'un osmomètre, ou encore par tonométrie (micro-méthode de Barger, méthode hygrométrique, méthode thermoélectrique de Hill et Baldes, Bugnard et Auvergnat, etc.). Mais le procédé le plus simple en clinique est la cryoscopie, que l'on peut utilement compléter par la mesure de la résistivité électrique du plasma.

La cryoscopie est une méthode suffisamment précise si l'on observe un certain nombre de précautions techniques indispensables. Le point cryoscopique normal du plasma est de — 0°56 à — 0°57. Le coefficient d'erreur de la méthode est inférieur à ± 0°01.

Les résultats des mesures de pression osmotique du plasma peuvent être exprimés, soit en degrés d'abaissement cryoscopique (normale: — 0°56) soit en milliosmoles (normale: 300 à 310 milliosmoles par litre de plasma).

L'abaissement cryoscopique se convertit aisément en milliosmoles, et inversement, en sachant que chaque centième de degré cryoscopique correspond à 5,4 milliosmoles.

Le calcul de la fraction osmotique correspondant à l'urée (Pu) se fait en multipliant le taux d'urée du plasma (en g. par litre) par 0°03 pour exprimer Pu en degré cryoscopique ou par 16 pour l'exprimer en milliosmoles.

A titre d'exemples, un sujet normal ayant une pression osmotique totale de 302 milliosmoles (Δ = — 0°56) et une urée sanguine de 0 g. 30 (Δ = — 0°01) aura une pression osmotique efficace de 297 mosM (Δ = — 0°55).

Un sujet urémique, ayant une pression osmotique totale de 356 mosM (Δ = — 0°66) et un taux d'urée sanguine de 5 g. par litre (80 mosM, soit Δ = — 0°15) a une pression osmotique efficace de 276 mosM (Δ = — 0°51), soit abaissée par rapport à la normale.

La mesure de la résistivité plasmatique est simple et rapide. Mesurée à 37°, elle est à l'état normal d'environ 72 ohms/cm²/cm (l'erreur étant de ± 2 p. 100 avec les appareils usuels). Contrairement aux mesures osmotiques proprement dites, la détermination de la résistivité plasmatique est influencée par les seuls électrolytes du plasma, à l'exception des substances non ionisées, telles que l'urée et le glucose. Elle peut être considérée comme une mesure du nombre total d'ions par litre de plasma. Elle suit donc approximativement les variations de la «pression osmotique efficace» et non de la pression osmotique totale.

On peut convertir les résultats en milliéquivalents d'électrolytes par litre de plasma à l'aide de la formule suivante:

$$E = \frac{1{,}8 \cdot 10^6}{P\,(100 - 0{,}25\ \mathrm{P})}$$

dans laquelle E est le nombre total de milliéquivalents par litre de plasma, P la résistivité du plasma à 37° en w/cm²/cm, et P la concentration des protéines totales en grammes par litre de plasma. Cette formule commode ne saurait fournir toutefois qu'une estimation approximative du taux des électrolytes du plasma.

La mesure de la pression osmotique efficace des liquides extra-cellulaires permet de prévoir, dans une large mesure, l'état de l'hydratation cellulaire: «Toute élévation de la pression osmotique efficace du plasma doit suggérer au clinicien un état de déshydratation cellulaire; tout abaissement de la pression osmotique efficace du plasma doit suggérer un état d'hyperhydratation cellulaire» (*23*).

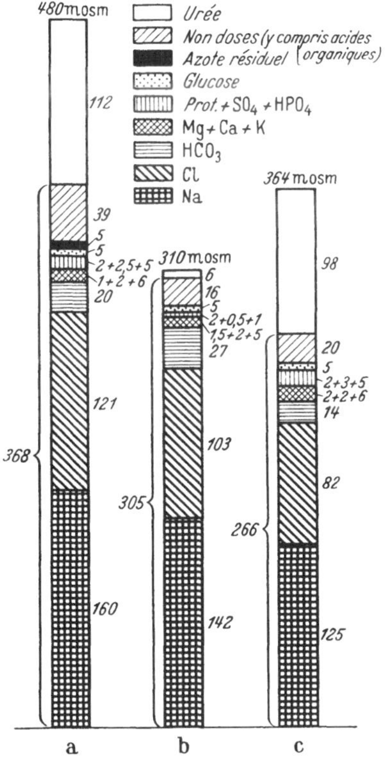

Fig. 3a—c. L'équilibre osmotique dans l'insuffisance rénale. a Insuffisance rénale aiguë avec augmentation de la pression osmotique efficace (glomérulo-néphrite subaiguë sévère chez un adolescent). b Sujet normal. c Insuffisance rénale aiguë avec chute de la pression osmotique efficace (anurie post-obstétricale).

1. Déshydratation cellulaire (25, 31).

C'est principalement dans deux circonstances que s'observera ce syndrome en pathologie rénale:

— soit chez des sujets atteints de glomérulo-néphrite chronique qui ont conservé une diurèse abondante alors que l'apport liquidien est relativement faible, condition éminemment favorable à un bilan hydrique négatif;

— soit au cours des insuffisances rénales aiguës anuriques lors d'administration exagérée d'électrolytes en solution hypertonique.

Les manifestations cliniques essentielles que l'on peut rattacher à ce syndrome sont la soif avec sécheresse de la langue et de la muqueuse buccale. Par ailleurs, la fièvre est fréquente, parfois accompagnée d'hyperleucocytose, la torpeur est habituelle pouvant aller jusqu'au coma, associé souvent à un certain degré d'agitation et d'angoisse.

Les signes biologiques sont extrèmement précieux. Que ce soit à la suite d'une perte liquidienne anormale ou d'un apport électrolytique exagéré, la déshydration cellulaire est due à une élévation de la pression osmotique du plasma. C'est ce que traduira l'abaissement du point cryoscopique du plasma au-dessous des chiffres normaux et la diminution de la résistivité électrique du plasma.

Enfin parfois, la déshydratation cellulaire pourra s'objectiver par un chiffre d'hématocrite abaissé par rapport au nombre d'hématies comptées par la numération.

Le traitement aura d'une façon constante une action spectaculaire sur tous les troubles. Il visera à abaisser la pression osmotique plasmatique par l'administration d'eau en quantité abondante soit par la voie buccale, soit en utilisant les perfusions de solution glucosée par voie intraveineuse: la régression des troubles cliniques suivra en général d'une façon fidèle la correction des chiffres du point cryoscopique et de la résistivité.

2. *Hyperhydratation cellulaire (25, 26, 31).*

Syndrome inverse du précédent, il peut être consécutif soit à une surcharge hydrique, soit à une perte saline importante.

Ses circonstances d'apparition au cours des affections rénales sont multiples. Il peut survenir à la suite de troubles digestifs ayant entraîné une fuite d'électrolytes par vomissements ou diarrhée. Il se retrouvera fréquemment à la suite

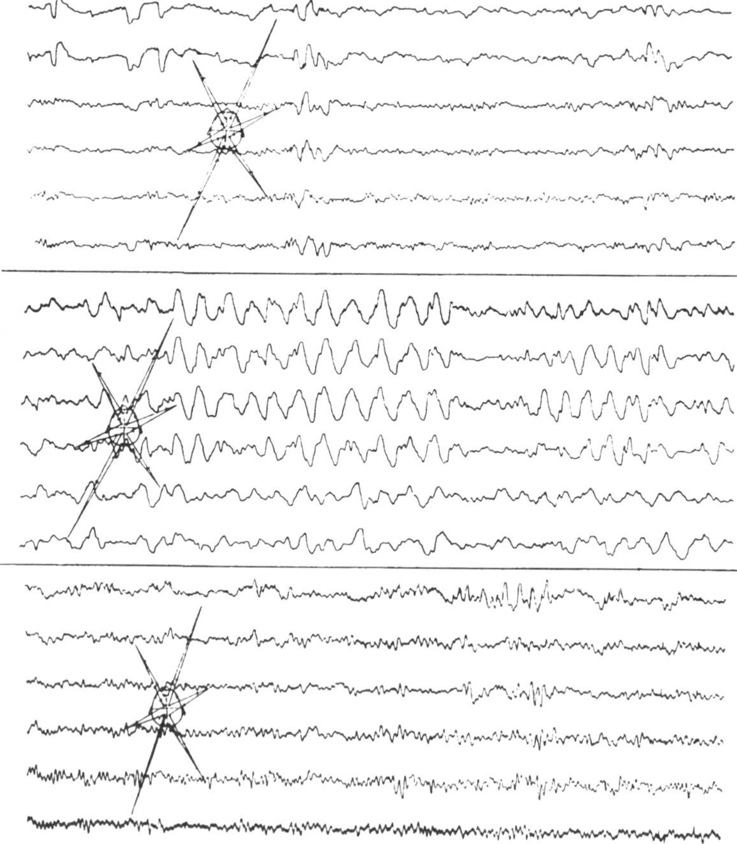

Fig. 4. L'apparition au cours d'une néphrite d'un syndrome d'hyperhydratation cellulaire entraîne l'apparition (tracé du haut), puis l'aggravation (tracé du milieu) de troubles électro-encéphalographiques, qui tendent à disparaître après traitement (tracé du bas).

d'administration liquidienne trop abondante sous forme de boissons ou d'injections de solution glucosée au cours des néphropathies avec oligurie ou anurie. Enfin au cours des néphropathies tubulaires aiguës anuriques, elle représente l'évolution spontanée due à la non élimination de l'eau endogène dont la formation est contemporaine du catabolisme lipidique et protidique [HAMBURGER et RICHET (*28*)].

La séméiologie clinique est extrêmement évocatrice. A l'anorexie avec nausée et vomissements faciles, s'adjoignent des troubles neurologiques avec céphalées et parfois convulsions. Les tracés électro-encéphalographiques pratiqués dans ces circonstances ont toujours révélé des perturbations importantes et diffuses dont la régression suivra la correction thérapeutique de l'hyperhydratation.

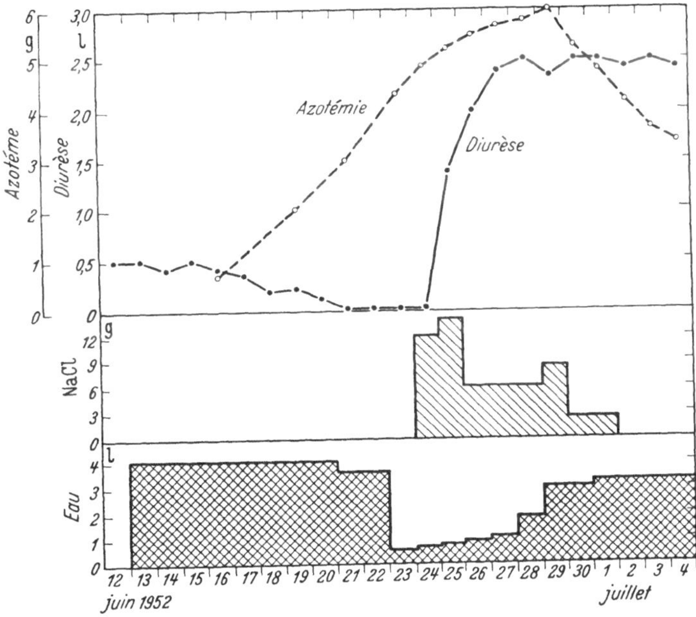

Fig. 5. Anurie post-opératoire avec hypotonie plasmatique (le point cryoscopique était à — 0°52). L'anurie fut guérie de façon spectaculaire par la cessation de toute administration liquidienne et la prescription de quantités importantes de chlorure de sodium.

Enfin il est fréquent que ce trouble hydrique s'accompagne d'une tendance à l'hypertension et d'un abaissement important de la diurèse; dans certains cas il pourrait être responsable à lui seul d'une oligurie et même de certaines anuries, ou prolonger une anurie de cause toxique ou infectieuse [(J. L. FUNCK, BRENTANO (*11*)].

Secondaire à une hypotonie osmotique efficace du plasma, les témoins biologiques en seront l'élévation du point cryoscopique au-dessus de — 0,56, l'élévation de la résistivité électrique du plasma au-dessus de son chiffre normal.

La correction de cette hypotonie sera basée sur la restriction liquidienne impérative à laquelle devront être soumis ces malades et complétée par l'administration par voie IV de solutions hypertoniques d'électrolytes (dans la pratique, solution de ClNa à 10 ou 20%). Parfois on pourra être amené à soustraire une partie du liquide en excès en utilisant les méthodes d'épuration extra-rénale, perfusion intestinale ou dialyse péritonéale (*24*, *42*).

III. Troubles complexes portant à la fois sur les 2 secteurs.

En fait, plus souvent que ces syndromes de déshydratation ou d'hyperhydratation cellulaire ou extra-cellulaire, on rencontre des perturbations complexes associant de façon variable les pertes ou les rétentions liquidiennes, frappant l'un et l'autre secteur. Ainsi s'individualisent d'une manière particulièrement fréquente en pathologie rénale, qu'il s'agisse de néphropathie chronique ou d'insuffisance rénale aiguë:

— les syndromes d'hyperhydratation et de déshydratation globale, frappant parallèlement les 2 secteurs,

— ou au contraire, les syndromes de déshydratation cellulaire avec hyperhydratation extra-cellulaire, d'hyperhydratation cellulaire avec déshydratation extra-cellulaire.

Malgré leur extrême fréquence, nous n'insisterons pas davantage, car relevant des mêmes circonstances pathogéniques que les syndromes purs que nous venons de décrire (rétention ou perte d'eau ou d'électrolytes en proportions variables) ils se traduisent par des troubles cliniques et biologiques qui représentent les combinaisons suivant les cas des différents syndromes réalisés:

— signes d'hyperhydratation extra-cellulaire, plus signes de déshydratation ou d'hyperhydratation cellulaire,

— signes de déshydratation extra-cellulaire, plus signes de déshydratation ou d'hyperhydration cellulaire.

En particulier dans chaque cas, les modifications de la pression osmotique efficace du plasma, en plus ou en moins, indiqueront quel est le sens du trouble de l'hydratation cellulaire associé à la déshydratation ou à l'hyperhydratation extracellulaire.

Dans tous les cas qui ont été envisagés ci-dessus, le syndrome d'hyperhydratation cellulaire lorsqu'il existe, est secondaire à un trouble de l'équilibre osmotique des milieux extra-cellulaires, du à une perte de sel ou à un excès d'eau.

Or, J. Hamburger et G. Mathé (*19*) ont montré expérimentalement que certains états de souffrance cellulaire, provoqués par exemple par l'anoxie, l'acidose ou diverses agressions toxiques étaient également susceptibles de créer une surcharge hydrique des cellules à partir de milieu extra-cellulaire, malgré une pression osmotique normale.

De tels faits expérimentaux paraissent avoir leur correspondance en clinique: il nous a été donné en effet d'observer à plusieurs reprises, au cours de certaines évolutions d'insuffisance rénale, avec état d'anoxie ou intoxication sévère, un syndrome clinique d'hyperhydratation cellulaire que ne pouvait expliquer une hypotonie.

De telles observations sont évidemment d'une interprétation encore bien difficile, mais nous pensons qu'il est désormais nécessaire, dans l'interprétation des désordres de l'équilibre hydrique, de tenir compte de l'intervention possible d'un état de souffrance cellulaire, du fait soit d'un état de choc ou d'intoxication, soit d'un trouble anoxique provoqué par une anémie sévère, ou par des troubles respiratoires ou circulatoires.

Dans de tels cas, le traitement visera un double but: d'une part lutter contre l'état de choc, l'intoxication ou l'anoxie responsable, d'autre part corriger l'hyperhydratation cellulaire par une restriction sévère des liquides et même par une soustraction d'eau par perfusion intestinale (*24, 42*).

On voit ainsi qu'une analyse minutieuse des signes cliniques et biologiques est indispensable pour arriver au diagnostic précis du trouble hydrique réalisé, et dictera une thérapeutique corrective efficace. Celle-ci est d'autant plus nécessaire que, nous l'avons vu, ces troubles de l'hydratation toujours à l'origine d'une aggravation symptomatique des malades peuvent aussi contribuer à eux-seuls à l'aggravation de l'insuffisance rénale.

B. Troubles de l'équilibre acide-base.

Deux mécanismes principaux contribueront au cours de l'insuffisance rénale à favoriser l'acidose rénale. Alors que normalement, une économie de bases fixes est réalisée au niveau du tube distal grâce à certaines enzymes cellulaires qui favorisent la substitution d'une grande partie des ions Na^+ par des ions NH_4^+ et des ions H^+, permettant ainsi l'excrétion d'acides sans sacrifice de sodium, le rein malade est incapable d'un tel échange ionique.

Ainsi au cours des néphrites chroniques, lorsque la diurèse est conservée et qu'existe même le plus souvent une certaine polyurie, il se produira une fuite des bases fixes de l'organisme et en particulier du sodium qui constitue le cation fondamental du liquide extra-cellulaire.

Au cours des néphropathies aiguës au contraire, fortement oliguriques ou anuriques, c'est l'accumulation d'acides organiques à l'intérieur de l'organisme malade qui constitue la cause fondamentale de la baisse du p_H.

Il suffit en effet de jeter un coup d'oeil sur le bilan ionique du plasma au cours d'une insuffisance rénale aiguë pour apercevoir que la colonne des anions se laisse envahir par des éléments acides qui n'occupent à l'état normal qu'une place restreinte.

Les phosphates passent de 2 méq à 5,6 ou même 10 méq et les sulfates augmentent 5, 10 et même 20 fois par rapport à la normale; les acides organiques, si on calcule par différence la place qu'ils doivent occuper dans la colonne des anions, sont également considérablement augmentés dans de nombreux cas.

Cette rétention d'acides est aisément compréhensible puisque à l'état normal, le rein a la tâche d'éliminer chaque jour 40 à 80 méq d'acides provenant nécessairement du métabolisme organique.

Quelle qu'en soit l'origine, un certain état d'acidose ou plutôt de moindre alcalinité du plasma est donc retrouvé dans la plupart des cas d'insuffisance rénale. Le p_H plasmatique normalement entre 7,35 et 7,40 est fréquemment abaissé. A ce propos il convient d'insister sur la confusion qui fait parler d'acidose devant une baisse de la réserve alcaline, c'est-à-dire une baisse du taux des bicarbonates du plasma.

Le p_H ne dépend pas du taux des bicarbonates, mais du rapport entre ce taux et celui de l'acide carbonique; or, H_2CO_3 est éliminé par la voie respiratoire; aussi lorsqu'une altération sanguine, circulatoire ou respiratoire s'associe à l'insuffisance rénale, ce qui est loin d'être rare, le p_H pourra se déplacer vers la zone d'acidose même si la réserve alcaline demeure élevée. C'est-à-dire que toute modification du chiffre de la réserve alcaline devra être soumise à une sévère critique, à la lumière de ces faits, afin d'en déduire un retentissement possible sur l'alcalinité du plasma, lorsqu'on ne pourra pas disposer de mesure du p_H; il conviendra donc d'analyser avec le plus grand soin toutes les défaillances possibles du dispositif respiratoire (numération des hématies, recherche des signes de défaillance circulatoire, examen attentif de l'appareil pulmonaire, et en particulier recherche d'une anomalie du rythme pulmonaire); par contre aucun des signes digestifs ou nerveux qu'on a cru pouvoir rapporter à l'acidose ne semble avoir une relation obligée avec des perturbations acido-basiques.

A l'opposé, si la baisse de l'alcalinité du plasma représente la tendance générale au cours de l'évolution de l'insuffisance rénale, dans certains cas pourra s'observer une élévation légère de p_H chez des sujets auxquels auront été administrées dans un but thérapeutique de fortes doses d'alcalins.

Il en est de même chez des sujets ayant eu des pertes chlorées très abondantes par suite de vomissements répétés.

Le traitement des troubles de l'équilibre acido-basique est souvent décevant. Au cours des néphrites chroniques lorsque la diurèse est conservée ou à plus forte raison lorsqu'existe une polyurie, il est parfois possible d'administrer une quantité notable de bases, en pratique de bicarbonate de sodium permettant de relever progressivement une réserve alcaline abaissée. Parallèlement devront être traitées les défaillances circulatoires ou respiratoires qui auront pu être constatées et surtout il conviendra d'être particulièrement large dans la prescription des transfusions pour réparer l'anémie dont on connaît la fréquence.

Au cours des néphrites aiguës oliguriques ou anuriques, le problème est souvent beaucoup plus délicat car la tendance à l'acidose, nous l'avons vu, n'est pas là secondaire à une perte des bases fixes, mais à une accumulation des acides pour lesquels n'existe plus l'élimination rénale normale. Toute administration d'alcalins risque d'être insuffisante et sera freinée de toutes façons par les dangers de surcharge hydro-électrolytique du secteur extra-cellulaire.

Or l'extraction des acides en rétention est impossible avec les moyens courants d'épuration extra-rénale: perfusion intestinale et dialyse péritonéale.

L'exsanguino-transfusion ne possède elle aussi qu'un rendement minime. Seule l'application du rein artificiel permettra de retirer d'importantes quantités d'acides et de ramener le plasma d'un organisme en anurie à une alcalinité normale.

A l'opposé dans les rares cas où existe une alcalose exagérée, l'administration d'une thérapeutique acidifiante (chlorure de calcium ou de potassium) et la suppression des alcalins suffira le plus souvent à corriger les troubles.

C. Troubles divers du métabolisme minéral.

En dehors des grands syndromes biologiques qui viennent d'être décrits on doit envisager encore diverses anomalies du métabolisme minéral qui se rencontrent avec une relative fréquence au cours de l'insuffisance rénale aiguë ou chronique.

1. Variations du taux du potassium.

L'insuffisance rénale est un facteur primordial à l'origine des perturbations pathologiques de la kaliémie (*3, 7, 18, 29, 37, 43, 44*).

L'hyperkaliémie complique surtout les états fortement oliguriques ou anuriques, apparaissant donc tantôt au cours de l'insuffisance rénale aiguë, tantôt à la phase ultime, oligurique de l'urémie chronique. Elle paraît favoriser par l'existence de phénomènes de cytolyse intense, avec catabolisme azoté considérable, urée sanguine très élevée, hyperphosphatémie et hypersulfatémie importante, par l'existence d'une acidose grave, par la surcharge hydrique du secteur cellulaire, enfin par un apport excessif de potassium dans l'alimentation (*20*).

Il n'existe aucun signe clinique fidèle de l'augmentation du taux du potassium plasmatique; cependant l'apparition brutale de troubles cardio-vasculaires, en particulier de troubles du rythme et de bradycardie, pourra dans certains cas faire soupçonner cette augmentation. En effet, les manifestations les mieux connues de l'hyperkaliémie consistent en troubles électro-cardiographiques, et l'électrocardiogramme peut être considéré comme le moyen le plus sûr de dépister l'hyperkaliémie bien qu'il n'existe pas une concordance absolue entre le taux de l'hyperkaliémie et l'importance des altérations électriques.

Au moindre degré, apparaît une modification des ondes T, décelée surtout par comparaison avec les tracés antérieurs, les accidents T tendant à devenir plus positifs, plus élevés, et plus symétriques.

A un degré plus marqué, on observe l'image absolument caractéristique d'une onde T, lente, très élevée, acuminée, symétrique, dépassant en hauteur l'accident rapide QRS.

Enfin, à un degré de plus, le segment ST est bouleversé en même temps qu'apparaît un élargissement avec crochetage de QRS traduisant un bloc.

Accompagnée ou non de troubles électriques, l'élévation du taux de la kaliémie, d'un pronostic sérieux en raison de la crainte d'accidents cardio-vasculaires, nécessite la mise en oeuvre d'un traitement d'urgence.

La perfusion intraveineuse de solutions sucrées hypertoniques, associées à des doses importantes d'insuline, qui a été préconisée par les auteurs Anglo-Saxons, ne nous a pas paru d'une efficacité certaine.

Beaucoup plus marquée serait l'action des résines échangeuses de cations (*9*). Cependant leur emploi chez les malades en insuffisance rénale se heurte au danger d'acidose et doit donc être strictement contrôlé.

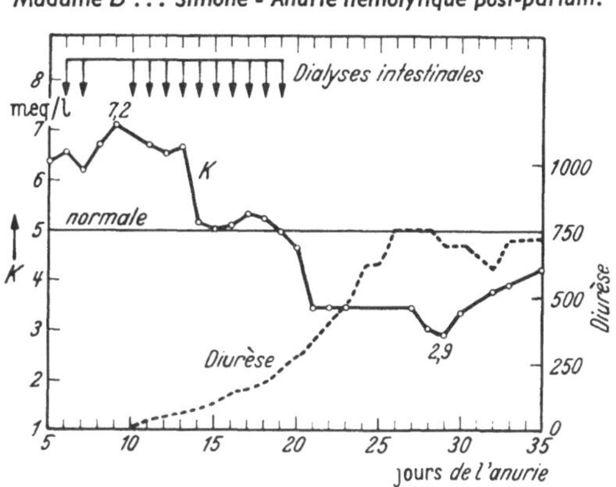

Fig. 6.
Correction d'une hyperkaliémie par perfusion intestinale.

Enfin et surtout les procedés d'épuration extra-rénale, perfusion intestinale et dialyse péritonéale, permettent de soustraire rapidement de l'organisme d'importantes quantités de potassium en utilisant un liquide de lavage dépourvu de cet ion; nous avons pu ainsi à plusieurs reprises ramener à des chiffres subnormaux des taux de potassium plasmatiques extrèmement élevés, accompagnés de perturbations électro-cardiographiques accentuées qui faisaient craindre de façon immédiate des accidents cardio-vasculaires.

L'hypokaliémie complique plutôt des états polyuriques qu'ils appartiennent à une néphropathie chronique ou à la phase de la reprise de la diurèse d'une néphrite tubulaire aiguë.

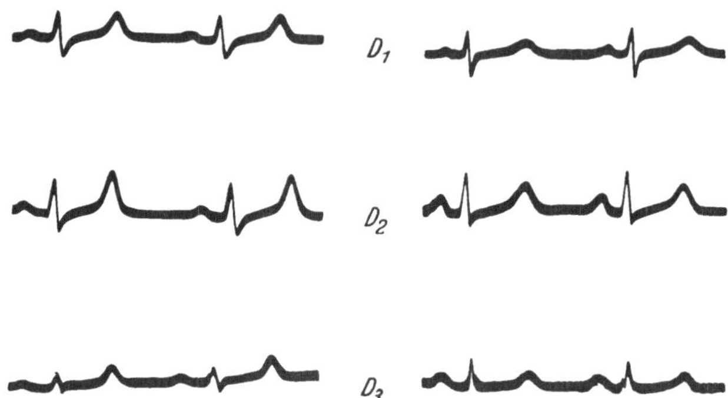

Fig. 7. Tracé électro-cardiographique typique d'hyperkaliémie (potassium: 308 mmgr. par litre). Deux jours après, sous l'effet d'une perfusion intestinale, le taux du potassium était redescendu à 201 mmgr. par litre, en même temps que le tracé électro-cardiographique redevenait normal.

Mais elle est favorisée également par des déperditions extra-rénales de potassium par suite de vomissements ou de diarrhée; par l'administration d'un régime à haute teneur glucidique, et peut-être aussi par une tendance à l'alcalose fixe (*20*).

Cliniquement elle se traduira fréquemment par une asthénie avec faiblesse musculaire intense pouvant aller jusqu'à l'apparence de pseudo-paralysie, s'accompagnant d'une diminution ou d'une disparition des réflexes tendineux; les troubles du transit intestinal sont fréquents à l'origine de manifestations subocclusives.

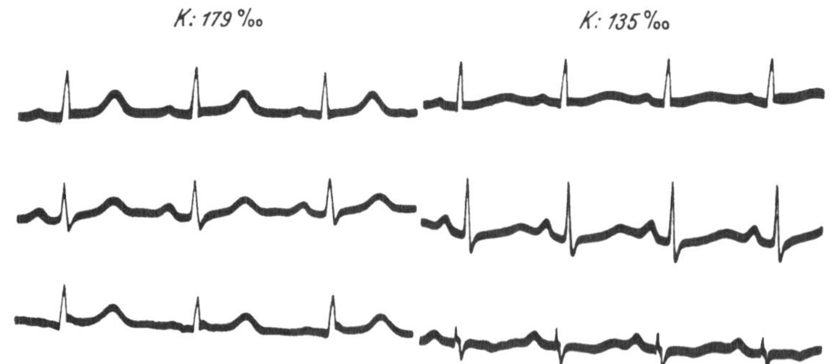

Fig. 8. Tracé typique d'hypokaliémie étudié par comparaison avec un tracé pris chez le même malade quelques jours auparavant alors que son potassium était normal.

Ces troubles cliniques pourront être authentifiés par l'électro-cardiogramme: les tracés sont alors caractérisés par un aplatissement de l'onde T avec allongement du segment ST qui est dénivellé au-dessus ou au-dessous de la ligne iso-électrique pouvant revêtir un aspect curviligne.

Le traitement en est simple puisqu'il consiste à administrer d'urgence des sels de potassium. La voie orale, contre-indiquée lorsqu'il existe des vomissements ce qui est fréquent, sera remplacée par la voie intraveineuse, en perfusion lente, lorsque la correction nécessite une certaine urgence. La dose à administrer de 1 à 4 ou 5 gr. au plus par 24 h. sera dictée par l'importance de l'hypokaliémie et surtout étroitement contrôlée par des mesures de la kaliémie et la prise de tracés électro-cardiographiques.

Le choix du sel de potassium à administrer: chlorure, bicarbonate, gluconate, lactate, sera dicté par les résultats de l'ionogramme et en particulier par l'existence de troubles de l'équilibre acide-base.

2. *Modifications du taux du calcium.*

L'hypocalcémie, fréquente au cours des néphropathies chroniques, fait également partie du syndrome humoral des néphrites tubulaires aiguës anuriques; elle semble dans ces circonstances en rapport avec l'hyperphosphorémie.

Bien que le taux du calcium sanguin puisse atteindre des chiffres relativement bas, il est curieux de noter la rareté des crises tétaniques, excepté dans les suites immédiates des exsanguino-transfusions qui apportent d'importantes quantités de citrate de soude. Cette rareté pourrait s'expliquer par l'acidose concomitante dont on a vu la fréquence et qui maintiendrait élevée la fraction ionisée du calcium sérique. Derot a pu récemment observer chez une de ses malades l'apparition d'accidents tétaniques avec un taux de calcium total inchangé, alors que l'élévation du p_H et de la réserve alcaline provoquait à ce moment un abaissement de la fraction ionisée (*8*).

Le traitement calcique sera indiqué dans tous les cas; il devra être associé lorsqu'il existera des manifestations tétaniques à l'institution d'une thérapeutique acidifiante (prescription de chlorure de calcium).

3. *Magnésium.*

Il existe d'importantes variations du magnésium plasmatique au cours des néphropathies tubulaires aiguës. Au cours des premiers jours de l'anurie, le taux s'élève progressivement au-dessus du chiffre normal de 18 à 22 mmg., tend ensuite à se stabiliser pour revenir progressivement à la normale et même au-dessous lorsque la diurèse se rétablit.

4. *Phosphates et sulfates.*

Comme nous l'avons signalé plus haut en envisageant les troubles de l'équilibre acido-basique, le taux des sulfates et des phosphates est trouvé augmenté d'une façon constante dans le plasma au cours de l'insuffisance rénale aiguë. Il ne semble pas d'ailleurs que cette augmentation de leur taux comporte une toxicité propre, mais elle intervient en tant qu'anion dans la tendance à l'acidose des insuffisances rénales.

Conclusions.

De profondes altérations des constantes humorales de l'organisme, et plus particulièrement de l'équilibre hydrique et du taux des principaux électrolytes seront la conséquence quasi obligatoire de toute insuffisance de fonctionnement rénal.

Ces troubles sont importants à connaître et à dépister de façon précoce car, toujours à l'origine de manifestations cliniques importantes et d'une gravité certaine, ils représentent parfois une des causes d'aggravation du trouble fonctionnel rénal qui les a créés, à l'origine ainsi d'un véritable cercle vicieux.

Seule une thérapeutique quantitativement et qualitativement adaptée à chaque cas particulier permettra de les corriger d'une manière d'ailleurs parfois spectaculaire. Sa mise en oeuvre nécessite une confrontation minutieuse des données cliniques et biologiques, seule capable de préciser les syndrômes souvent complexes qui se trouvent réalisés. Le but à atteindre consiste à suppléer en quelque sorte le rein dans son rôle homéostasique qu'il est incapable d'assumer en ne fournissant à l'organisme que les strictes quantités d'eau et de chacun des électrolytes dont il a besoin.

Bibliographie.

1. BINET, L.: Recherches expérimentales sur l'occlusion intestinale. Rev. Path. Comp. **1921**, 341, 142.
2. BLUM, L., G. VAN CAULAERT et P. GRABAR: Phénomènes d'hypochloruration apparaissant chez un urémique traité par le régime sans sel. Nécessité du contrôle de l'état de chloruration au cours du traitement des néphrites azotémiques. Bull. Soc. méd. Hôp. Paris **1929**, 251.
3. BOLLIGER, A., et F. BREH: Über die Mineralstoffveränderungen des Blutes bei experimenteller Nephritis. Zbl. inn. Med. **49**, 825 (1928).
4. CACHERA, R., et P. BARBIER: Etude de la diffusion dans l'organisme humain des solutions de rhodanate de sodium introduites par voie veineuse. C. Soc. Biol. (Paris) **135**, 1172 (1941).
5. CRANDALL, L. A., et M. X. ANDERSON: Estimation of the state hydration of the body by the amount of water available for the solution of sodium thiocyanate. Amer. J. Digest. **1934** I, 126.
6. DARROW, D. C., et H. YANNET: Changes in distribution of body water accompanying increase and decrease in extra-cellular electrolyte. J. Clin. Invest. **14**, 266 (1935).
7. DEROT, M., M. LEGRAIN, J. J. BERNIER, P. PIGNARD et H. MARIE: Troubles de l'équilibre hydro-électrolytique des néphrites aiguës anuriques. Semaine Hôp. **1952**, 245.
8. DEROT, M., P. PIGNARD et M. MIOCQUE: Néphropathie tubulaire anurique. Crises de tétanie et pelade décalvante totale pendant la convalescence. Bull. Soc. méd. Hôp. Paris **1954**, 319.
9. ELKINTON, J. R., J. K. CLARK, R. D. SQUIRES, L. W. BLUMLE jr. et A. P. CROSLEY jr.: Treatment of potassium retention in anuria with cation exchange resin. Amer. J. Med. Sci. **220**, 547—552 (1950).
10. EPSTEIN, A. A.: Concerning the causation of edema in chronic parenchymatous nephritis: method of its allevation. Amer. J. Med. Sci. **154**, 628 (1917).
11. FUNCK BRENTANO, J. L.: Contribution à l'étude du mécanisme physiopathologique de l'anurie au cours des néphropathies aiguës. Thèse Méd. Paris 1953.
12. GAMBLE, J. L.: Chemical anatomy, physiology and pathology of extra-cellular fluid, 1 vol. Cambridge, Mass. Harvard Univ. Press 1950.
13. GOSSET, A., L. BINET, A. CODOUNIS et D. PETIT-DUTAILLIS: Le syndrome humoral de l'occlusion intestinale. Nouvelle étude expérimentale. Presse méd. **1931**, 873.
14. GOVAERTS, P.: Du rôle de la pression osmotique des protéines du sang dans la pathogénie des oedèmes. Presse méd. **1924**, 950.
15. HADEN, R. L., et T. G. ORR: Chemical changes in the blood of the dog after intestinal obstruction. J. Exper. Méd. **37**, 365 (1923).
16. HADEN, R. L., et T. G. ORR: Chemical changes in the blood of man after acute intestinal obstruction. Surgery etc. **37**, 644 (1923).

17. HAMBURGER, H. J.: Osmotischer Druck und Ionenlehre, 3 vol. Wiesbaden: J. F. Bergmann 1902.
18. HAMBURGER, J.: Le retentissement humoral de l'insuffisance rénale aiguë. Rapport au Congrès français de Médecine, Bruxelles 1951.
19. HAMBURGER, J., et G. MATHÉ: Sur un phénomène inédit de rupture de l'équilibre hydrique au cours de l'anoxie. Presse méd. **1951**, 265.
20. HAMBURGER, J., J. CROSNIER, J. L. FUNCK-BRENTANO, C. RAPIN et J. MASSON: Conditions d'apparition de l'hyperkaliémie et de l'hypokaliémie aus cours de l'insuffisance rénale. Semaine Hôp. **1954** (à paraître).
21. HAMBURGER, J., B. HALPERN et G. MATHÉ: Etude expérimentale de la perfusion intestinale chez le chien et de ses conséquences en particulier sur l'équilibre hydrique de l'organisme. Semaine Hôp. **1950**, 3901—3917.
22. HAMBURGER, J., G. MATHÉ et J. CROSNIER: Les états de déshydratation et d'hyperhydratation déterminées chez l'homme par perfusion intestinale. Semaine Hôp. **1950**, 3918—3929.
23. HAMBURGER, J., G. MATHÉ, J. CROSNIER et L. COURNOT: Syndromes de dystonie osmotique du plasma sanguin. — I Le syndrome d'hypertonie osmotique du plasma. II Le syndrome d'hypotonie osmotique du plasma. Semaine Hôp. **1950**, 3929—3946.
24. HAMBURGER, J., G. MATHÉ et J. CROSNIER: La perfusion intestinale dans le traitement de l'insuffisance rénale aiguë. Bull. Soc. méd. Hôp. Paris **1950**, 1716.
25. HAMBURGER, J., et G. MATHÉ: Métabolisme de l'eau, 1 vol., 502 p. Paris: Ed. Flammarion 1952.
26. HAMBURGER, J., et G. MATHÉ: Le syndrome d'hyperhydratation cellulaire. J. Suisse Méd. **1953**, 83.
27. HAMBURGER, J., J. CROSNIER et G. MATHÉ: Intérêt et signification de la pression osmotique du plasma sanguin. Bull. Soc. méd. Hôp. Paris **1950**, 1701.
28. HAMBURGER, J., et G. RICHET: Sur un phénomène de libération d'eau endogène observé notamment au cours de certaines anuries. Bull. Soc. méd. Hôp. Paris **1952**, 368—375.
29. KEITH, N. M., et H. B. BURCHELL: Clinical intoxication with potassium. Its occurrence in severe renal insufficiency. Amer. J. Med. Sci. **1**, 217 (1949).
30. LEMIERRE, A., M. LAUDAT et A. MEYER: Sur un cas d'azotémie survenue après des vomissements. Etude de la chlorémie et de l'élimination urinaire des chlorures. Bull. Soc. méd. Hôp. Paris **1936**, **491**.
31. MACH, R.: Les troubles du métabolisme du sel et de l'eau, 1 vol. Paris: Ed. Masson 1947.
32. MACH, R., et F. SCICLOUNOFF: L'hyperchlorémie provoquée; étude de la rechloruration des hypochlorémiques. Presse méd. **1936**, 431.
33. MATHÉ, G.: L'hydratation cellulaire: études de certains problèmes concernant la physiologie et la pathologie. Thèse méd. Paris 1952.
34. MATHÉ, G., et J. CROSNIER: Les déshydratations au cours des néphrites. Bull. Soc. méd. Hôp. Paris **1950**, 175.
35. MATHÉ, G., et J. CROSNIER: Dispositif de contrôle du métabolisme de l'eau au cours du traitement de l'anurie. J. of Urol. **2**, 760 (1950).
36. NOGUCHI, I.: Untersuchungen über den Mineralstoffwechsel bei Nierenkranken. Arch. exper. Path. u. Pharmakol. **73**, 108 (1925).
37. OLMER, D., L. PAYAN et J. BERTHIER: Le potassium du sérum sanguin de l'insuffisance rénale. C. r. Soc. Biol. (Paris) **87**, 867 (1922).
38. PETERS, J. P.: Body water, 1 vol. Oxford: Univ. Press. 1933.
39. PETERS, J. P.: Water balance in health and disease — in Duncan's disease of metabolism, 1 vol. Philadelphia and London: Saunders Cie. 1942.
40. PORGES, O.: Über Coma hypochloraemicum. Klin. Wschr. **1932**, 186.
41. RATHERY, F., et M. RUDOLF: Crises d'azotémie aiguë récidivantes. Chlorures sanguins et réserve alcaline. Bull. Soc. méd. Hôp. Paris **1928**, 1363.
42. RICHET, G.: Sur certains procédés d'épuration extra-rénale. Perfusion intestinale et exsanguino-transfusion. Verh. dtsch. Ges. inn. Med. 58. Kongreß 1952.

43. SMILLIE, W. G.: Potassium poisoning in nephritis. Arch. Int. Med. **16**, 330 (1915).
44. TARAIL, R., et J. R. ELKINTON: Potassium deficiency and the role of kidney in its production. J. Clin. Invest. **27**, 557 (1948); **28**, 99 (1949).
45. VALLERY-RADOT, P.: Etudes sur le fonctionnement rénal dans les néphrites chroniques. 1 vol. Paris: Masson et Cie. 1918.
46. VALLERY-RADOT, P.: Variations du taux de l'urée sanguine chez les brightiques azotémiques sous l'influence de l'ingestion de chlorure de sodium. C. r. Soc. Biol. (Paris) **1**, 760 (1914).
47. DE VRIES, H.: Plasmolytische Studien über die Wand der Vacuolen. Jb. Wiss. Bot. **16**, 465 (1885).
48. WHIPPLE, G. H., J. V. COOKE et T. STEARNS: Proteose intoxications and injury of body protein II. The metabolism of dogs with duodenal obstruction and isolated loops of intestine. J. of Exper. Med. **25**, 479 (1917).
49. WIDAL, F., et A. JAVAL: La cure de déchloruration; son action sur l'oedème, sur l'hydratation et sur l'albuminurie à certaines périodes de la néphrite épitheliale. Bull. Soc. méd. Hôp. Paris **1903**, 733.
50. WIDAL, F., et A. LEMIERRE: Pathogénie de certains oedèmes brightiques — Action du chlorure de sodium ingéré. Bull. Soc. méd. Hôp. Paris **1903**, 678.

Diskussionsbemerkungen.

KLINKE (Düsseldorf):

Ich habe leider den Vortrag von Herrn CROSNIER nicht ganz gehört. Für die Kinderheilkunde ist die Beziehung der Elektrolyte zur Nierenausscheidung von außerordentlicher Wichtigkeit. Und zwar deswegen, weil wir bei Mangel an Wasser eine Eindickung des Blutes sehen, die derartige Ausmaße annimmt, daß wir ganz starke Hyperelektrolytämien sehen. Ich kann von einem Kind berichten, das wegen einer relativ harmlosen Glomerulonephritis zunächst mit einer Hunger-Durst-Kur behandelt wurde und dem man 8 Tage lang nichts weiter an Wasser zuführte, als die ausgeschiedene Urinmenge betrug. Woher solche Lehrmeinung stammt, weiß ich nicht. Jedenfalls kam das Kind im Zustande schwerster Urämie zu uns, Rest-N-Steigerung bis auf 130 mg-%, $\Delta = 0{,}62°$. Das Kind hatte von 18 kg seines früheren Gewichtes bis auf 12 kg abgenommen. Es erholte sich unter ausreichender Wasserzufuhr völlig. Man sieht daraus, was geschieht, wenn man die wichtige Rolle des Wassers nicht berücksichtigt.

HEUCHEL (Jena):

Wir haben uns auch in der letzten Zeit mit dem Verhalten der Elektrolyte (Natrium, Kalium und Chlor) bei den verschiedenen Nierenkrankheiten beschäftigt. Im ganzen übersehen wir jetzt mehr als 70 Fälle. Bei den Kranken, die urämisch sind, ist das Kalium im Serum fast regelmäßig erhöht. Wir haben Werte über 30 mg-%, ausnahmsweise bis an 40 mg-% erlebt. Bei den Fällen ohne Erhöhung der Rest-N-Werte kommt kaum einmal eine Kaliumerhöhung vor. Im Gegensatz dazu zeigt das Serum-Natrium bei den Urämien eine Tendenz zum Absinken. Mehrere Fälle von akuten Acotämien haben wir eingehend bilanzmäßig untersucht. Dabei ergibt sich, wie auch Herr CROSNIER es demonstrierte, daß der Serum-Kalium-Spiegel allmählich abfällt. Ausgesprochene Hypokaliämien haben wir allerdings nicht gesehen, aber Werte bis an 18 mg-%, die Grenze des Erlaubten, kamen mehrmals vor. Umgekehrt steigt das Natrium im Serum allmählich an. Im Harn sind die Verhältnisse so, daß das Natrium in den ersten Tagen praktisch vollständig verschwunden ist, um dann allmählich wieder zu erscheinen. Die Kaliumausscheidung liegt am Anfang verhältnismäßig höher, und zwar besonders an den Tagen, an denen große Harnmengen ausgeschieden werden, etwa 3—4 l. Dann sieht man, daß die Kaliumausscheidung mehrere Gramm beträgt, wodurch auf den Kaliumwert im Serum eine verhängnisvolle Auswirkung eintreten kann. Nun, die Deutung dieser Vorgänge: Sehr wahrscheinlich ist es so, daß die urämische Intoxikation schuld an diesen Elektrolytverschiebungen trägt, indem dadurch die Gefäßwandschranke geöffnet wird, so daß es zum Austritt von Natrium aus der Blutbahn und umgekehrt zum Einwandern von Kalium aus dem Gewebe kommt. Weiter haben wir zu bedenken, worüber uns Herr WIRZ gestern berichtet hat, daß das Kalium in der Niere, in den oberen Tubulusabschnitten rückresorbiert wird. Möglicherweise ist bei Vorliegen einer Nierenerkrankung auf der anderen Seite nun noch eine Störung in diesem Rückresorptionsmechanismus gegeben, so daß für den Organismus nicht kompensierbare, zu einer Hypokaliämie führende Kaliumverluste zustande kommen.

MOELLER (Würzburg):

Solche akuten Urämien haben wir auch in unserer Klinik häufig gesehen und sind allein mit konservativen Methoden zum Ziel gekommen. Die Therapie ist allerdings jetzt nicht Gegenstand der Diskussion. In der Rekonvaleszenz eines solchen Falles, der einen Rest-N-Anstieg bis 290 mg-% gehabt hatte, sind tetanoide Zustände mit fibrillären Zuckungen und Absencen aufgetreten, die auf Calcium nicht angesprochen haben. Nach Injektion einer 10%igen Magnesiumsulfatlösung sind diese Erscheinungen schlagartig verschwunden.

WOLLHEIM (Würzburg):

Zu den Ausführungen von Herrn KLINKE und Herrn MOELLER wäre noch ergänzend zu sagen: Das Dogma von der Durstkur bei der Glomerulo-Nephritis führt in der Praxis oft dazu, daß gefährliche Zustände entstehen können. Die tubuläre Insuffizienz ist viel häufiger als die eigentlichen glomerulären Erkrankungen. Bei der Tubulärinsuffizienz ist es grundfalsch, die Patienten dursten zu lassen. Diese Patienten sollen mindestens 1 l plus dem, was sie ausscheiden, zu trinken bekommen. Sonst werden Zustände hervorgerufen, wie sie Herr KLINKE eben im Falle eines Kindes dargestellt hat.

Im Stadium der Ausheilung der Urämie bei einer tubulären Insuffizienz[1] sehen wir oft einen raschen Wechsel von Hyperkaliämie zu Hypokaliämie. Auf diese sehr bedrohlichen Zustände muß geachtet werden. Man sollte sich in der Klinik allgemein angewöhnen, den Elektrolythaushalt bei solchen Patienten fortlaufend zu beobachten. Wir sind uns allerdings alle darüber klar, daß die Kaliumbestimmung heute ebenso wie vor 20—30 Jahren noch ihre großen Mängel hat. Bei der therapeutischen Anwendung habe ich im allgemeinen Hemmungen, Kalium i.v. zu geben. Gefahren sind nicht ausgeschlossen. Ich ziehe die Verabreichung per os oder durch das Duodenum mittels Sonde vor.

SARTORIUS (Freiburg):

Ich wollte im Anschluß an Herrn WOLLHEIM etwas sagen: Der Umschlagspunkt der Hyperkaliämie zur Hypokaliämie kann derartig schnell sein, daß man ihn mit dem EKG gar nicht so schnell erfassen kann. Auch die klinischen Zeichen stellen sich nicht so schnell ein, daß man damit die Hypokaliämie erfassen kann.

KLINKE (Düsseldorf):

Zur Frage der Tetanie-Entstehung: Wir sehen bei der Nephrose, daß bei sehr hoch angestiegenem Phosphatwert im Serum und niedrigem Calciumwert meist keine Tetanie besteht; diese tritt aber auf, sobald die Ausschwemmung beginnt. Das habe ich ungefähr an 12 Fällen bestätigt gefunden: Krämpfe, Spasmen, elektrische Überregbarkeit. Dabei sind merkwürdigerweise die Serumwerte von Calcium und Phosphat gegenüber der Ödemphase nicht verändert und eine Verschiebung des p_H ins Alkalische ist nicht aufgetreten. Absolute Kalium-Erhöhungen liegen nicht vor. Es müssen also veränderte Zustände an den Grenzflächen, wahrscheinlich den Nervengeflechten, vorliegen. Zur Hyperkaliämie möchte ich noch folgendes sagen: Die Störungen durch eine überhöhte Kaliumkonzentration im Serum lassen sich nicht durch Calciumgaben ausgleichen. Es kommt also nicht nur auf das relative Verhältnis von Kalium zu Calcium an, sondern auch auf deren absolute Menge.

CROSNIER (Paris)[2]:

Die intravenöse Injektion von Kalium ist nicht gefährlich, wenn man den Kranken überwacht und die Sache mit den notwendigen Vorsichtsmaßregeln durchführt. Was die Auswaschung des Kaliums anbelangt, hat man oft Schwierigkeiten, das Kalium in genügender

[1] MOELLER u. REX: Z. klin. Med. **150**, 103 (1952). MOELLER: Ärztl. Wschr. **1953**, 1041.

[2] Übersetzt durch Herrn REHFELD, Montmorency.

Menge aus dem Körper herauszubekommen, denn es handelt sich meistens um Dringlichkeitsfälle, wo man den Eindruck hat, daß, wenn man nicht in den nächsten Minuten das Kalium herausbringt, der Kranke unter Umständen einen akuten Kollaps bekommen könnte; und wenn man etwa 10—12 g Kalium herausbringen will, so dauert das oft stundenlang.

KLINKE (Düsseldorf):

Wievielprozentige Glucose wird angewandt?

CROSNIER (Paris)[1]:

Die Konzentrationen sind von Fall zu Fall angepaßt; in der Flüssigkeit sind hauptsächlich Glucose und Saccharose und sehr wenig Elektrolyte, — eben nur so viel, wie durch die Dialyse wieder herausgebracht werden soll. Sie werden das heute abend in dem Film näher sehen.

HEILMEYER (Freiburg):

Ich habe noch eine Frage an Herrn CROSNIER. Vor 30 Jahren habe ich eingehende Ionenbilanzen ausgeführt, darunter auch bei Fällen von schweren Urämien. Und da sieht man, daß der Anionenrest sehr bedeutend ansteigt. Das sind also offenbar fremde Säuren, die im Plasma vermehrt auftreten. Nun geht das zum Teil auf Kosten der Alkalireserve, also Kohlensäure. Aber in manchen Fällen von schweren Urämien sieht man, daß dieser Anionenrest nicht auf Kosten der Kohlensäure geht, sondern auf Kosten des Chlor-Ions, das dann extrem vermindert ist. Denn Natrium, Kalium, Calcium sind insgesamt nicht vermehrt. Dagegen ist das Chlor in solchen Fällen stark vermindert. Wir haben uns damals sehr viel Kopfzerbrechen gemacht, wie das möglich ist, und man muß annehmen, daß hier eine besondere Regulation existiert, die das Chlor-Ion entfernt, wenn sehr viel Säure in dem Organismus auftritt. Man hat natürlich dann einen Status, der aussieht wie eine Hypochlorämie, und man könnte nun denken, man müßte sehr viele Chlor-Ionen zuführen, um die Urämie zu beseitigen. Aber in diesem Falle ist, glaube ich, Ursache und Wirkung verwechselt. Ich glaube, das sind also sehr ernste Fragen; ich habe mich mit diesem Problem seit Jahrzehnten nicht mehr beschäftigt, und ich weiß nicht, wieweit dieses heute gelöst ist.

CROSNIER (Paris)[1]:

Herr CR. sagt, daß das Chlor erniedrigt sei, aber in Wirklichkeit bestünde die Acidose auf Grund einer Anreicherung von Phosphaten und organischen Säuren. Wenn man nun Chlor hinzufügt, dann könnte man diesen Zustand nicht korrigieren.

KLINKE (Düsseldorf):

Ich darf hinzufügen: Wir kennen solche Zustände von echten Hypochlorämien bei chronischen Nephritiden, wobei nicht nur im Blut, sondern auch im Gewebe ein Cl-Mangel besteht. Häufige Ursache ist eine lang fortgesetzte kochsalzarme Kost. Unter Zufuhr von Kochsalzlösungen sieht man dann überraschende Besserungen.

MARK (Rostock):

Ich glaube, die Diskussion hat uns eindeutig gezeigt, daß der Mineralstoffwechsel jetzt im brennenden Vordergrund der ganzen Fragenkomplexe um die Niere steht. Ich erinnere an die eigenen Experimente am „Halbnierenhund“ vor 25—30 Jahren, Arch. exper. Path. u. Pharmakol. **137**, 143 (1928), also Verkleinerung der Niere, die als solche aber gesund blieb bei später folgender Entfernung der anderen Niere. Bei Belastungen dieses Halbnierenhundes haben wir bezüglich des Mineralstoffwechsels eine interessante Beobachtung gemacht: Nach Harnstoffgabe stieg der Harnstoff im Blut an, um im Gegensatz zum normalen Hund über längere Zeit entsprechend der eingeschränkten Stickstoffkonzentrationsleistung der Niere nicht zur Norm zurückzukehren. Der Kaliumspiegel im Serum aber stieg allmählich auf das 6—8fache an mit einem Maximum nach 8—10 Std. (Werte bis 139 mg) und kehrte

[1] Übersetzt durch REHFELD.

erst wieder nach 24 Std. zur Norm zurück. Die im Harn ausgeschiedene K-Menge pro g Harnstoff zeigte eine entsprechende Mehrausscheidung des Kaliums im Harn. Dabei unterscheidet sich der Typus der Wasserausscheidung grundsätzlich vom Normalen. Die Diurese setzt zum Unterschied vom Normalen erst in der zweiten Stunde ein, zusammen mit dem beginnenden Anstieg der Kaliumwerte im Serum, hält zwei bis drei Stunden an und fällt anschließend auf ganz geringe Harnmengen ab.

TAUGNER (Heidelberg):

Ausscheidung von organischen und anorganischen Phosphaten nach Versuchen mit P^{32}-markiertem Ortho- und Glycerophosphat.

In früheren Versuchen zusammen mit v. BUBNOFF und BRAUN wurde der Nachweis geführt, daß bei Infusion größerer Mengen von Glycerophosphat, Phosphoglycerinsäure oder Hexosediphosphat die organische Phosphat-Clearance, unter Umständen auch die anorganische Phosphat-Clearance größer werden kann als die Clearance von Kreatinin. Wir vermuteten daher, daß die Katzenniere bei Zufuhr von P-Estern — neben der P-Filtration — auch noch die Fähigkeit zur tubulären Ausscheidung von organischem und anorganischem Phosphat besitzt. Es blieb jedoch ungewiß, ob dieser Mechanismus bei den normalerweise vorkommenden niedrigen Phosphatester-Spiegeln im Plasma eine Rolle spielt.

Zur Beantwortung dieser Frage führten wir zusammen mit E. SCHMID Clearance-Versuche mit P^{32}-markiertem Glycerophosphat an Katzen durch und verglichen die Ausscheidungsgeschwindigkeit der im Flüssigkeitszählrohr gemessenen Aktivität mit der Kreatinin-Clearance. Bei Infusion von trägerfreiem radioaktivem Glycerophosphat, d. h. bei unveränderten organischen Plasmaspiegeln, war das Verhältnis $\frac{\text{Clearance } P^{32}}{\text{Clearance Kreatinin}}$ nur bei einer von 8 narkotisierten Katzen größer als 1, d. h. eine nachweisbare tubuläre Sekretion kommt unter diesen Versuchsbedingungen nur in Ausnahmefällen vor. Das Verhältnis $\frac{\text{Clearance } P^{32}}{\text{Clearance Kreatinin}}$ lag im Mittel aus 24 Clearance-Perioden an 8 Tieren bei 0,48. Das Verhältnis $\frac{\text{Clearance } P^{32}}{\text{Clearance anorg. P}}$ betrug bei denselben Versuchen im Mittel 1,51. Erst bei Erhöhung des organischen P-Spiegels auf Werte zwischen 8—20 mg-% stieg die Clearance der Aktivität in 3 von 6 Versuchen über die Kreatinin-Clearance hinaus an. Das Verhältnis $\frac{\text{Clearance } P^{32}}{\text{Clearance Creatinin}}$ betrug dabei 1,15, 1,25 bzw 1,07 (Mittel aus je 3 Clearance-Perioden). Die tubuläre Sekretion von Glycerophosphat, wahrscheinlich auch die anderer P-Ester, kommt demnach erst bei erhöhter Belastung mit organischem Phosphat in Gang. Es besteht hier offenbar eine Parallele zu den Verhältnissen bei der tubulären Sekretion von Kalium.

In einer zweiten Versuchsreihe wurde, ebenfalls an Katzen, die Ausscheidungsgeschwindigkeit von radioaktivem Orthophosphat im Vergleich zur Ausscheidungsgeschwindigkeit des endogenen anorganischen P untersucht. Derartige Experimente erlauben gewisse Rückschlüsse auf die Filtrierbarkeit bzw. auf den physikalisch-chemischen Zustand des endogenen P. J. GOVAERTS fand in ähnlichen Versuchen an Hunden eine erhebliche Verzögerung der endogenen P-Ausscheidung und nahm an, daß ein entsprechender Anteil des endogenen Plasma-P nicht filtrierbar sei. Die Ergebnisse von GOVAERTS sind von einigen Autoren bestätigt, von anderen bestritten worden.

Wir fanden bei Verwendung trägerfreier Aktivität in 8 Versuchen ein Verhältnis $\frac{\text{Clearance exogenes anorg. P}}{\text{Clearance endogenes anorg. P}}$ von 0,84, 0,94, 1,06, 1,28, 1,54, 0,84, bzw. 1,13 (Mittel aus je 3 Clearance-Perioden). Danach würde bei manchen Tieren die Ausscheidungsgeschwindigkeit und damit die Filtrierbarkeit des exogenen P, bei anderen, allerdings weniger deutlich, die Ausscheidungsgeschwindigkeit des endogenen P überwiegen. Bei Infusion von trägerhaltigem radioaktivem Orthophosphat, d. h. bei Erhöhung des anorganischen P-Spiegels, verkleinerten sich die oben geschilderten Unterschiede und das Verhältnis der Ausscheidungsgeschwindigkeiten von exogenem und endogenem anorganischem P näherte sich der Zahl 1.

Eine ausführliche Publikation der vorgetragenen Ergebnisse ist z. Z. in Naunyn-Schmiedebergs Archiv im Druck.

PITTS (New York):

Ich would like to ask a question in this difference of anyone plasma level as a ratio filtered of exogenous and endogenous. Does that decline as a function of time?

TAUGNER (Heidelberg):

Die Werte waren für einzelne Tiere charakteristisch und blieben bei konstanten anorganischen P-Spiegeln konstant. Das Verhältnis $\frac{\text{Clearance } P^{32}}{\text{Clearance anorg. } P}$ war keine Funktion der Zeit.

LAMBERT (Brüssel)[1]:

Die Versuche wurden von GOVAERTS in Lüttich gemacht und von einem anderen GOVAERTS in Brüssel mit dem markierten Phosphor kontrolliert. Es sei in Brüssel nicht gelungen, die Verhältnisunterschiede zwischen dem P^{32} und dem nicht markierten P festzustellen, sondern es sei gefunden worden, daß das Verhältnis = 1 blieb mit Variationen von $\pm 5\%$. Die Versuche in Lüttich hätten den toten Raum der Niere mißachtet, außerdem befanden sich die Tiere in Narkose, was auch eine Rolle spielt.

TAUGNER (Heidelberg):

Zur Autoradiographie der Niere.

Trotz zahlreicher Bemühungen blieb die Frage nach der näheren Lokalisation einzelner tubulärer Transportvorgänge entlang des Nephrons immer noch offen. Es wäre denkbar, daß einige dieser Lücken durch die Autoradiographie zu schließen sind. Die einwandfreie Darstellung wasserlöslicher Substanzen war jedoch mit den bisher üblichen Verfahren nicht möglich.

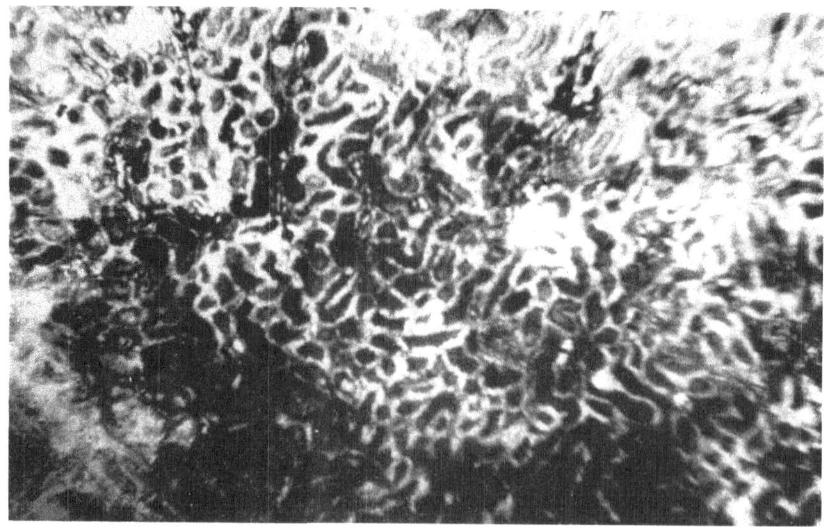

Abb. 1. Autoradiographie der Niere einer Ratte von 100 g, 10 min nach der i.v.-Injektion von 2 mC P^{32} markierten Glycerophosphats: dekapitiert. Links unten: Mark-Rinden-Grenze, rechts oben: äußere Rinde. Es wurde lediglich die Radiographie ohne Gewebsschnitt mikrophotographiert.

Nach unseren, innerhalb von $1^1/_2$ Jahren zusammen mit OSTER gesammelten Erfahrungen kann, neben der Gewebsfixierung, auch die Einbettung mit Paraffin oder Aquaffin zur Dislokation der Aktivität führen. Auch beim Tiefkühl-Trocknungs-Verfahren, das ohne Gewebsfixierung auskommt, verursacht das Eindringen und Herauslösen von Paraffin erhebliche Aktivitätsverschiebungen. Noch wichtiger aber ist, daß der Schnitt weder beim Strecken

[1] Übersetzt von SCHIRMEISTER.

noch während der eigentlichen radiographischen Prozeduren mit wäßrigen Medien in Berührung kommt. Als besonders günstig hat sich dementsprechend die Verwendung von Gefrierschnitten erwiesen. Zur Radiographie wurde ein modifiziertes Kontaktverfahren ausgearbeitet.

Versuche mit radioaktivem anorganischem P bzw. mit P^{32}-markiertem Glycerophosphat ergaben für ersteres eine Lokalisation in Richtung äußere Rindenschicht, für letzteres in Richtung Mark-Rinden-Grenze (vgl. Abb.). Eine ausführliche Darstellung der Methodik ist in einer Publikation zusammen mit OSTER [Arch. exper. Path. u. Pharmakol. (im Druck)] zu finden.

GERLACH (Heidelberg):

Methode zur Bestimmung energiereicher Phosphate in der Niere (Papierchromatographie).

Es ist bekannt, daß die meisten aktiven Leistungen im Organismus, wie Sekretion, Resorption, Ionentransport gegen ein bestimmtes Konzentrationsgefälle, eng verknüpft sind mit dem Stoffwechsel der energiereichen Phosphor-Verbindungen. Dies gilt sicherlich auch für die Nieren. Amerikanische Autoren (*1*, *2*) fanden z. B., daß eine einmalige intravenöse Gabe von 10 mg Dinitrophenol/kg am Hund die Ausscheidung von Para-amino-Hippursäure, Phenolrot und Diodrast durch die Nieren blockiert. Dinitrophenol hemmt bekanntlich die Bildung energiereicher Phosphat-Verbindungen und kann auch in anderen Geweben den Ionentransport vollkommen unterbinden. Es ist daher notwendig, den Energie-Stoffwechsel der Phosphorsäure-Ester in der Niere intensiver als bisher zu studieren.

Dabei liegen die Hauptschwierigkeiten auf methodischem Gebiet; denn die genaue Erfassung und quantitative Bestimmung von etwa 20 verschiedenen Phosphorsäure-Estern, die in der Niere in nennenswerter Menge vorkommen, ist mit den klassischen Methoden nicht zu erreichen. Die Entwicklung der Chromatographie mit Ionenaustauschern und die Papierchromatographie haben jedoch neue Möglichkeiten geschaffen. Unser eigenes Verfahren benutzt die Papierchromatographie; es stellt eine Fortentwicklung des von FLECKENSTEIN u. Mitarb. (*3*) zur Anfertigung von Muskelextrakten angegebenen Arbeitsganges dar, sowie die Fortführung des Verfahrens, das wir anwandten (*4*), um den Phosphat-Stoffwechsel in Erythrocyten zu untersuchen. Unsere Methode geht aus von sehr kleinen Gewebsmengen, etwa 200—500 mg, also etwa einer halben Rattenniere. Der Gesamtgehalt an säurelöslichem Phosphor in einer halben Rattenniere beträgt höchstens 200 γ. Für die papierchromatographische Aufarbeitung wird davon nur etwa $^1/_{20}$, also weniger als 10 γ Phosphor benötigt. Diese 10 γ Phosphor verteilen sich in unseren Chromatogrammen auf etwa 20 verschiedene Verbindungen, die alle quantitativ erfaßt werden.

Durch eine fraktionierte Barium-Alkohol-Fällung nach LE PAGE (*5*) wird der trichloressigsaure Nierenextrakt in drei Fraktionen unterteilt; die Fraktion *A* enthält die mit Barium schwerlösliche Salze bildenden P-Verbindungen, die Fraktion *B* die leichtlöslichen, mit Äthanol fällbaren Ba-P-Ester, und in der Fraktion *C* finden sich die Phosphor-Verbindungen, die mit Barium überhaupt nicht fällbar sind. In der tabellarischen Übersicht sind die Hauptbestandteile der Fraktionen aufgeführt. Fett ausgezeichnet sind die Verbindungen, die sich immer in der Niere finden, im gewöhnlichen Druck diejenigen, die in geringerer Menge oder nur sehr selten gefunden werden.

Hauptbestandteile der drei Fraktionen:

Fraktion A:	
Orthophosphat	**ATP**
2-Phosphoglycerinsäure	**ADP**
3-Phosphoglycerinsäure	**Andere Tri- und Diphosphorsäure-Ester**
Hexose-1,6-diphosphat	
Fraktion B:	
Kreatinphosphat	Ribose-5-phosphat
Phosphobrenztraubensäure	**AMP**
Triosephosphate	**IMP**
Glucose-1-phosphat	**Andere Monophosphorsäure-Ester**
Glucose-6-phosphat	**DPN (Co-Zymase)**
Fructose-6-phosphat	
Fraktion C:	
1,2-Propandiolphosphat	Amino-äthyl-phosphat
Andere noch nicht identifizierte P-Ester.	

Die Fraktionen *A* und *B*, in denen sich die wichtigsten Verbindungen finden, werden nun getrennt chromatographisch aufgearbeitet. Dabei wenden wir verschiedene Lösungsmittel nach der auf- und absteigenden Methode bei bestimmten Temperaturen an.

Alle Nucleotide besitzen bekanntlich UV-absorbierende Eigenschaften. Die Lokalisation dieser Verbindungen im Chromatogramm erfolgt daher durch UV-Photographie [Photoprint-Verfahren nach MARKHAM u. SMITH (*6*)].

Das 1. Bild zeigt als Beispiel die UV-Photographie eines Chromatogrammes mit den Fraktionen *A* (links), *B* (rechts) und Testflecken von ATP, ADP und AMP (Mitte). In der Fraktion *A* deutliche Trennung von ATP und ADP, weiter unten noch zwei andere UV-absorbierende Verbindungen; in der Fraktion *B* enthält das obere UV-absorbierende Areal

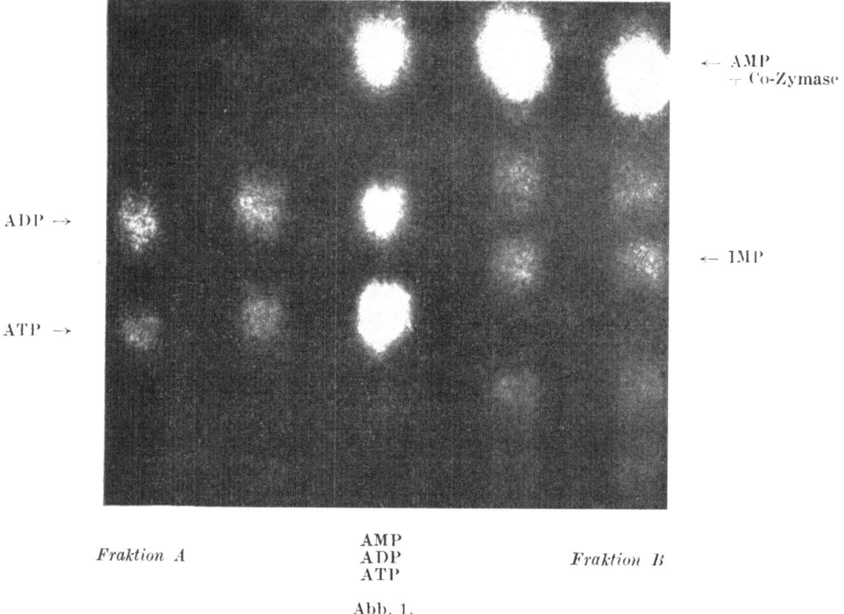

Abb. 1.

AMP und Co-Zymase, die in diesem Lösungsmittel noch nicht getrennt sind, es folgen weiter unten IMP, ein fragliches UMP und zwei weitere noch nicht identifizierte Verbindungen mit UV-absorbierenden Eigenschaften. Die Analyse des ATP-Fleckes in der Fraktion *A* ergab in dem hier gezeigten Beispiel einen Phosphor-Gehalt von 0,5 γ, während z. B. der AMP-Co-Zymase-Fleck in der Fraktion *B* 2 γ Phosphor enthielt.

2. Bild. Mit einem anderen Lösungsmittel gelingt auch in der Fraktion *B* die Trennung von AMP und Co-Zymase. Rechts Testflecke von Co-Zymase, IMP und AMP, links die Fraktion *B*.

Auf die UV-Photographie der Chromatogramme folgt ihre Entwicklung mit einem Molybdat-Reagens nach HANES und ISHERWOOD (*7*); dadurch werden alle phosphorhaltigen Verbindungen als blaue Flecke auf dem Papier sichtbar. Diese Areale werden ausgeschnitten, feucht verascht und der Phosphorgehalt nach der Methode von BERENBLUM und CHAIN (*8*) elektrophotometrisch bestimmt.

Aus unseren Ergebnissen geht hervor, daß die größte Nucleotid-Fraktion das AMP ist, es folgen Co-Zymase, ADP, ATP und einige andere Nucleotide. Der ATP- und ADP-Gehalt scheint in Abhängigkeit von Fütterungsbedingungen zu schwanken. Bei den Nicht-Nucleotiden überwiegt das Orthophosphat, es folgt eine weitere, noch nicht identifizierte Verbindung, schließlich Kreatinphosphat, Hexose- und Triose-Phosphorsäure-Ester. Genaue Analysenergebnisse werden an anderer Stelle wiedergegeben.

Die kurz geschilderte papierchromatographische Methode für die Bestimmung der Phosphorsäure-Ester in der Niere soll nunmehr angewendet werden, um zu untersuchen, an welchen Phosphor-Verbindungen der stoffwechselchemische Angriffspunkt von pharmakologisch interessierenden und die Tubulusfunktion beeinflussenden Substanzen liegt. Vielleicht gelingt es auch in Zusammenarbeit mit Herrn Dr. TAUGNER, die Lokalisation der energiereichen P-Verbindungen in der Niere aufzuklären; die bisher erhobenen Befunde deuten darauf hin, daß der Ort der höchsten Phosphor-Konzentration die Mark-Rindengrenze ist.

Eine ausführliche Mitteilung über die Methodik und die Analysenergebnisse befindet sich im Arch. exper. Path. u. Pharmakol. (im Druck).

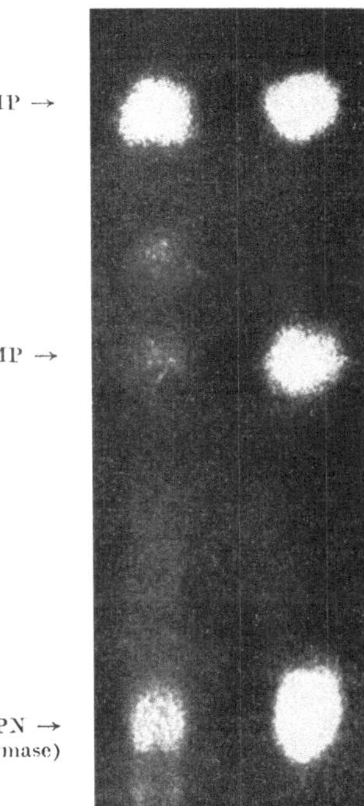

Abb. 2.

Literatur.

1. TAGGART, J. V., and R. P. FORSTER: Amer. J. Physiol. **161**, 167 (1950).
2. MUDGE, G. H., and J. V. TAGGART: Amer. J. Physiol. **161**, 173 (1950).
3. FLECKENSTEIN, A. u. Mitarb.: Pflügers Arch. **258**, 177 (1953); Arch. exper. Path. u. Pharmakol. **221**, 404 (1954).
4. FLECKENSTEIN, A., u. E. GERLACH: Arch. exper. Path. u. Pharmakol. **219**, 531 (1953).
5. LE PAGE, G. A.: In Manometric Techniques, Ed. by W. W. UMBREIT, R. H. BURRIS and J. F. STAUFFER. Minneapolis: Burgess Publishing Co., II. Edit. Chapter XV.
6. MARKHAM, R., and J. D. SMITH: Biochemic. J. **45**, 294 (1949).
7. HANES, C. S., and F. A. ISHERWOOD: Nature (London) **164**, 1107 (1949).
8. BERENBLUM, I., and E. CHAIN: Biochemic. J. **32**, 295 (1938).

RAABE (Freiburg):

Wir haben innerhalb 8 Jahren über 2000mal anorganisches Phosphat beim Menschen i.v. injiziert und mit etwa 20000 quantitativen Bestimmungen im Urin die Phosphat-Ausscheidung durch die Nieren studiert; wir halten uns also für berechtigt, einiges zu diesem Thema zu sagen. Zunächst zu den Versuchen von Herrn TAUGNER mit P^{32}-markiertem Glycerophosphat: Schon vor einigen Jahren haben wir gemeinsam mit PHILIPP und RUF ähnliche Versuche angestellt. Wir haben damals 25 mmol NaH_2PO_4, das durch eine geringe Menge von radioaktivem P^{32} markiert war, innerhalb 30 sec i.v. injiziert. In den folgenden 15 bis 20 min wurden in 30 sec-Abstand die Nierenbecken-Urine vollständig gesammelt und in sämtlichen Urinportionen die Phosphatkonzentration sowohl biochemisch als mit dem Geiger-Zählrohr gemessen. Bei allen Versuchen fielen die Meßergebnisse völlig identisch aus; bei geeigneter Ordinatenwahl kam es praktisch zur Deckung der Radioaktivitäts-Kurve mit der Kurve der biochemisch gemessenen wirklichen Phosphat-Konzentration. Mit anderen Worten: Zu jedem Zeitpunkt der Ausscheidung und bei jeder Phosphat-Konzentration im Plasma war das Verhältnis $\frac{P^{32}}{P} = 1$. Wir glauben also im Gegensatz zu TAUGNER nicht, daß dieser Quotient irgendwelche Abhängigkeit von der Plasma-Konzentration an Phosphat besitzt.

Auch histologische Untersuchungen (Mikro-Radiogramme) wurden damals schon in ganz ähnlicher Weise, wie sie TAUGNER schilderte, von uns durchgeführt, und zwar sowohl an Kaninchen-Nieren als auch an menschlichen Nieren. Wir kamen jedoch mit dieser Methode, die an sich recht elegant ist, aus den gleichen Gründen wie TAUGNER bisher zu keinem befriedigenden Ergebnis für eine histologische Lokalisation der Phosphat-Ausscheidung. Weitere Untersuchungen sind vorgesehen.

Wir glauben jedoch, daß folgende Überlegungen und Versuche geeignet sein könnten, etwas über die Lokalisation der Phosphat-Ausscheidung auszusagen; damit knüpfe ich gleichzeitig an das an, was ich anläßlich meiner Diskussionsbemerkung zum Vortrag von Herrn WIRZ andeutete:

Wir haben mehrfach mit einer einzigen Injektion verschiedene harnpflichtige Substanzen i.v. injiziert und ihre Ausscheidung im Nierenbecken-Urin in möglichst kurzen Zeitabständen gemessen. Alle Versuche fanden auf der Höhe von kräftigen Wasser-Diuresen statt (1—1$^1/_2$ Std. nach oraler Flüssigkeitszufuhr von 1—1,5 l), um in kürzesten Zeitabständen doch noch genügende Mengen Sammelurine zu erhalten. Nur so konnte es möglich sein, evtl. vorhandene,

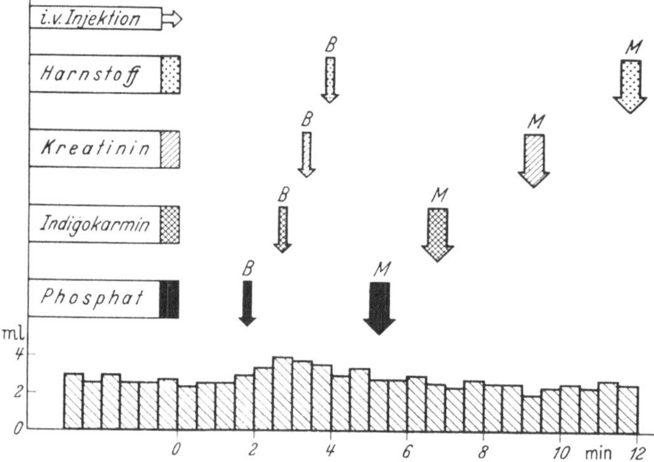

Abb. 1. Beginn (*B*) und Maximum (*M*) der Ausscheidung verschiedener harnpflichtiger Substanzen durch die gesunde Solitärniere eines 27jährigen Mannes. Urinentnahme erfolgte mit Spezial-Ballonkatheter von 8 Charrière direkt aus dem Nierenbecken. Innerhalb von 30 sec wurden 50 ml einer Misch-Lösung i.v. injiziert; diese enthielt: 15,000 g = 250,00 mmol Harnstoff, 3,450 g = 25,00 mmol prim. Phosphat ($NaH_2PO_4 \cdot H_2O$), 0,283 g = 2,50 mmol Kreatinin, 0,025 g = 0,05 mmol Indigocarmin. Sämtliche 4 Substanzen wurden also gleichzeitig injiziert. Die schraffierten Säulen auf der Abszisse stellen die Mengen (in ml) der jeweils innerhalb 30 sec gewonnenen Nierenbecken-Sammelurine dar.

geringfügige zeitliche Unterschiede in der Ausscheidung verschiedener Stoffe zu erfassen. Bei einigen dieser Versuche gelang es, mit nur 30 sec Abstand alle Messungen durchzuführen, weil in diesem kurzen Zeitabstand durchweg genügend Urin produziert wurde. Aus dem in Abb. 1 dargestellten Beispiel dürfte hervorgehen:

1. Wenn die 4 injizierten, harnpflichtigen Substanzen Phosphat, Indigocarmin, Kreatinin und Harnstoff bei diesem Versuch ausschließlich filtriert worden wären, müßte zumindest der Beginn ihrer Ausscheidung zeitlich unbedingt zusammenfallen. Auch eventuelle, verschieden starke Rückresorption in den Tubuli bzw. an verschiedener Stelle der Tubuli könnte an dieser Forderung nichts ändern. Die Tatsache, daß sowohl hinsichtlich des Beginns der Ausscheidung (schmale Pfeile *B*) als auch hinsichtlich ihres Maximums (breite Pfeile *M*) deutliche zeitliche Unterschiede bestehen, ist meines Erachtens ein Beweis dafür, daß weder Ausscheidungs-Modus noch -Lokalisation bei diesen 4 Substanzen gleich sein können.

2. Der zeitlich verschiedene Beginn der Ausscheidung kann nur durch verschiedenartige tubuläre Sekretion erklärt werden. Nun ist ja klar, daß alle Stoffe der injizierten Misch-Lösung zur genau gleichen Zeit an den tubulären Apparat herankommen. Sie treten also vom Interstitium aus zur gleichen Zeit in die Tubulus-Epithelien ein. Entweder erklärt sich nun die zeitliche Differenz daraus, daß ihr Transport durch die Epithelien hindurch bis zum Erscheinen im Tubulus-Lumen verschieden lange Zeit in Anspruch nimmt. Das erscheint mir jedoch auf Grund verschiedener Beobachtungen unwahrscheinlich. Ich glaube vielmehr, daß die aktive Sekretion der Substanzen — zumindest der Schwerpunkt ihrer Ausscheidung — an verschiedenen Stellen des Tubulus erfolgt. Aus den Versuchsergebnissen wäre zu

entnehmen, daß am weitesten distal Phosphat sezerniert wird, etwas weiter proximal Indigocarmin, noch weiter proximal Kreatinin und am „weitesten oben" Harnstoff. Ob dies am „weitesten oben" bereits der Glomerulus ist, kann nicht ohne weiteres entschieden werden. Die inzwischen von mir gemachte Beobachtung, daß ausschließlich glomerulär filtrierte Stoffe (z. B. Inulin, menschliche saure Prostata-Phosphatase) meistens noch später im Nierenbeckenurin erscheinen, läßt mich vermuten, daß im oben geschilderten Beispiel auch der Harnstoff — zumindest zum Teil oder zu Beginn — tubulär sezerniert wurde.

3. Bei den meisten Versuchen dieser Art ergab sich, daß ionisierte Substanzen (z. B. auch Harnsäure) 1—2—3 min früher im Nierenbeckenurin erscheinen als nichtionisierte Stoffe. Ich glaube also, daß erstere auf jeden Fall „weiter unten" (vielleicht distal von der HENLEschen Schleife ?), letztere dagegen „weiter oben" (vielleicht proximal von der HENLEschen Schleife ?) aktiv sezerniert werden, wenn sie in genügender Konzentration im Plasma erscheinen (sei es — wie bei unseren Versuchen — auf Grund genügend dosierter intravenöser Belastung, oder sei es aus endogenen Gründen).

Auf nähere Einzelheiten kann im Rahmen dieser Diskussionsbemerkung nicht eingegangen werden; wir werden in späteren Veröffentlichungen ausführlicher darauf zurückkommen. Ich halte jedenfalls die im Prinzip geschilderte Methode — intravenöse Belastung mit harnpflichtigen Substanzen und anschließende Konzentrationsmessungen im Nierenbeckenurin in möglichst kurzen Zeitabständen — für gut geeignet und aussichtsreich, neue Einblicke in die komplizierte Gesamttätigkeit der gesunden und kranken Niere zu bekommen, bzw. die Lokalisation ihrer Partialfunktionen besser kennenzulernen.

STALDER (Basel):

Ich möchte Herrn RAABE fragen, ob seine Untersuchungen unter Berücksichtigung der Clearance-Bedingungen angestellt wurden. Außerdem muß ermittelt sein, daß die Phosphat-Clearance größer als z. B. die Inulin-Clearance ist. Und solange das nicht festgestellt wurde, kann man von einer tubulären Phosphat-Sekretion nicht reden.

RAABE (Freiburg):

Dem Buchstaben nach ist der Einwand des Herrn STALDER richtig: Es handelt sich bei unseren Untersuchungen nicht um eigentliche, echte „Clearance"-Bestimmungen im Sinne VAN SLYKEs; gewissermaßen jedoch um „Mikro-Clearance"-Werte, d. h. um Messungen der Konzentration und möglichst auch der ausgeschiedenen Urin-Mengen in so kurzen Zeitabständen, daß eine einmalige intravenöse Injektion der betreffenden „Clearance"-Substanz ausreichend ist und ihr anschließendes, geringfügiges Konzentrations-Gefälle praktisch vernachlässigt werden kann, weil sich unsere Untersuchungen nur über wenige Minuten erstrecken.

Herr STALDER hält die Phosphat-Ausscheidung als aktive, tubuläre Sekretions-Leistung für nicht bewiesen. Dazu folgendes: Eine meiner zahlreichen Phosphat-„Mikro-Clearance"-Bestimmungen ergab z. B. *nur* in der *rechten*, gesunden Niere folgende Werte:

P-Konzentration im Plasma 4 min nach i.v. Injektion 3,1/1000 molar
P-Konzentration im Plasma 7 min nach i.v. Injektion 2,9/1000 molar
P-Konzentration im Plasma angenäherter Durchschnitt 3,0/1000 molar
P-Konzentration im rechten Nierenbecken-Urin, der von der 4. bis 5. min post inj. erhalten wurde . . . . . 210/1000 molar
Menge dieses rechtsseitigen Nierenbecken-Urins . . . 4,1 ml.

Danach ergibt sich auf Grund der allgemein gültigen Clearance-Formel von VAN SLYKE, die für die beiden Nieren zusammen gilt, in diesem Fall für die Phosphat-„Mikro-Clearance" *nur* der *rechten* Niere:

$$\text{Mikro-}C_P\text{ (rechts)} = \frac{U_P \cdot V}{Pl_P} = \frac{210 \cdot 4{,}1}{3{,}0} = 287$$

Die entsprechenden Werte für die *linke* Niere waren:

$$\text{Mikro-}C_P\text{ (links)} = \frac{U_P \cdot V}{Pl_P} = \frac{235 \cdot 3{,}9}{3{,}0} = 305$$

Zusammen ergibt sich also die Mikro-C_P (beide Nieren) = **592.**

Dies ist aber ein Wert, der — wie wir doch alle wissen — niemals durch Filtration allein erreicht werden kann; er spricht vielmehr eindeutig für wesentliche Mitbeteiligung tubulärer Sekretion. Bei jeder einzelnen Niere, wenn ihr tubulärer Apparat gesund ist, werden bei Anwendung der geschilderten Methode C_p-Werte von weit über 150 gefunden, zumindest zwischen der 3. und 9. min post inj. Zwischen 4. und 6. min sind Werte bis 350 keine Seltenheit. In diesen Zeiträumen wird also Phosphat mit Sicherheit aktiv tubulär sezerniert, daran kann gar kein Zweifel sein; denn bei reiner Filtration dürfte nach heute allgemein gültiger Überzeugung für die gesunde *einzelne* Niere höchstens ein Wert von 70—75 herauskommen. Übrigens bezweifeln die meisten Autoren die Tatsache auch gar nicht, daß die Niere im Bedarfsfall Phosphat aktiv tubulär sezernieren kann, so wie die meisten harnpflichtigen Substanzen, wenn nur ihre Konzentration im Plasma genügend hoch ist und ihr Molekulargewicht eine bestimmte Größe nicht überschreitet.

Frey (Freiburg):

Ich wollte nur fragen: Die Nephren sind ja ganz verschieden lang. Es gibt Nephren, die gehen nur bis an die Markrindengrenze, und es gibt welche, die bis zur Papillenspitze gehen. Wie ist das dann mit Ihren Vorstellungen zu vereinigen?

Raabe (Freiburg):

Ich glaube, daß die von Herrn Frey soeben eingewandte Tatsache meine Deutung der zeitlichen Unterschiede nicht grundsätzlich beeinflußt: Unsere Ergebnisse sind sozusagen nur Durchschnitts-Werte der zahlreichen an der Ausscheidung beteiligten Nephren. Es ist natürlich möglich, daß an relativ kurzen Nephren die definitive Urinbildung etwas schneller abläuft und umgekehrt an extrem langen Nephren alle Vorgänge zeitlich etwas später eintreten.

Friedberg (Mainz):

Beim Ureterenkatheterismus ist es meines Erachtens ganz unmöglich, quantitativ die Menge auch richtig zu erfassen. Es läuft ja, wenn man mit getrenntem Harn bestimmt und den Ureterenkatheterismus macht, sehr viel daneben, was nicht quantitativ zu erfassen ist.

Raabe (Freiburg):

Das ist ja ganz selbstverständlich, daß man dann keine beidseitigen Clearance-Betrachtungen anstellen kann, wenn man beim üblichen Ureteren-Katheterismus nicht den gesamten Nierenbecken-Urin beider Nieren auffängt. Davon kann man sich aber durch sorgfältige Blasenentleerung zu Beginn und am Ende jedes Versuches genau überzeugen, ob und wieviel Urin neben den Harnleiter-Kathetern in die Blase abgelaufen ist. Außerdem deutete ich doch an, daß, wenn wir wirklich Wert auf die Erfassung der gesamten links und rechts ausgeschiedenen *Mengen* legen, wir aufblasbare, den Harnleiter abdichtende Spezial-Ballon-Katheter verwenden, mit denen die vollständige Urinentnahme aus den Nierenbecken eigentlich stets gelingt.

Im übrigen kann ich nur immer wieder betonen, daß wir gar nicht den Hauptwert auf sog. „Mikro-Clearance"-Untersuchungen legen, sondern daß uns in den weitaus meisten Fällen vergleichende *Konzentrations*-Messungen zwischen gesunder und kranker Niere zur richtigen Beurteilung der beidseitigen Nieren-Funktion genügen. Wenn es gelingt, aus beiden Nieren den gesamten Urin aufzufangen, ermöglicht das — theoretisch sehr interessante — Clearance-Betrachtungen. Gelingt das jedoch nicht, haben wir also von 3 zu 3 min (das ist die übliche Sammelzeit) nur einen Teil der Nierenbecken-Urine erhalten, können wir in diesen Urin-„Proben" natürlich nur Konzentrations-Vergleiche anstellen. Dies ist für die Klinik aber praktisch das Entscheidende: Das rationelle Arbeiten einer gesunden Niere ist doch ausschließlich durch ihr Konzentrationsvermögen charakterisiert (das sog. Verdünnungsvermögen nach oraler Flüssigkeitszufuhr ist logisch als Konzentrationsvermögen für Wasser zu betrachten!), vergleichende Konzentrationsmessungen sind für die Klinik also zur Beurteilung der Nierenleistung stets ausreichend.

NÜSSGENS (Bonn):

Auf Grund welcher Überlegungen ist man berechtigt anzunehmen, daß die Durchtrittsgeschwindigkeit weniger Einfluß auf die Verzögerung hat als die Lokalisation, die er damit beweisen will?

RAABE (Freiburg):

Ich habe mich vorhin durchaus nicht festgelegt, was letzten Endes die Ursache der zeitlichen Unterschiede bei der Ausscheidung verschiedener Substanzen ist, ob eine verschieden lange Durchtrittszeit dieser Stoffe durch die Tubulus-Epithelien oder eine verschiedene Lokalisation der Sekretion. Ich neige aus verschiedenen Gründen, die ich jetzt nicht im einzelnen schildern kann, mehr zur letzteren Erklärung.

Pathophysiologische Fragen über Tubulusfunktionen.

Von

JOACHIM FREY (Freiburg).

Mit 20 Textabbildungen.

Die Clearance-Verfahren, von VAN SLYKE in ingeniöser Einfachheit eingeführt, sind in ihrem Wert als brauchbares Maß für die Ausscheidungskraft der Nieren sowohl für Eigen- als auch für Fremdstoffe ausnahmslos anerkannt. Die Deutungen, die den Clearancewerten für physiologische und pathologische Vorgänge bei der Harnbereitung gegeben wurden, lassen jedoch einige Mängel erkennen, worauf wir schon in der Diskussion weitgehend eingegangen sind, so daß keineswegs eine ausreichende Sicherheit besteht, diesen Substanzen die gebräuchliche physiologische Wertung zukommen zu lassen und damit zu operieren. So wurde am Vortag gesagt, warum wir auf Grund entsprechender Untersuchungen zu der Ansicht kamen, daß Kreatinin (REHBERG, 1926), Thiosulfat (CRAWFORD, 1948) und Inulin (SHANNON und SMITH, 1935) als Meßstoffe für die Größe des Filtrats allein glomerulären Ursprungs nicht betrachtet werden können. Man sollte sich wohl mit dem Gedanken vertraut machen, daß mit der Ablehnung von Kreatinin-, Thiosulfat- und Inulin-Clearance als Maß der glomerulären Filtrationsrate nicht allein diese Prüfsubstanzen, sondern das ganze Meßverfahren des Glomerulusfiltrats in Frage gestellt erscheint. Unsere eigenen Experimente deuten auf eine gemeinsame glomerulär-tubuläre Exkretion der erwähnten Substanzen hin, wobei der Exkretionsmodus der Glomeruli als Filtration und derjenige der Tubuli für diese Meßstoffe als vielleicht filtratähnlich oder besser als vorläufig undefinierbar bezeichnet werden muß. Wir unterstreichen damit z. B. die allerdings schon etwas länger zurückliegende Meinung von EDWARDS, der sich im Jahr 1940 für Inulin dahingehend aussprach: „daß bis jetzt durch diese Substanz der präzise Exkretionsmodus irgendeines Bestandteils des Normalharns nicht bestimmbar war“ (*1*).

Die filtrative glomeruläre Tätigkeit der Nieren für die Harnbereitung soll in ihrer Bedeutung keinesfalls unterdrückt werden — sie hat ihre hier nicht näher präzisierte Bedeutung. Das Schwergewicht der Nierentätigkeit liegt aber ganz zweifellos in der Arbeitsweise der Tubuli, wofür wir uns 1949 mit eingehender Begründung aussprachen. Die Experimente der Folgezeit und die klinischen Beobachtungen haben mich hierin noch weiter bestärkt, so daß wie damals gesagt werden kann: „Ganz im Mittelpunkt der Harnbereitung steht die Arbeitsweise der Tubuluszellen sowie die Leistungsfähigkeit der Gesamtheit des tubulären Nierengewebes für den Organismus“ (2, S. 166). Meine jetzigen Auseinandersetzungen tragen daher dieser Ansicht Rechnung und gelten einigen pathophysiologischen Fragen der Nierentubuli, zumal auch in der Klinik die Bedeutung der tubulären

Arbeitsweise für die Harnbereitung mehr und mehr in den Vordergrund rückt. Sozusagen als Auftakt hierzu ein Bild vom proximalen Tubulus der Maus, welches von SJÖSTRAND durch elektronenmikroskopische Untersuchungen gewonnen wurde (*3*). Man sieht neben dem Bürstensaum die Mitochondrien in einer mit Querbändern versehenen Anordnung gelagert, dazwischen sind einzelne Lamellen vorhanden, so daß offenbar diese Mitochondrien in irgendeiner Weise gegeneinander abgetrennt erscheinen; also eine morphologische Untersuchung der Nierentubuli, die für ihre Funktion von Wichtigkeit erscheint.

Ich übergehe bei meiner Darstellung die bislang in Details analysierte tubuläre Elektrolytbehandlung, die in so vortrefflicher Weise von Dr. PITTS heute auseinandergesetzt wurde, teils als Ergebnis seiner eigenen sehr schönen Untersuchungen (*4*), teils als solches von BERLINER (*5*) und derjenigen von KREBS und ihren Mitarbeitern (*6*). Nur manchmal muß ich hierauf summarisch zurückkommen; ich sage deshalb summarisch, weil wir selbst aus methodischen Gründen nicht näher in die Einzelheiten des Problems, wie wir sie heute von Herrn PITTS gehört haben, eindringen konnten. Das ist sicherlich ein sehr großer Nachteil.

Hierbei sei mir eine kleine historische Bemerkung erlaubt. Der ungarische Internist v. KORÁNYI (*7*) hat gegen Ende des vorigen Jahrhunderts auf einen Elektrolytaustausch in der Niere zwischen Tubuluszellen und Tubulusharn aufmerksam gemacht, den wir gegenwärtig ceteris paribus für jede Zelle des Organismus, also nicht nur für die Niere allein, kennengelernt haben [und ich möchte hier vor allem meinen Lehrer HERMANN STRAUB (*8*) und auch HANS EPPINGER (*9*) zitieren], einen Elektrolytaustausch zwischen extra- und intracellulärem Raum, den wir in seiner Ausdehnung allerdings noch nicht befriedigend übersehen können. Von ERNST FREY wurde 1906 (*10*) ein solcher Elektrolytaustausch (speziell von Natrium und Chlor gegen harnpflichtige Stoffe) in seine Theorie der Harnbildung übernommen. Ich verdanke einer Bemerkung von Herrn WIRZ die Angabe, daß die Berechnung von v. KORÁNYI nicht richtig ist; trotz der methodischen Irrtümer wurde jedoch das Problem richtig gesehen.

Nun zum Thema meiner Darlegungen, der *Tätigkeit der Tubuluszellen und ihrer Leistungsfähigkeit*. Ich beabsichtige, hierauf mit einigen Beispielen einzugehen, die Ihnen zeigen sollen, daß eine Irritation der Tubulusepithelien — gleichgültig wie diese zustande kommen mag — eine bestimmte Art der Harnabsonderung verursacht. Weiter soll gezeigt werden, aus welchen Gründen es zu dieser besonderen Harnabsonderung kommt.

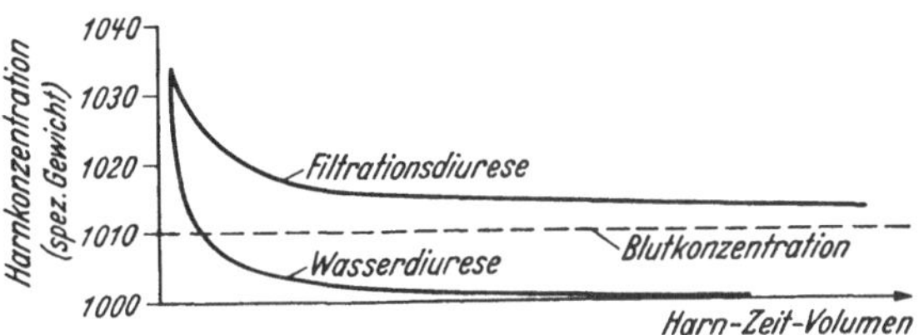

Abb. 1. Zur Definition der Diuresearten (E. FREY 1906): Mit zunehmendem Harnzeitvolumen nähert sich die Gesamtkonzentration des Harns bei Filtrationsdiurese dem Blut, bei H_2O-Diurese entfernt sie sich vom Blut.

Einen sehr wichtigen Beitrag für diese Zusammenhänge haben wir bereits 1937 von WINTON (*11*) erhalten: er fand, daß bei der isolierten Hundeniere, nämlich im Herz-Lungen-*Nieren*-Präparat, die *Durchströmung* des Organs *mit kaltem Blut* oder einem Blut, das auf etwa 20° C oder noch darunter abgekühlt war, zu einer Harnvermehrung oder zu einer Zunahme des Harn-Zeit-Volumens führt, welche wir als Diurese bezeichnen.

Wenn ich in Abb. 1 zu den Diuresen und ihren Arten etwas sagen oder ergänzen darf [sie wurden von ERNST FREY vor fast 50 Jahren erstmalig beschrieben (*10*) und von Herrn WIRZ gestern dargestellt (S. 18)]: Sie sehen die Konzentration des Harns als Ordinate, das Harn-Zeit-Volumen als Abszisse aufgetragen (Abb. 1), und wenn Sie sich die Blutkonzentration mit einem spezifischen Gewicht von 1010 vor Augen halten, so erkennen Sie, daß bei Wassertrinken, also einer „Wasser-Diurese", wie wir sie in der Klinik vom VOLHARDschen Wasserversuch ja sehr gut kennen, der Harn unter Zunahme seines Volumens immer blutunähnlicher wird, daß er sich also in seiner Gesamtkonzentration immer mehr dem destillierten Wasser nähert. Bei der „Filtrations-Diurese“ (J. FREY) oder der osmotischen Diurese, also derjenigen, die durch osmotische Mittel, z. B. durch Infusion von Sulfat, Kochsalz, Glucose oder Harnstoff zustande kommt, ist das ganz anders: es nähert sich der Harn mit zunehmendem Harn-Zeit-Volumen immer mehr der Blutkonzentration, wird also immer blutähnlicher. Die Auseinanderhaltung dieser zwei möglichen Arten von Harnvermehrungen oder Diuresen ist für die Betrachtung der Harnbereitung sehr wichtig.

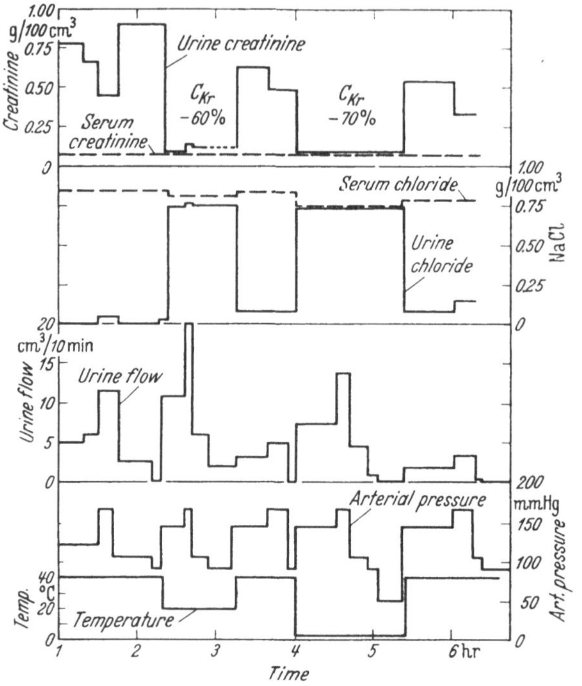

Abb. 2. The effects of changes on the urine flow, and the chloride and creatinine concentrations in the urine (serum concentrations also shown), and the influence of arterial pressure on these variables at the different temperatures; showing (1) that cooling changes the concentrations of these substances in the urine practically to those in the serum, (2) that this effect is reversible, (3) that if a given change in urine flow is produced by cooling, the change in composition is greater than if produced by rise in arterial pressure. The experiment was performed on an isolated kidney (dog) perfused with defibrinated blood alternately from two pumplung circulations, the blood in which had been mixed till 1,45 [WINTON and BICKFORD, J. Physiol. 89, 198 (1937), Abb. 1].

Nun zeige ich Ihnen die Originalabbildungen von WINTON. Sie sehen in Abb. 2, wie die Temperatur des durchfließenden Blutes gesenkt worden ist, dann wieder eine normale Temperatur von etwa 38° C hergestellt war und schließlich die Temperatur ein zweites Mal gesenkt wurde, bis man sie wieder den normalen Stand erreichen ließ. Der arterielle Druck schwankt hier in diesem Beispiel: Sie sehen, wie der Urinfluß diese arteriellen Schwankungen mitmacht, eine Tatsache, die uns aus den Experimenten von SELKURT (*12*) und verschiedenen anderen Autoren geläufig ist. Nun sehen Sie, daß zu den Zeiten, wo das Blut kälter ist als üblicherweise, der Harnfluß erheblich zunimmt, abgesehen von den Schwankungen, die mit dem Blutdruck verbunden sind; Sie sehen vor allen Dingen auch, wie die Chloridausscheidung dabei sehr stark steigt, während die Kreatininausscheidung ebenso sinkt. Und wenn man aus diesem Bild berechnet, wie groß die Kreatinin-Clearance war, so sieht man, daß sie hier während der ersten Abkühlungsperiode der Niere um 60%, während der zweiten um 70% abgenommen hat. Das nächste Bild, Abb. 3, das auch von Herrn WINTON stammt, zeigt, daß bei einer normalen Temperatur die Clearance von Chlorid und die von Kreatinin eine bestimmte Höhe haben; wenn nun die Temperatur zunehmend sinkt, nimmt die Kreatinin-Clearance ebenfalls zunehmend um so viel ab, wie die Chlorid-Clearance ansteigt. Man sieht also hier an diesem Verhalten den Antagonismus in der Ausscheidung von Chloriden und Kreatinin, wie das von A. v. KORÁNYI (*7*) und von ERNST FREY (*10*) zuerst für die Harnbildungsvorgänge dargestellt wurde. Man kann aus dem Ergebnis von

WINTON folgern, daß die celluläre Funktion der Tubuli durch eine Abkühlung irritiert wird und daß dadurch eine besondere Harnabsonderungsart zustande kommt, eine Diurese, bei der wesentlich mehr Chlorid zur Ausscheidung gelangt. Dabei ist die Exkretion eines harnpflichtigen Stoffs, hier des Kreatinins, eingeschränkt (C_{Kr}).

Am Rande sei bemerkt, daß der mehrfach erwähnte tubuläre Antagonismus gegen Chloride hier mit einem Nicht-Elektrolyt, nämlich Kreatinin, stattfindet. Und weiter ist aus dem Versuchsergebnis von WINTON zu erkennen, daß Kreatinin nicht als glomeruläre Meßsubstanz brauchbar ist.

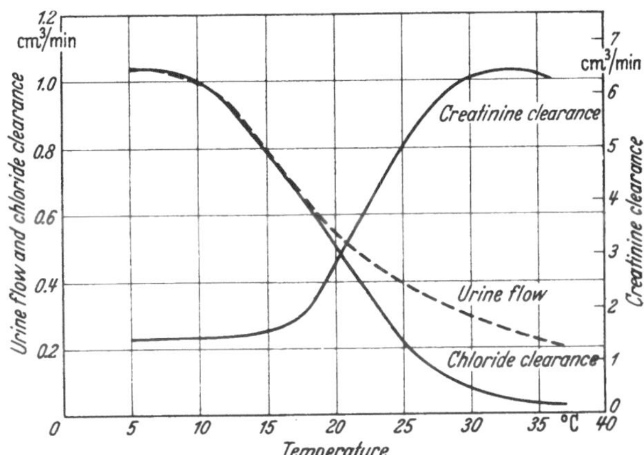

Abb. 3. The effect of temperature on the urine flow, the chloride clearance and the creatinine clearance in the isolated kidney. The data from wich these curves are constructed are derived from observations on twelve kidneys and are averaged so as to produce a representative summary of the results. The small increase in creatinine clearance on slight cooling is not necessarily significant. (WINTON and BICKFORD, l.c., Abb.9).

Zu den eben genannten Schlußfolgerungen sind wir vor allem durch experimentelle Ergebnisse aus unserem Arbeitskreis und durch klinische Beobachtungen gekommen. Es seien hier einige Beispiele für die *These der Auslösung* einer solchen osmotischen Diurese oder *filtrativen Diurese durch Alteration der Tubuluszellen* angeführt.

Zuerst will ich Ihnen einen Versuch zeigen, welcher mit FISCHER und mit SCHÖNBACH (*13*) unternommen wurde, und zwar haben wir durch partielle Unter-

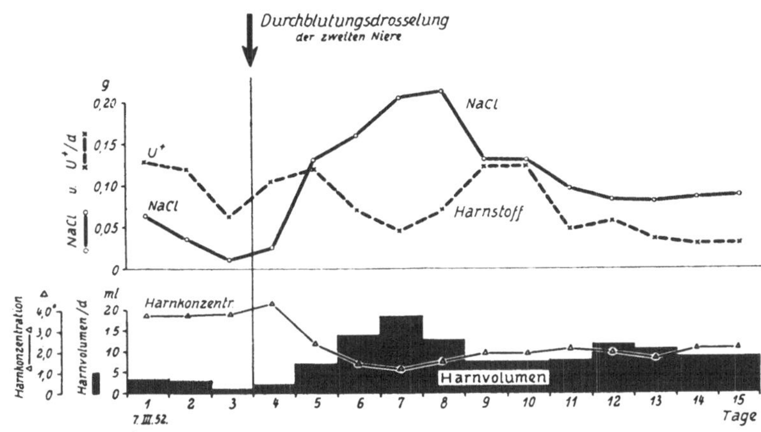

Abb. 4. Folge einer Durchblutungsdrosselung (und damit Abnahme der O_2-Versorgung) einer Niere für die Harnbereitung: Zunahme von Chloridausscheidung und Harnvolumen, Abnahme der Harnkonzentration = Filtrationsdiurese.

bindung der Nierenarterie die Durchblutung und damit die Sauerstoffversorgung der Niere vermindert. Als Folge dieser Drosselung kommt es zu einer Reduzierung des besonders sauerstoffzehrenden Rindengewebes um 50%. Wie produziert jetzt diese Niere ihren Harn? Sie sehen in Abb. 4 das Resultat; die zweite Niere war selbstverständlich exstirpiert worden, da wir wissen, daß eine Niere für die andere kompensatorisch eintreten kann, insbesondere, wenn einige Zeit verstrichen ist. Sie erkennen, wie die Harnkonzentration nach der *Durchblutungsdrosselung* abnimmt, wie Harnvolumen und absolute Chloridausscheidung zunehmen, während die absolute Harnstoffausscheidung, abgesehen von einigen Schwankungen, langsam geringer wird, daß also wohl doch diese gedrosselte Niere nun insuffizient geworden und nicht mehr in der Lage ist, die übliche Menge von Harnstoff zu eliminieren. Was aber aus diesem Beispiel erkennbar wird, ist die gegenüber dem normalen Zustand der Niere durch Drosselung der Durchblutung hervorgebrachte Harnflut. Und wenn man diese nach den Definitionen der Diurese klassifizieren soll, so würde man sie als eine filtrative Diurese bezeichnen, zumal eben hier nicht ein osmotisch wirksamer Vorgang z. B. durch Salz-, Zucker- oder Harnstoffgabe angeregt wurde, sondern nur die Blut- und damit Sauerstoffversorgung des Nierengewebes verringert wurde.

Wenn man diese Diuresen als „osmotische Diuresen" bezeichnen will, so könnte man es vielleicht deshalb tun, da ja vermehrt osmotisches Gut zur Ausscheidung gelangt. Die Bezeichnung „osmotische Diurese" wird aber allgemein für solche Diuresen gebraucht, die durch einen osmotischen Reiz entstehen; es besteht also hier wiederum ein verwirrendes Durcheinander mit unsauberer Trennung von Ursache und Wirkung, wie es fast durchweg bei Diuresefragen bislang der Fall gewesen ist. Die Bezeichnung einer osmotischen Diurese ist also für die Gruppe, die nicht durch „osmotisch" wirksame Substanzen ausgelöst wird und die nicht als H_2O-Diurese anzusprechen sind, viel zu eng gewählt. Deshalb werde ich jetzt hier diese Art von Diuresen als filtrative Diuresen oder als Filtrationsdiuresen bezeichnen. Der folgende Befund macht das Gesagte wiederum deutlich.

Nun ein weiteres Beispiel: Ich will Ihnen die *Einwirkung eines antioxydativen Stoffs* auf die Nieren zeigen, um die Wichtigkeit der oxydativen Vorgänge der Tubuluszellen zu unterstreichen. Für unsere Forschungen hat sich das dl-α-Tokopherol am günstigsten gezeigt, das Tokopherol, welches als Vitamin E bekannt ist und das man wasserlöslich machen kann, ohne daß es seine deutliche antioxydative Wirkungsweise einbüßt. Wir haben dabei die Energieverhältnisse der Niere untersucht (*14*). Aus den sehr schönen Ausführungen von Herrn GERLACH aus dem Pharmakologischen Institut in Heidelberg haben Sie heute schon entnehmen können, daß die Bestimmungsmethoden für die Energieträger der Tubuluszellen den Biologen stark interessieren. Dieses Interesse lag auch bei uns seit Jahren vor, und wir haben versucht, Adenosintriphosphorsäure (ATP) + Adenosindiphosphorsäure (ADP) als energiereiche Phosphatverbindungen auf chemischem Wege zu bestimmen (*15*), ebenso das Phosphokreatin (*16*). Weiter haben wir einige Fermente, die Transphosphorylierungen vornehmen, nämlich Phosphatgruppen von einer Substanz auf die andere übertragen, ebenfalls eingehend untersucht (ATP-ase, alkalische Phosphatase); und schließlich auch die Ammoniakbildung, die durch Glutaminase aus Glutamin bewerkstelligt wird.

Hier muß ich vom Thema etwas abschweifen, um mich ausreichend verständlich machen zu können. Vor Ausführung der eigentlichen Versuche war es wichtig, die unmittelbare Einwirkung der Tokopherole auf die Gefäße zu testen, um zu wissen, wie diese selbst auf das Antioxydans reagieren. Es zeigte sich, daß Tokopherole an und für sich eine gefäßkonstringierende Wirkung haben. Das wurde an den Coronargefäßen des Herzens zusammen mit GÜNTHER HOFFMANN untersucht (*17*). Wenn man am stillstehenden Herzen den Coronardurchfluß mißt, also an einem Herz, das nicht mehr in Funktion ist, in diesem Falle also nur noch ein Gefäßpräparat darstellt, dann sieht man, daß nach Tokopherol eine Coronarkonstriktion zustande kommt. Wenn man aber beim schlagenden intakten Herzen die gleiche Dosis von 1—5 × 10^{-7} verabfolgt, dann zeigt sich die Coronardurchblutung unbeeinflußt, der konstriktorische Effekt fällt also aus, und es liegt eine positiv inotrope Herzwirkung vor. — Diese kleine Abschweifung sollte Ihnen demonstrieren, daß die Wirkungsweise von Substanzen vom Funktionszustand des geprüften Organs mit abhängig ist.

Und nun zur Niere zurück. In der nächsten Abb. 5 sehen Sie die Einwirkung des Tokopherols, das als antioxydative Substanz den O_2-Verbrauch von Nierengewebe deutlich vermindert (WARBURG-Versuche) (*14*), auf die Enzymaktivität und auf die energiereichen Phosphatverbindungen. Die ATP-ase wird in ihrer Wirksamkeit geringer und hat sich bis auf — 30% vermindert, ebenso auch die

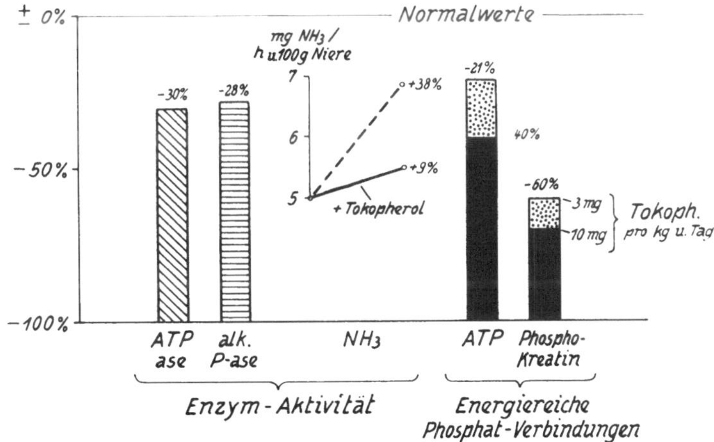

Abb. 5. Abnahme von ATP-ase- und alkalischer Phosphatase-Aktivität, von spontaner Ammoniakbildung und von ATP (+ ADP) und Phosphokreatin der Rattenniere durch eine antioxydative Substanz (α-Tokopherol).

alkalische Phosphatase um den gleichen Prozentsatz. Die energiereichen Phosphatverbindungen (ATP + ADP, P-Kreatinin) haben unter Einwirkung von Tokopherol gleichfalls eine Reduzierung erfahren, und zwar ist diese abhängig von der Größe der Tokopherolgabe. Weiter sehen Sie die spontane Ammoniakbildung der Niere, die normalerweise hier in unseren Versuchen nach 2 Std. eine Vermehrung von + 38% aufwies und sich unter Tokopherolzusatz nur auf + 9% belief. — Und wie geht in diesen Versuchen die Bildung des Harns vor sich? Schon aus der Art der Einwirkung des Tokopherols auf die Gefäße eines tätigen Organs (nämlich Dilatation) hätte man auf eine Diurese schließen können. Sie sehen in Abb. 6 Versuche, die an Mäusen gewonnen wurden; die Kurven stellen den Durchschnitt von vielen Versuchen an einem Mäusekollektiv dar. Es wurden untersucht: Harnkonzentration, Harnmenge, absolute Chlorid- und Harnstoffausscheidung. Wenn man Tokopherol gibt, so sieht man eine Zunahme der Harnmenge, eine Zunahme der Chloridausscheidung und eine Abnahme der Harnkonzentration; die Harnstoffausscheidung wird wenig beeinflußt. Wir können also sagen, daß der Sauerstoffverbrauch, die Fermentaktivität und die Substratkonzentration durch Tokopherol herabgesetzt wird. Die Einwirkung auf die Harnbereitung ist wiederum eine Diurese, und wenn man eine Typisierung vornimmt: eine Filtrationsdiurese.

Von anderen Stoffen ist ein gleicher Effekt bekannt. Wir sahen, daß Barbiturate eine Hemmung des Sauerstoffverbrauchs des Nierenparenchyms hervorrufen (*18*) und daß auch durch sie eine, wenn auch nicht sehr starke, Diurese zustande kommt (*19*). Mein Mitarbeiter

KIEFER (*20*) hat Untersuchungen über Butylpyrazolidin (Butazolidin), einen Bestandteil des Irgapyrins, ausgeführt und eine Bremsung des Sauerstoffverbrauchs sowie eine Vermehrung der Harnmenge und der Chloridausscheidung gefunden. Wenn man höhere, allerdings noch im Rahmen der therapeutischen Breite liegende Dosen an Ratten verabreicht, lassen sich histologisch sichtbare Tubulusschäden finden[1]. Für die Sulfonamide ist es ja allgemein bekannt,

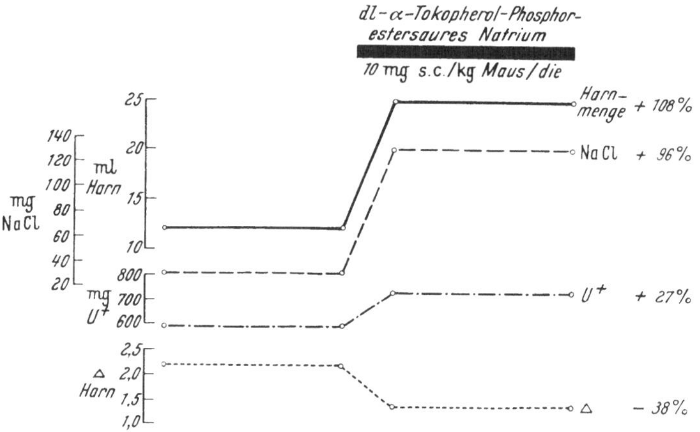

Abb. 6. Veränderungen von Harnmenge und Harnzusammensetzung unter Tokopherol (Summenwert von 54 Mäusen) über eine Zeit von 4 Std.: Filtrationsdiurese.

daß sie den Sauerstoffverbrauch senken. Die Irritation der Tubulusepithelien kann bis zu deren Nekrose gehen. Wir wissen von amerikanischen Autoren (*21*) und eigenen Untersuchungen her (*22*), daß mit Diamox, einem bestimmten Sulfonamid, diese Einwirkung auf den O_2-Verbrauch im Gegensatz zu anderen Sulfonamiden nicht so sehr in Erscheinung tritt, während die diuretische Wirkung dieses Stoffes besonders ins Auge fällt.

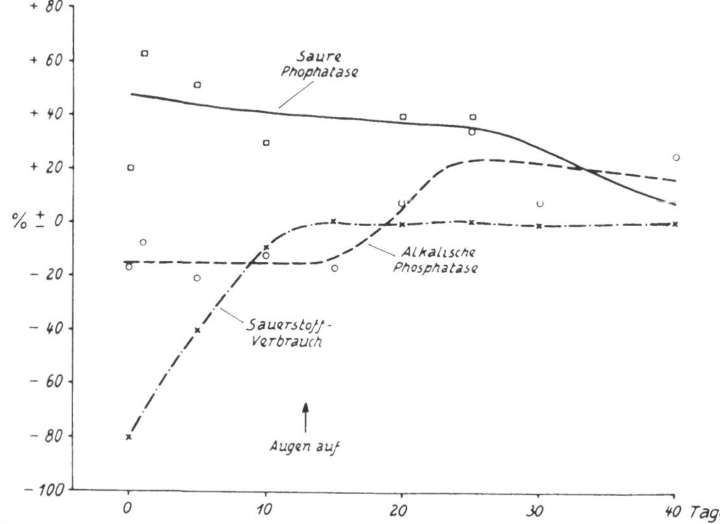

Abb. 7. O_2-Verbrauch und Phosphatase-Aktivität der Säuglingsniere (Maus): erniedrigte Aktivität der alkalischen Phosphatase und des O_2-Verbrauchs der Nieren bis zum Zeitpunkt des Augenöffnens.

Nun ein weiteres Beispiel, das Ihnen eine tubuläre Insuffizienz sozusagen auf physiologischer Ebene vor Augen führen soll, nämlich die *Niere des Neugeborenen*.

[1] Unlängst wurden gleiche Befunde von W. EGER aus dem Göttinger Pathologischen Institut mitgeteilt (Arch. exper. Path. u. Pharmakol. 1955).

Diese stellt ja ein sehr unterentwickeltes Organ dar, von dem wir wissen, daß es nicht fähig ist, Harn zu konzentrieren und zu verdünnen, auch nicht Kreatinin, Inulin oder Hippurat und Diodrast ausreichend auszuscheiden [Lit. Zusammenstellung bei G. v. EHRENSTEIN (*23*)]. Ich zeige Ihnen als Mittelwert aus verschiedenen Altersgruppen von Mäusen die Abb. 7. Sie sehen, daß der Sauerstoffverbrauch am Tag der Geburt sehr niedrig liegt und sich etwa in der Zeit zwischen 10 und 20 Tagen, wenn die Tiere die Augen öffnen und selbständig zu fressen beginnen, normalisiert. Weiterhin sehen Sie, daß die alkalische Phosphatase verringert ist. Man kann auch die Aktivität dieses Ferments chemisch ermitteln oder mit dem GOMORI-Verfahren sichtbar machen und dann feststellen, daß sie stark

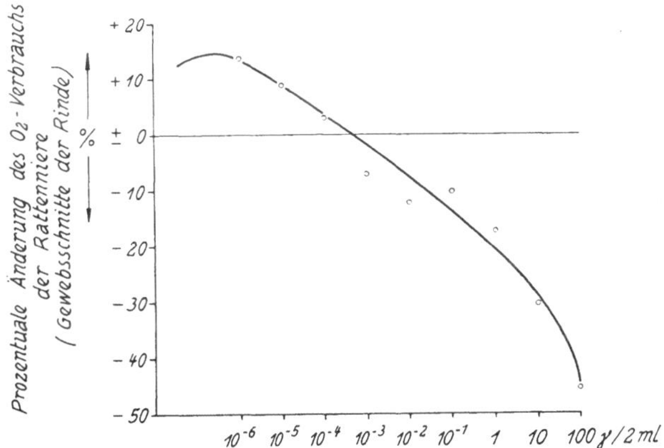

Abb. 8. Einwirkung von Sublimat auf den O_2-Verbrauch von Nierengewebe (Rinde) der Ratte: mit kleinen Dosen Zunahme, mit größeren Dosen Abnahme der Atmung.

herabgesetzt ist (*24*). Ich will jetzt hier nicht mit Beispielen belegen, daß auch diese Nieren mit einer osmotischen oder filtrativen Diurese arbeiten, weil das durch die zahlreichen Untersuchungen von McCANCE und seinen Mitarbeitern (s. bei *23*) nachgewiesen worden ist.

Nun weiterhin die *Quecksilberdiuretica*, die wir in der Klinik sehr viel benutzen, um die Harnflut anzuregen, und die deshalb auch unser Interesse hervorgerufen haben. Ich zeige Ihnen erst einmal hier die Einwirkung von Sublimat auf die Atmung der Niere, also auf die Sauerstoffzehrung des Nierengewebes (Gewebsschnitte aus der Rinde, die den größeren Sauerstoffverbrauch hat). Von der Dosis abhängig, tritt zuerst eine Förderung und dann eine Hemmung der Atmung ein (Abb. 8).

Bezüglich Förderung und Hemmung möchte ich so verstanden sein, daß Förderung nicht etwa etwas Gutes und Hemmung etwas Schlechtes für die Niere bedeutet, sondern daß die Steigerung von Fermentaktivität, O_2-Verbrauch usw. den Beginn einer Irritation mit dem Bestreben, wenn ich das einmal so sagen darf, der Reparation dieser Irritation darstellt; wenn aber die Einwirkung von Quecksilber wesentlich intensiver und länger ist, dann werden eben diese Umsetzungen in der Zelle doch so reduziert, daß dann die Hemmung im O_2-Verbrauch herauskommt. Dieses anscheinend gegensätzliche Phänomen der anfänglichen Förderung und dann folgenden Hemmung mit Steigerung der Dosis ist seit längerer Zeit bekannt, worauf zuerst BROCK und DRUCKREY hingewiesen haben (*25*).

Wir benutzen das Sublimat jetzt nicht mehr zur Anregung einer Diurese, sondern Purinkörper, welche Quecksilber enthalten. Aber es ist vielleicht einmal ganz interessant, wenn man jeden dieser Stoffe für sich allein auf seine Wirkungsweise auf die Tubulusepithelien untersucht und nachher sich ansieht, wie ein Komplex dieser Substanzen wirkt. Ich bitte im Auge zu behalten, daß beim

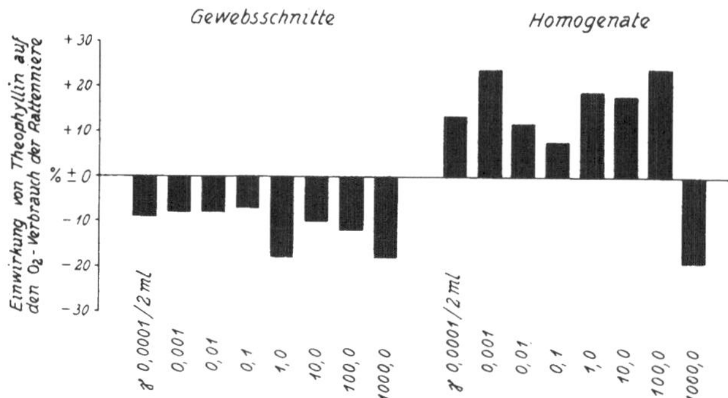

Abb. 9. Beeinflussung des O_2-Verbrauchs der Rattenniere (Rinde) durch Theophyllin: Verminderung der Atmung bei Gewebsschnitten (unabhängig von der Dosis), Förderung derselben bei Nierenhomogenaten (abhängig von der Dosis).

Sublimat mit kleiner Dosis eine Förderung und dann erst mit größerer Dosis eine Hemmung der Atmung von Rindengewebe eingetreten war. Und hier sehen Sie. wie Theophyllin als ein Purinkörper auf Nierenschnitte einwirkt (Abb. 9): nämlich als Hemmung des O_2-Verbrauchs (beim Homogenat zuerst als Förderung, und wenn die Dosis sehr groß ist, als Hemmung). Auch das Theophyllin ist ein antioxydativer Stoff. Und wenn man nun beide Substanzen, Quecksilber und Theophyllin, in Form des Salyrgan gibt (Abb. 10), dann erhält man eine Interferenz: bei den Gewebsschnitten sehen Sie, daß hier die anfängliche Förderung wegfällt als Resultat der Differenz zwischen der fördernden Wirkung der kleinen Dosis von Sublimat und der hemmenden Wirkung einer kleinen Dosis von Theophyllin. Mit zunehmender Salyrganmenge entsteht nun ein Abfall der Atmung an den Gewebsschnitten. Und weiter beim Homogenat, wo Sie ja unter Theophyllin diese bedeutende Förderung sahen, während das Hg hemmend wirkte, sehen Sie nun hier erst eine Förderung und dann die Hemmung. Ich will noch Beispiele dafür bringen, wie sich die Fermente unter Hg-Theophyllin (Salyrgan) verhalten (Abb. 11). Die alkalische Phosphatase wird zuerst gefördert und dann mit zunehmender Salyrgandosis erfährt sie eine Aktivitätsabnahme, während die Ammoniakbildung in beiden

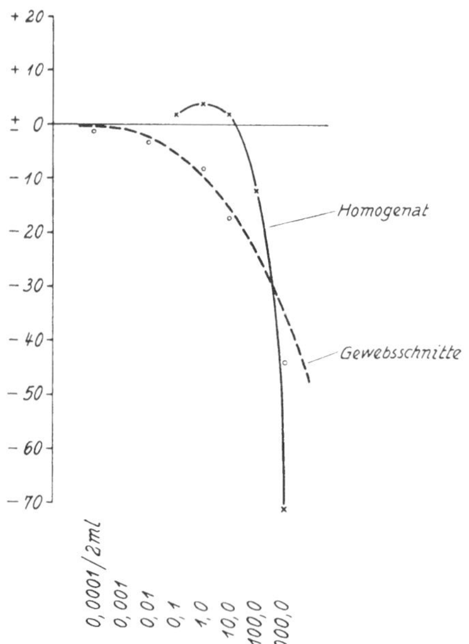

Abb. 10. Einfluß von Hg-Theophyllin (Salyrgan) auf den O_2-Verbrauch von Nierengewebe der Ratte (Rinde) s. Text.

Dosierungen schon gestört ist. Weiter läßt sich ermitteln, wie im akuten und chronischen Salyrganversuch die Konzentration von ATP und Phosphokreatin über der Norm liegt, wohl dadurch, daß eine Hemmung der Transphosphorylierungsvorgänge eingetreten ist.

Übrigens werden auch andere Fermente durch Quecksilberkomplexe in ihrer Aktivität beeinflußt: bei Versuchen an Ratten in vivo ließ sich nach chronischer Gabe von Salyrgan eine Förderung der Aktivität von Cholin- und Xanthinoxydase und eine Hemmung von d-Aminooxydase feststellen (Untersuchungen mit LIPP). Diese Änderungen in der Enzymaktivität treten sowohl in bezug auf Feucht- wie Trockengewicht auf (man muß unter Salyrganwirkung eine verschieden starke Quellung der Tubuluszellen als Ausdruck gestörter H_2O-Ausstoßung aus der Zelle berücksichtigen!).

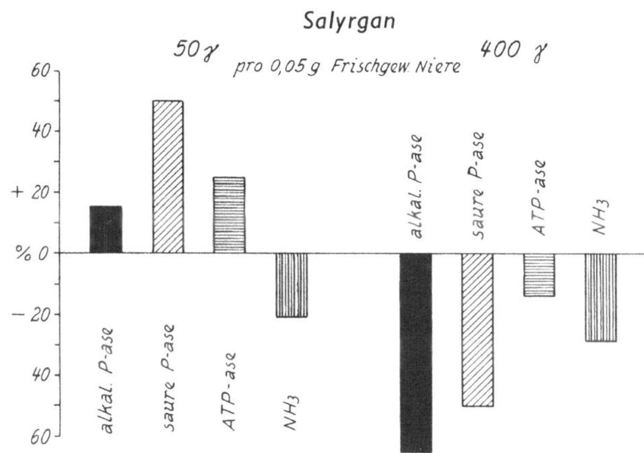

Abb. 11. Effekt von Salyrgan auf die Fermentaktivitäten des Nierengewebes (Ratte): Zunahme bei kleiner Dosis, Abnahme bei großer Dosis; Verminderung der spontanen Ammoniakbildung bei kleiner und großer Salyrgandosis.

Weiter ist für die angeschnittenen biochemischen Fragen, die wir an den Tubulusepithelien untersuchen, noch folgendes zu berücksichtigen. Ich möchte Ihnen auseinandersetzen, daß das Verhalten von Homogenat, also von zerstörtem Gewebe, und Gewebsschnitten, also nicht zerstörtem Gewebe, nicht immer gleich ist. Ich will von der oft feststellbaren Verstärkung der

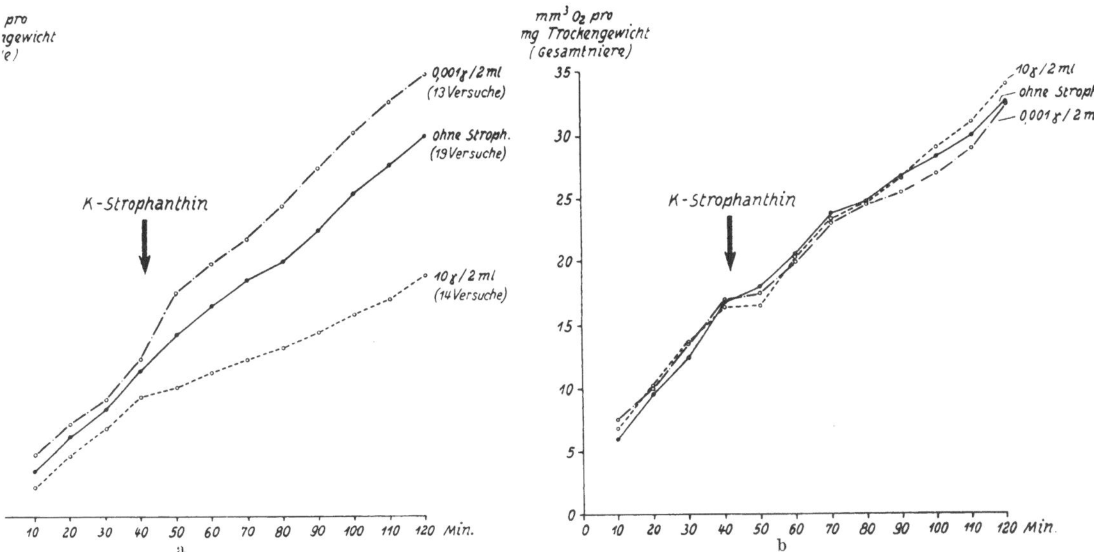

Abb. 12a u. b. Förderung der Atmung in Gewebsschnitten der Rattenniere (Rinde) bei kleiner, Hemmung bei großer Strophanthindosis (a). Ausbleiben des gezeigten Strophanthineffekts auf die Atmung durch Homogenisierung des Nierengewebes (b).

Reaktion und der Verschiebung in der Dosis hier absehen, sondern Ihnen das Beispiel des Strophanthin zeigen (Abb. 12). Sie sehen hier die Atmung von Nierengewebe ohne Strophanthin, kleine Dosen von dem Glykosid bewirken Förderung, größere Hemmung der Atmung.

Wenn man jetzt das Nierengewebe homogenisiert, also zerstört, so sehen Sie, daß die Wirkung dieses Mittels völlig aufgehoben ist, daß jetzt kein Strophanthineffekt auf den O_2-Verbrauch der Tubuluszellen mehr zustande kommt. Es ist also offenbar die Strophanthinwirkung an die Morphologie der Zelle in irgendeiner Weise gebunden; ob es die Membran ist oder die innere Struktur, kann hiermit nicht entschieden werden. Die anderen bisher erwähnten Pharmaka verhalten sich aber nun nicht etwa gleich dem Strophanthin, sondern können mit und ohne morphologisches Substrat in gleicher oder entgegengesetzter Weise Einfluß nehmen, meistens aber auch eine dosismäßig verschobene Wirkung besitzen; eine völlige Paralysierung des Effekts (wie sie beim Strophanthin vorkommt) ist selten.

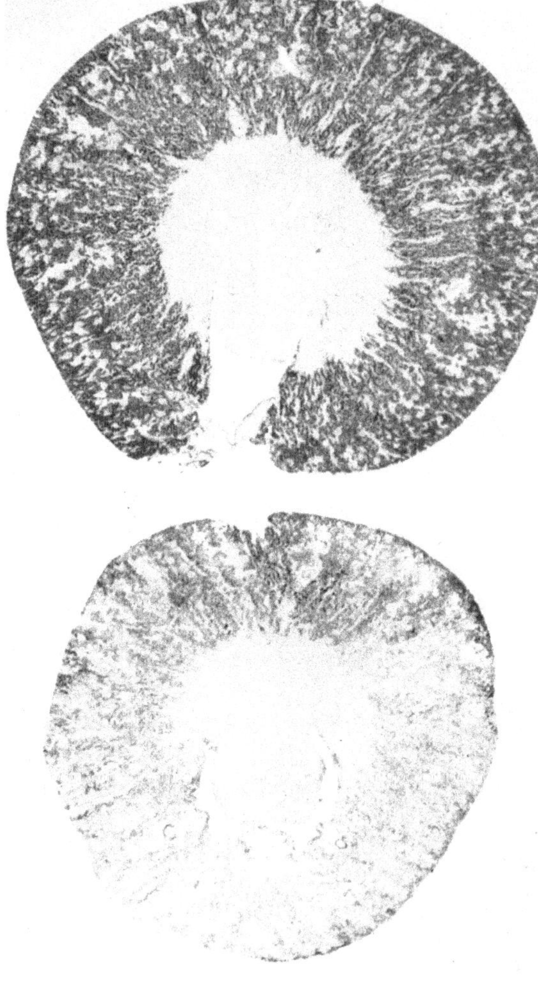

Abb. 13. Aktivität der alkalischen Phosphatase der Niere der Ratte (nach dem GOMORI-Verfahren dargestellt); oben bei gesundem, unten bei epinephrektomiertem Tier: Abnahme der Enzymaktivität bei Hypadrenie.

Als letztes möchte ich noch auf folgendes hinweisen: Wir sehen häufig im Verlauf von Erkrankungen, und das kam heute schon mehrfach in der Diskussion zutage, eine Belastung des Nebennierenrindensystems eintreten. Es lohnt sich, das experimentell für die Nieren etwas genauer zu prüfen. Wie stellt sich das Verhalten der *Nieren bei Hypadrenie* dar? Wir haben wieder die energiereichen Phosphatverbindungen ATP + ADP und P-Kreatin auf chemischem Weg bestimmt, haben weiterhin die Aktivität der die Phosphorumsetzungen katalysierenden Fermente geprüft. Sie sehen hier in besonders anschaulicher Weise an der Schwärzung des histologischen Schnittes die Darstellung der Aktivität der alkalischen Phosphatase nach GOMORI an der Niere einer gesunden und hier einer adrenalektomierten Ratte (Abb. 13). Die Aktivität des Enzyms hat bei der letzten stark abgenommen, auch am Duodenum des gleichen Tieres ist die Abnahme der Fermentaktivität deutlich sichtbar (nach Versuchen meines Mitarbeiters MERKER). In Abb. 14 haben Sie das Verhalten der P-haltigen Energieträger in Abhängigkeit vom Schweregrad der Hypadrenie dargestellt. [Wenn ich ATP sage, so bedeutet das ATP + ADP (Adenosintriphosphorsäure + Adenosindiphosphorsäure); eine Trennung, wie sie im Pharmakologischen Institut in Heidelberg angestrebt wird (FLECKENSTEIN, GERLACH (*27*)), ist uns mit chemischen Verfahren (*15*) nicht möglich gewesen.] Sie sehen nun, daß bei einer leichten Hypadrenie die P-haltigen Energieträger (es sind nicht alle energietragenden Substanzen untersucht worden, über die eine Zelle verfügt!) abnahmen, bei einer schweren wesentlich mehr, und bei Tieren, die in der Adrenalinsuffizienz verendet sind, sieht man, daß die Abnahme entsprechend noch stärker ausgefallen ist. In Abb. 15 sehen Sie an den schwarzen Säulen eine Abnahme der Enzymaktivitäten und der Konzentrationen von ATP und P-Kreatin in der Adrenalektomie. Die gestrichelten Säulen zeigen uns, wie die Tiere, die mehr als notwendig mit Cortison und DOCA substituiert sind, sich bezüglich der Enzymaktivität und der Substratkonzentration verhalten: bei einer Überdosierung mit Hormonen liegen die Aktivitäten der Fermente über der Norm, während die Substratkonzentrationen nicht über das gewöhnliche Maß ansteigen. Wir können dieses Verhalten so deuten, daß hierbei ein erhöhter „turn over" vorliegt, also gesteigerte Umsetzungen der Substrate vor sich gehen. Nun die abschließende Frage für dieses Beispiel. Wie wirkt sich eine Hypadrenie auf die Niere bezüglich der Harnbereitung aus? Hierfür ist Abb. 16 in gleicher Darstellungsweise, wie sie vorher schon angewandt wurde, ein Beleg. Bei einer Adrenalektomie mit nicht ganz ausreichender Hormonsubstituierung sehen Sie, daß die Chloridausscheidung zunimmt, daß die Harnmenge sehr stark vermehrt ist und daß die Harnkonzentration sich verringert hat. Und wenn man die substituierenden Hormone wegläßt, das Tier also jetzt von der leichten in schwere Insuffizienz der NNR bringt, so ergibt sich, daß die Chloridausscheidung noch weiterhin stark erhöht bleibt, daß aber jetzt die Harnmenge abnimmt; das bezeichnen wir — wenn die Harnkonzentration

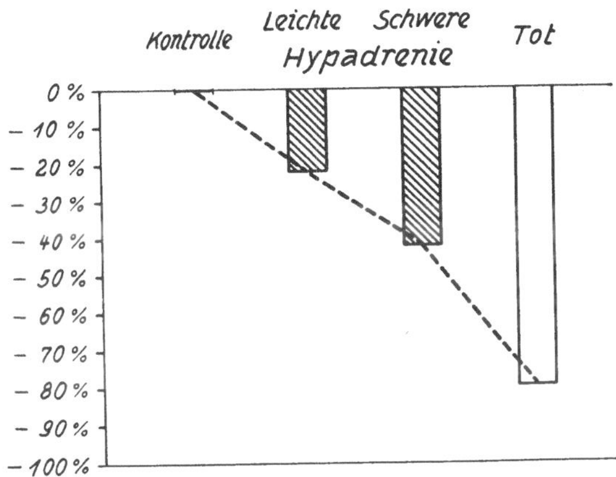

Abb. 14. Abnahme des Gehalts an energiereichen Phosphatverbindungen (ATP + ADP) der Niere (Ratte), abhängig vom Schweregrad der Hypadrenie.

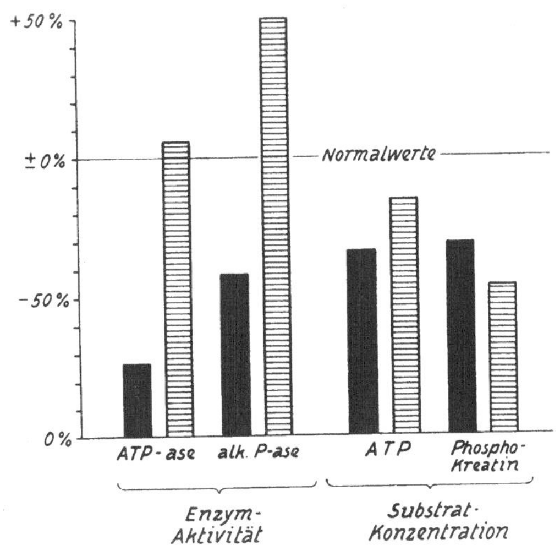

Abb. 15. Änderungen von Enzymaktivität (ATP-ase, alkal. P-ase) und von Substratkonzentration (ATP + ADP, P-Kreatin) unter Adrenalektomie ohne und mit Hormonsubstitution.

verringert bleibt — als eine Pseudonormalurie, wie sie uns Klinikern auch von anderen Krankheiten der Nieren gut bekannt ist. Nun interessiert uns noch die Reaktion von in NNR-Insuffizienz befindlichen Tieren auf eine Wasser-

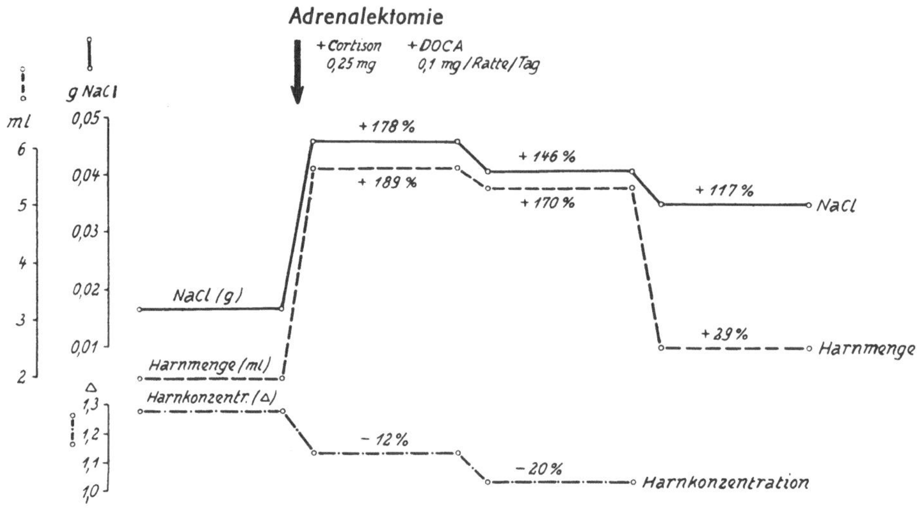

Abb. 16. Verhalten von Harnvolumen, -gesamtkonzentration und Chloridausscheidung bei Nebennierenrindeninsuffizienz (Ratte): Filtrationsdiurese und filtrative Pseudonormalurie.

belastung. Wir wissen aus der Klinik, daß vermehrte Wasserzufuhr von Addison-Kranken doch recht schwer ertragen wird und daß man den VOLHARDschen Wasserversuch sehr gut auch als Prüfmethode für eine Hypadrenie verwenden

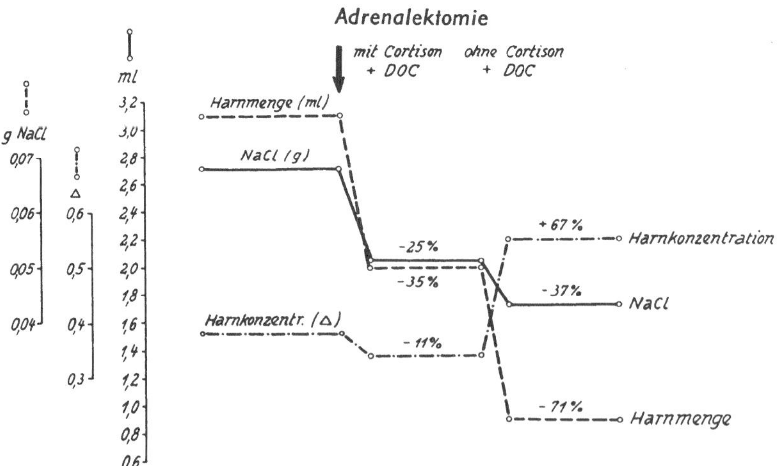

Abb. 17. Harnbildung unter Wasserbelastung bei leichter und schwerer Hypadrenie (Ratte): zuletzt isosthenurische Oligurie.

kann. In den Versuchen der Abb. 17 handelt es sich um adrenalektomierte Tiere, die dauernd mit Wasser belastet worden sind. Sie sehen, wie Chloridausscheidung und Harnmenge heruntergehen, auch die Harnkonzentration, solange noch mit

Hormonen unzureichend substituiert wird; wenn ich die Substitution aber weglasse, so steigt die Harnkonzentration jetzt an und nähert sich der des Bluts (von Δ 0,35 auf 0,56°). Es tritt also hier eine Isosthenurie in Erscheinung. Die Harnmenge nimmt weiter sehr stark ab, wie das bei Wasserbelastung des Addison-Kranken die Regel ist.

Nebenher sei erwähnt, daß Untersuchungen an isolierten Organen, auch wenn sie mit Blut oder Kunstlösungen durchströmt sind, nicht solchen an normalen Organen gleichzusetzen sind, da z. B. die Konzentration der Nebennierenrindenhormone infolge des Verbrauchs durch das Organ abnimmt — falls überhaupt Hormone vorhanden sind —, so daß das Organ insuffizient wird, wie Sie das hier an der Niere gesehen haben. Es besteht deshalb bei isolierten Organen (natürlich auch den Nieren) keine Möglichkeit der Aussage über physiologische, sondern allenfalls über pathologische Funktionen.

Wir entnahmen den gezeigten Experimenten, daß ein Insuffizientwerden des Adrenalsystems konsekutiv auch eine besondere Harnabsonderungsart hervorruft, weil die für die Harnbildung notwendige Energie innerhalb der Niere sich vermindert hat. Wir werden also auch dann, wenn irgendwelche Erkrankungen auftreten, die das Adrenalsystem belasten, damit rechnen müssen, daß die Tubuli insuffizient werden. Ein solches funktionelles Verhalten der Nieren ist uns aus der Klinik wohlbekannt.

Es sei hier noch kurz auf ein Diagramm hingewiesen (Abb. 18), aus dem man erkennen mag, daß wirklich ein echter Circulus vitiosus zustande kommt: wenn aus irgendeinem Grunde eine Demineralisation eintritt, z. B. durch einen starken Chlorverlust, so hat dies zur Folge, daß mehr Nebennierenrindenhormon verbraucht wird, so daß dann dieses Organ in die Insuffizienz gerät, wodurch wiederum die Demineralisation verstärkt wird; es entsteht ein vitiöser Zirkel, bei dem man schließlich Ursache und Wirkung nicht mehr streng voneinander trennen kann — eine Unterscheidung, die für den Biologen überhaupt sehr schwierig ist. Ich möchte dies nur kurz erwähnen, weil in diesem Zusammenhang von der Möglichkeit gesprochen wurde, „daß Ursache und Wirkung miteinander verwechselt wird" (*28*, S. 148).

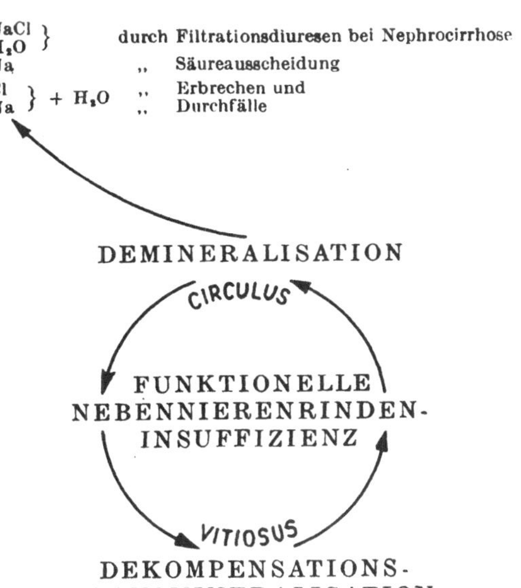

Abb. 18. Veränderungen des Cl- und Na-Bestandes durch De- und Transmineralisation bei organischen und funktionellen Niereninsuffizienzen (J. FREY: in Lehrb. d. spez. Patholog. Physiol., Jena: Fischer-Verlag 1951, S. 263).

An einer ganzen Reihe von Beispielen habe ich Ihnen nun darzulegen versucht, welche *Ursachen zu einer Diurese vom filtrativen Typ*, aber nicht zur Wasserdiurese, führen. Es ist der *Eingriff in den Metabolismus der Tubuluszellen*, wie ich das 1952 ausgedrückt habe (*18*), gleichgültig welcher Art eine solche Alteration sein mag, ob sie durch Sauerstoffmangel oder durch Antioxydantien, durch Abkühlung des Bluts, durch Pharmaka oder schließlich bei Nebennierenrinden-Insuffizienz zustandekommt. Die Nieren antworten in monotoner Weise mit einer Vermehrung des Harnzeitvolumens, wobei sich die Gesamtkonzentration des Harns der des Bluts nähert oder sich ihr angleicht.

Eine mehr oder minder filtrierende Arbeitsweise der Niere ist uns nun aber nicht nur allein als medikamentös ausgelöste Harnmengenvermehrung — daß eine Wasserdiurese medikamentös nicht auszulösen ist, habe ich erwähnt — am gesunden Tier und am Menschen bekannt, sondern wir begegnen ihr auch in der Klinik häufig: bei den Schrumpfnieren, z. T. auch schon bei den chronischen Nephritiden, bei der Chromoproteinniere, bei Vergiftungen mit Metallsalzen, Sulfonamiden und zahlreichen anderen Stoffen, bei parenchymatösen Lebererkrankungen, worauf MOELLER vor kurzem hingewiesen hat (*29*), bei Nebennierenrindeninsuffizienz und vielem anderen mehr. Hierbei kann das Harn-Zeit-Volumen vermehrt sein, es kann also eine echte Diurese vorliegen; es kann normal sein, wir sprechen dann in der Klinik von einer Pseudonormalurie; oder es kann auch oligurisch sein. Das Charakteristische wäre dann nicht das Verhalten des Volumens des Harns, sondern das Blutähnlicherwerden der Harnkonzentration. Es steht also im Vordergrund eine mehr filtrative Harnbereitungsart mit Chlor- und Natrurese — im klinischen Sprachgebrauch nennt man das nach v. KORÁNYI eine Hyposthenurie oder nach VOLHARD eine Isosthenurie, je nach dem Grad der Konzentrationsschwäche.

Während nun entzündliche und toxische Einwirkungen auf den Metabolismus der Tubuluszellen diesen aufgezeigten Effekt auf die Harnbereitung ausüben, kann aber auch eine Überlastung der normalen Ausscheidungsbedingungen eine gleiche Harnabsonderung herbeiführen. Das kann man schon mit starkem Wassertrinken erreichen, wobei sich jetzt zur reinen H_2O-Diurese eine Filtrationsdiurese hinzugesellt (Mischdiurese) [FREY und SCHIRMEISTER (*30*)]. Ich komme weiter auf Veränderungen der Harnabsonderung hier zu sprechen, die heute schon aus einer Diskussionsbemerkung von Herrn MARK angeklungen sind. Wenn man nämlich die Niere verkleinert, indem man ein Stück abschneidet und die andere Niere exstirpiert — das sind Untersuchungen, die MARK (*31*) und BRADFORD (*32*) gemacht haben —, so findet man ebenfalls eine filtrative Harnabsonderung; man sieht nämlich eine Hypo- oder Isosthenurie mit Salurese, weiterhin eine Epithelabplattung des hohen Cylinderepithels der Tubuli, das ganz dünn wird, obwohl nicht irgendwelche Folgeerscheinungen einer Entzündung abgelaufen sind, und schließlich eine Erweiterung der Tubuluslumina, wie es auch ähnlich bei Schrumpfnieren angetroffen wird. Das gleiche haben BRADFORD (*32*) und auch VERNEY (*33*) durch Unterbindung von Teilen der Nierenarterie herbeiführen können. Man sieht also, daß ein normal starker Anfall von Harnfixa bei Verkleinerung der harnbereitenden Fläche ebenfalls wiederum eine Diurese von filtrativem Charakter herbeiführt, wie auch ein Überangebot von harnpflichtigen Substanzen bei normal großer harnbereitender Fläche es tut. Das bedeutet dann die jeweilige *Überforderung der Transfermechanismen der Niereneinheiten*, die zu dieser geschilderten Diureseart führt. Wir können die *Filtrationsdiuresen* finden bei Gabe von Harnstoff, sehr stark bei Aminosäuren, bei Glucose; wir finden sie auch beim Inulin, vor allen Dingen auch bei Mannit, Thiosulfat, Diodrast, Hippurat und vielen anderen Substanzen. Man kann auch umgekehrt sagen, wenn es bei einem starken Angebot irgendeines Stoffs zu einer Harnvermehrung von filtrativem Charakter kommt, dann muß irgend etwas am Metabolismus der Tubuluszellen vorgegangen sein, dann müssen diese Substanzen auch tubulär behandelt worden sein, wie ich Ihnen das hier an Beispielen auseinandergesetzt habe.

Wir treffen uns — von pathologisch-physiologischer Seite her kommend (1949) — mit den klinischen Feststellungen WOLLHEIMs, 1952 (*34*) und sehen das Schwergewicht einer renalen Störung auf das Tubulusepithel verlagert, eine Betrachtungsweise, die unter der Ägide VOLHARDs — als man noch nicht so genaue Definitionen anwandte und diese Veränderungen funktioneller Art noch nicht ausreichend kannte und berücksichtigte — doch wohl in der Pathologie wie in der Klinik etwas zu stark vernachlässigt wurde.

Die geschilderte Umschaltung der Nieren auf den Funktionszustand vermehrter filtrativer Arbeitsweise erkennt man auch aus den Durchblutungsbildern (*2*). Ich

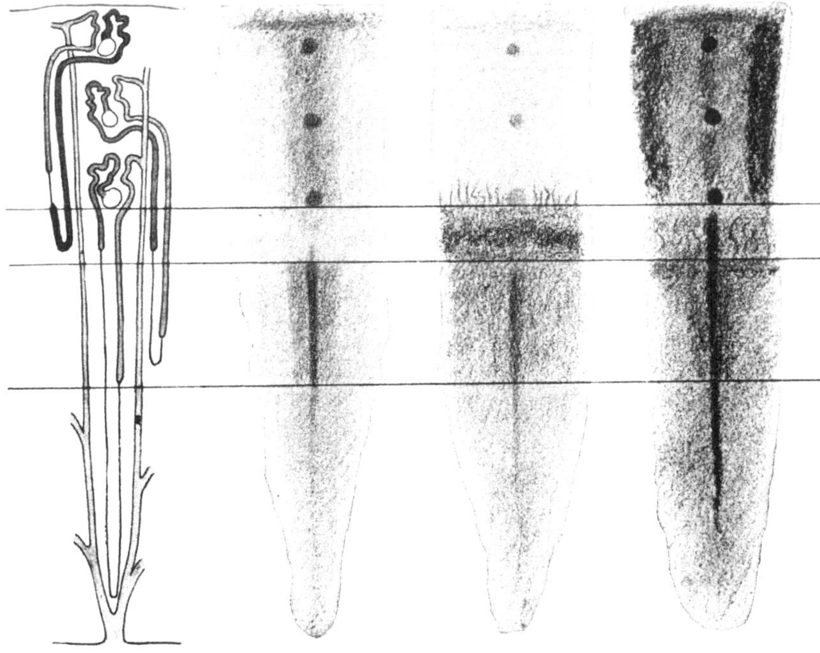

Abb. 19. Schematische Darstellung der intrarenalen Hämodynamik der Mäuseniere bei verschiedenen Harnbereitungsarten (links Schema der Nephren): Harnkonzentrierung (links), H_2O-Diurese (Mitte), Filtrationsdiurese (rechts). (J. FREY: in E. u. J. FREY: Die Funktionen d. ges. und kranken Niere, Berlin-Göttingen-Heidelberg: Springer-Verlag 1950, S. 104, Abb. 22.)

will Ihnen diese von uns beschriebene intrarenale Hämodynamik jetzt hier nicht in Originalbildern demonstrieren, denn ich nehme an, daß sie einem großen Teil von Ihnen bekannt sind, sondern will hier nur ganz kurz wiederum an einem Schema zeigen, was man aus diesen Durchblutungsbildern erkennt. Wir haben uns vor einiger Zeit sehr große Mühe gegeben, bestimmte Durchblutungsbilder der Nieren anzufertigen, die nicht durch Tuscheinjektion irgendwie gestört sein konnten, sondern die den Gefäßinhalt durch Benzidinfärbung dargestellt zeigten; wir benutzen diese Methode auch heute noch zur Charakterisierung der Funktionszustände der Nieren. Wenn ich Ihnen hier das Schema des Nephrons zeige (Abb. 19), wie es von PETER (*35*) bekannt ist, und wenn Sie sich bitte, das Durchblutungsbild auf das Nephron aufprojiziert denken, so sehen Sie, daß bei einer konzentrierenden Niere — wenn man das ganz oberflächlich einmal betrachtet und gar keine lokalisatorischen Bemühungen anstellt —, daß bei einer konzentrierenden

Niere ein solches Durchblutungsbild vorliegt, daß bei einer Niere in der Wasserdiurese jenes Durchblutungsbild anzutreffen ist. Bei anderen Tieren, z. B. der Ratte, sieht das ganz anders aus. Und hier schließlich bei der „osmotischen" Diurese und der Filtrationsdiurese. Sie sehen, daß die Niere stark hyperämisch ist, was man auch an der Oberfläche in situ gut erkennt, daß hierbei die Markstrahlen sehr viel Blut enthalten und daß auch im Mark selbst viel Blut vorhanden ist. Das wäre also eine Niere, bei der angeblich sehr viel Glomerulusfiltrat als definitiver Harn erscheint, bei der also die aufsaugenden Prozesse geringer wären. Darin ist eine Diskrepanz zu den üblichen Anschauungen zu sehen, denn wenn Glomerulusfiltrat vermehrt als definitiver Harn erscheint, dann ist nicht einzusehen, warum ein solcher Harnbereitungsmodus eine Hyperämie bedingen soll, wie wir sie in allen anderen Organen als Ausdruck vermehrter Arbeitsleistung sehen. Es müssen also diese Ergebnisse entgegen den üblichen Ansichten irgendwie anders interpretiert werden: zumindest sprechen sie sehr gegen die übliche Ansicht einer Filtration-Rückresorption. Ich habe mich seinerzeit (1949) dahingehend ausgesprochen, daß bei starken Filtrationsdiuresen accessorische Filterflächen, die nicht dem Glomerulus, sondern dem Tubulussystem angehören, hinzutreten (*36*); in dieser Ansicht bin ich durch meine Arbeiten über den Exkretionsmodus von Inulin und Thiosulfat — ähnlich der Glucose — bestärkt worden, worüber ich schon berichtete (S. 81/82). Wir haben also ein bestimmtes Durchblutungsbild mit tubulärer Hyperämie bei den Filtrationsdiuresen. Das gleiche können wir auch bei der experimentellen Nephritis sehen (Abb. 20). Im oberen Teil sehen Sie Tuscheeinschwemmung in eine normale Kaninchenniere. Die Schnittdicke ist vollkommen gleich derjenigen der Niere im unteren Teil der Abbildung, die sich durch Masugi-Nephrotoxin im Stadium der chronischen Nephritis befindet. Sie erkennen, daß bestimmte Bereiche der Nieren ausgefallen sind, die Glomeruli sind wesentlich größer geworden. Sie sehen aber auch hier die Halbmonde in den Kapseln am Fehlen der Rundung der Glomeruli. Nun mögen Sie beachten, daß die Gefäße

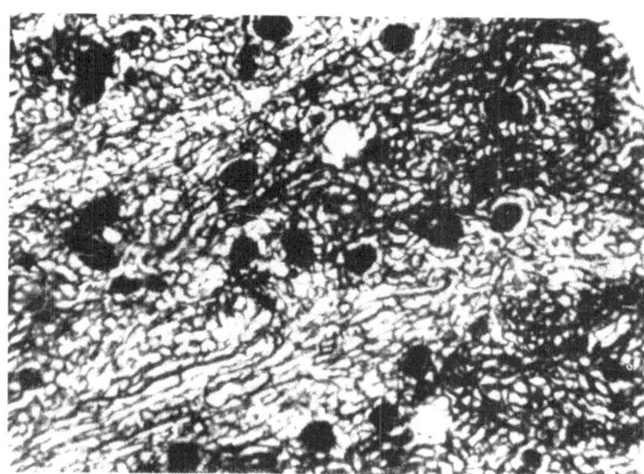

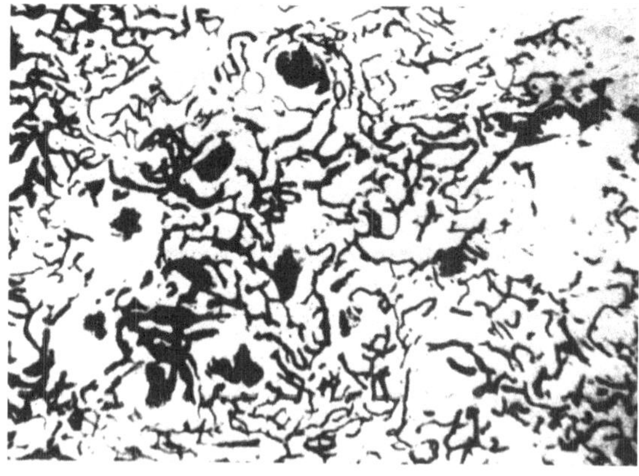

Abb. 20. Gefäße der Kaninchenniere (Tuschedarstellung): oben gesunde Niere, unten Masugi-Nephritis. Siehe Text.

wesentlich weiter sind als in der gesunden Niere. Daß also auch bei dieser chronischen Nephritis, bei der ein Harn abgesondert wird, der sich dem Blutplasma angleicht, ebenfalls eine sehr starke Dilatation vorliegt, wie wir das auch bei der gesunden Niere im Zustand der filtrativen Diurese finden.

Für die Klinik, und damit komme ich zum Schluß meiner Darstellungen, erwächst aus der Kenntnis des Zustandekommens der Filtrationsdiuresen das *Prinzip der Therapie*, nämlich die Bekämpfung des Flüssigkeits- und Salzverlustes, also die Bekämpfung der Exsiccose und der Saloprivie. Dafür will ich Ihnen zwei Beispiele zeigen; heute ist ja schon darüber diskutiert worden und vielleicht sind sie eine gute Ergänzung dazu.

Zuerst ein Fall einer chronischen Nephritis mit Hypertonie, mit Ödemen und einem entzündlichen Harnsediment. Sie sehen, daß der Rest-N sehr hoch ist (233 mg-%), Xanthoprotein wurde mit 36 Einheiten und Harnsäure mit 21 mg-% gemessen. Durch starkes Erbrechen ist eine Hypochlorämie von 515 mg-% (als Kochsalz ausgedrückt) zustande gekommen. Nun haben wir bei dieser chronischen Nephritis mit Ödemen eine Behandlung mit Kochsalz und mit Wasser in Form von Infusionen vorgenommen und außerdem noch DOCA hinzugefügt, und Sie sehen, wie nun innerhalb einer Woche der stark erhöhte Rest-N abfällt und normal wird, auch Xanthoprotein- und Harnsäurewerte sich etwas erniedrigen. Das, was hier als urämisches Syndrom beseitigt wurde, war die funktionelle Komponente, die durch die Hypochlorämie zustande gekommen war; der Erfolg ist auf die hydrierende und salzende Behandlung zurückzuführen. Was bleibt, ist die organisch bedingte Niereninsuffizienz, die sich im Verlauf der weiteren Behandlung während $1^1/_2$ Monaten völlig zurückgebildet hat (das zugehörigeBild ist in (*37*) enthalten).

Ein zweites klinisches Beispiel berührt ebenfalls die heutige Diskussion. Es handelt sich um eine Schrumpfniere mit starker arterieller Hypertonie, bei der eine Hunger- und Dursttherapie (!) durchgeführt wurde. Der schon etwas erhöhte Rest-N (51 mg-%) geht während des Hungerns und Durstens auf über 100 mg-% in die Höhe. Als man dann Kochsalz gab, wurde die Hypertonie nicht beeinflußt, aber mit Einsetzen der NaCl-Infusionen nahm das Harnminutenvolumen sehr stark zu (3—5 l/Tag), vor allem normalisierten sich jetzt auch Rest-N und Harnsäure wieder. Wie heute schon besprochen wurde, darf man nicht einfach bei jeder Nierenerkrankung Hungern und Dursten verordnen, sondern es wird sich bei einem größeren Teil der Nierenerkrankungen — wir haben ja aus den Statistiken erfahren, daß die akuten Glomerulonephritiden wesentlich geringer geworden sind —, wozu eben die tubulären Insuffizienzen gehören, eine Behandlung mit Hydratation und mit Salzzufuhr als geradezu lebensrettend erweisen.

Ich hoffe, Ihnen dargelegt zu haben, daß im Mittelpunkt der Nierenphysiologie und -pathologie der Zellstoffwechsel der Tubulusepithelien mit seinen Energieträgern steht. Die zunehmende Einsichtnahme in diesen ist gleich bedeutsam für das Verständnis physiologischer wie pathologischer Vorgänge, das dann schließlich auch der Therapie der Nierenkrankheiten dienen kann.

Literatur.

1. Edwards, J. G.: Arch. Int. Med. **65**, 800 (1940).
2. Frey, J.: In E. u. J. Frey: Die Funktionen der gesunden und kranken Niere. Berlin-Göttingen-Heidelberg: Springer-Verlag 1950.
3. Sjöstrand, F. S., and J. Rhodin: Exper. Cell Res. **4**, 426 (1953).
4. Pitts, R. F.: s. diese Monographie, S. 98—107, Lit. S. 107.
5. Berliner, R. W., T. J. Kennedy jr. and J. Orloff: Amer. J. Med. **11**, 274 (1951).
6. Krebs, H. A.: Verh. dtsch. Ges. inn. Med. **58**, 113 (1952).
7. v. Korányi, A.: Z. klin. Med. **33**, 1 (1897).
8. Straub, H.: Erg. inn. Med. **25**, 1 (1924).
9. Eppinger, H.: Z. klin. Med. **113**, 11 (1938).
10. Frey, E.: Pflügers Arch. **112**, 71 (1906).

11. WINTON, F. R., and R. G. BICKFORD: J. of Physiol. **89**, 198 (1937).
12. SELKURT, E. E.: Göttinger Nierensymposion, 20. 6. 1954, Nierenkreislauf.
13. FREY, J., R. FISCHER u. W. SCHÖNBACH: In (18).
14. FREY, J.: Arch. exper. Path. u. Pharmakol. **221**, 466 (1954); **221**, 482 (1954).
15. PIRWITZ, J., u. D. GOHL: In D. GOHL: Quantitative Bestimmung von ATP und ADP in tierischen Organen. Inaug.-Diss. Freiburg 1953.
16. LOHMANN, K.: Biochem. Z. **194**, 306 (1928).
17. FREY, J., u. G. HOFFMANN: Arch. exper. Path. u. Pharmakol. **221**, 477 (1953).
18. FREY, J.: Verh. dtsch. Ges. inn. Med. **58**, 200 (1952).
19. KLEIST, P.: Ther. Gegenw. **1904**, 354.
20. KIEFER, H.: Tierexperimentelle Untersuchungen über einige Stoffwechselwirkungen des 3,5-dioxo-1,2-diphenyl-4-n-butylpyrazolidin-Natrium, Inaug.-Diss. Freiburg 1954.
21. MAREN, T. H.: Trans. New York Acad. Sci. **15**, 53 (1952); MAREN, T. H., and J. WADSWORTH: J. Pharmacol. a. Exper. Therap. **109**, 20 (1953).
22. FREY, J., u. S. SCHUCHARDT: In Vorbereitung.
23. v. EHRENSTEIN, G.: Experimentelle Untersuchungen über die Vasomotorik der Niere der neugeborenen und jugendlichen Maus unter Reizen zur Harnkonzentrierung (Hypophysin, Dursten), Inaug.-Diss. Freiburg 1954.
24. FREY, J., u. H. MERKER: Unveröffentlicht.
25. BROCK, N., u. H. DRUCKREY: Arch. exper. Path. u. Pharmakol. **198**, 644 (1941); BROCK, N.: Arch. exper. Path. u. Pharmakol. **198**, 609 (1941); DRUCKREY, H.: Verh. dtsch. Ges. Kreislaufforsch. **14**, 177 (1941).
26. FREY, J.: Arch. exper. Path. u. Pharmakol. **216**, 473 (1952); **218**, 128 (1953).
27. GERLACH, E.: s. diese Monographie, S. 129.
28. MOELLER, J., u. W. REX: Z. klin. Med. **150**, 103 (1952).
29. MOELLER, J., u. R. SCHROEDER: Z. klin. Med. **151**, 313 (1954).
30. FREY, J., u. J. SCHIRMEISTER: Arch. exper. Path. u. Pharmakol. **223**, 117 (1954).
31. MARK, R.: Z. exper. Med. **46**, 1 (1925).
32. BRADFORD, J.: J. of Physiol. **23**, 415 (1898).
33. VERNEY, E. B.: Zit. nach (2), S. 112.
34. WOLLHEIM, E.: Helvet. med. Acta **18**, 340 (1951); Verh. dtsch. Ges. inn. Med. **58**, 211 (1952); diese Monographie, S. 213/214.
35. PETER, K.: Untersuchungen über Bau und Entwicklung der Niere, Jena: Gustav Fischer 1909.
36. FREY, J.: in (2), S. 110—115.
37. FREY, J.: in Lehrbuch der speziellen pathologischen Physiologie. Schriftl. L. HEILMEYER, S. 299, Abb. 23. Stuttgart: Gustav Fischer 1955.

Diskussionsbemerkungen.

PICHOTKA (Freiburg):

Untersuchungen über den Wasserhaushalt der Gewebe.

Unsere jetzt gültigen Theorien über den Wasserhaushalt in Zellen und Geweben setzen voraus, daß alle Zellgrenzen für Wasser frei durchgängig sind, so daß infolgedessen überall der gleiche osmotische Druck herrscht. Diese Annahme galt lange Zeit uneingeschränkt. In den letzten Jahren sind eine Reihe von experimentellen Befunden bekannt geworden, die uns veranlassen, diese Situation erneut zu prüfen.

KREBS und seine Mitarbeiter beobachteten 1949, daß auch in vollkommen ausgeglichenen Medien Gewebsschnitte Wasser aufnahmen, wenn die Suspensionsflüssigkeit nicht hinreichend mit Sauerstoff gesättigt war. Die Wasseraufnahme konnte dabei 50% des Ausgangswertes betragen. KREBS erkannte die Wichtigkeit dieser Befunde und nahm an, daß für die Aufrechterhaltung der normalen Wasserverteilung auch in isotoner Umgebung ein Prozeß notwendig sei, der mit dem oxydativen Stoffwechsel in Zusammenhang steht. Kurze Zeit später veröffentlichte OPIE ausgedehnte Untersuchungen über das Verhalten von überlebenden Geweben in plasmaisotonen Lösungen. Er fand, daß überlebende Rattengewebe in plasmaisotonen Lösungen erhebliche Wassermengen aufnahmen. Wenn man diese Wasseraufnahme verhindern wollte, mußte man stark hypertone Lösungen verwenden, die sich außerdem in der für die verschiedenen Organe notwendigen Konzentration wesentlich unterschieden. Die wichtigste

Gruppe umfaßte Leber- und Nierengewebe. Um diese Organe daran zu hindern, Wasser aufzunehmen, waren Lösungen von etwa der doppelten osmotischen Konzentration des Plasmas erforderlich. Die übrigen Gewebe hielten ihren normalen Wasserbestand schon bei etwas geringeren Konzentrationen der Medien aufrecht.

In sehr differenzierten Untersuchungen verfolgte ROBINSON den Wassergehalt des Nierengewebes unter verschiedenen Stoffwechselbedingungen im Warburg-Experiment. Er zeigte, daß das Nierengewebe bei hinreichender O_2-Aufnahme seinen normalen Wassergehalt aufrechterhielt, auch dann, wenn die osmotische Konzentration des Suspensionsmediums in weiten Grenzen schwankte ($1^1/_2$—2 mal plasmaisoton). Wenn die Größe des oxydativen Stoffwechsels durch irgendeinen Eingriff herabgesetzt wurde, nahmen die Gewebsschnitte auch in plasmaisotonen Lösungen innerhalb weniger Minuten bis zu 50% ihres Ausgangswassergehaltes aus der Umgebung zusätzlich auf. Das bezeichnendste Experiment für diese Verhältnisse ist folgendes: Nachdem Gewicht und Stoffwechselgröße der Gewebsschnitte festgestellt waren, wurde der Suspensionsflüssigkeit 1/500 molar KCN zugefügt. Dadurch wurde der oxydative Stoffwechsel reduziert oder unterbunden. Gleichzeitig trat eine erhebliche Wassermenge aus der plasmaisotonen Suspensionsflüssigkeit in das Gewebe ein. Mit dem Auswaschen des KCN stellte sich die Stoffwechselgröße wieder her und das zusätzlich aufgenommene Wasser wurde wieder ausgestoßen.

Wir selbst stießen auf diesen Fragenkomplex bei der Untersuchung der Kältewirkung auf lebendes Gewebe. Es stellte sich dabei heraus, daß die Tau- und Gefrierpunkte des Muskelgewebes viel tiefer lagen, als wir auf Grund der osmotischen Isotonie annehmen mußten.

Nach diesen experimentellen Ergebnissen, die mit unserer bisherigen Auffassung nicht übereinstimmen, ist es zunächst notwendig zu prüfen, welches Gewicht die Erfahrungen haben, auf denen die Theorie von der osmotischen Isotonie des Gewebes aufgebaut ist. Die unmittelbaren Beobachtungen zeigen, daß Zellen und Gewebe in Abhängigkeit von der osmotischen Konzentration ihrer Umgebung sich durch Wasserverschiebung vergrößern oder verkleinern. Dieses Verhalten ist so interpretiert worden, daß ein dreifaches osmotisches Gleichgewicht zwischen Zellen und Umgebung besteht. Diese Interpretation ist naheliegend, aber nicht zwingend. Es ist nicht notwendig, daß der Endzustand dieser Ausgleichsbewegung ein tatsächliches Gleichgewicht im physikalischen Sinn ist.

Die zweite Gruppe von Messungen basiert auf der Gefrierpunktbestimmung. Die Uniformität des Blutgefrierpunktes in weiten Bereichen des Tierreiches ist ein starkes Argument für die Annahme einer osmotischen Isotonie innerhalb der Organismen gewesen. Der Gefrierpunkt des Blutes der verschiedenen Säuger schwankt z. B. nur um 0,01—0,02° C. Mit Hilfe der Gefrierpunktsbestimmung läßt sich aber zu der Frage, ob innerhalb eines Gewebes oder eines Organismus osmotische Isotonie herrscht, keine Aussage machen. Das läßt sich an einem einfachen Gedankenexperiment klarstellen. Wenn wir ein Gefäß mit einer Salzlösung kontinuierlich abkühlen, so setzt am Gefrierpunkt die Kristallisation ein und der Temperaturabfall kommt zum Stillstand. Wenn wir in dieses Gefäß einen kleineren Behälter mit konzentrierter Salzlösung stellen und nun dieses „System" abkühlen, so ändert sich an dem Verlauf des Experimentes nichts. Die Temperatur fällt wieder bis zum Gefrierpunkt der weniger konzentrierten Lösung. Die stärker konzentrierte Lösung tritt gar nicht in Erscheinung. Gefrierpunktsbestimmungen und Dampfdruckmessungen erfassen notwendigerweise nur die Phase mit dem höchsten Dampfdruck. Das gilt auch für die HILLschen Dampfdruckmessungen.

Die dritte Gruppe von Arbeiten, die hierher gehören, befaßt sich mit der Konzentration von löslichen Substanzen im Gewebe. Das sind insbesondere die Untersuchungen der VAN-SLYKE-Schule. Die Ergebnisse dieser Untersuchungen erscheinen z. T. mit der Isotonie-Hypothese vereinbar, z. T. nicht. Um aber etwa von der Gesamtmenge gelöster Substanzen in einem Gewebe auf die osmotische Isotonie schließen zu können, muß ich eine Reihe von Prämissen einführen. Ich muß annehmen, daß der osmotische Druck ausschließlich von der Menge der gelösten Stoffe abhängig ist und daß diese Stoffe alle osmotisch aktiv sind. Ich muß weiterhin annehmen, daß zwischen den verschiedenen abgegrenzten Strukturen Wasser und gelöste Substanzen proportional verteilt sind. Das heißt aber, ich muß die Bedingungen der Isotonie einführen, um schließen zu können. In dem Moment, in dem ein Zweifel an der Existenz der Isotonie auftritt, ist mit Hilfe dieser Untersuchungen keine Aussage mehr möglich.

Welche Möglichkeiten gibt es, um zunächst einmal die Frage zu klären, ob organische Strukturen osmotisch homogen sind oder nicht? Wenn wir eine Lösung gefrieren, so wissen wir, daß in den verschiedenen Temperaturintervallen bestimmte Wassermengen auskristallisieren. Diese Wassermengen sind definiert durch die Konzentration und die Gesamtmenge der Lösung. Im Intervall zwischen dem einfachen und dem doppelten Gefrierpunkt steigt die Konzentration der Lösung auf das Doppelte des Anfangswertes, d. h. die Hälfte des Wassers wird in diesem Intervall auskristallisiert. Beim dreifachen Gefrierpunkt beträgt die Wassermenge ein Drittel und die Konzentration das Dreifache des Ausgangswertes. Das ist der Inhalt des VAN T'HOFFschen Gesetzes der Lösungen $P \cdot V = \text{const.}$ Unter idealen Bedingungen muß beim Gefrieren einer idealen Lösung der Temperaturverlauf während der Gefrierung in Form einer Hyperbel erfolgen. Die bestimmenden Größen für die Hyperbel sind die Ausgangskonzentration und die Gesamtmenge des Wassers. In der Abb. 1 sind solche konstruierten idealen Gefrierverläufe für 2 verschiedene Konzentrationen mit jeweils 3 Wassermengen dargestellt. Die stark ausgezogenen Linien entsprechen einer 1 %igen und die dünn ausgezogenen

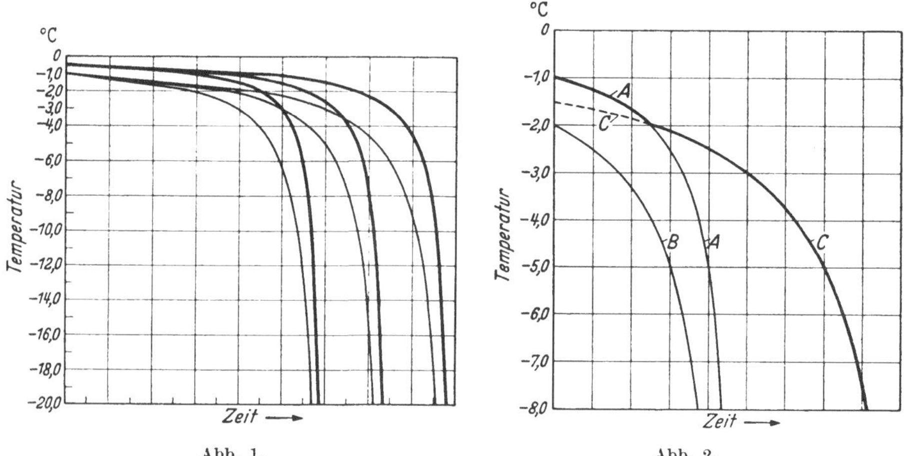

Abb. 1. Abb. 2.

Abb. 1. Temperaturverlauf bei der Gefrierung mit konstantem Wärmeentzug und unter idealen Bedingungen. Die beiden Kurvenscharen entsprechen dem Verlauf bei der Gefrierung von je 3 Flüssigkeitsmengen mit gleichem Gefrierpunkt. Die Gefrierpunkte entsprechen einer 1%igen (starke Linien) und einer 2%igen (dünne Linien) Kochsalzlösung. Die Wassermengen verhalten sich jeweils wie 4:5:6. In diesem Verlauf ist weder die Wärmekapazität des Wassers noch die Änderung der Kapizität beim Übergang zu Eis, noch eine zusätzliche Kapazität für einen Behälter berücksichtigt. Unter realen Bedingungen treten alle diese Größen mit ein.

Abb. 2. Temperaturverlauf bei der Gefrierung eines zusammengesetzten Systems unter idealen Bedingungen. Es sind 2 Phasen gleicher Wassermenge mit den Gefrierpunkten —1,0° und —2,0° angenommen. Die stark ausgezogene Linie stellt den tatsächlichen Temperaturverlauf während des Gefrierens dar. Die beiden dünn ausgezogenen Linien (A und B) stellen den Temperaturverlauf bei der getrennten Gefrierung der beiden Phasen dar. Die gestrichelte Linie entspricht der Extrapolation der durch Addition der beiden Phasen entstehenden Hyperbel (C) auf die Zeit 0. Dieser Verlauf würde beobachtet, wenn die beiden Phasen vor dem Gefrieren gemischt würden. Die gestrichelte Linie (C) mit dem anschließenden stark ausgezogenen Hyperbelteil (C) ist also ein Maß für die gesamte osmotische Energie des Systems.

einer 2 %igen Kochsalzlösung. Die Wassermengen für jede der beiden Konzentrationen verhalten sich jeweils wie 4:5:6. Es ist an dem Diagramm ohne weiteres zu ersehen, daß Gefrierverläufe idealer Lösungen mit unbekannter Wassermenge sich in die ihrem Gefrierpunkt entsprechende Kurvenschar einordnen müssen, und zwar in einer Position, die ihrer Wassermenge entspricht.

Wenn das System aber nicht homogen ist, wenn es aus mehreren unabhängigen Phasen besteht, so ist der Verlauf ein anderer. In der Abb. 2 ist der Temperaturverlauf bei der Gefrierung eines Systems aus zwei unabhängigen Phasen dargestellt. Die stark ausgezogene Linie stellt den Verlauf beim gleichzeitigen Gefrieren beider Phasen dar, die dünnen Linien zeigen den Temperaturverlauf beim getrennten Gefrieren der beiden Phasen. Mit dem Erreichen des Gefrierpunktes der weniger konzentrierten Lösung beginnt die Kristallisation. Die Temperatur bewegt sich dann auf einer Hyperbel abwärts bis zum Gefrierpunkt der zweiten Phase. Hier tritt eine erneute Verlangsamung ein durch die nun einsetzende Kristallisation der zweiten Phase. Die Temperatur bewegt sich dann weiter auf einer Kurve, die der Addition der beiden Einzelkurven über der Zeitachse entspricht. Diese Kurve ist wieder eine Hyperbel.

Aus all diesen Überlegungen ergibt sich, daß wir aus dem Temperaturverlauf bei der Gefrierung mit definiertem Wärmeentzug wesentliche Aussagen zu unserem Problem machen können. Wir können nicht nur feststellen, ob ein System osmotisch homogen ist oder nicht, sondern wir können auch quantitativ feststellen, wieviel Phasen mit welchen Gefrierpunkten und welchen Wassermengen in einem kompliziert zusammengesetzten System enthalten sind.

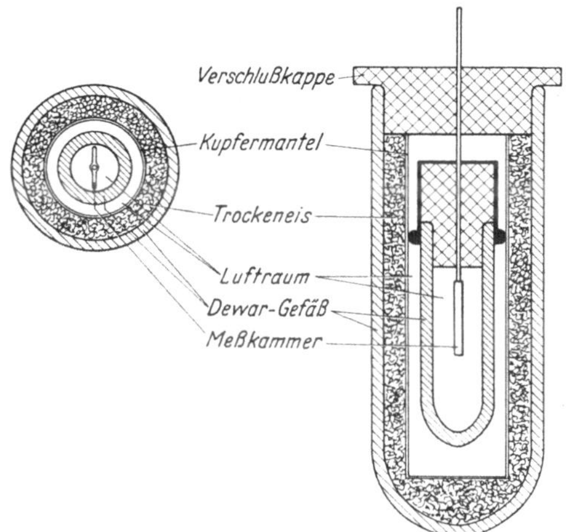

Abb. 3. Längsschnitt und Querschnitt durch die Meßanordnung. Siehe Text.

Unsere Meßanordnung besteht aus einem großen Dewargefäß, in dem sich ein Kupferzylinder von etwas geringerem Durchmesser befindet. Der Raum zwischen Dewar-Gefäß und Kupferzylinder ist mit feingestoßenem Trockeneis gefüllt. Im Zentrum des Kupferzylinders ist eine kleinere Dewarflasche aufgehängt, in der sich eine kleine metallene Meßkammer befindet (Abb. 3). Der Wärmeübergang erfolgt im wesentlichen durch Strahlung.

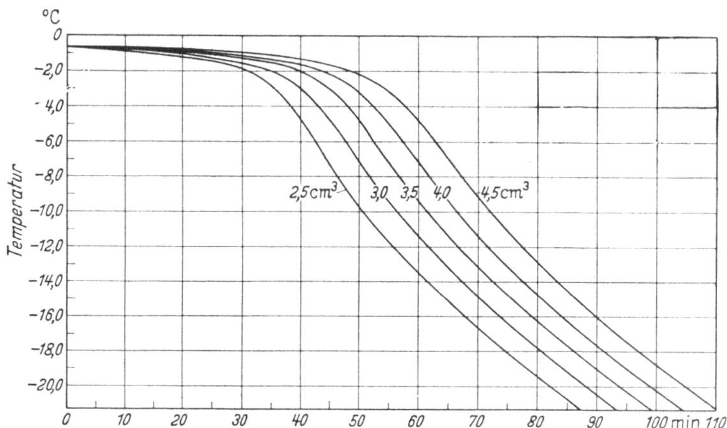

Abb. 4. Temperaturverläufe beim Gefrieren von 2,5—4,5 cm³ einer 1%igen Kochsalzlösung in unserer Meßanordnung.

In dieser Meßanordnung werden bekannte Mengen idealer Lösungen gefroren und die sich dabei ergebenden Temperaturverläufe als Koordinatensystem benutzt für die Gefrierung organischer Gewebe gleichen Gefrierpunkts. In der Abb. 4 ist ein solches Koordinatensystem aus der Gefrierung kontinuierlich zunehmender Mengen physiologischer Kochsalzlösung dargestellt. Die Abweichungen von den vorher dargestellten rein rechnerischen Verläufen beruhten darauf, daß es sich hier nicht um ideale Systeme handelt. Die in allen in Frage kommenden

Temperaturbereichen unveränderliche Wärmekapazität der mitabgekühlten Behälter bringt eine erhebliche Verformung der hyperbolischen Verläufe mit sich. Diese Größen gehen aber als Apparatekonstanten ein und sind für die Anwendbarkeit des Verfahrens ohne Bedeutung.

Wir haben mit dieser Methode Modellmessungen an Pflanzengeweben durchgeführt. In der Abb. 5 ist eine Messung an Kartoffelgewebe dargestellt. In diesem Versuch ist eine deutliche Unterkühlung eingetreten. Nach der Impfung steigt die Temperatur steil auf — 0,88°. Bei dieser Temperatur liegt ein deutlicher Haltepunkt, wie sich an dem folgenden regelmäßigen Abfall nachweisen läßt. Wenn wir die Unterkühlung in Ansatz bringen, rückt die Temperatur für diesen ersten Haltepunkt noch etwas weiter herauf. Bei — 1,33° kommt der bis dahin regelmäßige Abfall erneut zum Stillstand. Auch dieser Haltepunkt geht in einen regelmäßigen hyperbolischen Abfall über. Nach der gültigen Definition liegt hier ein zweiter Gefrierpunkt. Dieser Befund ist absolut routinemäßig. In der Tab. 1 sind die Angaben über die Lage dieser beiden Gefrierpunkte bei Messungen an drei verschiedenen Kartoffelsorten zusammengefaßt.

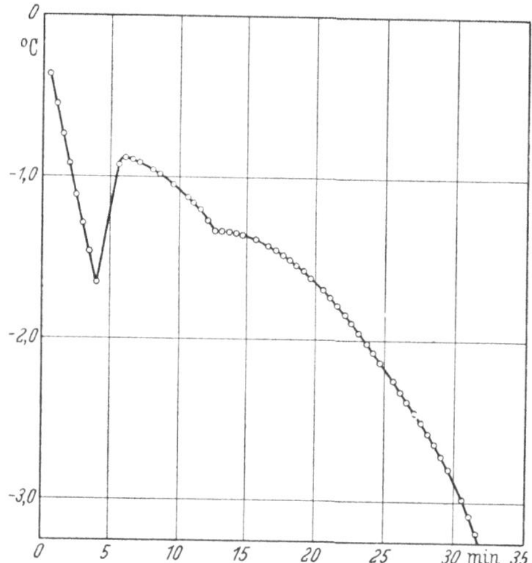

Abb. 5. Experiment 319. Gefrierung einer Scheibe von Kartoffelgewebe. Ordinate: Temperatur. Abszisse: Zeit in Minuten. Bei einer Temperatur von —1,7° wird durch Impfung die Gefrierung eingeleitet. Es folgt ein steiler Aufstieg auf —0,88°. Der dann folgende regelmäßige Abfall wird bei —1,33° durch einen erneuten Stillstand der Temperatur unterbrochen. Danach fällt die Temperatur wieder regelmäßig.

Es ergibt sich also aus diesen Messungen, daß das Wasser im Kartoffelgewebe sich nicht osmotisch homogen verhält, sondern so, als ob es aus zwei unabhängigen Phasen bestünde. Bei Wiederholung der Messung an einmal tiefgefrorenem Kartoffelgewebe ergab sich ein völlig anderes Bild. Die Zweiphasigkeit des Verlaufs war verschwunden. Der Gefrierpunkt war auf einen Wert von etwa 0,65° angestiegen, und der ganze Temperaturverlauf während der Gefrierung unterscheidet sich nicht von dem einer einfachen Lösung (Abb. 6). Das gleiche Verhalten ergab sich beim Gefrieren des Preßsaftes und des im Mörser fein zerriebenen

Tabelle 1.

Experiment Nr.	Gewebsschnitt	Erster Gefrierpunkt in Grad	Zweiter Gefrierpunkt in Grad	Differenz in Grad
191	Sorte I	— 1,15	— 1,63	0,48
199		— 1,06	— 1,52	0,46
206		— 1,10	— 1,53	0,43
248		— 1,05	— 1,59	0,54
254		— 0,90	— 1,34	0,44
257		— 0,90	— 1,37	0,47
194	Sorte II	— 0,69	— 1,14	0,45
195		— 0,87	— 1,14	0,27
193		— 0,74	— 1,08	0,34
198a		— 0,78	— 1,17	0,39
297	Sorte III	— 0,97	— 1,47	0,50
311		— 1,06	— 1,60	0,54
319		— 0,88	— 1,33	0,45
321		— 0,86	— 1,32	0,46
326		— 1,08	— 1,56	0,48
	Mittelwerte	— 0,94 ± 0,04	— 1,39 ± 0,05	0,45 ± 0,02

Kartoffelgewebes. Die Gefrierpunkte für erfrorenes oder fein zermahlenes Kartoffelgewebe und für den Kartoffelpreßsaft waren praktisch identisch. Diese Ergebnisse sind in der Tab. 2 zu sehen. Die verschiedenen dort aufgeführten Messungen sind jeweils an Proben von derselben Knolle gemacht worden.

Nach diesem Ergebnis ist es einsichtig, daß die osmotische Energie von lebendem und zerstörtem Kartoffelgewebe nicht identisch ist. Das heißt aber des weiteren, daß die osmotische Energie des Kartoffelgewebes nicht nur von der Konzentration gelöster Substanzen abhängig sein kann, da diese durch die Erfrierung oder die mechanische Zerstörung des Gewebes nicht vermindert werden könnten. Um eine Vorstellung von der Größe der osmotischen Bindung zu bekommen, die nicht auf gelöste Substanzen zurückgeführt werden kann, muß man die Verhältnisse im lebenden und zerstörten Gewebe vergleichen. Die osmotische Energie

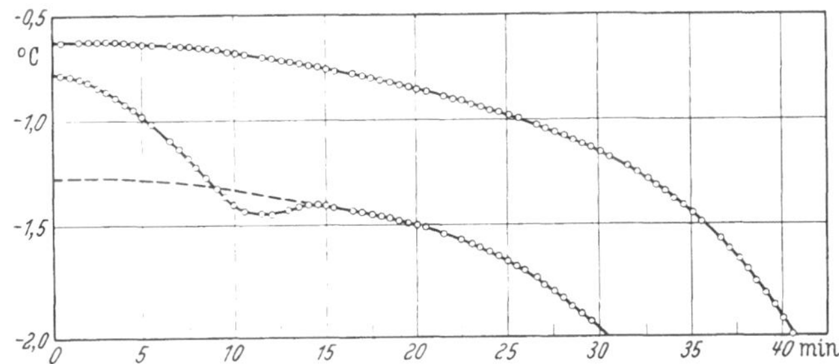

Abb. 6. Experiment 334 und 335. Gefrierung einer Scheibe von Kartoffelgewebe. Ordinate: Temperatur. Abszisse: Zeit in Minuten. Untere Kurve: erste Gefrierung, obere Kurve: zweite Gefrierung. Bei der ersten Gefrierung ist der Anfangsteil mit einer Unterkühlung von 0,3° fortgelassen. Die Kurve beginnt mit dem Erreichen des ersten Gefrierpunktes bei —0,78°. Der regelmäßige Abfall ist dann durch einen leichten Wiederanstieg unterbrochen, der zum zweiten Gefrierpunkt mit —1,33° führt. Offenbar ist es zu einer leichten Unterkühlung der zweiten Phase gekommen. Die gestrichelte Linie stellt die rechnerische Extrapolation des Verlaufs nach dem zweiten Gefrierpunkt dar (s. Text). Die erste Gefrierung wurde bis auf —25° geführt. Die obere Kurve stellt den Verlauf bei der zweiten Gefrierung dar. Bei der dritten Gefrierung fand sich das gleiche Verhalten. Der Gefrierpunkt ist auf —0,63° heraufgerückt und es findet sich der regelmäßige Abfall, wie er für eine Salzlösung charakteristisch ist. Dieser Verlauf ist auch für den Preßsaft charakteristisch.

des zerstörten Gewebes oder des Preßsaftes ergibt sich einfach aus Gefrierpunktserniedrigung und Wassermenge. Für das lebende Gewebe müssen wir dagegen die Gefrierpunkte der einzelnen Phasen und die zugehörigen Wassermengen bestimmen. Das geht in übersichtlicher Weise durch Unterlegung von Koordinatensystemen, wie sie in der Abb. 4 dargestellt sind. Es ergibt sich dann, daß im allgemeinen mehr als 50% der osmotischen Energie des Kartoffelgewebes durch das Erfrieren oder Zermahlen des Gewebes verschwinden. Die osmotische Energie des Kartoffelgewebes kann mithin nicht mehr als zur Hälfte auf gelöste Substanzen zurückgeführt werden.

Die Übertragung dieser Messungen auf tierische Gewebe macht erhebliche Schwierigkeiten. Während das pflanzliche Gewebe durch die Abkühlung bis zum Beginn der Kristallisation

Tabelle 2.

Experiment Nr.	Gewebsschnitt				Gewebsbrei	Preßsaft
	Erste Gefrierung			Zweite Gefrierung		
	Erster Gefrierpunkt in Grad	Zweiter Gefrierpunkt in Grad	Differenz in Grad	Gefrierpunkt in Grad	Gefrierpunkt in Grad	Gefrierpunkt in Grad
333	— 0,86	— 1,30	0,44	— 0,67	— 0,68	— 0,65
	— 0,89	— 1,34	0,45	— 0,67	— 0,65	— 0,61
	— 0,82	— 1,34	0,52	— 0,62	— 0,59	— 0,59
	— 0,90	— 1,37	0,47	— 0,81	— 0,78	— 0,72
Mittelwerte	— 0,87	— 1,34	0,47	— 0,69	— 0,67	— 0,64

nicht nachweislich geschädigt wird, ist das bei tierischem Gewebe sicher der Fall. Unsere Messungen sind auch noch keineswegs abgeschlossen. In mehreren hundert Bestimmungen hat sich ergeben, daß der Gefrierpunkt überlebender tierischer Gewebe weit unter dem des Blutes liegt. Die durchschnittlichen Werte unserer Messungen an Meerschweinchengeweben haben — 1,11° ergeben, an Kaninchengeweben — 1,10° und an Rattengeweben — 0,99°. Diese Mittel sind nicht ohne weiteres vergleichbar, da die verschiedenen Gewebe in ihnen nicht in gleichen Proportionen vertreten sind. Für alle untersuchten Tierarten (Ratte, Meerschweinchen, Kaninchen, Katze) stellt sich heraus, daß die Gefrierpunkte der verschiedenen Gewebe nicht gleich sind, sondern daß charakteristische Gruppierungen auftreten. Die höchsten Gefrierpunktserniedrigungen finden sich regelmäßig bei der Leber, die nächsthöheren bei der Niere. Unter den Muskelgeweben hat der Herzmuskel die geringste Gefrierpunktserniedrigung, die allgemeine Skeletmuskulatur weist etwas stärkere Gefrierpunktserniedrigungen auf, und die Werte für das Zwerchfell reichen an die der Leber heran. In der Gesamtheit resultiert ein ähnliches Ergebnis, wie es OPIE mit einer ganz anderen Methodik erhalten hat.

Es ist schwer, in der jetzigen Lage eine Erklärung für die Differenzen in der Gefrierpunktserniedrigung zwischen den einzelnen Geweben und zwischen der Gesamtheit der Gewebe und dem Blut zu geben. Die nächstliegende Antwort ist, daß das Auftreten von Spaltprodukten dafür verantwortlich sei. Diese Erklärung ist aber bereits größenordnungsmäßig unzureichend. HILL und MEYERHOF haben sich mit diesem Problem bereits auseinandergesetzt. Sie haben in ihren Untersuchungen an ermüdeten Muskeln Gefrierpunkte gemessen, die um 0,2—0,3° niedriger lagen als der Gefrierpunkt des Blutes. Diese im Verhältnis zu unseren Messungen kleine Differenz konnte aus den beobachteten maximalen Konzentrationen an Spaltprodukten zu nicht mehr als zwei Dritteln erklärt werden. Wir haben im Durchschnitt Differenzen gegenüber dem Gefrierpunkt des Blutes von mehr als 0,5° und in Einzelmessungen bis zu 1,0°, während die maximalen Konzentrationen an Spaltprodukten für kaum mehr als eine Gefrierpunktserniedrigung von 0,2° verantwortlich sein können. Aus unseren Messungen scheint sich ebenso wie aus den eingangs erwähnten zu ergeben, daß Organismen und organische Strukturen osmotisch nicht homogen sind. Da sich trotz des Fehlens einer osmotischen Isotonie eine weitgehende Permeabilität für Wasser vorfindet, ist der Schluß unvermeidlich, daß die Wasserverteilung innerhalb dieser Strukturen ein aktiver Vorgang ist. Die Wasserverteilung muß also in irgendeiner Form an den Stoffwechsel gebunden sein. Änderungen der Wasserverteilung, die wir unter experimentellen oder pathologischen Bedingungen beobachteten, können wir daher auch nicht, wie es bisher üblich war, durch die Änderung einer statisch gedachten Permeabilität erklären. Vielmehr müssen allen solchen Änderungen der Wasserverteilung Änderungen des Zellstoffwechsels zugrunde liegen.

Literatur.

HILL, A. V.: Adventures in Biophysics Oxford Univ. Press 1931.
MEYERHOF, O.: Biochem. Z. **226**, 1 (1930).
OPIE, E. L.: J. of Exper. Med. **89**, 185 (1949).
— J. of Exper. Med. **91**, 285 (1950).
—, and M. B. ROTHBARD: Arch. of Path. **50**, 800 (1950).
PICHOTKA, J., W. HÖFLER u. J. REISSNER: Arch. exper. Path. u. Pharmakol. **222**, 450 (1954).
—, — Arch. exper. Path. u. Pharmakol. **222**, 464 (1954).
—, — u. J. REISSNER: Arch. exper. Path. u. Pharmakol. **223**, 217 (1954).
ROBINSON, J. R.: Proc. Roy. Soc. Lond. B **137**, 378 (1950).
STERN, J. R., L. V. EGGLESTON, R. HEMS and H. A. KREBS: Biochemic. J. **44**, 410 (1949).

SCHWALB (München):

Über den Einfluß von Fluorid und Milchsäure auf die Tubulusfunktion.

Es kann heute als gesichert gelten, daß die Arbeit der Tubuluszellen, insbesondere der intracelluläre Transport verschiedener Substanzen — sei es als Resorption aus dem Primärharn oder als Sekretion in das Tubuluslumen — einen normalen Ablauf biochemischer Prozesse in den Zellen voraussetzt, vor allem solcher, die zur Energiegewinnung dienen. Offenbar sind aber nicht alle Tubulusfunktionen gegenüber Eingriffen in den Energiestoffwechsel der Nieren gleich empfindlich. In auffallender Weise bleibt die Rückresorption von Glucose, Phosphat und Chlorid von Fermentgiften manchmal unbeeinflußt, z. B. nach Benemid

(BEYER u. Mitarb.) oder die Glucose- und Phosphatrückresorption nach Dehydroessigsäure und Malonsäure (SHIDEMAN und RENE), während gleichzeitig die tubuläre Sekretion von p-Aminohippursäure und Phenolrot stark gehemmt wird. Die tubuläre Sekretion dürfte wohl der am meisten energieverbrauchende Ausscheidungsmechanismus in den Nieren sein. Man kann auch annehmen, daß für die Ausscheidung der verschiedenen Substanzen in den Tubuluszellen die Energie aus verschiedenen Quellen entnommen werden kann.

In diesem Zusammenhang befassen wir uns mit der Frage, ob auch der Glucoseabbau, insbesondere die anaerobe Glykolyse und deren Endprodukt, die Milchsäure, eine unmittelbare Bedeutung für die Ausscheidungsfunktionen der Niere besitzen.

Im Natriumfluorid haben wir eine Substanz, die bei der Glykolyse als Enzymgift die Reaktion zwischen 3-Phosphoglycerinsäure und Phosphoenolbrenztraubensäure bereits in sehr geringen Konzentrationen hemmt und damit die Milchsäurebildung unterbinden kann. Diese bekannte Wirkung des Fluorids wurde wie in vielen Organen auch im Nierengewebe nachgewiesen (EICHLER). Ich darf darauf hinweisen, daß schon bei der anaeroben Glykolyse große Mengen Energie gewonnen werden. Die Milchsäure kann wiederum zur Energielieferung durch oxydativen Abbau über die Brenztraubensäure herangezogen werden. Wieweit diese Vorgänge auch in den Nieren eine Rolle spielen, wissen wir noch nicht. Immerhin hat MEYERHOF bei Zusatz von Milchsäure im Nierengewebe eine Atmungssteigerung bis zu 100% nachgewiesen.

Ich darf vorausschicken, daß unsere Untersuchungen nicht abgeschlossen sind. Wir haben bisher an Hunden die Wirkung von intravenös verabreichtem Natrium-Fluorid und Natrium-Lactat untersucht, konnten also nicht verhindern, daß diese Stoffe auch auf den gesamten Organismus einwirkten. Untersuchungen des arteriellen und venösen Nierenblutes, die zur exakten Erfassung jeder Tubulusfunktion unerläßlich sind, stehen noch aus. Ich möchte aber kurz unsere vorläufigen Ergebnisse mitteilen, die wir aus 20 Versuchen gewonnen haben. Natrium-Fluorid bewirkte bei einer Dosierung von 20—50 mg/kg eine auffallende und konstante Diskrepanz zwischen der Ausscheidung der untersuchten Stoffe: Die Clearance der p-Aminohippursäure, untersucht bei Serumkonzentrationen von 5—15 mg-%, wurde in 7 von 10 Versuchen bis zu 75% vermindert, etwa in dem gleichen Ausmaß die Clearance des endogenen Kreatinins, weniger die des Harnstoffs; der Harnstoff-Exkretionsindex nahm deshalb meist zu. Demgegenüber erfuhr die Chloridausscheidung eine fast regelmäßig starke Vermehrung auf das 2- bis 10fache bei gleichzeitig gesteigerter, manchmal aber auch verminderter Harnmenge.

Diese Änderung der Ausscheidung unter Natrium-Fluorid erklären wir uns als eine Verminderung der tubulären Rückresorption besonders der Chloride, in geringerem Maße auch des Harnstoffs, bei gleichzeitig verminderter Glomerulusfiltration. Letzteres muß besonders berücksichtigt werden, weil Natrium-Fluorid eine mehrfach nachgewiesene blutdrucksenkende Wirkung hat (GOTTDENKER und ROTBERGER, GREENWOOD, HEWITT und NELSON). Die starke Senkung der p-Aminohippursäure-Clearance muß wenigstens z. T. auf eine Minderung der tubulären Sekretion zurückgeführt werden. Vielleicht spielt derselbe Mechanismus auch bei der Abnahme der Kreatinin-Clearance eine Rolle, nämlich für den Anteil, der normalerweise einer Sekretion unterliegt.

In 4 Versuchen haben wir nun noch während des Einflusses von Fluorid Natrium-Lactat intravenös zugeführt, und zwar zweimal d-Lactat und zweimal l-Lactat in einer Dosierung von 0,15—0,25 g/kg. Während sich nach d-Lactat keine Änderung ergab, stieg unter l-Lactat die Ausscheidung der p-Aminohippursäure wieder an, die Kreatinin-Clearance normalisierte sich, Harnmenge, Chlorid- und Harnstoffausscheidung nahmen noch mehr zu. Diese Wirkung des l-Lactats ließ sich dann in 6 weiteren Versuchen ohne vorhergehende Fluoridvergiftung bestätigen. Auffallend war wieder die ungewöhnlich große Chloridausscheidung, die z. T. auf das 100fache des Ausgangswertes anstieg. Der Harnstoffexkretionsindex betrug manchmal 100—110%, aber auch nicht mehr, ein Zeichen dafür, daß der Harn in seiner Zusammensetzung schließlich dem Glomerulusfiltrat ähnlich wurde. Wir gehen wohl nicht fehl in der Annahme, daß die Diurese als eine typische Salzdiurese aufzufassen ist, und zwar mit einer Steigerung der Filtration und einer Abnahme der tubulären Rückresorption. Der Wiederanstieg bzw. die absolute Vermehrung der p-Aminohippursäureausscheidung bei relativ hohen Serumkonzentrationen macht aber auch eine Sekretionssteigerung wahrscheinlich.

Zur Veranschaulichung der Fluorid- und Lactat-Wirkung diene folgendes Beispiel (Abb. 1):

Die tatsächliche Ursache für die auffallenden Änderungen der Harnzusammensetzung unter dem Einfluß der untersuchten Substanzen ist in ihren Einzelheiten noch schwer zu erklären. Ich möchte hier besonders auf das unterschiedliche Verhalten der Lactat- und Fluoridwirkung bezüglich der Kreatinin- und Harnstoffausscheidung hinweisen.

Bei der starken Vermehrung der Chloridausscheidung nach Natrium-Fluorid ist wohl an eine Verdrängung von Chloriden aus den Calcium- und Magnesiumverbindungen durch das Fluor-Ion zu denken, ebenso aber auch an eine Rückresorptionshemmung infolge der besprochenen Fluoridwirkung auf den cellulären Stoffwechsel, also an eine gewisse Form einer energetischen (fermentativen) Insuffizienz der Tubuluszellen. Dieser Gesichtspunkt ist auch für die Abnahme der p-Aminohippursäureausscheidung nach Fluorid zu erörtern, wenngleich diese Verminderung nicht derart ausgeprägt war, wie sie bei Anwendung anderer Fermentgifte beschrieben wurde.

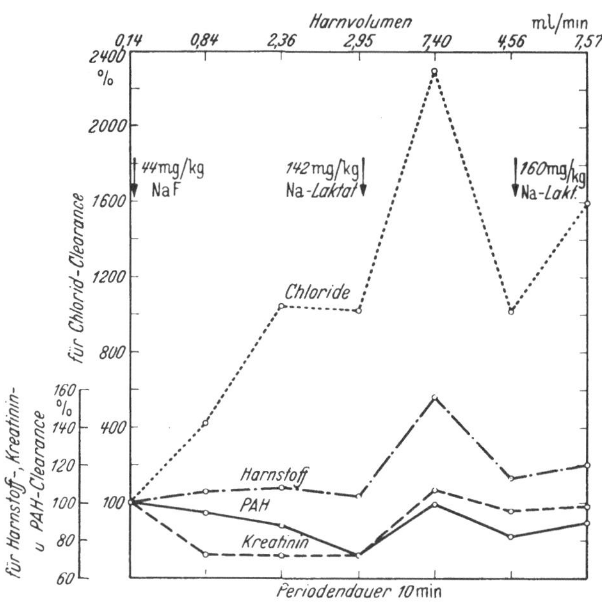

Abb. 1. Prozentuale Änderung der Chlorid-, Harnstoff-, Kreatinin- und p-Aminohippursäure-Clearance unter dem Einfluß von i.v. verabreichtem Natriumfluorid und Natriumlactat (l-Lactat).

Was die Milchsäure betrifft, so ist allein die Tatsache interessant, daß eine Substanz, welche unter bestimmten Voraussetzungen in größerer Menge im Organismus gebildet wird, in der Lage sein kann, eine Diurese zu erzeugen. Eine Zunahme der p-Aminohippursäureausscheidung nach Lactat haben schon McDonald, Shock, Mudge und Taggart beobachtet. Man könnte nun annehmen, daß die Milchsäure aber auch zur Energiegewinnung für die p-Aminohippursäureausscheidung herangezogen werden kann, wenn der normale Ablauf der Glykolyse (durch Natrium-Fluorid) unterbrochen ist. Immerhin konnte diese Beobachtung nur bei Verwendung von l-Lactat gemacht werden, während sich in 2 Versuchen das (körperfremde) d-Lactat als unwirksam erwies. Der Beweis für eine tatsächliche Beeinflussung der tubulären Sekretion läßt sich aber erst nach Bestimmung der arterio-venösen p-Aminohippursäure-Konzentrationen in der Niere erbringen. Untersuchungen darüber werden durchgeführt.

Literatur.

Beyer, K. H. et al.: Amer. J. Physiol. **149**, 355 (1947); **161**, 259 (1950); **166**, 625 (1951); **155**, 426 (1950); J. of Pharmacol. a. exper. Ther. **91**, 272 (1947).

Eichler, O.: Handbuch der exper. Pharmakologie, Erg.-Werk 10. Bd. Springer-Verlag 1950.

Gottdenker, F., u. C. J. Rothberger: Arch. exper. Path. u. Pharmakol. **179**, 24 (1935).

Greenwood, D. A., W. A. Hewitt and V. E. Nelson: J. Amer. Vet. Med. Assoc. **86**, 28 (1935); Proc. Soc. Exper. Biol. a. Med. **31**, 1037 (1934).

McDonald, R. K., N. W. Shock and M. F. Yiengst: Proc. Soc. Exper. Biol. a. Med. **77**, 686 (1951).

Meyerhof, O.: Arch. f. Physiol. **182**, 284 (1920); **185**, 11 (1920).

Mudge, G. H., and J. V. Taggart: Amer. J. Physiol. **161**, 173 (1950); **161**, 191 (1950).

Shideman, F. E., and R. M. Rene: Amer. J. Physiol. **166**, 104 (1951).

RAABE (Freiburg i. Br.):

Pathophysiologie der Tubulusfunktion bei einseitigen Nierenerkrankungen.

In der vorausgegangenen Diskussion haben wir schon betont, daß für das Studium der Pathologie der Tubulus-Partialfunktionen von besonderer Bedeutung die einseitigen Harnrückstauungen sind, vor allem deshalb, weil sie zunächst rein tubuläre Schädigungen setzen, und weil sie jederzeit einen funktionellen Vergleich zur gesunden Seite erlauben. Denn so verschieden im Laufe eines Tages die Zusammensetzung des Urins auch sein mag, bei völlig gesunden Nieren ist die Urinzusammensetzung der beiden Nierenbeckenurine in jedem Zeitpunkt gleich, wie vielmals bewiesen wurde. Wir sind bei der Untersuchung und Beurteilung einseitiger Nierenerkrankungen also in der glücklichen Lage, besonders stichhaltige Aussagen machen zu können, weil wir uns in jedem Fall auf exakte Vergleichswerte des gesunden Organs beziehen können.

Unsere Methodik, die sog. „Phosphatprobe", besteht, kurz gesagt, in folgendem: Nach Katheterismus beider Harnleiter wird 3 min lang der beidseitige Nierenbecken-Urin gesammelt. (Durch Verwendung besonderer von uns konstruierter Harnleiter-Ballonkatheter oder durch andere Maßnahmen ist es möglich, den gesamten Nierenbecken-Urin jeder Seite aufzufangen. Dies wird jedoch meistens auch schon durch gewöhnliche 6 Char. Katheter erreicht; im übrigen ist es für den Vergleich der beidseitigen Konzentrationsleistungen gar nicht erforderlich.) Dann werden innerhalb 30 sec 25 mmol Mono-Natrium-Phosphat (= 20 cm³ einer sterilen 17,25%igen Lösung von $NaH_2PO_4 \cdot H_2O$) i.v. injiziert und die Harnblase nochmal sorgfältig entleert.

Von 0—3, 3—6, 6—9 und 9—12 min post inj. werden weiterhin die beidseitigen Nierenbecken-Urine gesammelt und am Schluß geprüft, ob sich während der 12 min kein Urin in der Blase gesammelt hat (Idealfall, denn er erlaubt beiderseits Clearance-Bestimmungen). Anschließend wird mit eigener Mikro-Methodik in allen Sammelurinen die molare Konzentration der wichtigsten harnpflichtigen Substanzen, nämlich Phosphat, Kreatinin, Harnsäure, Harnstoff und Kochsalz bestimmt (in Sonderfällen auch Hippursäure, Glucose, $NaHCO_3$ u. a.). Ein Vergleich der beidseitigen Konzentrationen dieser Substanzen in den Ausgangsurinen sowie ein Vergleich von Höhe und Verlauf des beidseitigen Phosphat-Konzentration-Anstiegs stellen eine sehr empfindliche und vielseitige Funktionsprobe dar, die sowohl das Gesamtorgan sicher beurteilen läßt, als auch überraschende Einblicke in die Partialfunktionen des Tubulus-Apparates erlaubt. Im folgenden werden einige Beispiele wiedergegeben werden:

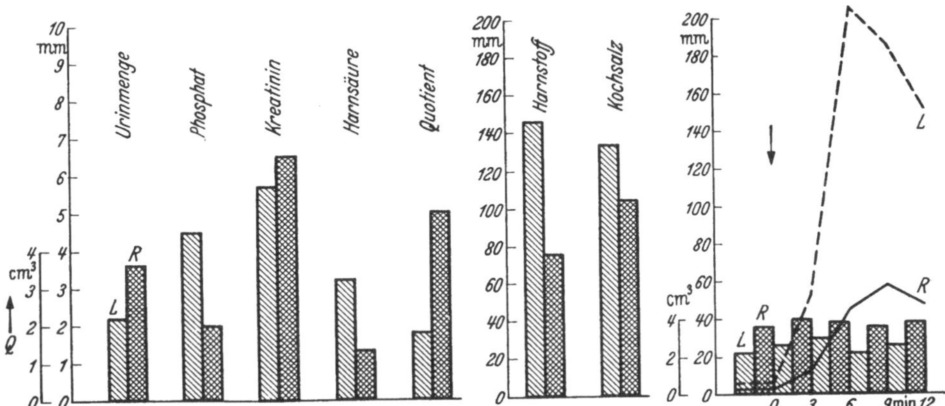

Abb. 1. Funktionelles Untersuchungsergebnis bei hochsitzendem, großem Harnleiterstein rechts. Schraffierte Säulen bzw. gestrichelte Kurve = Nierenbeckenurin links. Karierte Säulen bzw. ausgezogene Kurve = Nierenbeckenurin rechts. Auf den Ordinaten: Urinmengen in cm³, millimolare Konzentration der 5 wichtigsten harnpflichtigen Substanzen, Q = Kreatinin/Harnsäure-Quotient. Auf der Abszisse: Zeit in Minuten. Die ersten 7 Doppelsäulen beziehen sich auf die Ausgangs-Urine. Im letzten Teil der Abbildung ist das Ergebnis der „Phosphat-Probe" dargestellt, d. h. der Phosphat-Konzentrations-Anstieg innerhalb 12 min nach i.v. Injektion von 25 mmol NaH_2PO_4.

Als wichtigste Punkte unserer bisherigen Beobachtungen ergeben sich:

1. Schon die geringste tubuläre Schädigung infolge Harnrückstauung verursacht Änderungen in der Harnzusammensetzung. Die funktionelle Nierendiagnostik, d. h. die biochemische

Untersuchung der Urine (= Beurteilung der Leistungsfähigkeit des Nierenparenchyms) erweist sich dabei der morphologischen Diagnostik (= röntgenologische Darstellung des Nieren-Hohlsystems) erheblich überlegen.

2. Die wichtigsten harnpflichtigen Substanzen verhalten sich bei fortschreitender Harnrückstauung keineswegs gleich. Dies beweist sowohl die verschiedene Lokalisation der Ausscheidung bzw. Rückresorption der verschiedenen Stoffe, als auch die Tatsache, daß ihre Endkonzentration nicht einfach das passive Ergebnis einer verminderten H_2O-Rückresorption ist. Am empfindlichsten reagiert das Konzentrationsvermögen für Phosphat nach vorhergehender i.v. Belastung. Schon leichteste, nur zeitweise auftretende Abflußbehinderung (z. B. bei Senknieren) verursacht Beeinträchtigung der Phosphat-Konzentration. Das Absinken der Harnsäure-Konzentration setzt erst etwas später ein, wenn die Harnstauung zunimmt, also bei zunehmender tubulärer Schädigung. Kreatinin-, Harnstoff- und Kochsalz-Konzentration können in gewissen Stadien der Harnrückstauung (bei leichten bis mittelstarken Schädigungen der Tubuli) sogar eine absolute Erhöhung im Nierenbecken-Urin der kranken Seite zeigen: Dabei sind Beginn, Höhe und Ausdehnung dieser „positiven" Phasen sehr verschieden voneinander, was wiederum für unterschiedliche Lokalisation ihrer tubulären Sekretion oder Rückresorption spricht. Erst bei fortschreitender tubulärer Schädigung wird die Konzentration dieser Stoffe gegenüber der gesunden Seite wieder geringer.

3. Mit den Urin-Mengen verhält es sich ähnlich: Infolge verminderter H_2O-Rückresorption sind bei leichten tubulären Schäden die Urinmengen etwas vermehrt, bei stärkeren Schäden z. T. erheblich vermehrt. Erst bei schwersten tubulären Schäden werden die produzierten Urinmengen wieder geringer und sind in ganz späten Endstadien von Harnstauung schließlich kleiner als auf der gesunden Seite.

Natürlich sind noch weitere Untersuchungen nötig, um mehr Licht in die Arbeitsweise der Nieren zu bringen. Das klinische Studium einseitiger Harnstauungen und die Feststellung der für bestimmte Stadien charakteristischen Änderung der Harnzusammensetzung dürften dabei von besonderer Bedeutung sein. Ein Vergleich sei erlaubt: So wie in der Neurologie erst durch den Ausfall einzelner Nerven (Durchtrennung, Quetschung usw.) deren Funktion genauer erkannt wurde, könnte durch Ausfälle am tubulären Apparat, also durch sorgfältiges Studium der verschiedenen Stadien einseitiger Harnstauung mehr Klarheit über die gesamte Tubulus-Tätigkeit als auch über den Sitz der Partial-Funktionen geschaffen werden.

WINTON (London):

Die Vorstellung von Herrn FREY hat mir sehr große Freude und Interesse gebracht, da sie so ziemlich anders ist, als wir es in der englischen Literatur meistens hören. Ich möchte die grundsätzliche Frage stellen, ob überhaupt eine Beziehung besteht zwischen Diurese und Metabolismus. Es gibt nämlich große Schwierigkeiten im Versuch. Geht z. B. die Harnstoffdiurese — nach den gezeigten Bildern zu urteilen — mit Erhöhung des Sauerstoffverbrauches einher, war das richtig?

FREY (Freiburg):

Wir haben Harnstofflösungen in bezug auf das Tubulusgewebe und dessen Sauerstoffverbrauch getestet. Wir haben aber bislang mit dem Harnstoff keine eindeutigen Ergebnisse gehabt. Allerdings ist auch die Zahl unserer Untersuchungen noch nicht so groß, weshalb eine Abbildung nicht demonstriert wurde.

Und wenn ich die erste Frage gleich beantworten darf, dann würde ich doch denken, daß eine Beziehung zwischen der tubulären Irritation, wenn man es mal mit irgendeinem gewissen Schlagwort bezeichnen will, und der Menge der Harnabsonderung in der definierten Weise bestehen kann. Wohl nicht für alle Fälle in dieser Weise mit dem Sauerstoffverbrauch meßbar: das haben wir ja am Beispiel des Diamox gesehen, dieses Sulfonamid senkt erst in hohen Konzentrationen den Sauerstoffverbrauch des Nierengewebes, macht aber schon in niedrigeren Konzentrationen eine sehr deutliche Diurese. Aber da wirkt es auf die Carboanhydrase ein, vielleicht noch nicht irgendwie merkbar am Sauerstoffverbrauch, denn die Messung mit dem Warburg-Verfahren ist ja auch eine etwas grobe Methode.

WINTON (London):

Es gibt aber immer noch die Schwierigkeit, daß manche Diuresen, z. B. Harnstoffdiuresen, wenigstens am narkotisierten Tier, keinen Sauerstoffmehrverbrauch zeigen. Manche Diuresen, wie z. B. Abkühlung, haben einen verminderten Sauerstoffverbrauch, und manche Diuresen, Druckdiuresen hauptsächlich, einen erhöhten Sauerstoffverbrauch. Und es sieht nicht so aus, als ob der Sauerstoffverbrauch in der Niere ziemlich unabhängig ist von der osmotischen Arbeit bei der Harnbereitung. Man kann sich ausrechnen, wenn man die Harnmenge in der Diurese verdoppelt, wie sehr die osmotische Arbeit erhöht ist, wenn man alle Hauptsubstanzen in Plasma und Harn analysiert. Es kommt dann beim Harnstoff heraus, daß die Arbeit um 66% erhöht ist ohne Sauerstoffverbraucherhöhung. Mit Druckdiurese ist die osmotische Arbeit aber beinahe soviel erhöht als die Sauerstofferhöhung.

FREY (Freiburg):

Über diese Experimente mit Druckdiurese habe ich keine Erfahrung, daher kann ich Ihnen nichts darüber sagen. Vom Harnstoff sagte ich Ihnen, daß wir da nicht in allen Versuchen — allerdings ist die Zahl klein — die gleichen Ergebnisse haben. Nun ist der Harnstoff ja ein Stoff, der außerordentlich schwierig zu analysieren ist, bezüglich der Behandlung durch die Niere. Wenn man sich an das Bild von HOMER SMITH erinnert, dann soll ja an und für sich die Clearance des Harnstoffes beim Steigen der Plasmakonzentration immer gleich bleiben. Das haben wir eigentlich nicht in dieser Weise gefunden. Wir haben andererseits gefunden, daß nicht etwa die Harnstoffausscheidung (als Clearance des Harnstoffs bestimmt) von einem bestimmten Harnminuten-Volumen ab unabhängig ist, sondern, wenn man z. B. eine Wasserdiurese anregt, die Harnstoff-Clearance weiter ansteigt. Da liegen irgendwie andere gesonderte Bedingungen für den Harnstoff vor, über die ich jetzt noch nichts aus eigenen Untersuchungen berichten kann.

WEZLER (Frankfurt):

Es war ja eine doch ziemlich aufregende Angelegenheit, von Herrn PITTS heute diese geradezu klassischen Versuche zu hören, in denen er bewiesen hat, daß man eben doch nicht ohne die Annahme von vitalen Vorgängen in den Tubulusepithelien herumkommt. Ich habe direkt die Seele der Tubulusepithelien da geistern hören, wie seinerzeit PFLÜGER von der Rückenmarksseele sprach, ohne deren Annahme man die einfachen Vorgänge der Reflexe nicht verständlich machen könnte. Wir müssen doch wohl annehmen, daß Vorgänge, über die wir noch nichts Genaues wissen, entscheidend sind darüber, was nicht nur rückresorbiert wird, sondern auch was sezerniert wird. Herr PITTS hat jetzt die Carboanhydrase dafür verantwortlich gemacht. Er hat diese Erklärung angeboten für die Tatsache, daß in Abhängigkeit von der Kohlensäure-Konzentration und der Spannung im arteriellen Blute die Bicarbonatausscheidung verändert wird, daß die Niere im Zustand der Acidose trotz erhöhten Bicarbonatgehalts nicht vermehrt ausscheidet, sondern retiniert. Dieses Verhalten erinnert an das Nierenverhalten bei der Wärmeregulation. In der Hitze, wo eine starke Hydrämie eintritt, die wir an der Verringerung des Serum-Eiweißes und an dem relativen Abfall der Erythrocyten darstellen können, denkt die Niere gar nicht daran, vermehrt auszuscheiden, sondern sie retiniert Wasser. In der Kälte — obwohl wir einen Anstieg der Plasmaeiweißkörper, eine Eindickung des Blutes haben —, scheidet sie vermehrt Wasser aus, das verdünnt ist. Die Niere verhält sich doch eigentlich ganz paradox. Könnten Sie (FREY) darüber etwas sagen, welche Vorstellungen Sie sich darüber machen könnten? Das Gegenstück von den sehr schönen Untersuchungen von Herrn PITTS ist ja die vermehrte Bicarbonatausscheidung bei Sauerstoffmangel. Aber Herr PITTS hat bei seiner Erklärung, die er hier angeboten hat, die Carboanhydrase wesentlich für den Vorgang der Ionisation der Kohlensäure verantwortlich gemacht. Diese hier angebotene Erklärung genügt jedoch nicht für den Austausch der Anionen des Alkali gegen die H-Ionen, sondern es sind vielleicht noch andere Komponenten, die für die Tubulusfunktion entscheidend sind. Denken wir an das vitale Geschehen und die Aktivität gewisser Fermente, die gefunden sind. Die Aktivität der Cytochromoxydase, die ja hauptsächlich — laut amerikanischen Untersuchern — in den Mitochondrien ist, — können wir nur schwer messen. Man könnte sich vorstellen, daß solche Veränderungen schon wirksam sind auf die Funktion, ohne daß der Sauerstoffverbrauch sich darin schon merklich äußert. — Zu den Untersuchungen von Herrn PICHOTKA, die mir sehr zukunftsträchtig erscheinen: Es ist ja wohl so, daß die Bindung des Wassers eine Rolle dabei spielt (Zwischenruf: Sehr richtig!), und zwar die Art der Bindung des Wassers in der Zelle.

HOEPKER (Greifswald):

Zu den Ausführungen von Herrn FREY möchte ich zwei Bemerkungen machen. Eingangs wurde uns ein elektronenmikroskopisches Bild der morphologischen Struktur der Tubuluszelle nach SJÖSTRAND mit ihrer Stäbchenstruktur gezeigt. Es ist interessant, daß schon HEIDENHAIN als einer der ersten Vertreter der Sekretionstheorie die Stäbchenstruktur der Tubuluszellen als Hauptargument für seine Theorie verwandt hat — ein Argument, das jetzt wieder auftaucht. Dazu möchte ich bemerken, daß die Stäbchenstruktur als solche nicht spezifisch für das Tubulusepithel ist. Vor zwei Jahren habe ich festgestellt, daß auch das Ependym im Ventrikel ebenfalls eine Stäbchenstruktur aufweist. Beim Ependym liegen keine besonderen Permeabilitätsvorgänge vor, denn der Liquor wird vom Plexus produziert und der Stoffaustausch zwischen Liquor und Gehirn durch das Ependym ist gering. Also kann nach meiner Auffassung auch nicht die Stäbchenstruktur als morphologischer Ausdruck einer spezifischen Sekretionsleistung der Tubuluszelle gelten.

Die zweite Bemerkung betrifft die Untersuchungen über die Durchblutungsäquivalente. Meines Erachtens stellen sie eines der stärksten Argumente gegen die heutige Fassung der Filtrationstheorie dar. Herr FREY hat uns gezeigt, daß bei Polyurie ein ganz bestimmter Durchblutungsmodus der Niere auftritt. Er unterscheidet dabei eine osmotische Diurese und eine Wasserdiurese. Wir haben früher ähnliche Bilder erzielt und gefunden, daß der polyurische Durchblutungsmodus sogar makroskopisch an der Rattenniere zu erkennen ist. Wenn man eine Ratte trinken läßt oder ihr Salyrgan gibt, sieht man in der eröffneten Bauchhöhle an den Nieren direkt dieses Durchblutungsäquivalent, das Herr FREY ja sehr schön dargestellt hat. Es ist ein Befund, der nicht zu umgehen ist und in keiner Weise mit unseren Vorstellungen der Nierenleistung im Sinne der Filtrationstheorie erklärt werden kann. — Andererseits muß ich allerdings sagen, daß das Durchblutungsbild nicht nur bei osmotischer Diurese, sondern ebenso auch bei Wasserdiurese auftritt, was inzwischen auch von anderer Seite festgestellt wurde.

HEILMEYER (Freiburg):

Sie haben zuerst gesagt, der Unterschied ist deutlich bei Ihren Versuchen; dann war er nicht deutlich.

HOEPKER (Greifswald):

Bei der Ratte zeigt eine Polyurie einen bestimmten Durchblutungsmodus und zwar eine enorme Blutfülle im Bereich der Markstrahlen. Soweit ich Herrn FREY verstanden habe, bezieht er den Durchblutungsmodus lediglich auf die osmotische Diurese, nicht dagegen auf die Wasserdiurese. Ich möchte annehmen, daß es gleichgültig ist, welche Form der Diurese vorliegt. Wir haben beide Male, sofern die Diurese nur stark genug ist, die typische intrarenale Blutverteilung, die als Äquivalent des Funktionszustandes gelten kann.

FREY (Freiburg):

Wenn ich erst Ihnen, Herr WEZLER, antworten darf wegen der Abkühlung, und der Erwärmung des Menschen und der daraus resultierenden Harnabsonderung: darüber fehlen uns irgendwelche tierexperimentellen Untersuchungen. Das Beispiel von Herrn WINTON zeigt ja nur die Abkühlung des Blutes in der Niere. Ob nun, wenn der ganze Organismus erwärmt oder abgekühlt wird, jetzt entgegen der Plasmakonzentration bzw. der Eindickung oder der Verdünnung andere Regulationsmechanismen miteingreifen, ist ja durchaus möglich. Ich wollte hier bloß die isolierte Niere mit anführen, damit man einen klaren Hinweis hat, was eine Abkühlung der Tubuluszellen macht. Ob aber die Abkühlung der Tubuluszellen mit der Abkühlung des gesamten Menschen irgendwie identisch ist, das wäre noch zu untersuchen.

Bezüglich der Bemerkung von Herrn HOEPKER möchte ich sagen, daß die Durchblutungsbilder, wie ich sie hier im Schema gezeigt habe, erstens einmal an der Maus gewonnen wurden. Ihre sind — soviel ich orientiert bin — an der Ratte gewonnen. Das ist ein Unterschied. Man kann nicht die Bilder, die ich Ihnen zeigte, als identisch auffassen mit den Durchblutungsbildern der Ratte. Ich weiß nicht, welche Capillarbereiche Sie da besonders im Auge hatten. Sie haben vielleicht hier bei den Durchblutungsbildern gesehen, daß auch bei Wasserdiurese an der Markrindengrenze eine sehr starke Hyperämie auftritt (immer Maus) und daß dies für die Filtrationsdiurese ähnlich gilt. Daß die einzelnen Markstrahlen dann in der Rinde wesentlich mehr Blut haben, ist charakteristisch für die Filtrationsdiurese. Sie müssen bei der Interpretation solcher Bilder sehr vorsichtig sein. Zuerst einmal ist das Gefäßsystem innerhalb der Niere außerordentlich leicht lädierbar und beeinflußbar: man braucht nur einmal die Nierenoberfläche zu berühren, dann bekommt man ein Bild wie ein Infarkt oder ein Spasmus. Oder es ändert sich sofort das ganze Bild — das weiß jeder, der mit der Niere experimentiert —, wenn der Nierenhilus irgendwie gereizt wird. Wir haben auch Untersuchungen darüber gemacht, was geschieht, wenn man eine hyper- oder hypotonische Lösung in das Peritoneum eingibt; es kann dann zu einem erheblichen Spasmus in der Rinde kommen. Die Niere sieht dann aus wie eine richtige Schockniere: sie ist in der Rinde überhaupt nicht durchblutet. Man muß also sehr unterscheiden zwischen den einzelnen Versuchstieren. Wenn Sie (HOEPKER) bei der Wasserdiurese und bei der Salyrgandiurese identische Bilder bei der Ratte bekommen haben, so ist zu sagen, daß wir bei der Maus einen Unterschied sehen.

Zweitens ist noch zu berücksichtigen, daß die mehr arteriellen Gefäße unter dem Töten — auch die Tötungsart spielt dabei eine große Rolle — sich allmählich kontrahieren können. Diese Spasmenbereitschaft der arteriellen Gefäße, wobei das Blut nun mehr auf die venöse Seite gedrückt wird, kann natürlich Differenzen in den Durchblutungsbildern machen. Es ist also sehr genau auseinanderzuhalten, welche Tierart angewandt wurde, die Art der Tötung, und man muß bedenken, daß Blut von der arteriellen auf die venöse Seite hinüberfließen kann. — Unsere Untersuchungen über Durchblutungsäquivalente bei verschiedenen Harnabsonderungsarten sind von POPPER und MANDEL und später auch im LENDLEschen Institut in Göttingen bestätigt worden.

WOLLHEIM (Würzburg):

Wir müssen Herrn FREY besonders dankbar sein, daß er zu einer Zeit, wo die Tubuli nicht modern waren, jahrelang konsequent sehr selbstständig diesen Weg gegangen ist, der doch zu Resultaten geführt hat, die nun auch klinisch sicherlich ihre Früchte tragen. Für die aktive Tätigkeit der Tubuluszellen liegen ja nun wohl sehr viele Beobachtungen vor. Es wäre vielleicht doch zweckmäßig, wenn Herr WINTON etwas sagen wollte, an welche Energiequellen wir bei dieser aktiven Tubulustätigkeit überhaupt denken könnten.

WINTON (London):

Da würde ich sagen, die Wirksamkeit der Diurese ist sehr gering, etwa nur 1%, wenn man das als osmotische Arbeit gegen den Sauerstoffverbrauch mißt. Es kann bei starken Harnstoff- oder Zuckerdiuresen bis zu 5% steigen, aber meistens sind es nur 1 oder 2%.

FREY (Freiburg):

Energiequellen für die Tubuluszellen sind — wie bei jeder Körperzelle —: Glykogen, ATP, P-Kreatin, Co-Emzym A und anderes; einige Beispiele hierfür hatte ich aufgezeigt.

SARRE (Freiburg):

Ich habe mit ANSORGE 1939 experimentelle Untersuchungen angestellt über die reaktive Hyperämie der Niere nach Abklemmung der Nierenarterie beim Hund. Wenn man die Arterie kurze Zeit — sagen wir 20 sec oder 1 min — abklemmt und dann wieder die Durchblutung freiläßt, so kommt es zu einer mächtigen, aber sehr kurz dauernden reaktiven Mehrdurchblutung. Sie läßt sich quantitativ auf einfache Weise durch Abfließen des Venenblutes messen (nach BARCROFT und BRODIE). Nun haben wir festgestellt, daß diese reaktive Mehrdurchblutung nach Filtrationsdiuresen stark ansteigt. Da die reaktive Hyperämie ja eine Reaktion der Gefäße auf lokalen O_2-Mangel und Metabolite darstellt und damit wohl parallel geht mit der Intensität vorangegangener Stoffwechselprozesse, so möchte ich vermuten, daß bei der Filtrationsdiurese der Sauerstoffverbrauch gesteigert ist. Direkt dürfte das an der Niere bei den einzelnen Diureseformen schwer zu messen sein.

FREY (Freiburg):

Diese Untersuchungen über die reaktive Hyperämie, die ich von Ihnen, Herr SARRE, kenne, stehen im Widerspruch mit den REINschen Resultaten, die er mit der Thermostromuhr erhob. Die Differenz liegt wohl in methodischen Schwierigkeiten begründet, weil man kurze Durchblutungsänderungen mit der Stromuhr nicht erfassen kann. Ich glaube, daß diese reaktive Hyperämie ein Ereignis in den Nieren ist, welches durchaus vorhanden ist und über kurze Zeit geht, weil eben so riesenhafte Blutmengen die Nieren durchströmen. Nun, diese Frage wäre mit der, die Herr WINTON angeschnitten hat, zu verquicken. Er sagt, daß bei einer Diurese dieser Art nicht viel Sauerstoffmehrverbrauch stattfindet. Ich möchte an eine Arbeit von HUNGERLAND erinnern, die er in diesem Jahr — glaube ich — in Göttingen und in Regensburg erwähnte. Er hat bei nephrotischen Kindern den Grundumsatz gemessen, die die Ödeme ausschwemmten und gefunden, daß eine erhebliche Vergrößerung des Sauerstoffverbrauches stattfindet, — wenn er diesen Grundumsatz auf das nachher endgültige Gewicht berechnet, nachdem das Kind die Ödeme verloren hat. Er interpretiert seine Befunde dahingehend, daß auch diese Diurese, eine osmotische Diurese, mit einem vermehrten Sauerstoffverbrauch einhergehen könnte. Ich referiere nur die Ergebnisse von Herrn HUNGERLAND.

WIRZ (Basel):

Zu Herrn PICHOTKA: Ich glaube berechtigt zu sein, Befunde anführen zu dürfen von den Herren KUHN und MAJER in Basel, obwohl sie noch nicht veröffentlicht sind[1]. Herr KUHN ist ja ein Liebhaber von Modellversuchen, und er hat sich mit Herrn MAJER auch zu diesen Gefrierpunktserniedrigungen ein Modell gebaut, indem er ein Gel nimmt aus langen Fadenmolekülen, die er vulkanisiert und damit dreidimensionale Netzstrukturen macht. Von einem solchen Gel kann man mit Bestimmtheit sagen, daß es keinen osmotischen Druck besitzt Wenn er dieses Gel nun in Wasser quellen läßt, hat er ein Modell wie Ihre Kartoffel, nicht wahr? — Aber dort weiß er nun, was er für einen osmotischen Druck darin erwarten soll. Wenn er das nun auch unterkühlt und der Temperaturkurve folgt, findet er „diesen" (bezieht sich auf Abb. 5 von PICHOTKA, S. 158) Knick bei etwa 1° C. Die Erklärung, die er sich dazu macht, ist, daß in dieser Netzbogenstruktur drin die Eiskristalle nicht wachsen können über ein gewisses Ausmaß. Bei diesen Mikrokristallen — ich kann das nicht genügend exakt physikalisch-chemisch hier darstellen — sind aber die Verhältnisse von Dampfspannung der Eiskristalle und Dampfspannung des Wassers so gelagert, daß daraus ein tieferer Gefrierpunkt resultiert als dem osmotischen Druck Null entspricht. Bei weiterer Abkühlung werden diese Netzbögen teilweise gesprengt, die Eiskristalle wachsen über diese Netzbögen hinaus. Beim zweiten Versuch liegt der Gefrierpunkt näher bei 0° C. Das würde dann den osmotischen Druck vielleicht einigermaßen angeben. Diese Untersuchungen, die ich mit einem etwas schlechten Gewissen hier zitiere, würden nun doch damit zusammenstimmen, daß Sie (PICHOTKA) stoffliches Substrat für den hohen osmotischen Druck ja nicht gefunden haben.

PICHOTKA (Freiburg):

Ich habe von vornherein betont, daß die Aussagemöglichkeiten unserer Methode sich nicht auf die Konzentration an gelösten Substanzen beziehen, sondern auf die Energie, mit der das Wasser gebunden ist. Da von vornherein bekannt ist, daß im pflanzlichen und tierischen Gewebe keine gelösten Substanzen in der Konzentration vorliegen, die die beobachteten Gefrierpunktserniedrigungen erklären können, müssen andere Bindungsarten für das Wasser in Frage kommen, — etwa wie sie in makromolekularen Strukturen möglich sind. Das ändert aber nichts an dem Tatbestand. Auch diese Bindungen müssen von der Zelle aufgebaut und aufrechterhalten werden, — und sie sind sicherlich zumindest z. T. sehr labil.

Wir können die Diskussion zugunsten der Existenz osmotischer Potentialdifferenzen innerhalb der Organismen auch mit anderen Argumenten führen. Es gibt ein ausgedehntes heuristisches Beobachtungsgut, aus dem hervorgeht, daß mit der Änderung der Stoffwechselgröße momentan eine andere Verteilung des Wassers einhergeht. Ich kann nur einige Beispiele anführen. Der akute Tod im O_2-Mangel jeder Form führt in den parenchymatösen Organen zu jenen schnellen Wasserverschiebungen in die Zellen, die in der Pathologie als trübe Schwellung oder vacuolige Degeneration beschrieben wurden. Paramaecien mit pulsierender Vacuole zeigen eine einfache Abhängigkeit der Pulsationsfrequenz von der O_2-Spannung. Je geringer die O_2-Spannung, desto höher ist die Frequenz als Folge des erhöhten Eintritts von Wasser in die Zellen. An klinischen Beispielen könnte man etwa das akute

[1] Wurde inzwischen vorgetragen am „International Symposium on Macromolecular Chemistry" in Turin (26. 9. bis 2. 10. 1954): W. KUHN u. H. MAJER: „Durch Netzstruktur bedingte anomale Gefrierpunktserniedrigung von Gelen" (wird erscheinen in Ricerca Scientifica). Siehe ferner: W. KUHN: Z. angew. Chem. **66**, 487 (1954).

Ödem oder die Histaminquaddel anführen. Diese Erscheinungen sind immer mit dem Hinweis auf eine Permeabilitätsveränderung erklärt worden. Eine Änderung einer statischen Permeabilität verschiebt kein Wasser. Dazu gehört ein osmotisch wirksames Potential.

KLINKE (Düsseldorf):

Diesen merkwürdigen Knick in der Kurve des osmotischen Drucks kennt man auch sonst von Zweistoffsystemen. Das ist der bekannte Knick des Eutektikums, der gerade bei Metallschmelzen geläufig ist. Wenn man Blei und Zinn zusammengibt, dann gibt es einen tieferen Schmelzpunkt als bei Blei allein und bei Zinn allein. Man könnte sich vorstellen, daß hier derartige Vorgänge auch eine Rolle spielten, zumindest einen Knick erklären. Natürlich bin ich genau so wie Sie der Überzeugung, daß damit allein diese ganzen Veränderungen nicht erklärt sind, daß wir eben die lebendige Tätigkeit der Zelle in Rechnung stellen müssen.

STAUDINGER (Mannheim):

An Herrn WIRZ eine Frage: Was für Verbindungen hat Herr KUHN genommen?

WIRZ (Basel):

Polyvinyl-Alkohol und Polyacrylsäure.

STAUDINGER (Mannheim):

Aber das läßt sich schon in erster Näherung mit submikroskopischer Plasmastruktur vergleichen. (Zwischenfrager: wie soll denn das als Einwand gelten?)

WIRZ (Basel):

Ich bin selbst nicht unbedingt davon überzeugt, daß ich das als „Einwand" habe bringen wollen. Es ist ein Einwand zu der Auffassung, die ich gestern abend mit Herrn HEILMEYER ganz kurz diskutiert habe, daß der intracelluläre osmotische Druck bekanntlich höher sei als der osmotische Druck des Plasmas; so einfach darf man das nicht behaupten (HEILMEYER: nein, nein). Das sind nämlich nicht mehr osmotische Drucke, die wir da messen. Ich muß zugeben, ich bin ein schlechter Advokat des physikalischen Chemikers. Aber ich kann mich noch erinnern, daß er Dampfdrucke auf andere Weise bestimmt hat und normale Dampfdrucke in diesen Strukturen bekommen hat. Es ist hier einfach die Frage der Grenzflächen zwischen Eis und Wasser, welche in dieses System hereinkommen, und nicht irgendwie die Wasserbindung an das System, so wie ich das verstehe.

STAUDINGER (Mannheim):

Entschuldigen Sie, wenn ich ins Chemische abschweife, aber gerade weil Sie die Dampfdrucke anführen, — da gibt es ältere Versuche meines Vaters, daß der Dampfdruck von organischen Lösungen gar nichts zu entscheiden hat.

HOEPKER (Greifswald):

Zu den Ausführungen von Herrn PICHOTKA sei ein Beispiel angeführt. Wie labil die osmotischen Verhältnisse im cellulären Milieu sein können, zeigt die Nervenzelle. Wenn sie mechanisch gereizt wird, schrumpft sie augenblicklich zusammen. Umgekehrt tritt beim Absterben ebenfalls sehr rasch eine Erhöhung des osmotischen Druckes auf, die zu einer Quellung führt.

PICHOTKA (Freiburg):

Eine Veränderung der statischen Permeabilität, die hier immer angeführt wird, kann keine Wasserverschiebung bewirken. Es muß ein Energiepotential vorliegen, und in welcher Form das vorliegt, das ist im Endeffekt gleichgültig.

WOLLHEIM (Würzburg):

Diese Diskussion betrachten wir dann als abgeschlossen und kehren nochmals zum Tubulus zurück.

GRUPP (Freiburg):

Zur Diskussionsbemerkung von Herrn SARRE über die reaktive Hyperämie der Niere nach Lösung einer vollständigen Drosselung ist folgendes zu bemerken: Bisher hat außer SARRE niemand über die reaktive Hyperämie der Niere berichten können. REIN lehnte sie ausdrücklich ab. Herr FREY hat freundlicherweise darauf hingewiesen, daß die divergierenden Befunde durch verschiedene Methodik (direkte oder indirekte Durchblutungsmessung) bedingt sein könnten. Wir haben gerade in den letzten Jahren häufig das Verhalten der Durchblutung nach vollständiger Drosselung der Nierendurchblutung für 2—3 min beobachtet. Fast immer ist die Nierendurchblutung direkt nach Lösung der Abklemmung und auch 15—30 min danach *geringer* als vorher, dann wird die Durchblutung wieder normal. In wenigen Fällen bleibt die Durchblutung normal oder sie steigt wenig (2—5%) an.

SARRE (Freiburg):

Die reaktive Hyperämie der Niere ist ein alter Streitpunkt. Wir maßen, wie gesagt, nach der direkten Methode von BARCROFT und BRODIE, wobei man das Blut aus der Vene direkt abfließen läßt und alle 5—10 sec etwa auf ein Viertelkubikzentimeter genau messen kann. Eine Fehlermöglichkeit bei dieser einfachen Methode ist also praktisch ausgeschlossen. Kurz vor unserer Veröffentlichung [Pflügers Arch. **242**, 79 (1939)], erschien eine Arbeit eines Schülers von REIN: STIERLEN [Pflügers Arch. **238**, 727 (1938)]. Er hatte mit der REINschen Stromuhr versucht, das gleiche Problem zu bearbeiten. Aus den Originalkurven dieser Arbeit ging hervor, daß die Einstellung des Galvanometerausschlages der Stromuhr auf den Ausgangswert erst 90—130 sec nach Beginn der Arterien-Klemmenöffnung erfolgt war. In dieser Zeit ist aber, wie unsere Arbeit ergab, die reaktive Hyperämie meist schon wieder abgeklungen. STIERLEN konnte also mit der Methodik der REINschen Stromuhr die rasch abklingende reaktive Hyperämie der Niere überhaupt nicht erfassen. Alle Kenner der Methode der REINschen Stromuhr wissen, daß für Unterbrechungen des Blutstromes die REINsche Stromuhr aus technischen Gründen ungeeignet ist. Ich brauche darum auf die Gründe hierfür hier nicht einzugehen. REIN sah in seiner großzügigen objektiven Art die Mängel der STIERLENschen Arbeit ein und publizierte meine Arbeit in Pflügers Archiv, dessen Mitherausgeber er war.

Herr GRUPP berichtet nun, daß auch er die reaktive Hyperämie der Niere nicht nachweisen konnte. Ich möchte nicht hoffen, daß auch dies, wie bei der STIERLENschen Arbeit, methodische Gründe hat. Ich kenne die GRUPPsche Meßmethode nicht, vielleicht aber liegt die Diskrepanz zwischen unseren Befunden und denen von GRUPP, wie meist in solchen Fällen, in einer anderen Versuchsanordnung. Die reaktive Hyperämie ist meist gering, die Durchblutungssteigerung beträgt +5 bis +70% und dauert meistens nur 20—90 sec etwa. Stärkere Durchblutungssteigerungen bis auf +170% und von längerer Dauer (bis zum Abklingen bis zu 140 sec) erzielten wir nur nach einer ausgedehnten Filtrationsdiurese, die wir durch intravenöse Tropfinfusionen von körperwarmer physiologischer Kochsalzlösung mit etwa 10% Traubenzuckerlösung erzielten. Die Tropfenzahl betrug dabei vor der Abklemmung bei den guten Diuresen 20—118 Tropfen pro Minute und nach der Abklemmung 20—75 Tropfen/min. Es handelte sich also schon um eine gewaltige Filtrationsdiurese. Es kann also sein, daß ohne Filtrationsdiurese oder andere Kunstgriffe die geringe und kurzdauernde Hyperämie nur mit feinen Methoden nachweisbar ist. Auch etwas anderes ist möglich, aber nicht wahrscheinlich: Nach der Methode von BARCROFT und BRODIE wird das Tier vorher eventeriert, so daß im Bauchraum der ganze Darmtrakt vom Magen bis zum Rectum herausgenommen wird. Sollte diese Eventeration reaktive Hyperämie bewirken, die unter physiologischeren Umständen nicht nachweisbar wäre? Das erscheint sehr unwahrscheinlich. Auch die Narkose könnte vielleicht eine Rolle spielen; unsere Hunde waren in Morphin-Pernocton-Narkose, in der von REIN und SCHNEIDER angegebenen Dosierung. — Von allgemein-physiologischen Gesichtspunkten aus, ist folgendes zu sagen: Es ist nicht einzusehen, warum die Niere keine reaktive Hyperämie haben sollte. Jedes Organ, das daraufhin untersucht wurde, hat eine reaktive Hyperämie. Es gehört zu den fundamentalen Eigenschaften der Gefäße, auf bestimmte Stoffwechselprodukte hin mit Gefäßerweiterung zu reagieren. Das wissen wir seit KROGHs grundlegenden Untersuchungen. Da die Niere eine außerordentlich hohe Grunddurchblutung hat, wäre es aber möglich, daß die reaktive Hyperämie so gering und so kurzdauernd ist, daß sie sich den meisten Nachweismethoden entzieht. Aber daß die Niere sich hierin prinzipiell von anderen Organen unterscheiden sollte, ist nicht anzunehmen. Es gibt noch einen anderen indirekten Beweis für die reaktive Hyperämie. Ich habe mit ENGER und LINDER 1938 mit der GOLDBLATTschen Drosselklemme an Nierenarterien beim Hund experimentiert bei Erzeugung eines sog. GOLDBLATT-Hochdruckes durch Drosselung der Nierenarterie. Bei diesen langsamen Drosselungen der Nierenarterie kann man nun an der Nierenvene recht gut mit der REINschen Stromuhr die Durchblutung der Niere messen. Wir beobachteten nun stets folgendes: Bei geringfügiger Dauerdrosselung der Nierenarterie auf etwa 80% der Ausgangsdurchblutung beobachteten wir — bei Liegenbleiben der Drosselklemme — stets ein Ansteigen der Nierendurchblutung innerhalb von einer halben bis 1 Std. auf den Ausgangswert! Durch weiteres Anziehen der Drosselklemme konnten wir wiederum die Durchblutung verringern, nach kurzer Zeit stieg dann wieder die Durchblutung etwa auf den Ausgangswert an, und so mehrmals, bis schließlich die Drosselung so stark war, daß eine Ausgangsdurchblutung nicht mehr erreicht werden konnte. Man kann sich dieses Wiederansteigen der Durchblutung der Niere auf den Ausgangswert trotz Dauerdrosselung der Hauptnierenarterie nur durch eine Weiterstellung der terminalen Strombahn innerhalb der Niere, also durch eine reaktive Hyperämie erklären [SARRE, ENGER, LINDER: Z. exper. Med. **104**, 1 (1938)].

GRUPP (Freiburg):

In dieser Frage ist es tatsächlich von großer Bedeutung, die verwendeten Methoden zu diskutieren. Wir messen die Durchblutung blutig und direkt mit dem Bubbleflow-Meter. Durch automatische Registrierung der Blasenumlaufzeit können wir diese Meßstrecke so kurz halten, daß wir alle 5 sec den Durchblutungswert messen können. Ich glaube nicht, daß es bisher genauer und schneller gemacht werden konnte. So beobachteten wir laufend vom Moment der Öffnung der Nierenarterienabklemmung die Durchblutung und haben dabei eine Verminderung der Nierendurchblutung (mit den erwähnten ganz seltenen Ausnahmen) gefunden. Durchblutungssteigerungen von 200%, die Herr SARRE als relativ gering bezeichnet, haben wir an der Niere auch unter anderen Bedingungen nie gesehen. Während der Carotisentlastung liegt z. B. die Durchblutungssteigerung nie größer als 10—15% über dem Ausgangswert.

WINTON (London):

Ich habe auch etwa 50—60 Nierendurchblutungen zufällig alle 5 sec gemessen. Und ich habe auch noch nie die Hyperämie gesehen.

WEZLER (Frankfurt):

Wenn zwei dasselbe tun, selbst wenn sie dasselbe tun, dann ist es immer noch nicht dasselbe. Daß die reaktive Hyperämie nicht an der Niere ausbleiben muß, weil die Utilisation bei der Niere sehr klein ist und wenn die Metaboliten, wie man allgemein meint, die reaktive Hyperämie auslösen, dann sind eben keine da, weil sonst bei der Durchblutung kein Sauerstoffdefizit auftreten kann.

WOLLHEIM (Würzburg):

Wie würden Sie die Versuche von Herrn SARRE mit der Goldblatt-Drosselung deuten, Herr WEZLER? Bei dieser steigt ja die Durchblutung nach einiger Zeit wieder an. Das würde mich sehr interessieren.

HOEPKER (Greifswald):

Das ganze ist ja ein Reglerproblem. Jeder biologische Regler hat eine Laufzeit. Einen Regler ohne Laufzeit gibt es überhaupt nicht. Jede reaktive Überleistung, wie das z. B. die reaktive Hyperämie ist, ist Ausdruck der Laufzeit eines Reglers. Wenn also Herr SARRE eine sehr kurzfristige Hyperämie gesehen hat, so ist die Laufzeit dieses Reglers außerordentlich kurz, während gewöhnliche Regler eine relativ lange Laufzeit haben.

WEZLER (Frankfurt):

Das Reglerproblem haben wir in Darmstadt beim Symposion sehr genau diskutiert. Es handelt sich darum, welcher Reglervorgang! Und der der reaktiven Hyperämie ist ein ganz bestimmter Reglervorgang. — Aber die Frage von Herrn WOLLHEIM, die kann ich nicht beantworten. Ich habe in den letzten Jahren gelernt, daß die Abhängigkeit der Stromstärke vom Druck, und vor allem von dem einer Drosselung so kompliziert ist, daß ich das nicht im Handumdrehen zu beantworten vermag.

GRUPP (Freiburg):

Es wurde erwähnt, daß beim GOLDBLATT-Versuch nach partieller Drosselung der Nierenarterie die Durchblutung sich immer wieder normalisiere. Dies ist aber keine reaktive Hyperämie, da ja die Durchblutung den vorher vorhandenen Wert nicht übersteigt. Prof. SELKURT hat in seinem schönen Referat in Göttingen (Juni 1954) über die automatische Regulation der Nierendurchblutung durch die Niere selbst gesprochen. Diese Selbstregulation stellt bei Verminderung des Druckes in der Nierenarterie auf minimal 70 mm/Hg mit einer Verzögerung von etwa 1 min die Nierendurchblutung immer wieder auf die vorher vorhandene Höhe ein. Sie bedingt aber nie ein Übersteigen des Ausgangswertes.

SARRE (Freiburg):

Es kann sein, daß die ersten Drosselungsschritte zu einer autonomen Wiederherstellung der Nierendurchblutung führen, nach einem Regulationsmechanismus, wie ihn Prof. SELKURT herausgestellt hat. Weitere Drosselungsschritte mögen aber die Nierendurchblutung so herabmindern, daß nun Sauerstoffmangel und Auftreten von Metaboliten hinzukommt, was dann zur Entwicklung einer reaktiven Hyperämie führt. Es wird schwer sein, diese beiden Regulationsmechanismen voneinander abzugrenzen. Ich glaube, es wird besser sein, wenn Herr GRUPP und ich durch Überlegungen und Experimente herausfinden, warum der eine eine reaktive Hyperämie findet und der andere unter seinen Bedingungen nicht, als wenn wir uns theoretischen Erörterungen hingeben.

MARK (Rostock):

Ich kann mich nach den verschiedenen hier gehörten Referaten des Eindruckes nicht erwehren, daß heute mehr denn je für die Untersuchung von Nierenfunktion und Nierenleistung, soweit das uns Kliniker interessiert und für die Klinik von praktischer Bedeutung ist, die schon 1923 von mir begonnenen Untersuchungen über die Nierenverkleinerung in vielfacher Hinsicht von außerordentlicher Bedeutung sind. Die Nierenverkleinerung haben wir damals durch partielle Nierenexstirpation bzw. partielle Nierenarterienunterbindung mit später nachfolgender Exstirpation der gesunden zweiten Niere am Hund im chronischen Experiment studiert und dabei die Beziehungen von Nierenmasse zu Herzhypertrophie und Blutdrucksteigerung, zum Verhalten der Augenhintergrundgefäße sowie zu Stoffwechselleistungen (Wasser-, Mineral-, Stickstoff- und Gasstoffwechsel) aufgewiesen[1].

Nun hat heute Herr FREY in seinem Referat sehr eingehend auf diese Untersuchungen und vor allem auch auf die von mir damals veröffentlichten Bilder der Tubulusepithelabplattung bei der vollen Niereninsuffizienz mit Isosthenurie — wir sprachen damals von dem Bilde des Emphysems der Niere — hingewiesen. Ich hatte bis gestern dieselbe Auffassung wie Herr FREY zu diesem Problem vertreten, daß nämlich für das Zustandekommen der Isosthenurie die Abplattung der Tubulusepithelien wesentlich ist. Aber als ich gestern die sehr schönen Präparate von Herrn ZOLLINGER gesehen habe, wo er uns bei seiner interstitiellen Nephritis das Ödem der Niere gezeigt hat, da habe ich beschlossen, daß ich meine Präparate zuerst einmal Herrn ZOLLINGER schicken und ihn bitten werde, zu beurteilen, was an meinen damaligen nach meiner Meinung gesunden Nieren eben doch vielleicht Ödem gewesen ist. Und erst dann werde ich diese meine Experimente als sichere Grundlage dafür nehmen können, daß die Tubulusabplattung für die Konzentrationsleistung der Niere entscheidend wichtig ist. Ich bitte deshalb, diese Frage vorerst zurückzustellen.

[1] Z. exper. Med. **46**, 1 (1925); **59**, 601 (1928); **74**, 350 (1930); **93**, 576 (1934). Verh. physik. med. Ges. Würzburg **53**, 74 (1928).

FREY (Freiburg):

Ich habe methodisch diese Frage so angegangen, daß die Art. renalis durch Anlegen einer Ligatur gedrosselt wurde, nachdem die kontralaterale Niere exstirpiert war. Nicht gearbeitet habe ich mit der Unterbindungspolyurie von VERNEY, er hat einfach verschiedene Äste der Art. renalis unterbunden, aber die ganze Niere drangelassen.

WINTON (London):

Ich habe den Versuch von VERNEY gesehen und habe auch selbst nachher damit gearbeitet; man erhält geschwollene Nieren. Und wenn man solche Nieren nimmt und abdrosselt, dann sinkt der intrarenale Druck stufenweise herunter. Das waren isolierte Nieren. Aber ob diese Veränderungen in der normalen Niere vorkommen?

Klinik der Nierenkrankheiten.

Von

H. SARRE (Freiburg).

Mit 5 Textabbildungen.

Es ist mir eine ganz besondere Ehre und Freude, auf unserem Nieren-Symposion heute Professor NONNENBRUCH begrüßen zu können, der keine Mühe und Behinderung gescheut hat, um auf unserer Tagung zu erscheinen. Ich begrüße in ihm nicht nur meinen verehrten Lehrer, sondern auch einen der bekanntesten klinischen Forscher auf dem Gebiete der Nierenkrankheiten. Ihnen allen sind seine Untersuchungen über die Feldnephritis, die akute Nephritis, das extrarenale Nierensyndrom, den Wasserhaushalt, die Ödempathogenese und vieles andere geläufig. So freuen wir uns besonders, daß er an unseren Beratungen teilnimmt.

Nun zu meinem Thema: „Klinik der Nierenkrankheiten". Sie werden mir gestatten, daß ich aus dem großen Gebiet nur einiges herausgreife, das uns wichtig erscheint und mit dem wir uns selbst beschäftigt haben, da es sonst unmöglich wäre, den Stoff in einer oder auch in zehn Stunden zu bewältigen.

I. Akute Nephritis.

Über die *Ätiologie* der akuten Nephritis ist in letzter Zeit von *bakteriologischer* und *virologischer* Seite manches Neue hinzugekommen. RAMMELKAMP und WEAVER haben bei Austestung der Serotypen von Streptokokken aus Rachenabstrichen festgestellt, daß insbesondere Infektionen mit hämolytischen Streptokokken A vom Typ 12 Nierenschäden nach sich ziehen. Die Zahl der Nephritiden nach Streptokokkeninfektionen des Rachenraumes schwankte dabei zwischen 0,04 und 18%. Es gibt besondere nephritogene Streptokokkenstämme, die durch ihre Eigenschaft ausgezeichnet sind, häufiger als andere zur Nephritis zu führen. Für die Praxis ergibt sich die Forderung, bei Nephritiden auch in der Umgebung des Patienten auf Zeichen von Nierenschäden zu achten und evtl. Racheninfektionen mit Streptokokken energisch anzugehen. Es ist möglich, daß einmal durchgemachte Infektionen mit Streptokokken A Typ 12 eine typenspezifische Immunität hinterlassen, die den Träger in Zukunft vor Nephritiden schützt [J. Clin. Invest. 32, 345 (1953)]. WERTHEIM, LYTTLE u. Mitarb. aus New York fanden bei der Untersuchung von 212 Nephritikern die Angaben von RAMMELKAMP und WEAVER bestätigt. Bei etwa 40% der Fälle ließen sich hämolytische Streptokokken Gruppe A nachweisen, 51% dieser Stämme zeigten eine Zugehörigkeit zum Typ 12.

Aber auch eine *Virusinfektion* ist neuerdings mehrfach festgestellt worden. 1950 beobachteten RISTIC, JAKSIC, JOCKOVIC ein sporadisches Auftreten von 45 Fällen akuter Glomerulonephritis bei jungen Männern. Alle Fälle gingen in Heilung aus. Die Erkrankung ließ sich durch Injektion von Blut und Harn der

Patienten auf Meerschweinchen und Kaninchen übertragen in mehrfachen Tierpassagen [Acta med. Jugoslav. 4/3, 250—267 (1950)]. SAKAMOTO, SUZUKI u. Mitarb. [Tohoku J. Exper. Med. **56**, 229 (1952)] berichteten über ein neues Virus, das aus dem Urin oder Blut des Patienten mit typischer Glomerulonephritis gewonnen, auf Meerschweinchen übertragen, unter bestimmten Befunden und Organveränderungen zum Tode führte. Das Virus konnte mit dem Harn, gelegentlich auch mit dem Blut übertragen werden. Bei den Tieren bot das Krankheitsbild massive Hämorrhagien in den Körperhöhlen, in der Niere fanden sich die Hauptveränderungen in den Tubuli, und zwar am intensivsten in den proximalen Anteilen der gewundenen Teile mit deutlicher Schwellung des Endothels bis zu fettiger Entartung. Dabei geringe Glomerulitis. So fand sich also das Bild einer Nephritis-Nephrose. Schließlich hat CLAUDIUS F. MAYER [Labor. Invest. **1**, 291 (1952)] über Virusinfektionen vom koreanischen Kriegsschauplatz berichtet. Es handelt sich um ein epidemisches hämorrhagisches Fieber, das mit einer Nephrose-Nephritis verbunden war. Die Mortalität betrug 10%. Auch hier fanden sich Capillarschädigungen und Blutungsneigung aller Organe. Virusinfektionen müssen also bei der Ätiologie bestimmter Nephritisformen, wie vor allem der Feldnephritis, wieder in Erwägung gezogen werden.

Auf eine verschiedene Ätiologie der Nephritiden weisen auch die so ganz verschiedenen Mortalitäts- und Heilungsziffern hin, die bei verschiedenen Nephritis-„Epidemien" gefunden worden sind. So fand PILGERSTORFER 1948 an einem ungewöhnlich großen Krankengut des zweiten Weltkrieges einerseits, daß die *Feldnephritiden* eine sehr viel günstigere Prognose haben als die *Heimatnephritiden*

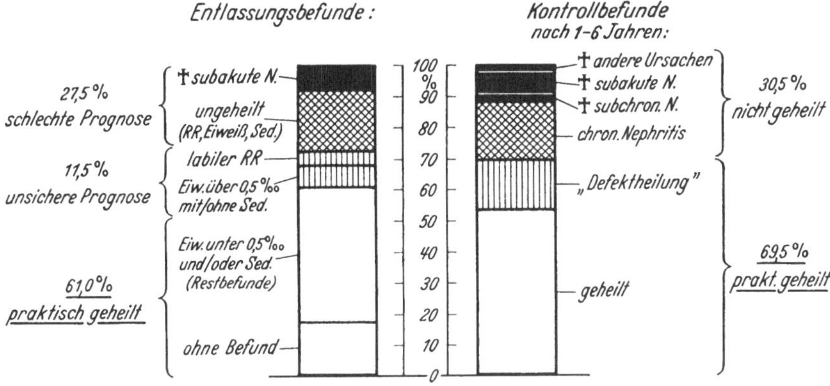

Abb. 1. Entlassungsbefunde von 69 Fällen von akuter Nephritis der VOLHARDschen Klinik und das Ergebnis der Kontrollbefunde nach 1—6 Jahren.

(82% ausgeheilte Fälle gegenüber 52,5%) und andererseits, daß die eindeutig als *postinfektiöse Nephritiden* im Felde nachgewiesenen Fälle die allerungünstigste Prognose mit nur 30,4% Heilung hatten. Ferner zeigte sich, daß die *Prognose* bei einer hier ganz gleichmäßig durchgeführten Behandlung nach dem VOLHARDschen Schema von der Natur der Nephritis abhing: je nachdem, ob es sich um postinfektiöse Nephritis oder Feldnephritis oder Heimatnephritis usw. handelte. In der Nachkriegszeit traten in Frankfurt a. M. (unter VOLHARD) epidemieartig in den Jahren 1945 und 1946 zahlreiche Nephritisfälle auf, die wir bei der Entlassung und nach 5—6 Jahren nachuntersuchen konnten (SARRE u. MAHR, Dtsch. med. Wschr. **1952,** 522). Das Resultat der Nachuntersuchung ergab folgendes: 70% praktisch geheilt, 30% nicht geheilt (mit Einrechnung der Todesfälle) (s. Abb. 1). Im allgemeinen konnte aus den *Entlassungsbefunden* eine richtige Prognose gestellt werden, in manchen Fällen erwies es sich jedoch in der einen wie in der anderen Richtung als falsch. Ohne viele Worte zeigt das Resultat dieser Nachuntersuchungen im kurzen die Tab. 1. (Beziehungen zwischen Entlassungsbefunden und Nachuntersuchung.)

Tabelle 1. *Prognostische Bedeutung der Rest-Albuminurie auf Grund der Ergebnisse der Nachuntersuchungen.*

Entlassungsbefunde	Zahl der Fälle	Kontrolle nach 1—6 Jahren		
		geheilt	Defektheilung	chron. Nephritis
Albuminurie				
1. unter 0,5‰, *ohne* Sediment	5	4	1	0
2. unter 0,5‰, *mit* Sediment	19	12	3	4
3. über 0,5‰, *ohne* Sediment	2	0	0	2
4. über 0,5‰, *mit* Sediment	10	3	1	6
Zusammen:	36	19	5	12

Wie haben sich nun die *prognostischen Kriterien* nach 5 Jahren bewährt? Eine sog. Rest-Albuminurie (unter 0,5‰) bei der Entlassung wurde mit Recht als günstig bewertet. Alle Fälle, die mit Rest-Albuminurie ohne pathologischen Sedimentbefund entlassen worden waren, erwiesen sich später als geheilt. Etwas anderes war es allerdings, wenn diese Rest-Albuminurie mit einem Sedimentbefund einherging. Von diesen wiesen immerhin 20% später eine chronische Nephritis auf; ebenso bei größerer Albuminurie als Entlassungsbefund. Eine so deutliche Beziehung zum späteren Verlauf der Nephritis konnte bei den Kriterien: Blutdruck und Hämaturie nicht gefunden werden. Auch normalem oder fast normalem Blutdruck bei der Entlassung konnte keine allzu sichere prognostische Bedeutung zugemessen werden. Wichtiger sind offenbar die Harnbefunde.

Die 30% trotz rigoroser Therapie an der VOLHARDschen Klinik später in die chronische Nephritis übergegangenen Fälle zeigen, daß der bekannte VOLHARDsche Satz: „Jede akute Nephritis muß bei rechtzeitiger und richtiger Behandlung ausheilen" leider nicht für alle Fälle gültig ist. Dies soll keinesfalls die Bedeutung der segensreichen Therapie des sog. „Hungern und Durstens" einschränken, die die Prognose der Nephritiden erheblich verbesserte und vor allem die Eklampsien verschwinden ließ. Aber diese Untersuchungen haben gezeigt, daß diese Therapie oft nicht genügt und neue Methoden erarbeitet werden müssen, um die Entwicklung der *chronischen* Nephritis zu hindern.

Leider können wir auf dem Gebiet der *Therapie* der akuten Nephritis über keine neuen klinischen Untersuchungen berichten. Cortison und ACTH haben enttäuscht und sind gefährlich. Über einige Todesfälle mit dieser Behandlung ist publiziert worden. Aber wir können über hoffnungsvolle *experimentelle* therapeutische Untersuchungen berichten: Meine Mitarbeiter MOENCH und SARTORIUS haben bei der experimentellen Glomerulonephritis außerordentliche Erfolge mit Oestradiol erzielt. Es gelang, mit Oestradiol klinisch wie histologisch schwere akute

Nephritiden zur Ausheilung zu bringen (s. Abb. 4 und Tab. 3). Ich komme im experimentellen Teil noch darauf zu sprechen.

Von neueren *immunbiologischen Fragen* möchte ich nur die nach Vorkommen und Bedeutung der *Auto-Antikörper* bei der Entstehung und im Verlauf der Nephritis erwähnen. Seit SCHWENTKER und COMPLOIER und später CAVELTI gefunden haben wollten, daß homologes Niereneiweiß, zusammengebracht mit Streptokokkenvaccine, das Versuchstier zur Antikörperbildung gegen das eigene Niereneiweiß veranlaßt (sog. Auto-Antikörper), ist immer wieder daran gedacht worden, daß dieses Prinzip vielleicht auch bei der Nephritis des Menschen eine Rolle spielen könnte. Die Versuche von CAVELTI (auf diese Weise experimentell eine Nephritis zu erzeugen) konnten in sehr exakten und ausgedehnten Arbeiten von HUMPHREY nicht reproduziert werden, ebensowenig von RANDERATH u. Mitarb. und von VORLAENDER. Bei der menschlichen Glomerulonephritis dagegen ist das Auftreten von Auto-Antikörpern wiederholt nachuntersucht und bestätigt worden (VORLAENDER, PFEIFFER und BRUCH). Jedoch konnte man wesentliche Auto-Antikörper-Titer nur im chronischen Stadium der Erkrankung finden. Wir selbst (SARRE 1952 und ROTHER) haben mehrfach ausgeführt, daß einer Auto-Antikörperbildung kaum eine pathogenetische Rolle zukommen könne, da selbst bei der Masugi-Nephritis der spezifische heterologe Nieren-Antikörper von sich aus eine Nephritis nicht zu erzeugen vermag, wenn nicht zu ihm ein zweites Agens noch hinzukommt (der Fremdeiweiß-Antikörper nach KAY). Die Bestimmung der Auto-Antikörper stößt auf große methodische Schwierigkeiten. Die schon von CAVELTI benutzte Kollodion-Partikelmethode nach CANNON und MARSHALL gab uns zu unsichere und z. T. nicht reproduzierbare Ergebnisse. Ebenso stehen MORRIS, PEARSON und VORLAENDER diesem Verfahren kritisch gegenüber. Im Gegensatz dazu hat sich uns das Verfahren der Agglutination beladener Erythrocyten nach MIDDLEBROOCK und DUBOS sowie BOYDEN in modifizierter Form bewährt.

4 verschiedene Formen experimenteller Nephritis sowie experimentelle Hydronephrosen wurden mit Hilfe dieser Methode im Hinblick auf Auto-Immunisierungsvorgänge untersucht.

1. Die Nephritis durch Streptokokken-Vaccinierung.
2. Masugi-Nephritiden.
3. Pyelonephritiden durch Enterokokkeninfektion.
4. Pyelonephritiden durch Coliinfektion.

Zum Teil handelt es sich bei 3. und 4. um schwere chronische Erkrankungen mit Entwicklung von pyelonephritischen Schrumpfnieren.

5. Hydronephrosen.

Es fand sich nun überraschenderweise, daß *nur bei Nephritiden nach Streptokokkeninfektionen Auto-Antikörper* gegen Niereneiweiß nachweisbar sind. Dagegen waren bei allen anderen, z. T. sehr schweren entzündlichen und degenerativen Nierenerkrankungen, keine Auto-Antikörper nachzuweisen. Eine pathogenetische Bedeutung kann auf Grund dieser Versuche den bei Streptokokkeninfektionen auftretenden Auto-Antikörpern nicht zuerkannt werden, denn wenn Nephritiden mit oder ohne Auto-Antikörperbildung in gleicher Weise erzeugt werden können, ausheilen oder chronisch werden, so ist die pathogenetische Rolle der nur bei

Streptokokkeninfektionen auftretenden Auto-Antikörper zweifelhaft und offenbar nur etwas Accidentelles.

Welche Schlüsse dürfen wir nun für die menschliche Nephritis aus diesen Ergebnissen ziehen? Die verschiedentlich nachgewiesenen Auto-Antikörper bei menschlichen Nephritiden erscheinen als Folge der Streptokokkeninfektion. Offenbar können nur bestimmte Erreger Niereneiweiß zum Vollantigen komplettieren und dadurch Auto-Antikörperbildung hervorrufen (z. B. Streptokokken, während Coli oder Enterokokken dies nicht können). Damit ist die Auto-Antikörperbildung bei Streptokokkeninfektionen eine immunologische Begleiterscheinung, die wohl großes theoretisches Interesse haben mag, deren pathogenetische Bedeutung aber unbewiesen und unwahrscheinlich ist. (Mein Mitarbeiter ROTHER wird heute nachmittag in seinem Vortrag Einzelheiten über diese Untersuchungen vortragen.) (Literatur dazu: SARRE u. ROTHER: Klin. Wschr. **1954**, 410; dort auch die übrige Literatur, ferner SARRE: Dtsch. med. Wschr. **1952**, 1158).

II. Akute toxische Niereninsuffizienz.

Unter „Nephrose" versteht der Kliniker im allgemeinen eine Erkrankung mit hoher Eiweißausscheidung und Ödemen. Der pathologische Anatom dagegen versteht unter Nephrose degenerative Tubulusveränderungen und rechnet also auch zu den Nephrosen die toxischen Tubulusschädigungen nach Vergiftungen, nach Weichteilzertrümmerungen („Crush"), nach Blutzerfall, Anoxämie, nach Schock und Kollaps, also ganz andere Krankheitsbilder, die mit Albuminurie und Ödem gar nichts zu tun haben, sondern deren Hauptsymptom bekanntlich in der akuten schweren Niereninsuffizienz bis zur Anurie besteht. VOLHARD und FAHR sprechen hier von *akuten toxischen Nephrosen*. Manche wollen hier das Wort „Nephrose" ganz vermieden haben und sprechen wie WOLLHEIM und MOELLER von „tubulären Insuffizienzen". Aber dieser Begriff präjudiziert „die tubuläre Störung" und umfaßt viel mehr als die akuten toxischen Nephrosen. Er geht quer durch die Nierenpathologie von den chronischen Nephritiden bis zu den leichten Störungen beim hepatorenalen Syndrom, bei der Herzinsuffizienz und bei den Zuständen, die NONNENBRUCH als *extrarenal* verursachtes *Nierensyndrom* bezeichnet hat. Wenn man das Wort „akute toxische Nephrose" vermeiden will, um Verwechslungen mit dem eingangs genannten Begriff zu vermeiden, so sollte man vielleicht von „*akuter toxischer Niereninsuffizienz*" sprechen.

Auf Tab. 2 ist z. T. zusammengefaßt, welche Ursachen zur akuten Insuffizienz führen können. Diese akuten Niereninsuffizienzen infolge von Trauma, Schock, Intoxikationen und Hämolyse haben in der Kriegs- und Nachkriegszeit stark zugenommen. Verkehrsunfälle, fehlerhafte Bluttransfusionen, Überempfindlichkeit gegen Blutkonserven, Sulfonamide, Röntgenkontrastmittel u. a., übertriebene Anwendung von Diuretica usw. können zu diesen schweren Zuständen führen. Ärztliche Maßnahmen sind also nicht ganz unbeteiligt an dieser Zunahme akuter Anurien. Die konservative Therapie dieser Zustände ist bekannt und braucht hier nicht wiederholt zu werden (s. DÉROT u. a.).

Medikamentöse Maßnahmen zur Besserung der Nierenfunktion kennen wir bisher nur ungenügend. Diuretica haben sich nicht bewährt und sind sogar schädlich. Von verschiedenen Seiten sind Sexualhormone empfohlen worden, insbesondere Testosteron. DÉROT gibt bis zu 80 mg täglich. Experimentell konnten meine

Mitarbeiter Moench und Sartorius finden, daß auch bei toxischen Nephrosen wie bei der experimentellen Sublimatvergiftung noch viel besser als Testosteron Oestradiol wirkt. Oestradiol kann zur vollkommenen Ausheilung der toxischen Tubulusschäden des klinischen Bildes der Sublimatvergiftung führen (s. exp. Teil!). Es müssen dann allerdings große Dosen gegeben werden. Auf den Menschen übertragen, würden es täglich etwa 5—10 mg Oestradiol sein.

Tabelle 2. *Akute und subakute toxische Niereninsuffizienzen.*

I. *Toxisch:*
1. Sublimat
2. Kaliseifen (artifiziell. Abort)
3. Glykol-Derivate
4. Tetrachlorkohlenstoff, usw.

I.a. *Toxisch-allergisch:*
1. Sulfonamide, Röntgenkontrastmittel u. ä.

II. *Infektiös:*
1. Sepsis
2. B. perfringens (Abort)
3. Diphtherie, Typhus u. a.

III. *Hämo- und Myolyse:*
1. Fehlerhafte Bluttransfusion
2. Crush-Syndrom (Weichteilzertrümmerung)
3. Verbrennungen

IV. *Hypoxämisch:*
1. großer Blutverlust (auch Magenblutungen!)
2. Traumatischer und Operations-Schock
3. Serumschock
4. Allgemein: starker Blutdruckabfall
5. CO-Vergiftung

V. *Durch Stoffwechselstörungen:*
1. Unstillbares Erbrechen (Magenausgangsstenose!)
2. Profuse Durchfälle (Cholera nostras)
3. Verbrennungen
4. Allgemein: Salzmangelzustände

Wenn der Rest-N in der anurischen Phase trotz konservativer Therapie, insbesondere entsprechender diätetischer Therapie, weiter ansteigt, über 200, 250 mg-%, und der Zustand des Patienten sich verschlechtert, ist die Indikation zur Anwendung einer der *extrarenalen Entschlackungsmethoden* gegeben. Es sind dies in der Reihenfolge der Einfachheit der Anwendung: die Austauschtransfusion, die intestinale Dialyse, die peritoneale Dialyse und schließlich die sog. „künstliche Niere". Seit einem halben Jahr haben wir eine sog. künstliche Niere, d. h. eine *Apparatur zur Blutdialyse*[1] in Gebrauch. Über ihren technischen Aufbau und ihre Anwendung wird mein Mitarbeiter Sartorius im Rahmen dieses Symposions noch Näheres berichten.

Bei der künstlichen Niere fallen die Gefahren der intestinalen oder peritonealen Dialyse, nämlich brüske Änderungen der Isotonie und Isoionie des Blutes mit

[1] Wir danken der Deutschen Forschungsgemeinschaft für die finanzielle Unterstützung bei der Beschaffung und Entwicklung der Apparatur in Gemeinschaftsarbeit mit Herrn Ing. Halstrup.

Entwicklung von Ödemen und Hypertonie, bei sachgemäßer Anwendung weg. Eine andere Gefahr ist aber die Möglichkeit der Blutungsneigung bei stark heparinisiertem Blut und die Wirkung von Heparin auf die erkrankte Niere. (Siehe die Untersuchungen meiner Mitarbeiter MOENCH und SARTORIUS über die ungünstige Wirkung von Heparin auf die experimentelle Nephritis-Nephrose.) Hier wird es die Aufgabe der Zukunft sein, mit geringster Heparinisierung und damit geringster Gefährdung des Patienten auszukommen. Es ist mit Hilfe einer solchen künstlichen Niere heute möglich, bei laufender, etwa 8stündiger Dialyse des Blutes (wobei etwa 6—9 l Blut/Std. die Cellophankammern passieren müssen) den Reststickstoffgehalt fast auf Normalwerte herunterzudrücken. Die bisherigen, in Deutschland laufenden Apparaturen erreichen etwa eine Eliminierung von 10 g Harnstoff/Std. Befriedigender wäre jedoch erst eine Leistung von 20 g. Es ist darum in Zusammenarbeit mit der Fa. Halstrup ein größerer Apparat in Bau, der die doppelte Dialyse-Oberfläche des bisherigen erreichen soll (0,96 gegenüber 0,5 m^2) und dadurch rechnerisch diese Leistung erwarten läßt. Bei einer Dialyseleistung von etwa 160 g Harnstoff in 8 Std. ist es möglich, urämisch komatöse Patienten in einer Sitzung aus der Urämie herauszureißen und die harnpflichtigen Stoffe fast zur Norm zurückzubringen. Das weitere Schicksal hängt dann natürlich von der Restfunktion der erkrankten Niere, bzw. von deren Erholungsfähigkeit ab.

III. Das nephrotische Syndrom.

Abzutrennen von diesen akuten toxischen Nephrosen oder akuten toxischen Niereninsuffizienzen sind die „eigentlichen“ Nephrosen oder vielmehr *das nephrotische Syndrom*, die klinische Einheit, die schon von MUNK aufgestellt wurde und später von NONNENBRUCH erweitert. Zum nephrotischen Syndrom gehören in erster Linie das Ödem und die „große Albuminurie“, besser gesagt, Proteinurie, die Hypoproteinämie mit charakteristischen Veränderungen der Plasmabestandteile, Verringerung der Albumine, Anstieg der α_2-bzw. β-Globulin-Fraktion, ferner eine Lipämie und Lipoidurie. Die Ödeme können fehlen oder bis zu gewaltiger Ausdehnung auftreten.

Zu den Krankheitsbildern mit nephrotischem Syndrom gehört die primäre oder genuine Lipoidnephrose (MUNK, 1916), beim Erwachsenen selten auftretend, aber zuweilen nach chronischen Infekten, wie Malaria, Tuberkulose, Lues, chronischen Staphylo- oder Pneumokokkeninfektionen, chronischen Arthritiden, Hodgkinscher Krankheit, manchen malignen Tumoren, oder nach langdauernder Anwendung von organischen oder anorganischen Giften, z. B. Quecksilbersalbe, Kaliumpermanganat, Goldpräparate, wie Solganol, Blei, Arsen usw. Die eigentlich größte Gruppe beim Erwachsenen sind jedoch die akuten oder chronischen Nephritiden „mit nephrotischem Einschlag“ (nach ELLIS Nephritis Typ II). Sie können sich ganz wie eine sog. genuine Lipoidnephrose verhalten. Nach RANDERATH findet sich bei allen sog. Lipoidnephrosen letzten Endes histologisch doch noch eine Glomerulonephritis, so daß sie beim Erwachsenen vielleicht die Regel ist. Klinisch kann man manchmal nur an dem seltenen Vorkommen von Erythrocyten und Cylindern im Harn oder dem vorübergehend gesteigerten Blutdruck erkennen, daß es sich doch um keine „reine“ Nephrose, sondern um eine chronische Nephritis handelt. Das nephrotische Syndrom tritt auch bei bestimmten Stoffwechselerkrankungen auf, beim Diabetes mellitus (Kimmelstiel-Wilsonsche Erkrankung).

bei Schwangerschaftsnephropathien, ferner bei einigen Systemerkrankungen, wie Amyloid und Plasmocytom, und zwar dann und nur dann, wenn die Speicherung der Paraproteine die Niere ergreift (was pathogenetisch wichtig ist!).

Nun zur *Pathogenese* des nephrotischen Syndroms:

Wir können hier etwa 3 oder 4 Theorien unterscheiden, die im Laufe der Zeit aufgestellt worden sind, um dieses eigenartige Syndrom: Proteinurie, Bluteiweißverarmung, Ödem und Lipoidämie zu erklären.

Die *1. Theorie* ist von EPSTEIN aufgestellt worden. Sie wurde später z. T. von VOLHARD übernommen und ausgebaut. Sie besagt, daß die „große Albuminurie" eine der Ursachen des ganzen Syndroms darstellt. Die Vorstellung ist naheliegend, daß die tägliche Ausscheidung einer großen Eiweißmenge, die 20—40 g Eiweiß betragen kann, zu einer Eiweißverarmung im Blut führen müßte. Diese Theorie kann heute wohl nicht mehr voll anerkannt werden. Einerseits haben Plasmapherese-Versuche, d. h. Versuche an Tieren mit großen Aderlässen mit Eiweißentzug ergeben, daß der Organismus durchaus imstande ist, solche Eiweißmengen eine Zeitlang zu ersetzen. Andererseits haben Bilanzversuche von NONNENBRUCH u. a. gezeigt, daß die Zufuhr von leicht assimilierbarem Eiweiß die Eiweißverluste durchaus kompensieren kann und dennoch die Hypoproteinämie weiterhin bestehen bleibt. Im Hungerzustand und bei der Plasmapherese findet man eine Bluteiweißverarmung, aber nicht die charakteristischen Bluteiweißveränderungen des nephrotischen Syndroms. Auch die eigenartigen Veränderungen der einzelnen Eiweißfraktionen im Blut sprechen gegen einen einfachen Eiweißverlust. Vor allem aber beweisen die klinischen Beobachtungen der schlagartigen Normalisierung der Eiweißwerte mit Ausschwemmung der Ödeme bei Infekten, ACTH, Cortison, sogar psychische Einwirkungen, daß andere Faktoren und Regulationen eine Rolle spielen müssen als der simple Eiweißverlust.

Die *2. Theorie* geht auf die eindrucksvollen Untersuchungen von RANDERATH u. a. zurück, die fanden, daß das in den Glomeruli ausgeschiedene Eiweiß in den Tubuli zum größten Teil rückresorbiert wird. Nach dieser Theorie kommt es zu einer reichlichen Eiweißausscheidung durch eine primäre Permeabilitätssteigerung der Glomeruli: eine „primäre Steigerung der Glomerulusdurchlässigkeit für Eiweiß durch direkte Toxinwirkung", wie sich VOLHARD ausgedrückt hat. Am Anfang steht also — wie auch wir annehmen — die Durchlässigkeitssteigerung der Glomeruli, diese führt zum Eiweißverlust und dieser wieder zu den histologischen Veränderungen in den Tubuli durch Rückresorption. Der Eiweißverlust und die tubuläre Erkrankung hat aber auf bisher ungeklärte Weise die Entwicklung des nephrotischen Syndroms im Blute zur Folge. (Über diesen letzten Teil der Pathogenese später mehr anhand unserer experimentellen Befunde.)

Ein Teil der Forscher nimmt nun primär eine Störung der Eiweißbildung und des Eiweißstoffwechsels an, die die schweren Veränderungen im Bluteiweißbild hervorruft und die vielleicht sekundär die Steigerung der Durchlässigkeit der Glomeruli in Gang bringt. Diese Vorstellung von der Eliminierung atypischer Proteine möchte ich als *3. Theorie* bezeichnen. WUHRMANN-WUNDERLY hat dies so ausgedrückt: Wir müssen die primäre Störung in den krankhaft veränderten Bluteiweißkörpern in der Dys- und Paraproteinämie suchen. Ist das Nephrose-Eiweiß wirklich nicht nur quantitativ, sondern auch qualitativ verändert? GOETSCH und LYTTLE fanden vor Jahren mit immunbiologischen Methoden beim nephrotischen Syndrom qualitative Veränderungen in der Albuminfraktion (bis zu 40%), dagegen nicht in der Globulinfraktion. GITLIN und JANEWAY (1952) stellten wiederum fest, daß das Albumin aus Serum, Ascites und Harn von Kindern mit nephrotischem Syndrom, immunbiologisch untersucht, keine qualitativen Veränderungen aufweist. PLÜCKTHUN, SCHREIER und HAUSS untersuchten beim nephrotischen Syndrom die Serumeiweißkörper auf ihren Gehalt an Aminosäuren. Im Gesamtserumeiweiß wichen einige Aminosäuren vom Normalen etwas ab. Der anomale Aminosäuregehalt wurde auf Verschiebung der Proteinkörper innerhalb der Globuline zurückgeführt, jedoch ließen sich Paraproteine beim nephrotischen Syndrom nicht nachweisen. Mein Mitarbeiter ROTHER hat in vorläufigen, noch nicht abgeschlossenen Untersuchungen bei experimenteller Nephritis-Nephrose in einem gewissen Prozentsatz (60%) immunbiologische Veränderungen der Albuminfraktion beim nephrotischen Syndrom gefunden (ähnlich wie GOETSCH und LYTTLE). Diese Methode ist aber natürlich außerordentlich empfindlich. Bekanntlich können schon feinste Änderungen im sterischen Bau immunbiologisch erfaßt werden. Diese Fragen nach der qualitativen Veränderung der Bluteiweißkörper sind also noch nicht abgeklärt — jedenfalls scheinen keine erheblichen Störungen vorzuliegen und — wie wir später sehen werden — treten sie erst sekundär auf.

Auf der anderen Seite kennen wir zahlreiche Erkrankungen mit sicheren Bluteiweißstörungen, die durchaus nicht zu dem nephrotischen Syndrom führen. Bei verschiedenen Lebererkrankungen, z. B. Hepatitis, Lebercirrhosen, sehen wir schwere Dysproteinämien, ohne daß es dabei zur Proteinurie oder gar zum nephrotischen Syndrom käme. Auch chronische Entzündungen führen zu erheblichen Bluteiweißveränderungen, ohne Entwicklung des nephrotischen Syndroms. Schließlich führen echte Paraproteinosen, wie die Amyloidose und das Plasmocytom, erst dann zum nephrotischen Syndrom, wenn die Nieren durch die Amyloidablagerung oder die Speicherung der Paraproteine direkt anatomisch geschädigt werden.

Nun kennen wir allerdings Wechselbeziehungen zwischen Niere und Leber, insbesondere Nierenfunktionsstörungen bei Lebererkrankungen, wie das hepatorenale Syndrom, aber es gibt keinerlei Beweise, daß eine chronische Nephritis-Nephrose etwa über eine Leberschädigung zum Nephrosesyndrom führen könne; auch WUHRMANN gibt zu, daß direkte Funktionsstörungen der Leber beim nephrotischen Syndrom meist nicht faßbar und histologisch nicht nachweisbar sind. Bluteiweißstörungen als allgemeine Ursache des nephrotischen Syndroms sind also nicht nachweisbar.

Experimentelle Untersuchungen.

Wir selbst haben in den letzten 2 Jahren (zusammen mit meinen Mitarbeitern MOENCH, SARTORIUS, ROTHER) versucht, durch das Experiment der Frage nach dem nephrotischen Syndrom näherzukommen. Wir verwandten dabei als Haupttest die Masugi-*Nephritis-Nephrose*, also die klassische *allergische Nephritis*, die nach Aussagen zahlreicher Untersucher der menschlichen Nephritis so außerordentlich ähnlich sieht und von vornherein mit einem starken nephrotischen Einschlag verläuft. Zum Vergleich untersuchten wir auch noch *toxische Nephrosen*, wie die Sublimatnephrose und die Uranylacetat-Nephrose, obwohl wir uns dessen bewußt sind, daß sie andersartige Erkrankungen der Niere darstellen als beim nephrotischen Syndrom.

Am Beispiel dieser experimentellen Nephritis wurde das Auftreten und die Entwicklung des nephrotischen Syndroms im einzelnen studiert. Wir sehen in der Abb. 2 die klinischen, chemischen und histologischen Veränderungen entsprechend

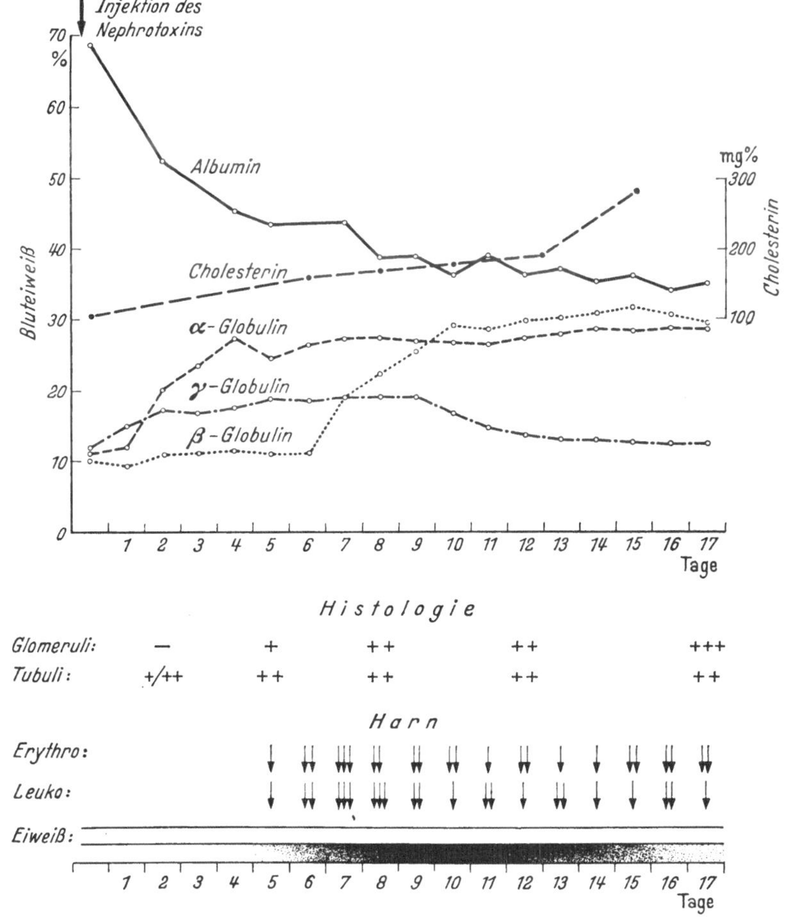

Abb. 2. Klinischer, blutchemischer und histologischer Verlauf bei der exp. Nephritis-Nephrose. (Mittelwert von 4 Fällen.)

den Mittelwerten von 4 experimentellen Masugi-Nephritiden. Zunächst wurde histologisch festgestellt, daß noch *vor* den glomerulären Veränderungen und der Eiweißausscheidung durch den Glomerulus *tubuläre Schädigungen* auftreten, die man nun nicht als Eiweiß-Rückresorptionserscheinungen, sondern als echte toxische Veränderungen der Tubuli auffassen muß. Diese tubulären Schädigungen (trübe Schwellung) treten nun schon in den ersten Tagen nach der Injektion des Nephrotoxins auf.

Am 5. oder 6. Tag kommt es nun plötzlich zur Proteinurie und *gleichzeitig* mit dieser im Blut zum charakteristischen Ansteigen der β-Globulin-Fraktion und des Cholesterins, also zu den typischen Zeichen des nephrotischen Syndroms.

Es konnte also schon durch diese Untersuchung gezeigt werden, daß die sog. „große Albuminurie" nicht die „Ursache" der Blutveränderungen und damit der Entwicklung des nephrotischen Syndroms im Sinne der Epsteinschen Hypothese sein könne, da Albuminurie, Bluteiweißveränderungen und Lipämie gleichzeitig auftreten.

Zur weiteren Klärung des Verhaltens der Serumproteine und des Auftretens des nephrotischen Syndroms im Zusammenhang mit anderen Nierenläsionen haben wir auch *akute toxische Nephrosen* gesetzt, und zwar Sublimat- und Uranylacetat-Nekronephrosen. Wir erzeugten einerseits durch große Dosen Sublimat rasch verlaufende nekrotisierende Nephrosen, die innerhalb von 8 Tagen ad finem kamen (Dosierung: 5—10 mg/kg). Alle Abschnitte der Tubulusepithelien waren dabei nekrotisiert, wie dies nach Quecksilbervergiftung bekannt ist. Es fand sich, daß bei diesen schweren Intoxikationen die Serumproteine kaum verändert waren.

Anders bei (durch geringe, aber wiederholte Sublimat-Dosierung) leicht verlaufenden, subakut zum Tode führenden Sublimatnephrosen. Bei diesen wurden geringere Tubulusschädigungen ohne Auftreten einer diffusen Tubulusnekrose festgestellt. Bei diesen leichten Tubulusschädigungen trat nun auf: Ein Absinken der Albumine von 70 auf 48%, Ansteigen der α_2-Globuline von 10 auf 32% mit Cholesterin-Anstieg. Auch die toxisch-degenerativen Nekrosen können also zu einem nephrotischen Syndrom führen, genau wie bei einer Nephritis mit nephrotischem Einschlag, und zwar dann, wenn die tubulären Schädigungen langsam erzeugt werden, so daß keine Nekrosen, sondern diffuse tubuläre Schädigungen auftreten.

Es scheint demnach so, daß für das nephrotische Syndrom — neben der sicher bestehenden glomerulären Permeabilitätsstörung — auch eine Tubulusläsion mitverantwortlich ist. Dies führt zu der Frage, wie weit das Tubulussystem im Stoffwechsel der Serumproteine eine Rolle spielt. Ich will auf dieses Problem, das mein Mitarbeiter Moench ausführlich mitteilen wird, hier nicht näher eingehen.

Auf Grund dieser Untersuchungen wollen wir zu dem komplizierten Komplex des nephrotischen Syndroms folgenden pathogenetischen Gedanken Raum geben: Am Anfang der Ursachenkette, die zum nephrotischen Syndrom führt, stehen glomeruläre und tubuläre Schädigungen. Sie lassen sich in ihrer Wirkung noch nicht ganz trennen — jedenfalls aber sind es primäre Erkrankungen des Nephrons und nicht primäre Stoffwechsel- oder Bluteiweißstörungen. Dazu paßt die Feststellung von Randerath, daß man bei den sog. „genuinen" Lipoidnephrosen histologisch stets Zeichen einer abgelaufenen Nephritis findet. Die Erkrankungen des Nephrons führen zur „großen Proteinurie" und *gleichzeitig* damit zu Veränderungen des Eiweißstoffwechselgeschehens, bei denen offenbar das Tubulussystem eingeschaltet ist. Übergeordnete nervale und hormonale Einflüsse [s. z. B. der Na-retinierende Faktor von Luetscher, die sekundäre Nebennierenerschöpfung (Weissbecker, Küchmeister) u. a.] greifen in noch unbekannter Weise in die Funktion der Eiweißbildungsstätten und des Eiweißabbaues ein, so daß rasche Änderungen des nephrotischen Syndroms (durch Infekt, Trauma, ACTH) möglich sind. Die Hypo- und Dysproteinämie wiederum führt nun entsprechend den Vorstellungen von Munk, Epstein, Starling, Nonnenbruch, Lichtwitz u. a. zur Entwicklung der Lipämie, der Lipoidurie und des Ödems.

Dies klingt am besten mit den klinischen, anatomisch-pathologischen Befunden zusammen und erklärt, warum primäre Nierenschädigungen ohne Leberbeteiligung zum nephrotischen Syndrom führen, andererseits Para- und Dysproteinämien (z. B. Leberschäden) ohne Beteiligung der Nieren *nicht* zur Entwicklung des nephrotischen Syndroms. Bei den Paraproteinosen (Myelom, Amyloid) kommt es nur dann zum nephrotischen Syndrom, wenn die Niere durch die Ausscheidung und Speicherung geschädigt wird.

Zur Therapie des nephrotischen Syndroms.

Wir hatten oben erörtert, wie die Erkrankung des Nephrons (Glomeruli *und* Tubuli) im Vordergrund der Entwicklung des nephrotischen Syndroms steht und wir hatten am Beispiel der Sublimatvergiftung gezeigt, daß auch echte toxische Schädigungen der Niere, wenn sie chronisch sind, ein nephrotisches Syndrom hervorrufen können. Das nephrotische Syndrom also und die toxische tubuläre Schädigung müssen durchaus nicht grundsätzlich Wesensverschiedenes sein (s. a. LUND und TILLGREEN, nephrotisches Syndrom bei chronischer Quecksilbervergiftung). Wir interessierten uns darum dafür, ob die gleichen Mittel, die bei toxisch nekrotisierenden Nephrosen günstig wirken, vielleicht auch beim nephrotischen Syndrom der Nephrose-Nephritis Erfolge haben würden. Ferner schien es uns aufschlußreich, zu untersuchen, wie weit bei solchen therapeutischen Versuchen die Besserung des nephrotischen Syndroms und die histologischen Veränderungen am Tubulussystem Hand in Hand gehen.

Als erstes untersuchten wir darum *Testosteron.* Vom Testosteron ist bekannt, daß es auf toxische akute Niereninsuffizienzen günstig einwirkt (DÉROT und LEGRAIN schätzen es bei akuten Anurien, HENDERSON erreichte mit Testosteron Erfolge bei Urämie).

Eigene Untersuchungen.

1. Experimentelle Befunde. Zunächst haben wir Testosteron bei der experimentellen allergischen Nephritis erprobt. Diese *Nephritis* geht bekanntlich mit einem sehr starken nephrotischen Einschlag einher. Die Tiere (Kaninchen) bekamen am 1. Tag 50 mg Testosteron als Depot, dann täglich 10 mg. Zunächst sank nicht allein die Eiweißausscheidung im Vergleich zu den Kontrollfällen deutlich ab, sondern das ganze nephrotische Syndrom besserte sich sofort: Die β-Globuline stiegen von 10 nur etwa bis 18% an, während sie bei den Kontrollen bis zu 30% Steigerung aufwiesen. Der starke Cholesterinanstieg der Kontroll-Nephritiden von 100 bis auf 340 mg-% blieb aus, die Testosteron-Gruppe zeigte kaum einen Anstieg [von 100 auf 110 mg-% (s. Abb. 3)].

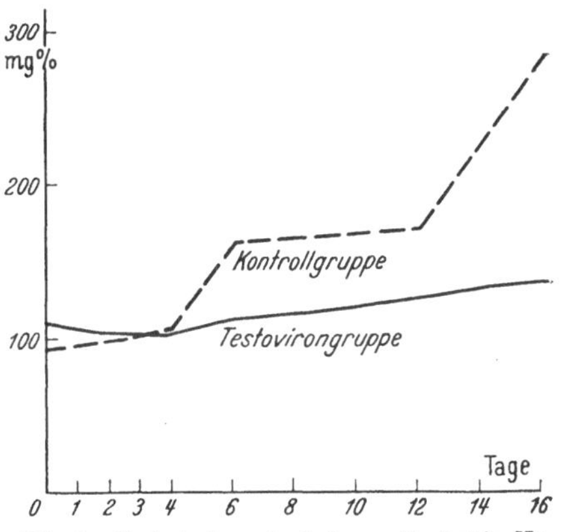

Abb. 3. Cholesterinwerte bei exp. Nephritis-Nephrose bei mit Testoviron behandelten Tieren und bei der Kontrollgruppe (je 10 Tiere).

Die Mortalität war folgende: Von unseren Kontrolltieren, die mit der gleichen Nephrotoxin-Dosis behandelt waren, starben innerhalb von 14 Tagen etwa 42% der Tiere, von den mit Testosteron behandelten Nephritis-Tieren waren nach 14 Tagen noch alle am Leben.

Morphologisch fanden sich: Am 10. Tag der Erkrankung sehr deutlich geringere Läsionen an den Tubulusepithelien als bei der Kontrolle. Es zeigte sich jedoch, daß andererseits die proliferativen Veränderungen an den Glomeruli weit ausgeprägter waren als bei den Kontroll-Tieren. Wir erhoben also den merkwürdigen Befund, *daß durch Testosteron die Tubulusschäden gebessert, die glomerulären Schäden verstärkt wurden!*

Eine „renotrope Wirkung“ von Testosteron wurde erstmals von KORENSCHIEVSKY beobachtet. Er fand ein Ansteigen des Nierengewichtes durch männliche Sexualhormone. KOCHAKIAN u. Mitarb. wiesen dann eine sog. anabole Wirkung des Testosterons nach. Dies könnte bei der Steuerung der Eiweiß-Stoffwechselprozesse eine Rolle spielen. Die Verbesserung der peripheren Durchblutung durch Androgene sei hier am Rande erwähnt. Einwirkungen auf Hypophyse und Nebenniere sind zu erwägen.

Wie aber auch immer der noch ungeklärte Wirkungsmechanismus des Testosterons sein mag, so ist wesentlich, daß Testoviron auf das nephrotische Syndrom bei der Nephritis-Nephrose einwirkte, und zwar dies, obwohl die glomerulären Schäden nicht verbessert, sondern sogar verschlechtert wurden und nur auf das Tubulussystem eine günstige Wirkung ausgeübt wurde. Wir sehen also hier wieder die Verknüpfung: Tubulussystem und nephrotisches Syndrom, soweit man aus solchen morphologischen Befunden Rückschlüsse ziehen kann.

Über die klinischen Erfahrungen siehe weiter unten.

Wir haben nun *Testosteron* auch bei der experimentellen *Sublimat*- und Uranylacetat-*Nephrose* gegeben, entsprechend den oben genannten günstigen Erfahrungen von DEROT, LEGRAIN u. a. bei den toxischen Anurien. Ergebnisse: Nephrotische Tubulusläsionen traten bei der Sublimatvergiftung unter gleichzeitiger Testosterongabe im Gegensatz zu den Kontrollen geringer auf. Während bei den Kontrollen schwere nekrotisierende Nephrosen verschiedenen Schweregrades beobachtet wurden (bei einer Dosierung von 3—12 mg $HgCl_2$/kg), fanden sich bei den mit Testosteron behandelten Tieren (5 mg/kg) sehr geringe, bzw. keine histologischen Veränderungen. Tastende Versuche zeigten, daß 2,7 mg Testosteron/kg noch nicht zur Hinderung der epithelialen Nekrosen ausreichte, dagegen bereits über 4 mg/kg. (Bei unseren Sublimat-Nephrosen fand sich übrigens interessanterweise, daß die Tiere sich bei täglichen Sublimatgaben an das Gift gewöhnten und schließlich bis zu 100 mg $HgCl_2$ vertrugen, ohne daß es zur Entwicklung einer nekrotisierenden Nephrose kam.)

Wir behandelten ferner mit Uranylacetat erzeugte nekrotisierende Nephrosen. Auch hier fand sich ein ausgesprochen zellschützender Effekt des Testosterons. Alle Tiere, die mit einer genügenden Uranylacetat-Dosis vergiftet waren, ließen schwere histologische Veränderungen nach Grad 3 und 4 (nach FAHR) erkennen, während die behandelten Tiere nur sehr geringe bis keine Veränderungen zeigten (die Dosierung betrug hier wiederum 5 mg Testosteron/kg und Tag).

Versuchsweise wurde nun auch Oestradiol mit in die Untersuchungen einbezogen. Oestradiol erzeugt am gesunden Tier histologisch keine Nierenveränderungen (RICHARDSON und HUUCK). Es finden sich nur funktionelle Exkretionsveränderungen: die Tm-PAH-Clearance ist herabgesetzt und es kommt zu einem vermehrten Kaliumverlust (ACTH-Wirkung?). Von GEMZELL wurde nach

Oestradiolbenzoat (1—5 × 0,25 mg bei Ratten — also mit sehr hohen unphysiologischen Dosen) eine Vermehrung des ACTH-Gehaltes im Plasma innerhalb 24 Std. auf das Zehnfache, nach weiteren 24 Std. auf das Zwanzigfache gefunden!

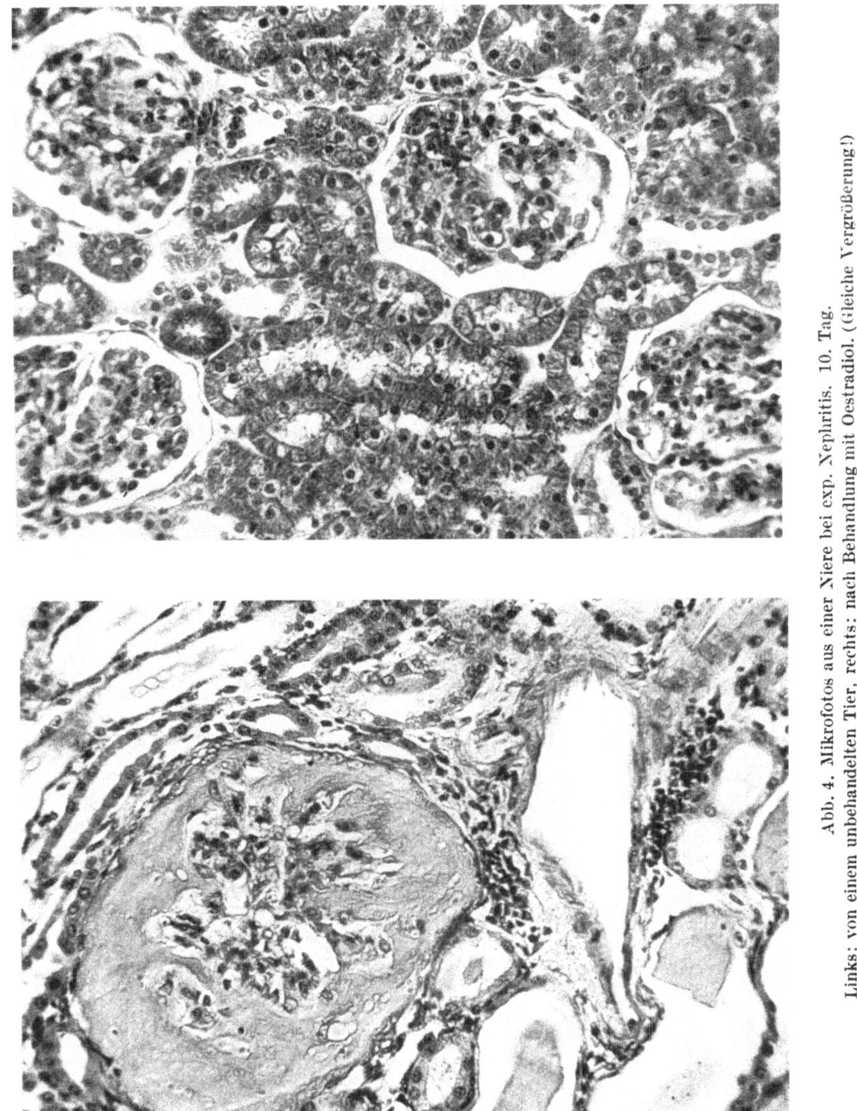

Abb. 4. Mikrofotos aus einer Niere bei exp. Nephritis. 10. Tag.
Links: von einem unbehandelten Tier, rechts: nach Behandlung mit Oestradiol. (Gleiche Vergrößerung!)

Mitteilungen über die Einwirkung auf Nierenkrankheiten mit Oestradiol sind uns in der Literatur nicht bekannt. Wir erprobten Oestradiol zunächst auch bei der experimentellen Masugi-*Nephritis-Nephrose*, und zwar in einer 1. Serie am Tage der Nephrotoxin-Injektion in der Dosierung 5 mg als Depot, dann täglich 1 mg (beim Kaninchen). Die Wirkung war überraschenderweise *bei weitem stärker als die von Testosteron*. Es konnte die Entwicklung einer *Masugi-Nephritis fast völlig verhindert werden* (bei genauer histologischer Kontrolle von 10 Tieren). In einer 2. Serie gaben wir Oestradiol erst am 7. Tag der Erkrankung, beim Auftreten der Proteinurie. Auch hier konnten die Nephritiden im Gegensatz zu den Kontrollen ausgeheilt werden. In einer 3. Serie wurde Progynon zwar vom 1. Tag ab gegeben, jedoch am 10. Tag die Medikation abgebrochen. In diesem Falle entwickelte sich doch noch nachträglich eine Nephritis. Es fand sich also ein ähnliches Verhalten, wie es SPÜHLER und ZOLLINGER bei Cortison-Gaben gefunden hatten. Bei den experimentellen Nephritiden bestehen nun allerdings besondere Verhältnisse, denn die Antikörper gegen das in der Niere fixierte Fremdeiweiß kreisen noch wochenlang im Blut des Tieres und können also nach Aufhören der Schutzwirkung immer noch eine Antigen-Antikörperbindung in der Niere hervorrufen mit der Entwicklung einer Nephritis. Auf der Abb. 4 sind die schweren Veränderungen einer Masugi-Nephritis am 10. Tag bei einem Kontrolltier zu sehen, mit vollständiger Zerstörung und Hyalinisierung der einzelnen Glomeruli, Eiweißexsudat im Kapselraum, Abflachung der Tubulusepithelien usw., ferner rechts ein Tier vom gleichen Wurf mit derselben Nephrotoxinmenge, aber mit *Oestradiol* behandelt (ebenfalls am 10. Tag der Masugi-Nephritis). Man sieht hier, daß die Glomerulus- und Tubulusveränderungen fast vollständig ausgeheilt sind, geblieben ist nur eine geringgradige intracapilläre Nephritis. Ich möchte betonen, daß alle Kontrollen diesen schweren Befund boten und alle Progynon-Tiere, wie die hier demonstrierten, diesen überaus leichten. Der klinische Verlauf war entsprechend (Tab. 3). Genau die gleichen guten Erfolge hatten wir bei der *Sublimatvergiftung* mit Oestradiol. 20 Ratten beiderlei Geschlechts mit einem Gewicht von 100—130 g erhielten 4 Tage lang täglich pro 100 g 0,5 cm³ einer 0,25‰ Sublimatlösung s.c. Von diesen 20 Tieren erhielten ab 3. Tag der Sublimatinjektion 10 Tiere 0,1 mg/100 g Oestradiol bis zum Todestag bzw. Tag der Tötung. Von den 10 unbehandelten Tieren überlebten keine den 4. Tag der täglichen Injektion. In der Gruppe der 10 hormonbehandelten Tiere starben 3 am 3. bzw. 4. Tag an einer schweren nekrotisierenden Nephrose. Die übrigen 7 Tiere erholten sich völlig und wurden am 16. Tag nach

Tabelle 3. *Durch Oestradiol beeinflußte Reststickstoffwerte bei Masugi-Nephritis.*

Tier Nr.	Tag der Hormongabe	Dosis		getötet Tag	Am letzten Tag Rest-N	Grad der histologischen Veränderung
		1. Tag 5 mg, dann täglich	insgesamt mg			
1.	1.	1 mg	13	10.	58,2	+ (+)
2.	1.	1 mg	13	10.	47,8	+
3.	1.	1 mg	22	20.	35,7	(+)
4.	1.	1 mg	22	20.	54,8	+
5.	1.	1 mg	21	20.	52,4	+
6.	5.	1 mg	16	20.	44,0	+ (+)
7.	5.	1 mg	23	27.	49,0	+ (+)
8.	4.	1 mg	13	16.	—	+ (+)
bei unbehandelten Kontrollen:						
11.				10.	186	++++
12.				10.	186	++++
13.				20.	104	+++
14.				20.	108	+++
15.				10.	150	+++
16.				20.	86	++
17.				37.	92,5	+++

Versuchsbeginn getötet. Histologisch fanden sich hier nur noch geringe Residuen einer abgelaufenen tubulären Schädigung. Auf Tab. 4 sehen Sie in einer Zusammenstellung die Resultate mit den verschiedenen Sexualhormonen bei der exp. Nephritis. Als Test ist hierbei der Schweregrad der histologischen Veränderungen eingetragen. Während alle unbeeinflußten Kontrolltiere den Schweregrad IV der Nephritis-Nephrosen aufwiesen, fand sich bei Testosteronpropionat und Önanthat Schweregrad III der histologischen Veränderungen (was z. T. auf die — wie oben erwähnt — nicht beeinflußten glomerulären Schäden zu beziehen ist). Mit höheren Dosen von Methylandrostendiol fanden wir noch geringere Veränderungen der Nephritis-Nephrose (Schweregrad II). Methylandrostendiol wurde gewählt, da es eine starke anabole Wirkung haben soll, ohne störende androgene Eigenschaften. Demgegenüber fand sich nun bei allen mit *Oestradiolbenzoat* behandelten Tieren (1 × 5 mg/kg und die, dann 1 mg/die) histologisch nur Grad 0—I, also fast normale Befunde (Herdnephritis). Alle Kontrollen, die mit der gleichen Dosis Nephrotoxin injiziert waren, wiesen Schweregrad IV auf und starben meistens zwischen dem 15. und 20. Tag urämisch.

Aus der Tab. 4 ersehen Sie noch das Ergebnis unserer Untersuchungen über die Beeinflussung der Masugi-Nephritis-Nephrose durch *Heparin*. Heparin war in die Untersuchung einbezogen worden, da es den Spiegel der Lipoproteine im Serum von Hypertonikern und Arteriosklerotikern senkt. Es wäre darum ein günstiger Einfluß auf die Blutveränderungen beim nephrotischen Syndrom denkbar gewesen. Nun fand sich aber ein in jeder Beziehung aggravierender Effekt mit schwerster Masugi-Nephritis-Nephrose, und zwar klinisch, blutchemisch und morphologisch. Wir sahen hier die schwersten Nephritis-Nephrose-Veränderungen, die wir überhaupt erhalten haben. Wie mein Mitarbeiter SARTORIUS festgestellt hat, führt Heparin zu einer vermehrten Freisetzung von histaminartigen Substanzen. Er konnte bei auch kleiner Heparin-Gabe bei Hypertonikern Histamin papierchromatographisch und biologisch im Harn nachweisen. Vielleicht führt

Tabelle 4.

Schweregrad der histologischen Veränderungen bei den verschiedenen Versuchsgruppen der exp. Nephritis.
Dosis: 3 cm³/kg 7%iges Nephrotoxin bei einseitig nephrektomierten Tieren Ø
oder 5 cm³/kg 7%iges Nephrotoxin bei nicht nephrektomierten Tieren △

					Ø Ø Ø Ø		△△△△
++++	Ø△△ Ø△Ø Ø △					△	
+++		Ø Ø Ø Ø					
++			Ø Ø Ø Ø				
+				Ø Ø Ø Ø Ø Ø		△△△	
	unbeeinflußt	Testosteronpropionat + Önanthat	Methylandrostendiol	Oestradiolbenzoat	Progesteron	Trockenzellen fetale Niere	Heparin
		1 × 10 mg dann 5 mg/die ~ 2 mg/kg	1 × 50 mg dann 25 mg/die ~ 10 mg/kg	1 × 5 mg dann 1 mg/die ~ 0,4 mg/kg	1 × 10 mg dann 5 mg/die rund 2 mg/kg	1/2 Amp.	tägl. 1 cm³ = 38,5 mg

also eine Steigerung der Freisetzung von „H-Substanzen“ bei den allergischen Vorgängen in der Niere zu der Verstärkung der Nephritis-Erscheinungen. Die nachgewiesene ungünstige Wirkung von Heparin scheint uns wichtig im Hinblick auf die Anwendung großer Dosen Heparin beim Gebrauch der „künstlichen Niere“. Bei dieser werden zur Gerinnungsverhütung etwa 500—1000 mg Heparin in einer Sitzung (8 Std.) gegeben, das sind etwa 7—14 mg/kg. Bei den Kaninchen wurden demgegenüber etwa 20 mg/kg gegeben, jedoch täglich. Nach diesen Befunden muß also damit gerechnet werden, daß schwere Nierenschädigungen bei der Anwendung der künstlichen Niere evtl. ungünstig beeinflußt werden können. Eine möglichste Abkürzung der Dauer der Sitzung mit der künstlichen Niere und damit möglichst geringe Heparinisierung muß also erstrebt werden.

2. Klinische Untersuchungen (Tab. 5). 4 Männer im Alter zwischen 36 und 66 Jahren, wovon 2 eine chronische Nephritis mit nephrotischem Einschlag, einer eine generalisierte Amyloidose bei beidseits produktiv-cirrhotischer kavernöser Lungentuberkulose und einer das nephrotische Syndrom bei chronischer Osteomyelitis nach Schußfraktur aufwies. Bis auf einen Patienten waren alle jahrelang in unserer Klinik beobachtet worden, wobei die Behandlung im wesentlichen in eiweiß- und vitaminreicher Kost und Bluttransfusionen bestand. Alle 4 erhielten als Anfangsdosis 250 mg Depot-Testoviron, dann wöchentlich 100 mg über 12 Wochen lang, also rund 1,4 g Testoviron insgesamt. Keine Bluttransfusionen, keine Diät. Die Tab. 5 zeigt die entsprechenden Werte bei Beginn, nach 6 und nach 12 Wochen der Behandlung. Bis auf Nr. IV hatte sich das Allgemeinbefinden

Tabelle 5. *Klinische Befunde bei 4 Patienten mit nephrotischem Syndrom.*

		I ♂ F. Z. o 63 Jahre chron. Neph.	II ♂ M. M. o 45 Jahre chron. Neph.	III ♂ L. H. o 36 Jahre Amyloid.	IV ♂ K. J. o 66 Jahre Amyloid.
Gesamteiweiß (g-%)	(a)	4,0	5,2	4,8	6,7
	(b)	4,8	5,9	5,9	6,9
	(c)	6,8	6,9	6,6	7,5
Papierelektrophorese	(a)	32,5	38,0	37,5	33,8
Albumine (Relativ-%)	(b)	42,8	45,5	55,8	35,9
	(c)	*55,5*	*47,2*	*50,0*	*49,0*
α_2-Globuline	(a)	29,5	28,2	11,1	16,85
	(b)	20,0	16,3	8,92	14,6
	(c)	7,45	12,5	12,85	14,77
Gesamt-Cholesterin (mg-%)		3,15	3,15	370	282
		239	248	294	291
		202	234	188	201
Proteinurie (nach ESBACH in $^0/_{00}$)	(a)	6	8	4,8	4,0
	(b)	0,7	6	1,1	5,0
	(c)	0,1	0,5	0,1	16,0

a = bei Beginn; b = nach 6 Wochen; c = nach Ende der Behandlung mit Testoviron (wöchentlich 100 mg).

schon während der ersten 14 Tage bei Rückgang der Harneiweiß-Ausscheidung gebessert. Das Gesamteiweiß im Serum stieg bei allen vier während der Behandlung an, z. B. von 4 auf 6,8 (I), von 4,8 auf 6,6 (II). Entsprechend vermehrten sich die Albumine [von 32,5 auf 55,5 Relativ-Prozent (I) oder 37,5 auf 50,0 Relativ-Prozent (III)]. Die vorher stark erhöhten α_2-Globuline normalisierten sich bei allen Patienten [29,9 auf 7,45 (I), 28,2 auf 12,5 (II)]. Die Blutsenkungsgeschwindigkeit normalisierte sich in 2 Fällen fast völlig [von 80/120 mm auf 10/28 mm n. W.

(II), bzw. von 27/48 mm auf 5/10 mm n. W. (III)]. Auch die Cholesterinwerte normalisierten sich: so fiel der Gesamtcholesterinspiegel von 315 auf 202 bzw. von 370 auf 188. Zu beachten ist ferner noch der Rückgang der Esbachwerte (bis auf Fall IV mit Amyloid), wobei die Proteinurie von 6—8‰ bis auf „Opaleszenz“ sich zurückbildete. (Nur der Blutdruck zeigte eine leichte Tendenz zum Anstieg. Dies ist verständlich, da die Blutdrucksteigerung nichts mit dem nephrotischen Syndrom zu tun hat, sondern bekanntlich mit der Nierendurchblutungsstörung der chronischen Nephritis.)

Vor der Behandlung fanden sich in allen Fällen im Sediment hyaline und granulierte Cylinder neben reichlich Nierenepithelien, mäßiger Leukocyten- und Erythrocytenbeimengung. Dieser Befund besserte sich während und nach der Behandlung eindeutig.

Abschließend soll noch über einen Fall von Nephritis mit Übergang in die nephrotische chronische Form berichtet werden: $2^1/_2$jähriges Mädchen, seit September starke Ödeme, das Körpergewicht schwankte ständig zwischen 12 und 13 kg. RR: Werte um 110/80 mm Hg. Im Harn bestand eine ständige Eiweißausscheidung zwischen 10 und 12‰ Esbach. Sediment: hyaline und granulierte Cylinder, zahlreiche Leukocyten. BSG: 100/124 mm n. W. Geringe hypochrome Anämie bei unauffälligem Differentialblutbild. Rest-N: 42 mg-%.

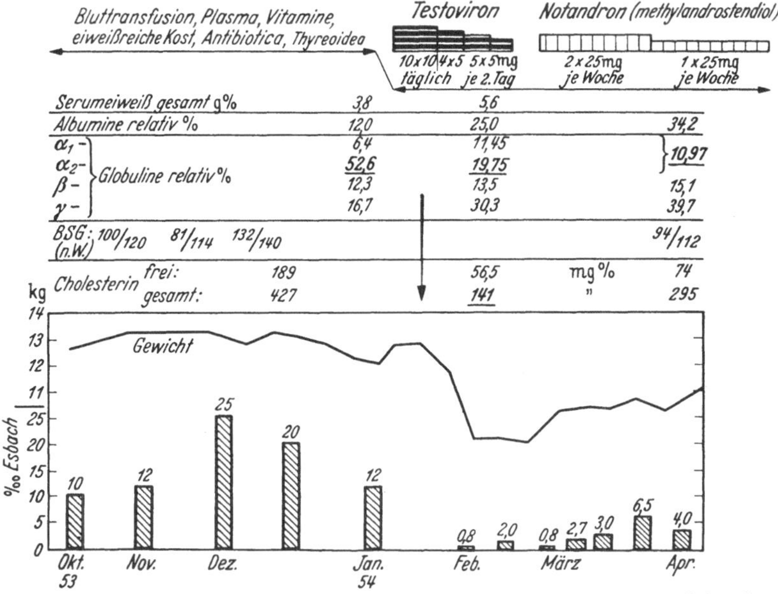

Abb. 5. $2^1/_2$jähriges Mädchen, Nephritis mit nephrotischem Einschlag. Erfolg der Behandlung mit Testoviron und Notandron.

Therapie: Fastenkur, Apfelreis, Bluttransfusionen, Periston-Transfusionen, Antibiotica, Thyreoidin: keine wesentliche Besserung. Die BSG blieb unverändert hoch, die starken Ödeme — wobei das Kind zeitweise wegen der starken Gesichtsschwellung nicht aus den Augen sehen konnte — blieben unverändert bestehen. Auch die Esbach-Werte sowie die Harnsedimentbefunde waren kaum beeinflußt, lediglich der Rest-N ging auf Werte um 31 mg-% zurück (Oktober 1953 Keuchhusten: Chloromycetin-Gaben).

Univ.-Kinderklinik Freiburg (Prof. KELLER): November bis Ende Januar 1954 gleiche Therapie. Krankheitsbild unverändert. Ende Januar wurde auf Vorschlag unserer Poliklinik eine Behandlung mit Testoviron begonnen, zunächst 10 Tage lang täglich 10 mg i.m., dann 4 Tage lang täglich 15 mg, dann weiter jeden 2. Tag 5 mg, insgesamt 185 mg Testoviron. Schon am 4. Tag nach Beginn dieser Behandlung mit Testoviron setzte eine starke Ausschwemmung aller Ödeme ein. Das Gewicht des $2^1/_2$jährigen Kindes fiel innerhalb einer Woche von 13 auf 9,1 kg ab. Gleichzeitig gingen die stark erhöhten Esbach-Werte zurück. Der Gesamteiweißgehalt im Serum stieg von 3,8 auf 5,6 g-% an. Die Serumcholesterinwerte zeigten eine deutliche Normalisierung: vorher 427 mg-% Gesamtcholesterin, nachher 141 mg-% Gesamtcholesterin.

Mit Besserung der Serumeiweißwerte sowie Normalisierung des Cholesterinspiegels bei Ausschwemmung aller sichtbaren Ödeme besserte sich langsam auch das klinische Zustandsbild. Das Kind konnte schließlich wieder umherlaufen und sein Spieltrieb erwachte von neuem. Das nun langsam ansteigende Körpergewicht ist z. T. als eine echte Gewichtszunahme zu deuten. Die Rest-N-Werte sowie Harnsäurewerte hatten sich ebenfalls normalisiert, d. h. lagen an der oberen Grenze der Norm.

Diese Befunde ermutigen also, die Testosteron-Behandlung bei der Nephrose im größeren Rahmen zu versuchen. Die hier mitgeteilten Beobachtungen an menschlicher Nephrose entsprechen völlig unseren Erfahrungen im Tierexperiment bei dem nephrotischen Syndrom im Ablauf der Masugi-Nephritis (und bei der Sublimat-Nephrose).

Die *Oestradiolbehandlungen* ergaben, wie mitgeteilt, im Experiment noch weit bessere Resultate, und zwar nicht nur beim nephrotischen Syndrom, sondern auch bei den Nephritiden und bei den toxischen Nekro-Nephrosen. Klinisch konnten wir Oestradiol leider noch nicht erproben. (Nach einer Diskussionsbemerkung von BERNHARD, Berlin, nach dem Vortrag meines Mitarbeiters MOENCH auf dem Internistenkongreß 1954 in München, scheint jedoch das Oestradiol bei akuten Nephritiden sich außerordentlich günstig erwiesen zu haben.) Oestradiol müßte beim Menschen in einer Dosis von 5—10 mg täglich verwandt werden. (Progesteron dagegen verschlechterte die Nephritis-Nephrose, ist also kontraindiziert!)

Sicherlich haben wir im Testosteron und wohl auch im Follikelhormon nur *eine* Gruppe der vielen Möglichkeiten, das nephrotische Syndrom zu beeinflussen. Da Cortison und ACTH in ihrer Wirkung unsicher sind (s. FELLINGER u. Mitarb., BJÖRNEBOE u. a., METTCOFF u. a.) und zu tödlich verlaufenden Infektionen, malignen Hypertonien (METCOFF), Entwicklung von Morb. Cushing, Rest-N-Steigerung u. a. führen können, so dürfte die Behandlung mit Sexualhormonen in vielen Fällen von toxischen Nephrosen, von nephrotischem Syndrom und auch bei akuten Nephritiden von Wichtigkeit sein. Der Wirkungsmechanismus ist noch unbekannt. Wir fanden aber, daß die gleichen Sexualhormone (vor allem Oestradiol) entscheidend sowohl nephrotisches Syndrom, wie auch Nephritis, wie auch toxische Sublimatnephrose bessern! Dies läßt sich weder vom Cortison noch vom ACTH sagen und darum denken wir eher an eine spezifische nephrotrope Wirkung.

Wir hoffen, daß eine systematische Weiterarbeit auf diesem Gebiet uns über die bisherige, oft unbefriedigende unspezifische Therapie schwerer Nierenerkrankungen hinausführen wird.

Analyse des Reststickstoffs mit Hilfe des Hochspannungspherogramms.

Von

L. HEILMEYER (Freiburg)*.

Mit 13 Textabbildungen.

Angesichts der großen Bedeutung, welche das Elektrophoresediagramm des Blutserums für die Analyse von Serumeiweißveränderungen in der Klinik gewonnen hat, lag der Gedanke nahe, diese Methode auch für die qualitative und evtl. quantitative Differenzierung des Nichteiweiß-Stickstoffes heranzuziehen. Die für die Elektrophorese der Serumeiweißkörper verwendete Methodik erweist sich jedoch für die Trennung der Reststickstoff-Fraktionen als ungenügend. Wie Abb. 1 zeigt, erhält man mit der papierelektrophoretischen Methode nach WIELAND, GRASSMANN u. a. selbst nach langen Laufzeiten nur ungenügende Trennungen, die zwar eine Differenzierung in saure, neutrale und basische Fraktionen zuläßt, hierbei jedoch so starke Überlagerungseffekte zeigt, daß eine genaue Placierung einzelner Aminosäuren, vor allem aus Gemischen, wie sie biologische Flüssigkeiten darstellen, fast unmöglich ist.

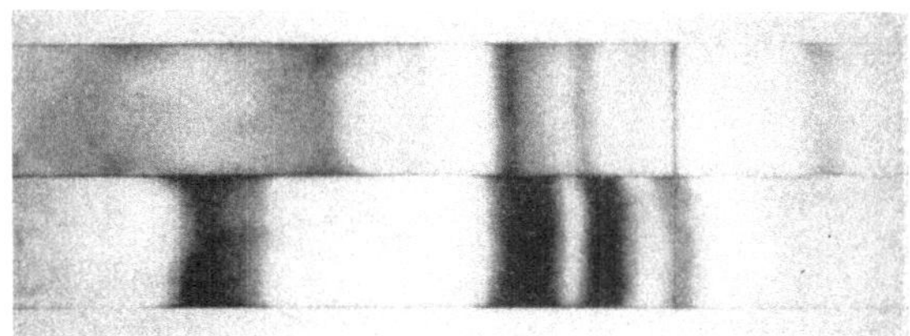

Abb. 1. Niederspannungspherogramm des enteiweißten Plasmas und eines künstlichen Aminosäuregemisches.

Verschiedentliche Modifikationen der Methodik, wie z. B. Änderung des p_H, des Puffers, der Spannung, der Streifenfeuchtigkeit, ließen uns keine besseren Ergebnisse erhalten. Durch die Arbeiten von KICKHÖFEN und WESTPHAL[1] erhielten wir Kenntnis der Methode von MICHL, dem es erstmalig gelungen war, durch Verwendung höherer Spannungsgefälle (50 V/cm) Aminosäuren aus Eiweißhydrolysaten scharf zu trennen. KICKHÖFEN und WESTPHAL verwandten diese Methode zur Trennung künstlicher Aminosäuregemische und Oligopeptide mit gutem Erfolg.

Methodik.

Unsere Versuche, diese Methodik für die Aufschließung der Rest-N-Fraktion, insbesondere des Serums, zu verwenden, zeigten nach verschiedenen Modifikationen ein befriedigendes Ergebnis.

* Unter Mitarbeit von R. CLOTTEN, A. LIPP, A. STURM, W. JOOS.

[1] Wir dürfen an dieser Stelle Herrn Professor WESTPHAL und seinen Mitarbeitern, Herrn Dr. KICKHÖFEN und Herrn Dr. WERNER aus dem Dr. A. WANDER-Forschungsinstitut in Säckingen herzlichst für wertvolle Unterstützung danken.

Die von uns angewandte Methodik soll hier nur in ihren Grundzügen kurz dargestellt werden, da sie andernorts ausführlich besprochen wird. Zur Trennung verwandten wir die von MICHL angegebene Hochspannungsapparatur, deren Prinzip in Abb. 2 wiedergegeben wird.

Eines der hauptsächlichsten Probleme bei der Verwendung hoher Spannungsgefälle liegt in der Abführung der bei diesen Spannungen auftretenden hohen Erwärmung des Papierstreifens. Durch Zwischenschalten eines inneren Mediums, das mit den zu trennenden Substanzen nicht reagiert und dabei auf der anderen Seite die auftretende Wärme aus dem Streifen abführt, kann man dieser Schwierigkeit begegnen. MICHL, KICKHÖFEN und WESTPHAL verwandten hierzu Toluol, das wir durch *Hexan* ersetzten. Hexan zeichnet sich dem Toluol gegenüber dadurch aus, daß es weniger Wasser (und Puffer) aufnimmt und die auftretende Wärme besser abführt. An die beiden Elektroden, die in die Elektrolytflüssigkeit tauchen, wurde eine Spannung von 60—120 V/cm (3000 bis 6000 V) angelegt, wobei die Stromstärke je nach Spannungsgefälle zwischen 25 und 50 mA schwankt. Als Elektrolyt diente ein Pyridin-Eisessig-Wasser-Gemisch im Verhältnis 1:10:90 mit einem p_H von 3,6. Das Serum wurde mit einem Gemisch von Methanol-Aceton (6:2) enteiweißt und auf dem Wasserbad unter CO_2-Atmosphäre bis zur Trockene eingeengt. Die so gewonnene Trockensubstanz wird anschließend in einer bestimmten Menge Lösungsmittel (wäßriges Methanol) wieder gelöst. Von dieser Lösung wird eine bestimmte Menge, die variierend 1—2 cm³ Serum entsprach, auf den mit Elektrolytflüssigkeit angefeuchteten Streifen aufgetragen. Als günstigster Auftragspunkt erwies sich bei p_H 3,6 und der verwendeten Streifenlänge eine Entfernung von 30 cm von der Kathode. Der so vorbehandelte Streifen wird so in die Apparatur eingebracht, daß seine beiden Enden in die jeweiligen Elektrolytflüssigkeiten eintauchen. Die Laufzeit wurde zwischen 30 und 90 min variiert. Danach wird der Papierstreifen getrocknet und zur Darstellung der Aminosäuren und anderen ninhydrinpositiven Substanzen mit einer 0,2%igen Ninhydrinlösung besprüht. Die Farbentwicklung erfolgt im Trockenschrank bei 100° C innerhalb von wenigen Minuten. Das Ergebnis eines solchen Versuches zeigt Abb. 3.

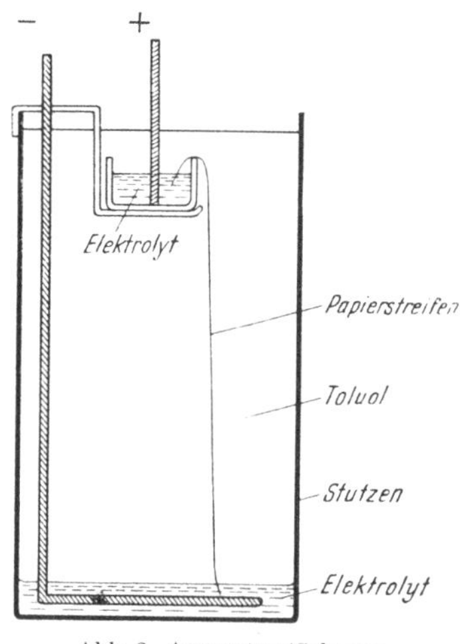

Abb. 2. Apparatur (Schema).

Das Pherogramm, das bei 60 V/cm für 45 min entwickelt wurde, zeigt nach Färbung im Durchschnitt 35 ninhydrinpositive Fraktionen. Der größte Teil (30—32 Fraktionen) liegt auf der kathodischen Seite, die Anzahl der anodisch wandernden Streifen ist im normalen Serum mit großer Konstanz 3—4. Die überwiegende Anzahl der ninhydrinpositiven Fraktionen färbt sich in charakteristischer Weise blau bis violett an, eine geringe Anzahl von Streifen, vor allem die am weitesten kathodisch liegenden, zeigen atypische Färbungen mit Ninhydrin, und zwar vom hellen Citronengelb bis zum tiefen Weinrot. Die Abbildung zeigt, daß man auch hier in Analogie zur Schwachstromelektrophorese künstlicher Aminosäuregemische 3 Hauptgruppen unterscheiden kann: die basischen, neutralen und sauren Bestandteile des Rest-N.

Die anodische Gruppe zeigt 4 klar getrennte Fraktionen, die bisher als Glutaminsäure, Asparaginsäure und zwei Peptide identifiziert werden konnten. Die Gruppe der neutralen Aminosäuren lokalisiert sich kathodisch nahe der gewählten

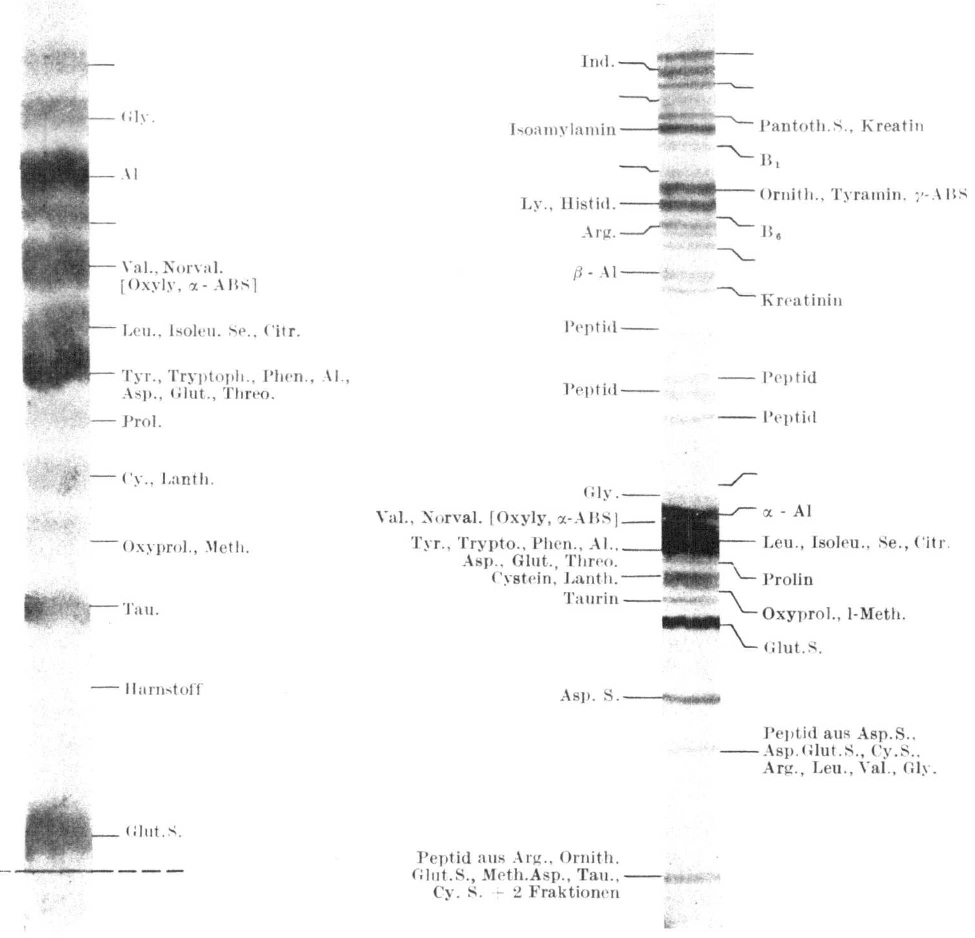

Abb. 3. Serumpherogramm bei 3000 V (45 min). Abb. 4. Pherogramm des Serums bei 6000 V (90 min).

Auftragstelle. Im Gegensatz zu der klaren Trennung der anodischen Fraktionen ist, wie die Abbildung zeigt, die starke Gruppe der neutral reagierenden Substanzen nur unscharf getrennt. Erst bei Anlegung eines höheren Spannungsgefälles bis 120 V/cm und bei längerer Laufzeit (90 min) wird auch hier eine bessere Auftrennung möglich.

Durchschnittlich kommen 10 Fraktionen zur Darstellung. Die physikalisch-chemische Ähnlichkeit einzelner Aminosäuren bei dem hier verwendeten p_H resultiert in ähnlichen Wanderungswegen, wobei nicht nur homologe, sondern auch anders konstituierte Aminosäuren (cyclische und aliphatische) auf einem Streifen zusammengedrängt werden. Von der Auftragstelle an kathodisch gesehen, findet sich an erster Stelle die Glutaminsäure, die hier isoelektrisch liegt, da ihr p_H (3,2) nahe dem des verwendeten Puffers liegt und ihre Wanderung deshalb allenfalls geringgradig kathodisch oder anodisch gerichtet ist. Ihr folgt kathodenwärts das Taurin als Einzelfraktion. Danach kommt ein mit Ninhydrin atypisch gefärbter goldgelber Streifen, das Oxyprolin, von dem sich die schwache Fraktion des l-Methionin nur schlecht abtrennen läßt. Der nächste Streifen ist ein Gemisch, bestehend aus Cystein und Lanthionin. Darauf folgt als schwach gelbgefärbte Fraktion das Prolin. Die folgenden 4 stark anfärbbaren Streifen ergeben der Reihe nach: 1. ein Gemisch aus Tyrosin, Tryptophan, Phenylalanin, Asparagin, Glutamin und Threonin. 2. ein Gemisch aus Leucin und Isoleucin, Serin und Citrullin. 3. einen einheitlichen Streifen für Valin und Norvalin, die letzte *stark* hervortretende Fraktion aus dieser Gruppe konnte mit *Alanin* identifiziert werden. Schwächer, aber ebenfalls als Einzelaminosäure liegt darüber das Glycin. Zwischen dem Alanin- und dem Valin-Norvalinstreifen sowie über dem Glycin stellt sich jeweils eine weitere Fraktion dar, deren Aufklärung noch aussteht.

Eine weit bessere, wenn auch nicht vollständige Auftrennung zeigt die von der Gruppe der neutralen Aminosäuren deutlich abgesetzte und am weitesten kathodisch wandernde Gruppe der basischen, ninhydrinfärbbaren Bestandteile des Rest-Stickstoffes. Sie unterteilt sich im allgemeinen in 17 gut voneinander unterscheidbare Einzelfraktionen, wovon nur 8 eine typische Ninhydrinfärbung zeigen, der restliche Teil sich dagegen atypisch anfärbt. Ein großer Teil dieser Streifen konnte geklärt werden, die Identifizierung der übrigen wird noch bearbeitet. Neben den basischen Aminosäuren Arginin, Ornithin, Lysin und Histidin konnten in dieser Reihe einige Stoffe als Anteil der bisher sog. *unbestimmbaren* Rest-N-Fraktion aufgeklärt werden. So fanden wir bisher das β-Alanin, mit großer Wahrscheinlichkeit γ-Aminobuttersäure und ein Abbauprodukt des Histidins, das Isoamylamin. Das Vorkommen der Vitamine B 1, B 6 und der Pantothensäure konnte in dieser Gruppe nachgewiesen werden. Die nächst der Kathode gelegene, tiefrote Fraktion dürfte nach Lage und Färbbarkeit ein Indolderivat darstellen, dessen Aufklärung in Arbeit ist. Zwischen dem gut unterscheidbaren neutralen und basischen Komplex findet sich regelmäßig eine in Menge und Stärke variierende Anzahl von Streifen, wobei es sich nach den bisherigen Untersuchungsergebnissen um niedere Peptide handelt.

Die Identifizierung der so erhaltenen Fraktionen wurde in zweifacher Weise vorgenommen:

1. Durch Zusatz bekannter, im Serum physiologischerweise vorkommender Substanzen des Rest-N zu wie oben behandelten Teststreifen. Hierbei auftretende Verstärkungen einzelner Fraktionen wurden in Vergleich zu simultan gelaufenen Leerstreifen (Streifen ohne Zusatz) gesetzt.

2. Durch Elution ungefärbter Fraktionen, deren Lage durch UV-Betrachtung des Streifens und Anfärbung eines Streifenteils vorher gesichert worden war. Die so gewonnenen Eluate wurden der ein- und zweidimensionalen Papierchromatographie unterworfen. Die Ergebnisse der mit beiden Verfahren gewonnenen Resultate zeigt die folgende Übersicht:

Ergebnisse

Elektrophoretisch	Chromatographisch (nicht hydrolisiert)	Chromatographisch (hydrolysiert)
	2 Frakt.	
[Indikan]	[Ind] + 5 Frakt.	gleiche Zusammensetzung
	6 Frakt.	" "
	6 Frakt.	" "
	3 Frakt.	" "
Panth.-s., Creatin	Panth.-s., Creat. + 2 Frakt.	dto. + 9 Frakt.
Isoamylamin	Isoamylamin, B_1, Crea	gleiche Zusammensetzung
B_1	B_1, Isoamylamin + 4 Frakt.	" "
	2 Frakt.	" "
	6 Frakt.	" "
γ-ABS, Ornithin, Tyr	Ornith, Tyr, γ-ABS	" "
Ly, Histi	Ly, Histi, Thyroxin, Ornith., Tyra	" "
B_6	B_6, Ly, Histi,	" "
Arg	Arg, B_6, Ly, Histi	" "
β-Al	β-Al + 4 Frakt.	Carnos, Thymonucl. s., β-Al + 1 Frakt.
Creatinin	β-Al, Creati + 4 Frakt.	gleiche Zusammensetzung
(Peptid)		" "
(")		
(")		
(")		
(")		
(")		
(")		
Gly	Gly, Al + 3 Frakt.	gleiche Zusammensetzung
Al	Al, Gly	" "
Val, Norval, [Oxyly, α-ABS]	Val, Norval, Oxyly, [α-ABS] + 3 Frakt.	" "
Leu, Isoleu, Se, Citrullin	Asp, Val, Se, Citr Leu, Isoleu, Threo, Glut, Trypto.	" "
Tyr, Trypt, Phen, Al, Asp, Threo, Glut	Tyro, Trypto, Meth, Phen-Al, Asp, Glut, Threo, Prol.	
Prol	Prol, Cyst., Trypto	" "
Cy, Lanth	Prol, Lanth, Cyst. + 3 Frakt.	" "
Oxyprol, L-Methionin	Oxyprol, Meth.-Sulfon, Cy, Lanth.	" "
Harnstoff, Tau	Tau + 5 Frakt.	
Glut.-s.	Glut.-s., Meth. HSO_3, Peptid, Glutar.-s.	Tau, Citr., Asp, s., Glut. s., Meth. HSO_3, Glutars.
Asp.-s	Asp.-s., Glutath., Athanolamin	Asp. s., Glut. s., Cyst. s., [Ätha. amin]
Peptid (Asp.-s., Asp, Glut.-s., Cys, Arg, Leu, Val, Gly)	Peptid	Asp. s., Glut. s., Asp., Cyst, Leu, Gly, Val.
Peptid aus Arg, Ornith., Glut. s., Meth, Asp., Tau, Cy + 2 Frakt.	α γ-Diaminobuttersäure, Peptid	Arg., Ornith, Glut. s., Asp. s., Tau, Meth.

Abb. 5. Übersicht der mit Hilfe der Elektrophorese und der Chromatographie gewonnenen Resultate aus den einzelnen Rest-N-Fraktionen.

Andere wesentliche Rest-N-Fraktionen müssen durch spezielle Färbungen sichtbar gemacht werden, so z. B. Kreatin, Kreatinin: alkalische Pikrinsäurelösung nach Vorbehandlung des Streifens mit 0,01 n-H_2SO_4. Harnsäure: $AgNO_3$-Lösung. Harnstoff: p-Dimethylaminobenzaldehyd in salzsaurem Butanol.

Abb. 6. Färbung auf Harnstoff im Normalserum.

Quantitative Analyse.

Bei der Trennung der einzelnen Fraktionen im Hochspannungspherogramm erschien uns eine quantitative Auswertung möglich, insbesondere bei den Fraktionen, bei denen keine Überlagerung stattfindet. In Analogie zur Auswertung der nach der GRASSMANNschen Methode gewonnenen Schwachstrompherogramme kann eine photometrische Auswertung im durchfallenden Licht vorgenommen werden. Wegen der wesentlich geringeren Anfärbbarkeit der Ninhydrinstreifen im Gegensatz zur Amidoschwarzfärbung der Serumeiweißkörper ist jedoch das Elphorgerät hier nicht brauchbar. Mit Hilfe eines hochlichtempfindlichen Multiflexgalvanometers kann man aber auch hier entsprechende Absorptionskurven erhalten. Durch Integrieren und Planimetrieren ist eine annähernd quantitative Auswertung der so erhaltenen Kurven möglich.

Der exaktere Weg der quantitativen Bestimmung besteht aber unserer Erfahrung nach darin, daß man die ninhydringefärbten Streifen ausschneidet, die Farbe in wäßrigem Äthanol eluiert und die Farbkonzentrationen der Eluate photometrisch bestimmt. Mit Hilfe von Eichkurven ist eine direkte Bestimmung möglich. Die auf diese Weise erhaltenen Werte aus der Bestimmung einzelner Aminosäuren kommen den in der Literatur angegebenen annähernd gleich. Auf ähnliche Weise konnte eine Methodik der Harnstoffbestimmung aus dem Elektrophoresediagramm ausgearbeitet werden. Vergleichende Untersuchungen des mit dieser Methode bestimmten Harnstoffgehaltes mit den Werten, die z. B. mit der Xanthydrolmethode erhalten wurden, ergaben gute Übereinstimmung. Der Vorteil dieser Methodik ist ein wesentlich geringerer Zeitaufwand (maximal 2 Std.) und eine kleinere Fehlerbreite gegenüber den bisher üblichen Methoden der chemischen oder fermentativen Harnstoffbestimmung.

Rest-N-Elektrophorese von anderen biologischen Medien.

Die folgende Abb. 7 zeigt vergleichende Pherogramme der ninhydrinpositiven Rest-N-Fraktionen aus Erythrocyten, Vollblut und Serum.

Vergleicht man das Pherogramm des Serums mit dem gewaschener, hämolysierter, enteiweißter Erythrocyten, so fällt schon hier bei dem Übersichtspherogramm eine Verstärkung der neutralen Fraktionen, ein Neuauftreten von Streifen zwischen der neutralen und basischen Gruppe sowie eine qualitative und quantitative Vermehrung der anodischen, sauren Rest-N-Bestandteile auf. Eine bessere Auftrennung des neutralen Komplexes wie auch der anodischen Fraktionen wird auf Abb. 8 ersichtlich.

Wie aus dieser Abbildung ersichtlich wird, zeigen die Erythrocyten in der neutralen Gruppe bei Verwendung eines höheren Spannungsgefälles eine teilweise Streifenverstärkung und -vermehrung im Gegensatz zu simultan gelaufenen Serumpherogrammen.

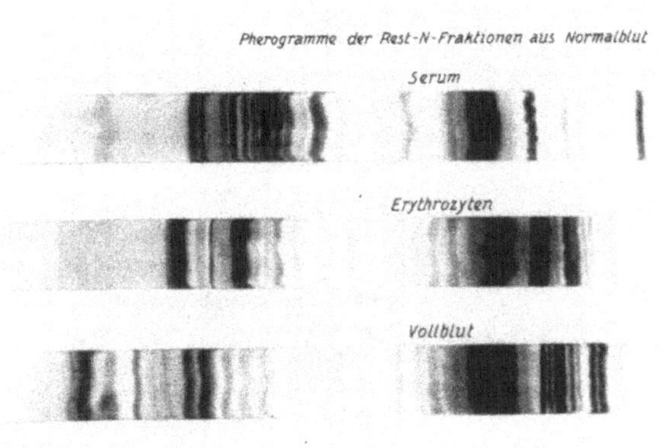

Abb. 7. Gegenüberstellung von Serum, Erythrocyten und Vollblut.

Durch Verlegung der Auftragsstelle in Kathodennähe wird auch die anodische Seite im Pherogramm der Erythrocyten weitgehendst differenziert. Das unterste Pherogramm zeigt eine Möglichkeit der Identifizierung von Fraktionen durch

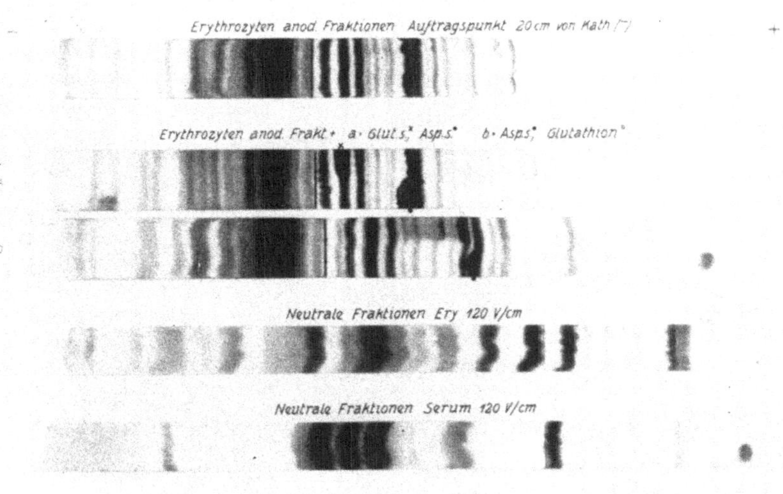

Abb. 8. Gegenüberstellung der neutralen Fraktion von Serum und Erythrocyten bei 120 V/cm, Laufzeit 90 min. Pherogramme der anodischen Fraktionen aus Erythrocyten.

Zusatz von Testsubstanzen. Neben deutlicher Verstärkung der Glutaminsäure und Asparaginsäure und einer sehr stark hervortretenden Fraktion, die als Glutathion geklärt werden konnte, stellen sich eine Reihe neuer Streifen dar, die größtenteils als niedere Peptide sichergestellt werden konnten. Ihr gleichsinniger Wanderungsweg kann nur durch die Tatsache erklärt werden, daß sie strukturell Endgruppen aufweisen müssen, die in Variation aus Asparaginsäure, Glutaminsäure, evtl. Iminoglutarsäure sowie möglicherweise auch aus mit anorganischen Säuren veresterten N-haltigen Komplexen bestehen. Ihre qualitative und strukturelle Aufklärung ist in Arbeit.

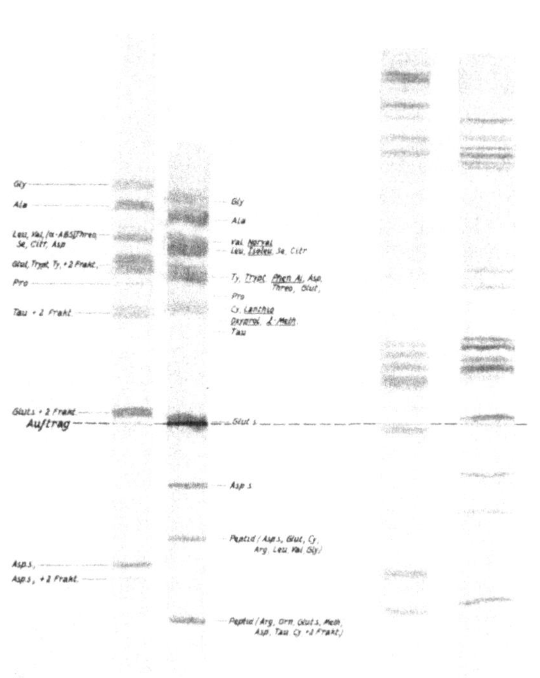

Abb. 9. Liquor- und Serumpherogramm.

Liquor.

Die Abbildung 9 zeigt eine Gegenüberstellung von Pherogrammen aus Liquor und Serum.

Im Gegensatz zu gleichgelaufenen Serumpherogrammen weisen die des Liquors eine deutliche Verminderung der Streifenzahl auf. Einzelne Fraktionen, die im Normalserum ständig vorhanden sind, wie z. B. Norvalin, Isoleucin, Phenylalanin, Tryptophan, Oxyprolin oder Lanthionin, konnten bisher entsprechend unseren vorläufigen Untersuchungsergebnissen im Normalliquor nicht nachgewiesen werden. Im Gegensatz zum Serum sind jedoch Kreatin, Kreatinin und Harnstoff im Liquor vermehrt.

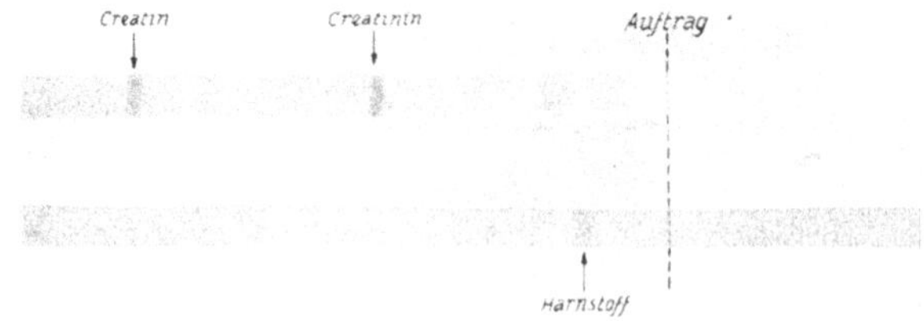

Abb. 10. Liquorpherogramm mit Färbung auf Harnstoff, Kreatin und Kreatinin.

Urin.

Die folgende Abbildung 11 zeigt einen normalen Harnstreifen, bei dem neben einer deutlichen Vermehrung der neutralen Gruppe vor allem eine Vielfalt anodischer Fraktionen imponiert. Im Gegensatz zum Normalserumpherogramm ist jedoch die Gruppe der basischen Substanzen qualitativ wie quantitativ deutlich vermindert. Der überwiegende Teil der im Harnpherogramm auftretenden Fraktionen färbt sich nicht ninhydrinpositiv. Neben normalerweise 35—40 ninhydrinfärbbaren Streifen konnten mit der EHRLICHschen Aldehydreaktion und der Diazofärbung auf cyclische Verbindungen etwa 120 weitere Fraktionen, deren Identifizierung noch nicht abgeschlossen ist, sichergestellt werden.

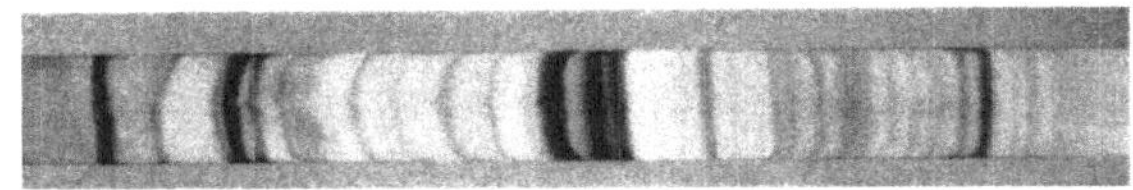

Abb. 11. Urinpherogramm normalen Harns.

Vergleich von Hochspannungspherogrammen normaler und pathologischer Sera.

Nachdem auf die beschriebene Weise das Hochspannungspherogramm insbesondere des enteiweißten Serums unter physiologischen Bedingungen geklärt wurde, versuchten wir diese Ergebnisse in Relation zu Pherogrammen pathologischer Sera zu setzen. Bei den wenigen bisher untersuchten pathologischen Seren ergab sich ein Unterschied in zweierlei Hinsicht:

1. Unter pathologischen Verhältnissen können einzelne definierte Streifen vermehrt oder vermindert sein.

2. Vorhandene Fraktionen können fehlen, bzw. kann das Auftreten neuer Streifen beobachtet werden. Die bisher durchgeführten Untersuchungen zeigen, daß beide Möglichkeiten gegeben sein können. Inwieweit jedoch hierbei einzelne, neu auftretende Fraktionen als eindeutig pathologische Substanzen gewertet werden können, oder ob diese nur eine quantitative Vermehrung bereits physiologisch vorhandener Fraktionen darstellen, die wegen ihrer geringen Konzentration im Normalserum nicht zur Darstellung kommen, kann erst nach Auswertung einer größeren Anzahl entsprechender Versuche gesagt werden. Im folgenden sollen nur einige Beispiele von Hochspannungspherogrammen pathologischer Sera gebracht werden, die die obengenannten Veränderungen aufzeigen.

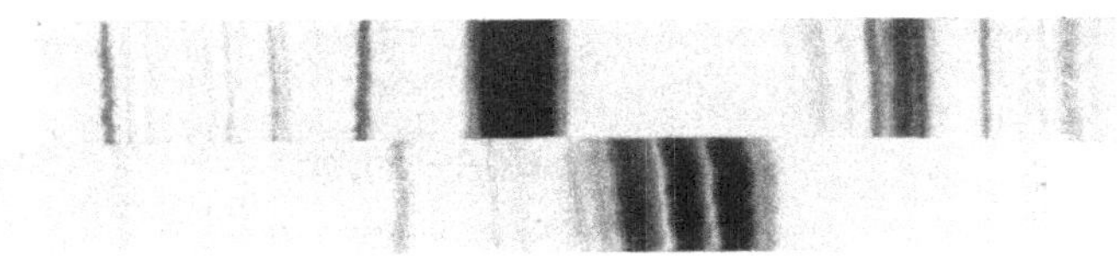

Abb. 12. Serumpherogramm bei Coma diabeticum.

Blutzucker 1300 mg-%, Rest-N 118 mg-%. Die bekannte Tatsache, daß die Aminosäurekonzentration bei Hyperglykämien erhöht ist, wird auch aus diesem Hochspannungspherogramm klar ersichtlich. Bemerkenswert dabei ist, daß zur Darstellung dieses Pherogramms nur die Hälfte der normalerweise notwendigen Serummenge auf den Streifen aufgetragen wurde.

Die nächste Abbildung 13 zeigt ein Pherogramm urämischen Serums bei einem Rest-N-Gehalt von 220 mg-%. Zwischen der neutralen und basischen Gruppe sind hier 4 neuauftretende Fraktionen erkennbar, die als Peptide bestimmt werden konnten. Eine weitere Anzahl von Streifen, besonders im Bereich der basischen Rest-N-Substanzen, zeigt eine deutliche Vermehrung im Gegensatz zum normalen.

Im Gegensatz zur Vermehrung der stickstoffhaltigen Substanzen im Plasma zeigt das Pherogramm des Urins dieses Patienten eine gegenüber der Norm stark verminderte Streifenzeichnung.

Das geschilderte Verfahren gibt die Möglichkeit einer Substanztrennung mit Hilfe eines starken elektrischen Feldes. Der Vorteil dieser Methodik gegenüber anderen Trennungsverfahren, z. B. der Papierchromatographie, liegt darin, daß hier Substanzen der verschiedensten Stoffklassen nebeneinander in einem Arbeitsgang bei geringem Zeit- und Materialaufwand getrennt werden können. Wenn auch die analytisch-chemische Definierung einzelner Substanzen exakter sein mag, so liegt ihr großer Nachteil bei der Aufschließung so komplexer Gemische, wie sie z. B. das Serum darstellt, in der häufig sehr großen Unspezifität ihrer Reaktionen und dem doch relativ erheblichen Zeit- und Materialaufwand dieser Methoden.

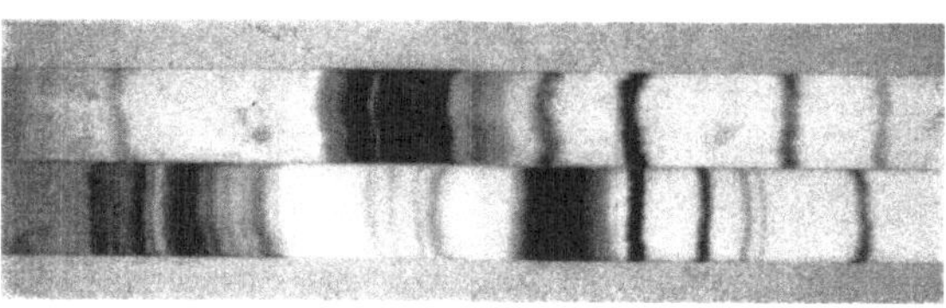

Abb. 13. Pherogramm von Urämie-Serum.

Wenn bis jetzt auch noch immer wieder kleine Verschiebungen im Bild der sonst vorzüglich reproduzierbaren Pherogramme auftreten, die sich in einem scheinbaren Fehlen einzelner Fraktionen unter gleichzeitiger Verstärkung anderer äußern, so ist das auf Ursachen zurückzuführen, die so komplexer Natur sind, daß eine einwandfreie Klärung heute noch nicht möglich ist. Eine weitere Kritik der bisher verwendeten Methodik liegt darin, daß sich zahlreiche Substanzen auf einem Streifen überlagern und deshalb teilweise keine ausreichenden Trennungen erzielt werden können. Versuche, eine optimale Trennung auch dieser Substanzen durch Veränderung der Versuchsbedingungen zu erreichen, sind im Gange.

Ob der Vergleich normaler Pherogramme mit denen pathologischer Seren ein diagnostisches Kriterium für einzelne Krankheiten bieten wird und inwieweit uns hierdurch neue Einblicke in den intermediären Stoffwechsel verschafft werden können, bleibt weiteren Untersuchungen vorbehalten.

Diskussionsbemerkungen.

NONNENBRUCH † (Höxter):

Nephrektomie der vasculären Form der Glomerulonephritis.

Am 8. Februar habe ich erstmals bei einer Patientin mit einer diffusen chronischen Glomerulonephritis vom vasculären Typus des Verlaufstypus die einseitige Nephrektomie durchführen lassen. Der Erfolg dieses Eingriffs ist bisher ein so eklatanter geblieben, daß ich glaube, Sie mit der Tatsache dieses Falles bekannt machen zu sollen. Ich möchte Ihnen zunächst die Patientin vorstellen (Projektion). Es ist eine 23jährige Patientin, die im Jahre 1943 eine typische Scharlachnephritis durchgemacht hat. und in typischer Weise behandelt wurde. In der 2. Woche der Hunger- und Durstbehandlung, sie war im Krankenhaus in Asbach, ich habe von dort das Krankenblatt bekommen, bekam sie einen Brechcyclus, der an einen hypochlorämischen Zustand denken ließ, und sie hat dann durchgesetzt, daß sie Kochsalz bekam und etwas zu essen und nach kurzer Zeit war das Brechen wieder vorbei. Die Nephritis ist dann weitgehend abgeheilt, aber es blieb eine Blutdrucksteigerung bestehen und bei allen Nachuntersuchungen auch während des Krieges wurde sie immer zurückgestellt von allen Arbeitsverpflichtungen wegen chronischer Nephritis. Im Laufe der Jahre ist dann die Blutdrucksteigerung immer höher geworden auf Werte über 300 systolisch und 200 diastolisch. Sie bekam heftige Kopfschmerzen und pseudourämische Beschwerden, die ihr das Leben fast unerträglich gemacht haben. Und schließlich hat sie ein Arzt aus Neuwied an mich verwiesen, und sie kam nun und war bereit zu allem. Ich hatte in den letzten Jahren mir oft ausgedacht, daß man in einem solchen Fall nur mit einer einseitigen Nephrektomie helfen könnte. In einem Regensburger Vortrag im Jahre 1949 habe ich von einer subakuten Glomerulonephritis berichtet, die an Dr. BREMER verwiesen wurde, einen Chirurgen, zur Denervierung des Nierenstiels. Und Dr. BREMER hat, wie er glaubt, aus einem Mißgeschick die Arteria renalis durchtrennt und hat sofort die Niere exstirpiert. Und zu seiner Überraschung war nach 6 Tagen der Patient normalisiert nach Blutdruck und Harnbefund. Diese Einzelbeobachtung habe ich mir gemerkt und immer gedacht, man müßte den Eingriff machen. Die Operation wurde von Herrn Dr. PAPE im Evangelischen Krankenhaus Höxter durchgeführt. Wir hatten bei der Freilegung der Niere eigentlich den Eindruck, daß es sich um eine Schrumpfniere handelt. Die histologische Untersuchung der Niere, die von Herrn RANDERATH und Herrn FEYRTER in Göttingen durchgeführt wurde, ergab, daß es sich um eine disseminierte chronische Glomerulonephritis handelte, und um sehr ausgeprägte arteriolosklerotische Veränderungen. Schon am anderen Tag war die Patientin beschwerdefrei. Ihre Kopfschmerzen waren weg, und man sah, daß die Einzelniere ausreichend funktionierte. Während sie vorher ein Konzentrationsmaximum von 1025 hatte, stieg jetzt das spezifische Gewicht auf 1033 an. Der Reststickstoff blieb die ganze Zeit normal. Der Augenhintergrund war vor der Operation ausgesprochen verändert. Es fehlten zwar Degenerationsherde, es war kein Papillenödem da, aber die Augenbefunde gaben Silberdrahtarterien, Kupferdrahtarterien an, und jetzt ist der Augenhintergrund vollkommen normal.

Die Blutdrucksteigerung ist manchmal noch recht beträchtlich. Ich möchte nur anregen, daß Sie diese Sache verfolgen und daß Sie gemeinsam mit mir daran gehen, die Indikation zur einseitigen Nephrektomie genauer zu fixieren. Aus der Literatur kann ich dazu folgendes sagen: Vor allem ist ein Fall von Herrn Kollegen ARNOLD zu erwähnen, aus der Zeitschrift für Kreislaufforschung. Es handelt sich um einen Hochdruck mit maligner Verlaufsform mit Netzhautveränderungen, apoplektischem Insult. Dann mache ich Sie aber vor allem aufmerksam auf eine Arbeit aus dem John Hopkins Hospital in Baltimore. Sie bringt 6 Fälle von klinisch malignem Hochdruck, in denen die eine Niere exstirpiert worden ist, auch immer in der Meinung, die Niere wäre krank. Aber die anatomischen Befunde waren in all den 6 Befunden sehr geringfügig. Ich suche jetzt vor allem nach Fällen von essentieller Hypertonie mit maligner Verlaufsform, mit Netzhautveränderungen und möglichst noch normaler Nierenfunktion. Publiziert habe ich das mit Absicht noch nicht, um nicht falsche Hoffnungen zu erwecken.

ARNOLD (Heidelberg):

Symptomatologie und Verlauf der Glomerulonephritis.

Zusammen mit Herrn MESSMER haben wir an der Medizinischen Klinik Heidelberg in den letzten Jahren die Phänomenologie der akuten und auch der chronischen Nephritis eingehender studiert. Ich glaube, ich muß mich beinahe etwas entschuldigen, wenn ich Ihnen solche scheinbar einfachen Dinge vortrage. Aber es ist ja zweifellos für den Kliniker immer wieder lehrreich, wenn er seine Ansichten von Zeit zu Zeit mit der klinischen Realität vergleicht. Dazu müssen wir leider gleich wieder fragen, was ist diese klinische Realität? Sie ist ja auch etwas sehr Subjektives und hängt davon ab, mit welchen Methoden wir untersuchen.

Wir haben zu den üblichen Methoden der Nierenuntersuchung die Clearance-Methoden dazugefügt und absichtlich meist nicht Vollbilder der Nephritis gewählt, sondern sog. Formes frustes, weil diese einerseits für unsere Kenntnis vom Verlauf der Erkrankung so sehr bedeutungsvoll sind und weil andererseits extrarenale Einflüsse auf die Clearance bei diesen ganz leichten Erkrankungen vernachlässigt werden können. Ich möchte mit einem Thema beginnen, das uns schon seit vielen Jahren besonders interessiert hat: Die *postinfektiöse Hypertonie*. Wir beobachteten diese Erscheinung nach Infekten verschiedenster Ätiologie und Pathogenese. Im üblichen postinfektiösen Intervall, wie auch bei akuter Nephritis, tritt manchmal eine Hypertonie auf, die anderen Kardinalsymptome der Nephritis, Proteinurie, Hämaturie und auch die Ödeme fehlen jedoch. (Vorweisung von Blutdruckkurven: Hypertonie nach Scharlach, Typhus abdominalis.) Die postinfektiöse Hypertonie sehen wir auch nach Virusinfekten.

Auch die in der Rekonvaleszenz der Poliomyelitis auftretenden Blutdrucksteigerungen, die wir auch bei Kranken ohne jede bulbäre Symptomatologie beobachten können, z. B. bei einer nur auf die unteren Extremitäten sich erstreckenden Parese, gehören wohl auch zu dieser Gruppe. Wir haben aus verschiedenen Gründen, deren Erörterung hier zu weit führen würde, angenommen, daß diese Hypertonie nach Infekten ein *Äquivalent* der Krankheit „Glomerulonephritis" sei. Wir konnten früher allerdings nur schwer dem Einwand begegnen, es handle sich bei unseren Fällen um *Glomerulonephritiden ohne krankhaften Harnbefund.* Dieser Einwand erscheint heute um so berechtigter, als die Untersuchungsserie, aus der ich Ihnen heute noch einige Ergebnisse vortragen will, uns gezeigt hat, daß die diffuse Glomerulonephritis sehr viel häufiger ohne Ausscheidung von Blut oder Eiweiß

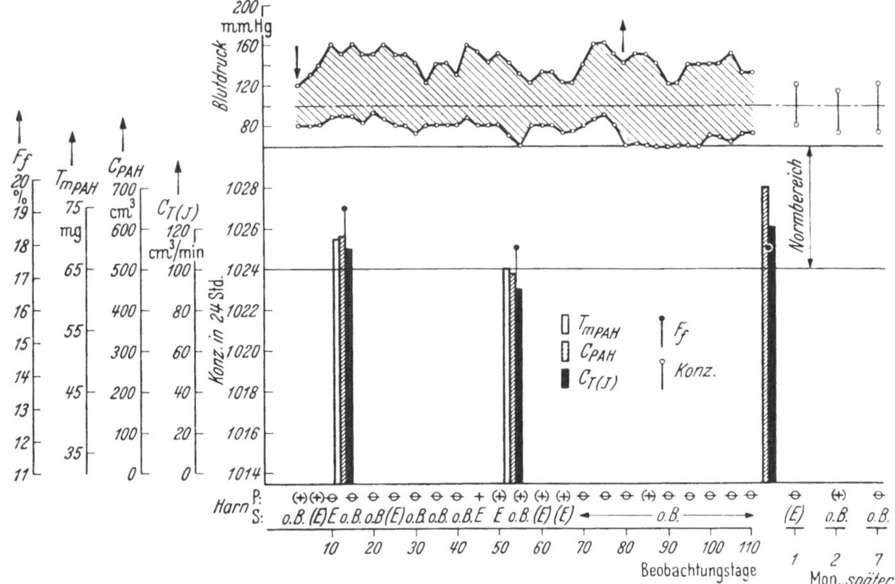

Abb. 1. R., Horst, 16 Jahre, Kr. G.-Nr. 2618/52. Visceraler Rheumatismus mit Pleuritis, Mitralendokarditis. Iridocyclitis. Verhalten der Klärwerte im Ablauf der Nephritis, deren Ausmaß in keiner Beziehung zur Höhe des Blutdrucks steht. (*Ff* Filtrationsfraktion; Tm_{PAH} Maximalexkretion von Paraaminohippursäure bei hohen Plasmaspiegeln; C_{PAH} Paraaminohippursäure-Clearance; $C_{T(J)}$ Natriumthiosulfat-(Inulin-) Clearance; *Konz.* Ergebnis des Durstversuchs in 24 Std.; *P* Proteine im Harn; *S* Sedimentbefund; *E* Erythrocyten.)

abläuft, als wir bisher angenommen haben. Inzwischen konnten wir aber mittels der Clearance-Tests bei vielen Fällen beweisen, daß eine postinfektiöse Hypertonie sicher ohne Nierenentzündung vorkommt. Deshalb glauben wir uns zu der Annahme berechtigt, daß die Hypertonie nach akuten Infekten Ausdruck einer allgemeinen, wahrscheinlich hyperergisch bedingten Funktionsstörung des arteriellen Systems ist.

Die *pathogenetische Beziehung Hypertonie-Nephritis* war ja immer schon ein Gegenstand lebhafter Diskussion. Wir sehen, wenn wir Nephritiden verfolgen, daß das Blutdruckniveau überhaupt in keiner Beziehung zu den Clearance-Befunden, d. h. also zum Fehlen oder Vorhandensein einer diffusen glomerulären Störung steht (s. Abb. 1). Reubi hat übrigens, ohne unsere Publikationen zu kennen, im letzten Jahr auch ganz ähnliche Fälle mitgeteilt. Diese Beobachtungen bestärken uns weiter in der schon anläßlich unserer Arbeiten über die Feldnephritis aufgestellten These, daß die Hypertonie bei der akuten Nephritis der Nierenentzündung pathogenetisch grundsätzlich koordiniert ist, wobei offenbleibt, wie weit die Erkrankung der Nieren selbst an der Blutdrucksteigerung mitwirkt.

Ausgehend von diesen Befunden haben wir bei einer Serie von Kranken grundsätzlich nach akuten Infekten die Nieren untersucht und die üblichen Methoden durch Clearance-Tests ergänzt. Es ergaben sich dabei die verschiedensten Möglichkeiten in der Kombination der Symptome der *postinfektiösen Glomerulonephritis.* (Projektion einer Tabelle, auf deren Wiedergabe aus Platzmangel verzichtet wird.)

Man könnte folgende Abstufungen im Ausmaß der Nephritis konstruieren:

1. Proteinurie, Erythrocyturie bei normaler PAH- und Inulin-Clearance: Diese Fälle könnten als *herdförmige Glomerulonephritis* aufgefaßt werden.

2. Proteinurie und Erythrocyturie und verminderte Inulin-Clearance bei erhöhtem, normalem oder gering vermindertem PAH-Klärwert, dadurch verminderte Filtrationsfraktion. Bei diesen Kranken nimmt man jetzt allgemein eine *diffuse Glomerulonephritis* an, wenn auch die sonstigen Befunde der Untersuchung darauf hinweisen.

Als Ausdruck abortiver Formen der diffusen Nephritis zeigte sich bei diesen Clearance-Studien:

3. Die typische Symptomatologie im Harn bei normalen Inulin-Klärwerten, jedoch bei niederer Filtrationsfraktion durch eine relative, manchmal jedoch auch absolute Vermehrung der PAH-Clearance. Diese Konstellation der Klärwerte wird von vielen Autoren, wie z. B. auch Reubi, als Ausdruck einer Hyperämie der Nieren aufgefaßt. Nachdem wir in verschiedenen Verläufen dieses Verhalten zu Beginn und auch in der Abheilung der Nephritis gesehen haben und auch nach der Tonsillektomie (Demonstration), glauben wir, daß diese Deutung zutrifft. Die niedere Filtrationsfraktion bei normaler Inulin-Clearance wäre danach wahrscheinlich im Zusammenhang mit den anderen Symptomen als Ausdruck einer entzündlichen Hyperämie der Nieren zu deuten, wobei offenbleibt, ob schon eine geringe diffuse Permeabilitätsstörung vorhanden ist oder nicht.

4. Neben der üblichen Symptomatologie der Nephritis allein eine Verminderung der tubulären maximalen Ausscheidung von PAH. Nordamerikanische Autoren haben auf derartige Befunde bereits hingewiesen. Nachdem wir derartige Verminderungen der Tm ebenfalls zu Beginn und im Abklingen der Nephritis beobachten konnten, glauben wir auch, daß eine isolierte Abnahme der Tm_{PAH} im Zusammenhang mit anderen auf eine Nephritis hinweisenden Symptomen als Ausdruck einer abortiven diffusen Nephritis angesehen werden darf.

Selbstverständlich ist bei solchen vorläufigen Ausdeutungen, bevor ein umfangreicheres kasuistisches Material vorhanden ist, größte Vorsicht am Platze.

Die Hypertonie ist, wie schon erwähnt, eine sehr unregelmäßige Begleiterscheinung. Sie fehlt auch bei dieser Serie bei diffusen Nierenschäden und ist dann wieder bei den sog. Herdnephritiden manchmal vorhanden.

Nach diesen Ausführungen ist die Diagnose *Herdnephritis* überhaupt nur mit den Klärwerttesten einigermaßen zu sichern. Man sollte den Begriff als klinische Diagnose aufgeben, da sie mit den üblichen klinischen Methoden nicht zu realisieren ist und da ihm auch in prognostischer Hinsicht keine Bedeutung zukommt. Eine sog. Herdnephritis kann in eine diffuse übergehen und damit in eine chronische Nephritis auslaufen. (Projektion von entsprechenden Diagrammen.)

Nach der *Tonsillektomie* finden wir auch oft den Übergang von der herdförmigen in eine diffuse glomeruläre Störung (Projektion verschiedener Beispiele). Ein Hinweis dafür, daß wir mit diesem Eingriff zum falschen Zeitpunkt Schaden stiften können.

Wichtige Aufschlüsse geben die serienmäßigen Clearance-Untersuchungen bei *subakuten Verläufen der Nephritis.* Sehr häufig ist man von der Symptomarmut beeindruckt. Die Ausscheidung von Proteinen und auch roten Blutkörperchen kann, wie bei der akuten Nephritis, ganz fehlen. Bei einem Fall wurden wir nur durch den hohen Reststickstoff auf die Nephritis aufmerksam (Demonstration von 2 Fällen).

Diese Verlaufsstudien wurden auch auf die *chronische Nephritis* ausgedehnt. Wir unterscheiden ja im Verlauf der akuten Nephritis das akute Stadium (I), das Latenzstadium (II) und das terminale Stadium (III). Wir haben uns bevorzugt mit der Latenzperiode befaßt. (Vorweisung einer Tabelle, auf die wegen Platzmangel verzichtet wird.) Es wird auch hier, wie bei der akuten Nephritis, eine sehr große Vielfalt in der Zusammenordnung der Symptome eindrucksvoll sichtbar. Man könnte aus der Fülle der Erscheinungen folgende Typen herausarbeiten:

1. Restalbuminurie und Erythrocyturie ohne Nachweis von Parenchymschäden im Clearance-Test. Eine arterielle Blutdrucksteigerung kommt dabei vor. Die Klärwertteste weisen vielleicht manchmal mit der Nieren-Filtrationsfraktion auf eine gewisse Permeabilitätsstörung der Glomerula hin. Jedenfalls doch auf ein Mißverhältnis von Durchblutung und Filtration. Diese Fälle entsprechen etwa dem, was Volhard als *Defektheilung* bezeichnen wollte.

2. In anderen Fällen findet man ausgeprägte Hinweise auf eine Nierenfunktionsstörung, ohne daß stets Symptome für eine Nephritis im Harn zu finden sind (s. Abb. 2). Die Inulin- bzw. Thiosulfat-Clearance ist deutlich vermindert und dadurch auch die Filtrationsfraktion. Eine Hypertonie ist oft vorhanden, sie kann jedoch auch im ganzen Verlauf fehlen.

3. Eine Nephritis kann im Laufe der Jahre ausheilen, ohne daß noch durch die Clearance ein krankhafter Befund zu erkennen wäre. Es kann sich jedoch trotz dieses negativen Befundes beim Clearance-Test die Blutdrucksteigerung, die sich nach dem Abklingen des akuten Stadiums einstellte, erhalten.

4. In anderen Fällen findet man im Latenzstadium der Nephritis Klärwertveränderungen wie bei einer primären Hypertonie mit hoher Filtrationsfraktion durch absolut und relativ

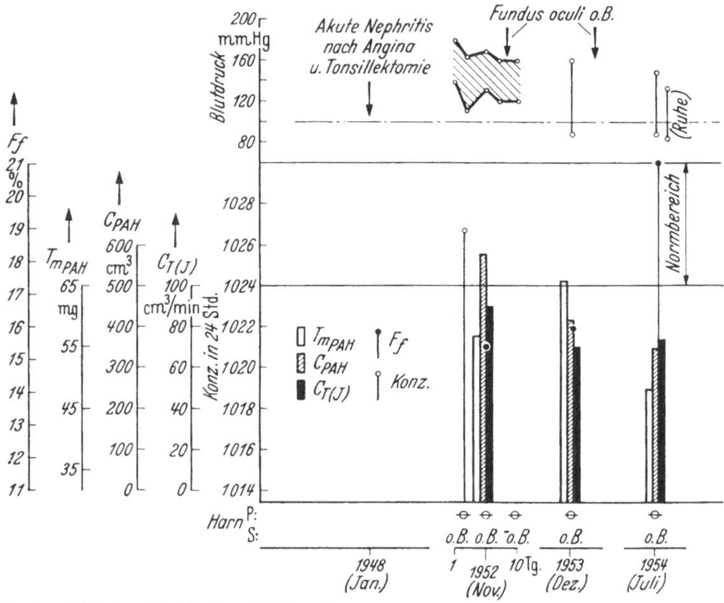

Abb. 2. V., Gerda, 42 Jahre, Kr. G.-Nr. 4661/52. Verhalten der Klärwerte in der Phase der Latenz bei einer chronischen Glomerulonephritis. Keine Harnsymptome, labile Hypertension. Die fortschreitende Verschlechterung der Nierenfunktion drückt sich vorläufig weder im Harnbefund noch im Blutdruck und in den Reststickstoffwerten aus. Auch das Allgemeinbefinden ist unverändert. (Erklärung des Diagramms s. Legende von Abb. 1.)

verminderte Werte für die PAH-Clearance. Diese Verschiebungen werden bekanntlich auf die funktionellen Umstellungen der Hämodynamik der Nieren bezogen, die bei der Hypertonie erfolgen. Diese steht auch bei diesen Patienten dann oft ganz im Vordergrund des Krankheitsbildes.

Diese unter 3. und 4. aufgeführten Fälle werden oft als primäre Hypertonien angesehen, wenn die Vorgeschichte nicht genügend bekannt ist. Die Beobachtungen sind auch theoretisch für die Genese der Hypertonie bei der chronischen Nephritis wichtig.

Diese Beispiele zeigen, daß die Glomerulonephritis im Latenzstadium sich in verschiedener Weise verhalten kann. Diese Fälle werden oft als „geheilt" angesehen. Zutreffender wäre es jedoch, von Prozessen zu reden, die eine so geringe Progression haben können, daß die Nierenerkrankung für absehbare Zeit ohne wesentliche Bedeutung für die Prognose bleibt. Ein Übergang in das Terminalstadium mit einer malignen Hypertonie oder einer Niereninsuffizienz bleibt immer möglich. Die in der ärztlichen Erfahrung oft so eindrucksvolle Plötzlichkeit dieses Umschlages ist oft nur vorgetäuscht. Wenn wir die Kranken in der Latenzphase verfolgen, sehen wir manchmal eine fortschreitende Verschlechterung der Klärwerte, ohne daß sich dies am Blutdruck, bei der Harnuntersuchung oder am Allgemeinzustand und dem Befinden ausdrückt. Im klinischen Bild wirkt sich dies dann erst scheinbar plötzlich aus, wenn der fortschreitende Untergang von Nephren nicht mehr kompensiert werden kann (Diapositiv) (s. Abb. 2).

Das wäre das Wichtigste von dem, was ich hier zeigen wollte. Der kurze Vortrag sollte darauf hinweisen, daß man doch durch die Clearance-Untersuchungen in vielen Fällen in der Lage ist, genauere Aussagen über den Zustand der Nieren zu machen. Außerdem ermöglichten diese Untersuchungen doch auch gewisse Korrekturen an liebgewordenen Vorstellungen über die Pathogenese der Glomerulonephritis. Wir können in vielem, wenn wir uns an unsere Befunde halten, sagen, wie es *nicht* ist. Wie man die Phänomene im einzelnen deuten soll? Diese Frage ist nur schwer zu beantworten. Aber das ist nun einmal „Glanz und Elend" der klinischen Forschung.

DUTZ (Berlin):

Beeinflussung der experimentellen Nephritis durch Luminal, Megaphen und Periston-N.

Herr SARRE hat uns in seinen eindrucksvollen Ausführungen die Brauchbarkeit der experimentellen Nephritis als Krankheitsmodell für die Bewertung pharmakologischer Einwirkungsmöglichkeiten gezeigt. — Wir haben uns in gemeinsamen Untersuchungen mit VOIGT die Frage gestellt, ob es möglich ist, das Zustandekommen der Antigen-Antikörperreaktion bei der Masugi-Nephritis durch eine zentral sedativ wirkende Substanz wie das Luminal zu beeinflussen. Dazu haben wir zwei Serien von je 16 Ratten nach der Methode von MASUGI gewonnenes Nephrotoxin injiziert. Die eine Serie erhielt einige Tage vor der Nephrotoxininjektion und im weiteren Verlauf der Nephritis täglich 12 mg Luminal pro 100 g Ratte, die andere Serie diente als Kontrolle. Der klinische Verlauf war bei den Luminaltieren wesentlich leichter als bei den Kontrolltieren, insbesondere war kein so starker Blutdruckanstieg zu verzeichnen. Die Tiere wurden nach 14 Tagen getötet. Die histologische Auswertung ergab bei den Luminalratten überwiegend leichte Nephritisformen, während die Kontrolltiere überwiegend mittelschwere Nephritiden aufwiesen. In weiteren analogen Serien wurde auch der Einfluß des Megaphens auf den Verlauf der Masugi-Nephritis studiert, wobei z. T. 3mal täglich 1 mg, z. T. nur 1mal täglich 0,5 mg pro 100 g Ratte verabfolgt wurde. Im Unterschied zu der Luminalserie war nach Megaphen ein stärkerer Blutdruckabfall festzustellen. Die histologische Auswertung ergab keinen signifikanten Unterschied in der Schwere der nephritischen Veränderungen gegenüber den Kontrolltieren. Es ist lediglich festzustellen, daß in der Megaphen-Serie die Zahl der die Nephrotoxininjektion überlebenden Tiere signifikant höher war als in der Kontrollserie. Ferner fiel uns auf, daß bei den Megaphenratten fast alle Tiere im protrahierten anaphylaktischen Schock starben, wenn ihnen das nephrotoxische Serum nach Fütterung verabfolgt wurde, während bei Injektionen im nüchternen Zustand die Tiere überlebten. Wir möchten das auf die periphere capillarerweiternde Wirkung des Megaphens, die sich hier zur Verdauungshyperämie hinzuaddiert, zurückführen. Außerdem fanden wir bei Ratten, die ausschließlich Megaphen erhalten hatten, histologisch eine allgemeine Hyperämie der Nieren, die Glomerulusschlingen zeigten teilweise Verklebungen und Quellungen der Gefäßendothelien. Diese Bilder können als glomerulonephrotische Veränderungen angesprochen werden.

Wir beschritten schließlich noch einen dritten Weg der Beeinflussung der Nephritis in der Form, daß wir versuchten, das Nephrotoxin kurz nach der Injektion durch i.v. Gaben von Periston-N abzubinden, bzw. soweit es bereits im Nierenparenchym fixiert war, herauszuwaschen. Wir gingen so vor, daß wir bei zwei Serien von je 20 Ratten der einen nur nephrotoxisches Serum gaben (an zwei aufeinanderfolgenden Tagen je 1 cm^3) und der anderen Serie im Anschluß an die Nephrotoxininjektion jeweils 1 cm^3 Periston-N i.v. injizierten. Diese Periston-N-Injektion wurde an den beiden nachfolgenden Tagen nochmals wiederholt. Es ergab sich bei dieser Serie im Vergleich zur Kontrollserie eine wesentlich leichtere Verlaufsform und geringere histologische Veränderungen. Wir fanden nur leichte Formen einer Glomerulonephritis, während die Kontrollen mittelschwere bis schwere Formen zeigten. Speicherungsvorgänge des Peristons in der Leber oder den Nieren, wie sie z. T. bei klinischer Anwendung beobachtet wurden, konnten wir nicht feststellen.

HEUCHEL (Jena):

Lentaniere.

Die Häufung der Lentafälle in den Nachkriegsjahren hat auch neue Erkenntnisse über die Frage der Nierenbeteiligung gebracht. Es ist nicht so, wie der Kliniker immer wieder noch annimmt, daß jeder erythrocytäre Harnbefund bei der Lenta eine Löhleinsche Herdnephritis bedeutet. Im Gegenteil müssen wir sagen, daß bei den Nachkriegslentafällen die Löhleinsche Herdnephritis mehr eine Ausnahme ist und häufiger als diese die diffuse Glomerulonephritis, gewöhnlich von subakuter Form unter dem Bild der großen bunten oder großen blassen Niere vorkommt. Daneben finden sich, gleichfalls ziemlich häufig, interstitiell-nephritische sowie tubuläre Veränderungenn aller Grade. Im ganzen gesehen, gleicht kein anatomischer Befund dem anderen. Das morphologische Nierenbild ist, wie auch BÖHMIG jüngst hervorgehoben hat, ausgesprochen bunt. Im Gegensatz dazu jedoch ist die klinische Symptomatik der Lentanierenerkrankung ziemlich eintönig und einheitlich. Sie ist hauptsächlich durch drei Merkmale gekennzeichnet: den schleichenden Beginn, die betonte Hämaturie und die fehlende Blutdrucksteigerung. Der Kliniker ist leider in der Mehrzahl der Fälle nicht in der Lage, aus den ihm zugänglichen Befunden das anatomische Ergebnis mit genügender Sicherheit vorauszusagen. Wir haben deshalb vorgeschlagen, lediglich von schleichender oder chronischer hämorrhagischer Nephritis bei der Lenta zu sprechen, um eine ganz neutrale Bezeichnung zu gebrauchen. Eine genauere anatomisch-histologische Spezifizierung können wir vom klinischen Standpunkt her nicht geben.

Was die Pathogenese betrifft, ist es nunmehr wohl an der Zeit, daß auch der Kliniker endlich die alte Löhleinsche Vorstellung von der embolischen Entstehung der Herdnephritis aufgibt. Eine Reihe von Anatomen (DIETRICH, SIEGMUND, BRASS und neuerdings auch ZOLLINGER) haben dargelegt, daß es sich bei der Herdnephritis um endotheliale Reaktionen in den Glomerulusschlingen handelt, die im Rahmen der Auseinandersetzung zwischen Keim und Organismus zustande kommen. Von dieser Betrachtungsweise, der auch der Kliniker ohne weiteres zustimmen kann, lassen sich herdförmige und diffuse Glomerulonephritiden pathogenetisch auf einen Nenner bringen, wie wir ja auch heute schon hörten. Wir haben es also mit endothelialen Vorgängen zu tun, die sich in den Glomeruli abspielen; die Reaktionslage des Organismus, auch vielfach die Verlaufsdauer ist dabei von Bedeutung, welches Ergebnis dann am Ende der pathologische Anatom vorfindet.

ROTHER (Freiburg):

Autoallergisierungsvorgänge bei entzündlichen und degenerativen Nierenerkrankungen.

Auf Grund der CAVELTIschen Arbeiten (*2*) wurde von amerikanischen Autoren (*4*) angenommen, Autoantikörper gegen Nierengewebe seien die Ursache der Glomerulonephritis. Bei der Bildung dieser Autoantikörper wurde der Streptokokken-Bakteriämie die auslösende Rolle zugeschrieben. Den Mechanismus des Vorgangs zeigt Abb. 1. Wie der Vorgang der Umwandlung des Niereneiweißes in antigene Substanz im einzelnen ablaufen soll, blieb dabei noch offen. Grundsätzlich gab es zwei Möglichkeiten:

1. Könnte es sich um eine „Schlepperwirkung" der Streptokokken handeln. Die Keime gelangen dabei in die Niere und verwandeln das im serologischen Sinne haptene Organeiweiß in ein Vollantigen. Dieser Streptokokken-Eiweiß-Komplex wird in die Blutbahn ausgeschwemmt, es kommt zur Bildung von Antikörpern gegen das eigene Nierengewebe und damit zur Nierenentzündung.

2. Könnte es sich um eine „Umwandlung" des Organeiweißes handeln, um eine Denaturierung. Die Streptokokken gelangen in die Niere und verändern das Eiweiß. Das veränderte Niereneiweiß gelangt in die Blutbahn und ist allein durch die Änderung seiner Struktur antigen.

Hieran knüpft sich die Fragestellung an, ob nicht überhaupt chronische und degenerative Nierenerkrankungen als Folge einer Autosensibilisierung auftreten können. Irgendein initialer Prozeß würde dabei das Niereneiweiß denaturieren, es kommt zur Bildung von Autoantikörpern gegen das eigene (veränderte) Eiweiß. Damit wäre dann das Stadium der Chronizität oder des degenerativen Organabbaues eingeleitet.

Nun ist der Nachweis von Autoantikörpern außerordentlich schwierig. Die im strömenden Blut anzutreffende Menge kann nur ganz minimal sein (*7*). Zum Nachweis sind die üblichen serologischen Methoden nicht ausreichend. Wir haben uns auf Anraten von Prof. WESTPHAL einer von MIDDLEBROOK und DUBOS entwickelten Methode bedient (*1*).

Prinzip: Hammelerythrocyten werden mit Tannin behandelt, wodurch sie für eine Eiweißlösung aufnahmefähiger werden. Nach der Behandlung werden die Erythrocyten wieder ausgewaschen und in eine Antigenlösung gegeben. Sie beladen sich mit dem Antigen, und wenn man jetzt ein homologes Antiserum hinzugibt, so entsteht eine Agglutination. Dieses Phänomen läßt sich noch mit sehr hohen Verdünnungen von Antiserum durchführen und ist wesentlich empfindlicher als Präzipitation oder direkte Agglutination. Die qualitative Entscheidung positiv oder negativ ist klar abgrenzbar. Eine quantitative Auswertung der Teste ist nur mit Vorbehalt und nur beschränkt möglich.

Wir haben mit dieser Methode fünf verschiedene Formen experimenteller Nierenerkrankungen untersucht, nämlich die Nephritis nach fortgesetzter Streptokokkeninjektion, die Masugi-Nephritis, die Pyelonephritis durch Coliinfektion des Nierenbeckens, die Pyelonephritis durch Enterokokkeninfektion des Nierenbeckens und schließlich als Beispiel einer rein degenerativen Nierenerkrankung die Hydronephrose (7).

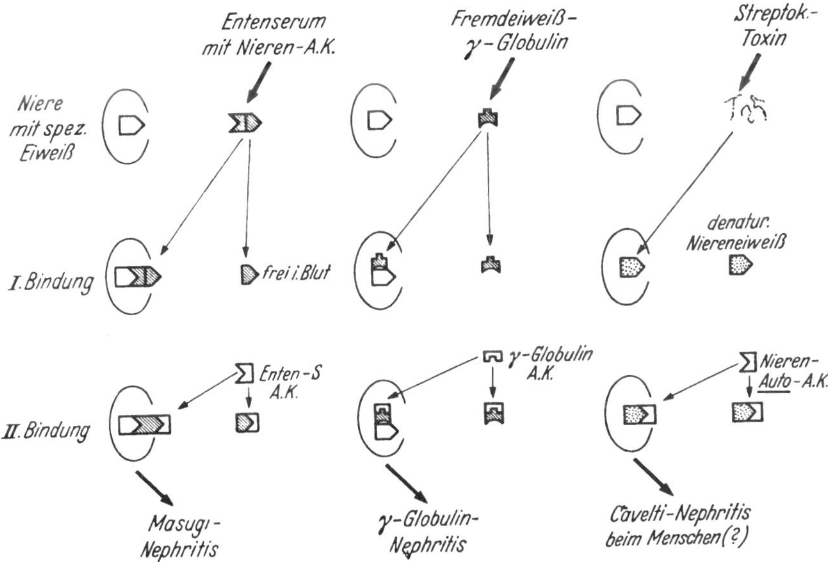

Abb. 1. Entstehungsmechanismus verschiedener Formen experimenteller Nephritis. Aus SARRE und ROTHER.

Autoantikörpertiter fanden sich nur bei Tieren mit Streptokokkeninfektion. Wir haben neben lebenden Streptokokken auch Vaccine verwandt, wobei keine Änderung des Ergebnisses eintritt. Masugi-Nephritis, Pyelonephritis durch Coli- oder Enterokokken sowie Hydronephrosen zeigten in keinem Fall Titer.

Der völlige Organabbau bei den Hydronephrosen sowie auch die schweren entzündlichen Parenchymveränderungen bei der Masugi-Nephritis sind also nicht hinreichend, die Umwandlung des Organeiweißes in antigene Substanz zu bewirken. Außerdem wird durch unser Experiment bewiesen, daß Colibakterien und Enterokokken nicht in der Lage sind, im Sinne der vorhin erwähnten Schleppertheorie zu wirken. Anders dagegen verhält es sich mit den Streptokokken. Hier möchten wir als besonders naheliegende Erklärung für den Mechanismus der Autoantikörperbildung die Schleppertheorie anführen. Wir glauben das tun zu dürfen, weil wir gleich hohe Titer bei Verwendung von Extrakten aus gesunden und aus kranken Nieren erhalten haben. Wenn die Denaturierungstheorie gelten würde, müßte man ja mit Extrakten aus veränderten Nieren höhere Titer erzielen als bei Verwendung von Extrakten aus gesunden Organen. Und außerdem wäre nicht zu erklären, wieso es bei den schweren Organläsionen der Pyelitiden und der Hydronephrosen mit fast völligem Abbau des Parenchyms nicht zur Autoimmunisierung kommen soll. Für die positiven Befunde bei den Streptokokken-Nephritiden bleibt also nur die Schleppertheorie.

Den nachweisbaren Autoantikörpern sprechen wir eine pathogene Bedeutung ab, da sie zur Auslösung einer entzündlichen Nierenerkrankung nicht obligat sind und ferner sei auf Abb. 2 ein besonders charakteristisches Beispiel für den Verlauf solcher Autoantikörpertiter gezeigt. Man sieht, daß nach Absetzen der Streptokokkeninjektionen die klinische Ausheilung des Krankheitsbildes erfolgt, trotz hohem Antikörpertiter! Der Abfall des Titers erfolgt erst wesentlich später. Nach neuerlicher Injektion zuerst Anstieg des Titers und darauf folgend die Nierenschädigung. Im ganzen sieht man also keine Übereinstimmung des Auftretens von Titern mit dem klinischen Verlauf.

Nun ist eingewandt worden, der initiale entzündliche Prozeß entstünde vielleicht ohne die Intervention von Auto-Antikörpern, nach einer gewissen Dauer der Erkrankung seien die Organeiweiße aber solcher Art verändert, daß sie ihrerseits zum Stimulus einer Autosensibilisierung würden und damit die chronisch entzündliche Phase verursachten (5). Aber auch für diese Ansicht haben wir keine Stütze finden können. Es müßte ja bei Zutreffen dieser Hypothese gelingen, bei Immunisierung homologer Tiere mit Suspensionen derartig veränderter Nieren entzündliche Schäden zu erzeugen. Gerade das aber ist (bei Kaninchen) nicht der Fall (6).

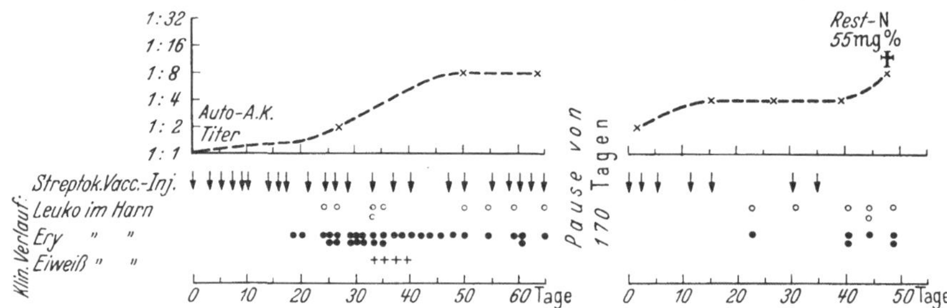

Abb. 2. Kaninchen als Versuchstier: Beispiel für die fehlende Übereinstimmung von Titerverlauf der Autoantikörper und klinischem Bild. Beachte insbesondere die klinische Ausheilung nach Absetzen der Streptokokken-Injektion am 65. Tag trotz hohem Titer.

Inzwischen ist nun auch die Grundlage der Ansichten, auf denen sich die CAVELTIsche Ansicht aufbaute, erschüttert worden. HUMPHREY in den USA (3) konnte in ausgedehnten Versuchen die Ergebnisse der CAVELTIS nicht reproduzieren, und auch RANDERATH berichtete kürzlich, daß es ihm bei mehr als 100 Versuchen in keinem Fall gelungen ist, auf dem angegebenen Wege zu Autosensibilisierung oder Nephritis zu gelangen. Die tierexperimentellen Untersuchungen zeigen also, daß entzündliche und degenerative Nierenerkrankungen nicht obligatorisch zu Auto-Antikörperbildung führen und daß diesen Auto-Antikörpern infolgedessen auch keine Bedeutung für den Ausbruch oder die Chronizität solcher Erkrankungen zugeschrieben werden kann. Nur bei Streptokokkeninfektionen werden als immunologische Begleiterscheinung Auto-Antikörper nachweisbar. Eine pathogene Bedeutung muß ihnen auch hier abgesprochen werden.

Literatur.

1. v. BOYDEN, St.: Z. exper. Med. **93**, 107 (1951).
2. CAVELTI, Ph., and E. S. CAVELTI: Arch. of Path. **39**, 148 (1945); **40**, 103 (1945).
3. HUMPHREY, J. H.: J. of Path. **60**, 211 (1948).
4. LANGE, K., M. M. A. GOLD, D. WEINER and V. SIMON: J. Clin. Invest. **28**, 50 (1949).
5. PFEIFFER, E. F., u. H. E. BRUCH: Erg. inn. Med. **4**, 670 (1953).
6. ROTHER, K.: 1954, unveröffentlicht.
7. SARRE, H., u. K. ROTHER: Klin Wschr. **1954**, 410.

MARK (Rostock):

Wenn jetzt der Kliniker zu den Problemen noch einmal Stellung nimmt, will ich mich bemühen, rein klinisch, vom Patienten noch einige Worte zu sagen. Herr SARRE hat herausgestellt, daß bei der akuten Nephritis immer noch 20% ungeheilt bleiben. Das ist für uns Kliniker eine sehr ernste Angelegenheit. Und woran liegt es? Es liegt ganz sicher daran, daß die Frühdiagnose der akuten Nephritis sehr häufig sehr spät gestellt wird und infolgedessen die notwendige — VOLHARD sagte „richtige" — Behandlung zu spät einsetzt. Ich habe während meiner Tätigkeit in Italien Anfang 1945 etwa 250 frische Feldnephritiden besuchen können und ich habe damals die erschütternde Feststellung machen müssen, daß von den 250 Kranken kein einziger vor dem 6. Tag in ärztliche Behandlung gekommen ist, weil die Patienten mit ein bißchen Ödem usw. lieber bei ihren gewohnten Verhältnissen geblieben sind, als sich krank gemeldet haben. Dieser Faktor spielt sicher auch bei der Friedensnephritis nicht selten eine gewisse Rolle. Und dann ist es verständlich, daß solche Fälle nicht mehr voll ausheilen. Von diesen 250 Kranken habe ich später nach dem Zusammenbruch in den Kriegslazaretten rückwärts fast alle als nicht ausgeheilte Nephritiden wiedergetroffen. Auf der anderen Seite hat Herr Kollege HILDEBRAND — ein erfahrener VOLHARD-Schüler — 500 Fälle von akuter Feldnephritis im Kriege betreut und berichtet von einem Heilsatz von 85%, der für Frontverhältnisse sehr gut ist. Ich glaube, daß dieser Hinweis auf die Bedeutung der Frühdiagnose sehr zu beherzigen ist.

Eine zweite Frage zur Ausheilungsfrage der akuten Nephritis: Wir haben gehört, daß akute Nephritiden immerhin in einem größeren Prozentsatz angeblich ausheilen, der Harn ist normal, der Blutdruck normal, sie werden ohne besondere Diätvorschriften entlassen, eben geheilt entlassen. Sie kommen dann mit normalem Blutdruck und ohne pathologischen Harnbefund in etwa zufällig wieder einmal in unsere Betreuung. Und dann findet man — und das haben wir leider im Kriege in einem auch nicht kleinen Prozentsatz feststellen müssen —, daß die Nierenfunktionsproben, Wasser- und Konzentrationsversuche nach VOLHARD in vielen Fällen eine deutliche Einschränkung 1. der Wasserausscheidung, 2. eine Verminderung der Halbstundenleistungsgröße und eine gewisse Einschränkung der Konzentrationskraft aufweisen. Solche Fälle sind eben nicht ausgeheilt. Und wenn wir jetzt, das haben wir ebenfalls heute gehört, manchmal berichtet bekommen, daß solche Fälle auch mit den modernen Clearance-Methoden hier und da noch krankhafte Erscheinungen zeigen, dann sagt das: Man sollte eine akute Nephritis nicht entlassen, bevor nicht die Nierenfunktion in Ordnung ist, auch wenn der Harnbefund und der Blutdruck normal sind. Das nur ganz kurz zu der akuten Nephritis.

Bei der nicht primär ausgeheilten Nephritis hatte ich etwa 1400 nicht ausgeheilte Feldnephritiden in meinen Nieren-Sonderlazaretten über längere Zeit verfolgen und eine Reihe sehr wichtiger Erhebungen über den Einfluß der in diesem Stadium notwendigen Diätführung machen können. Wir haben damals weiter gesehen, daß bei diesen nicht primär ausgeheilten Fällen in einem gar nicht kleinen Prozentsatz es besonders wertvoll ist, die Hunger- und Durstkur in einer Dauer von 3 Tagen mit einem anschließenden Wasserstoß (selbstverständlich bei normalem Rest-N usw.) schon in Abständen von $^1/_4$ Jahr oder von 4—5 Monaten zu wiederholen. Wir haben ein sehr großes Material über lange Zeit gesichtet und ich darf Ihnen ganz kurz nur das Ergebnis dieser vergleichend-therapeutischen Untersuchung zeigen, ohne auf Einzelheiten einzugehen, die in der Monographie besprochen sind.

Gegenüberstellung des Aufnahme- und Endbefundes (Monographie S. 629).

Befund	Diät *698*			H.-D. *684*		
	bei Aufnahme		bei Entlassung	bei Aufnahme		bei Entlassung
	normal	pathol.	normal	pathol.	normal	normal
Anzahl insgesamt	71	627	47 = *8*%	8	686	142 = *21*%
Harnbefund:			*pathol.*			*pathol.*
(Resthämaturie, Restalbuminurie) . . .	266	432	56 = 13%	103	591	185 = 31%
Blutdruck	302	396	218 = 55%	207	487	189 = 39%
Alle Symptome	—	122	27 = *22*%	—	321	24 = *7,5*%

Bei Gegenüberstellung von 698 ausschließlich mit Nierendiät und 684 mit zusätzlichen wiederholten Hunger-Durst-Kuren behandelten, nicht primär ausgeheilten Kriegsnephritiden ergab sich bei der Entlassung aus den Nierenlazaretten in der zweiten Gruppe (H.-D.) in 21% eine Normalisierung gegenüber nur 8% in der Diätgruppe. Im gleichen Sinne fanden sich in der Diätgruppe in 22% noch alle Symptome, in der H.-D.-Gruppe nur in 7,5%. Es waren also bei zusätzlichen Hunger-Durst-Kuren mehr Fälle normalisiert und weniger schlecht geblieben als bei Diät, wobei in beiden Fällen der Unterschied statistisch echt ist.

Zur Herdnephritis: Solange nicht das Gegenteil bewiesen ist, ist es für die Klinik wichtig, mit diesem Begriff unbedingt zu arbeiten. Daß diese Herdnephritis manchmal übergehen kann in eine echte Nephritis, daß manchmal eine echte Nephritis unter dem Bild der Herdnephritis falsch diagnostiziert wird, das haben wir von verschiedenen Seiten immer wieder gehört und auch selbst öfter betont. Die Tatsache, daß die Tonsillektomie doch eine Veränderung des Harnbefundes bei der Herdnephritis zur Folge hat, ist auch bekannt.

Um den direkten Einfluß der Tonsillektomie auf die durch eine aufgepfropfte Herdnephritis bei nicht primär ausgeheilten Kriegsnephritiden bedingte Hämaturie festzulegen, wurde bei 112 Fällen direkt vor und 1, 3, 7, 14 und 21 Tage nach der Tonsillektomie der Grad der Hämaturie festgelegt. Die Abbildung zeigt die zahlenmäßigen Verhältnisse dieser Untersuchungen. Sehr eindrucksvoll erscheint in der Darstellung die bekannte, bei fokaler Sanierung auftretende Verschlechterung der Hämaturie in den ersten drei Tagen und die zunehmende Besserung bzw. das Verschwinden der Hämaturie in fast 90% der Fälle im Anschluß an Tonsillektomie.

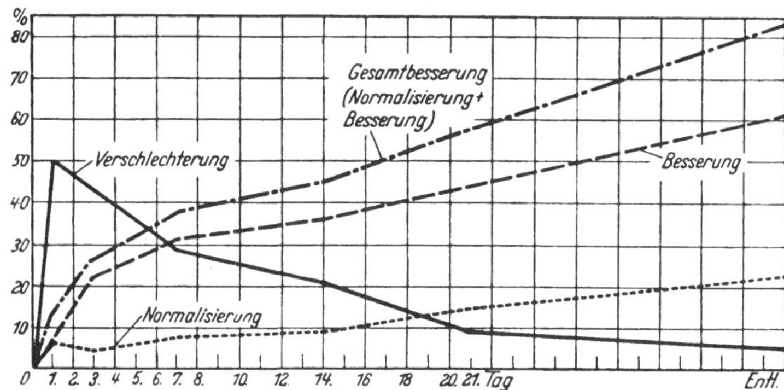

Abb. 1. Verhalten der Hämaturie nach Tonsillektomie.

Die DUTZschen Versuche mit Luminal, also vegetativ-dämpfenden Mitteln, bei der Tiernephritis sind sehr interessant. Wir haben zufällig gesehen, daß fallweise bei chronischer Glomerulonephritis während längerdauernden Hydergingaben eine wesentliche Besserung der Albuminurie und des Gesamtzustandes eintrat, aber nur so lange, als wir das Mittel gaben.

Zum Schluß möchte ich nochmals hervorheben: Die Frühdiagnose der akuten Nephritis ist nach wie vor das A und O der Behandlung der diffusen ischämischen Nierenentzündung.

Literatur.

MARK, R.: Wege vergleichender Therapie in der inneren Medizin, II. Bd. Urban und Schwarzenberg 1952.

KLEINSCHMIDT: (Mainz)

Zur Frage des zeitlichen Eintritts der Proteinurie. Herr SARRE hat vorhin mitgeteilt, daß bei der Masugi-Nephritis nach 3 Tagen tubuläre Veränderungen histologisch zu beobachten sind und daß erst nach diesem Zeitpunkt die Proteinurie in Erscheinung tritt. Wenn man von der Anschauung von RANDERATH ausgeht, nach der die Permeabilitätsstörung am Glomerulus das Primäre ist, so muß man sich aber vorstellen, daß der Primärharn schon früher eiweißhaltig ist. Man kann dann annehmen, daß das Eiweiß in den Tubuli quantitativ rückresorbiert wird, soweit die Kapazität dafür reicht. Die Grundlagen dieses Mechanismus sind besonders von OLIVER u. Mitarb. untersucht worden. So erklärt sich unserer Meinung nach unter Umständen die anfängliche Eiweißfreiheit des endgültigen Harns, bis später unter Zunahme von Membranschädigung und Dysproteinämie der Eiweißgehalt des Filtrates ansteigt, bis die tubuläre Kapazität überschritten wird. In diesem Stadium erst enthält der endgültige Harn Eiweiß. Ich möchte glauben, daß diese Vorstellung einiges für sich hat. Jedenfalls scheint mir die Reihenfolge der Störungen nach wie vor nicht eindeutig festzuliegen.

Zu NONNENBRUCH: Therapeutische Nephrektomie bei beidseitigen Nierenerkrankungen. — Aus großen Statistiken ergibt sich, daß etwa 8% der Patienten mit einseitigen Nierenerkrankungen, die sich einer Nephrektomie unterziehen mußten, Hochdruck aufwiesen (MANZOCCHI), während umgekehrt Hochdruckpatienten in einem ähnlichen Prozentsatz (9%) einseitige Nierenleiden aufwiesen (RATLIFF). Nur bei einem jeweils recht kleinen Anteil dieser Fälle kann durch Nephrektomie die Hypertension dauerhaft beseitigt werden, wenn eine genügend lange Nachbeobachtungszeit von über einem Jahr berücksichtigt wird. Eine kritische Auswertung ergibt, daß das Hochdruckleiden meist nur vorübergehend gebessert wird (KLEINSCHMIDT), wobei eine günstige Wirkung in der ersten postoperativen Phase fast obligat ist. Wenn also schon in Fällen mit sicher einseitiger Nierenstörung, bei denen die Nephrektomie aus gutem Grund durchgeführt wurde, der Dauererfolg meist ausbleibt, wieviel weniger kann man sich von diesem Eingriff bei einer beidseitigen und diffusen Nierenerkrankung versprechen.

Man sollte noch viele experimentelle Untersuchungen über diese an sich sehr interessante Beeinflussungsmöglichkeit durchführen. Die Wirkung ist sicher zum Teil auf den Operationsschock zu beziehen, der an sich schon zu länger anhaltender Blutdrucksenkung führen kann. Wir möchten jedenfalls hier nachdrücklich unsere Bedenken gegen ein derartiges Vorgehen äußern, das nach unserer Ansicht viel Schaden bringen kann.

Literatur.

MANZOCCHI, L.: Arch. ital. Urol. **23**, 400 (1946). RATLIFF, R. K., R. M. NESBIT, R. T. PLUMB and W. BOHNE: J. Amer. Med. Assoc. **133**, 295 (1947).

KLEINSCHMIDT, A.: Z. klin. Med. **152**, 288 (1954).

ELERT (Freiburg):

Die Beobachtungen von Herrn SARRE über die Beeinflussung der Masugi-Nephritis durch Sexualhormone sind im Hinblick auf die Schwangerschaftsnephropathie von besonderem Interesse. Nach der Theorie von GEORGE V. SMITH und OLIVE W. SMITH von der Harvard University ist eine gestörte Hormon-Balance in der Placenta für das Zustandekommen der Schwangerschaftstoxikose verantwortlich. Die Nierenveränderungen werden von ihnen als Folge des relativen Übergewichtes von Prolan bzw. des Mangels an Oestrogenen und an Progesteron aufgefaßt. Sie haben daher die Therapie mit hohen Oestrogen-Progesteron-Dosen propagiert. Die von ihnen und anderen mitgeteilten Erfolge konnten von HOWARD TAYLOR jun. von der Columbia University und von MITTELSTRASS u. PLOTZ von der Hamburger Frauenklinik nicht bestätigt werden und auch wir konnten keine Beeinflussung der Toxikose durch hohe Oestrogendosen beobachten. [Literatur bei H. C. TAYLOR: Arch. Gynäk. **176**, 595 (1949) und bei H. MITTELSTRASS u. J. PLOTZ: Arch. Gynäk. **177**, 188 (1950)].

WOLLHEIM (Würzburg):

Ich konnte bei den Tierversuchen leider nicht sehen, welches Geschlecht die einzelnen Versuchstiere hatten. Bei Anwendung von Steroiden, auch wenn diese selbst nicht geschlechtlich wirksam, aber Derivate wirksamer Hormone sind, scheint mir das Geschlecht der Versuchstiere von Bedeutung. Daher meine Frage.

Dann noch etwas anderes, was mir wichtig erscheint: Leider hatte ich den Eindruck, daß Herr SARRE in seinem Referat die Diskussionen, die wir in der vergangenen Woche in Göttingen und vorgestern und gestern in diesem Symposion hatten, wenig berücksichtigte. Ich stimme mit Herrn ARNOLD ganz überein, daß es nicht darauf ankommt, wie der einzelne ein Phänomen letzten Endes ausdeutet, sondern daß für die Klinik das Wichtige darin liegt, die Phänomene zu sehen. Bei aller Verehrung für Franz VOLHARD, die auch ich persönlich in wärmstem Maße habe, darf uns doch die Größe seiner Persönlichkeit nicht dazu verleiten, für alle Zeiten Phänomene nicht wahrzunehmen, die er nicht gesehen hat. Es wird dem Tatbestand nicht gerecht, wenn man das, was wir seit 2 Jahren als Syndrom der Tubulärinsuffizienz beschreiben[1], als toxische Nephrose im Sinne von VOLHARD bezeichnet. Als wir den neuen Begriff der Tubulärinsuffizienz vorschlugen, haben wir uns das sehr genau überlegt. Das klinische

[1] WOLLHEIM, E.: Helvet. med. Acta, **18**, 340 (1951). Verh. dtsch. Ges. inn. Med. Wiesbaden **1952**, 211. — MOELLER, J.: Verh. dtsch. Ges. inn. Med. Wiesbaden **1952**, 216. — MOELLER, J., u. W. REX: Z. Klin. Med. **150**, 103 (1952); MOELLER, J. u. A. BEDÖ: Ärztl. Wschr. **1952**, 11, 25.

Phänomen, das wir so bezeichneten, deckt sich eben mit keinem der älteren Begriffe. Daß diese Tubulärinsuffizienz sehr häufig ist, habe ich bereits in der Diskussion zu Herrn ZOLLINGER durch Zahlen belegt. Obgleich der pathologische Anatom nur bestimmte Fälle dieser Art sehen konnte, bleibt es das Verdienst von ZOLLINGER und SPÜHLER, daß sie sich in dieser Richtung sehr aktiv bemüht haben. Sie beschränken sich aber auf die tödlichen Fälle. Das Material wird sehr groß, wenn man die viel häufigeren leichteren oder auch schweren, aber heilbaren Funktionsstörungen einbezieht. Ich wiederhole nochmals unsere Zahlen: unter 7443 Krankengeschichten unserer Klinik von 1949—1952 fanden sich nur 21 = 0,28% akute Glomerulo-Nephritiden, während 860 Patienten = 11,6% das Symptomenbild der tubulären Insuffizienz erkennen ließen. Eine solche Zahl von Patienten mußte uns veranlassen, den Dingen nachzugehen. Ich wählte die Bezeichnung Tubulärinsuffizienz und nicht interstitielle Nephritis, weil letztere in der gesamten Gruppe nur einen kleinen Teil ausmacht. Auch die sog. toxischen Nephrosen, von denen Herr SARRE spricht, sind nur eine kleine Teilgruppe. Ich glaube nicht, daß man in Freiburg über den Unterschied „itis" und „ose" zu diskutieren braucht, da wohl viele von uns bei ASCHOFF studiert und seine Ausführungen nicht vergessen haben. In der Gruppe der tubulären Insuffizienzen gibt es echte interstitielle Nephritiden bei entzündlichen infektiösen Prozessen, z. B. bei der Hepatitis epidemica, bei der Frühnephritis des Scharlachs in den ersten Tagen, bei Typhus, Paratyphus und anderen Infektionen. Es gibt ferner die so häufigen ascendierenden Entzündungen bei Pyelonephritis, bei Steinniere, bei infektiöser Rückstauung bei Prostatahypertrophie. Bei den letztgenannten fängt aber der entzündliche Prozeß zunächst in den Tubuli an und kann sich dann auf das Interstitium ausdehnen. Schließlich können entzündliche Prozesse vom Glomerulus descendieren, so bei der chronischen Glomerulonephritis. Aber neben dieser Gruppe von entzündlichen Veränderungen stehen 2 Gruppen, bei denen keinerlei Entzündungen vorhanden sind und bei denen man deshalb auch nicht von einer interstitiellen Nephritis sprechen kann. Da sind einmal die Kranken, bei denen die tubuläre Insuffizienz durch toxisch-allergische Noxen ausgelöst wird. Vielleicht hat VOLHARD bei seiner toxischen Nephrose am ehesten an solche Patienten gedacht. Und schließlich die große Gruppe, bei der das Symptomenbild der Tubulärinsuffizienz durch Störungen der Nierendurchblutung hervorgerufen wird: die Schockniere, die Gefäßinsuffizienzen, manche Stauungsnieren. Diese drei in ihrer Ätiologie vollkommen verschiedenen Gruppen zeigen ein in ihrer Symptomatologie gleichförmiges Symptomenbild. Die Unterscheidung dieses klinischen Syndroms von den primär glomerulären Erkrankungen ist aus therapeutischen Gründen wesentlich. Wie gestern schon gesagt, gibt es Nierenkranke, die man durch Hungern und Dursten heilen kann, aber es gibt andere, die Patienten mit tubulärer Inuffizienz, die man durch das gleiche Behandlungsverfahren in Lebensgefahr bringt. Es scheint mir also angebracht, diesem Problem etwas Aufmerksamkeit zu widmen.

Die Wahl des relativ indifferenten Begriffes der tubulären Insuffizienz scheint mir bei den so verschiedenen ätiologischen Faktoren zweckmäßig zu sein und gut mit dem übereinzustimmen, was wir gestern von pathologisch-physiologischer Seite durch die Ausführungen von Herrn FREY hören konnten, sowie zu dem, was sonst die Nierenphysiologie erarbeitet hat. Die Unterscheidung zwischen primär-glomerulären und primär-tubulären Erkrankungen findet auch eine gute Stütze in dem, was durch die Clearance-Methode in all ihrer Problematik und insbesondere auch durch die Untersuchungen meines Mitarbeiters MOELLER über die Phenolrotausscheidung sich an Tatsachen ergeben hat. Es ist selbstverständlich, daß eine sehr weitgehende Tubulusschädigung zum Ausfall von Glomerulusfunktionen führen muß. Dies sehen wir bei der Pyelonephritis, wenn sie zur pyelonephritischen Schrumpfniere wird und der Blutdruck dann ansteigt. Wie ich es bereits in Göttingen und auch vielfach hier in den letzten Tagen tat, möchte ich jetzt die Forscher, die sich mit der Klinik der Niere beschäftigen, anregen, sich für die tubulären Funktionsstörungen zu interessieren. Das erste und einfachste Symptom ist die Einschränkung der Konzentrationsfähigkeit des Harns. Ich möchte auch noch darauf hinweisen, daß mindestens die Hälfte aller Urämien, die wir in den letzten Jahren beobachteten, nicht hypertonisch waren und auf der Basis einer tubulären Insuffizienz entstanden. Diese Urämien sind heilbar, auch ohne künstliche Niere, mit den Maßnahmen, die Herr MOELLER aus meiner Klinik publiziert hat. Soviel zu den Ausführungen von Herrn SARRE.

Jetzt noch zu weiteren Fragen, die in der Diskussion angeschnitten wurden. Zu Herrn ARNOLD: Ich stehe seiner Arbeitsrichtung sehr sympathisch gegenüber, deren Wert darin liegt, systematisch zu beobachten. Einen Teil seiner Fälle würden wir als tubuläre Insuffizienz auffassen, denn sie hatten eindeutige Einschränkung der Konzentrationsfähigkeit bei sonstiger Armut an Symptomen. Ich stimme Herrn ARNOLD auch darin zu, daß sich die scharfe Trennung zwischen Herdnephritis und diffuser Glomerulonephritis nicht mehr aufrechterhalten läßt.

Zu Herrn HEUCHEL darf ich sagen, daß unter unseren 60 Lenta-Patienten 3 waren, die terminal eine Blutdrucksteigerung bekamen und bei denen bei der Obduktion eine klassische diffuse Glomerulonephritis gefunden wurde. Es gibt also sicher Übergänge zwischen Herdnephritis und diffuser Glomerulonephritis.

Zum Schluß möchte ich nochmals bitten, weitere Verwirrungen zu vermeiden, indem der eine von Nephrose spricht und der andere eine tubuläre Insuffizienz meint. Die Einteilung der Nierenerkrankungen sollte in folgende Gruppen erfolgen: 1. die primär glomerulären Erkrankungen, wie sie von VOLHARD als Glomerulo-Nephritis oder als primär vasculäre Erkrankungen beschrieben wurden. In dieser Gruppe hat sich vielleicht nur die Stellung der arteriolosklerotischen Schrumpfniere verändert, die wir ja mehr zu den entzündlichen Erkrankungen rechnen, 2. die primär tubulären Erkrankungen und 3. die Nephrosen mit dem klassischen nephrotischen Syndrom als Ausdruck einer allgemeinen Störung des Eiweißlipoidstoffwechsels. Bei letzteren ist die Niere nur eines der erkrankten Organe, etwa in Form einer Permeabilitätssteigerung des Glomerulus (RANDERATH).

MOELLER (Würzburg):

Zur Frage der Nephrose habe ich noch eine Frage an Herrn SARRE:

Er hat zuerst ein Diapositiv gezeigt — ich glaube, es stammt aus dem J. Clin. Invest. —, aus dem zu ersehen ist, daß mit steigender Albuminkonzentration im Blut auch mehr Albumin im Urin erscheint. Diese erhöhte Ausscheidung des Albumins geht einher mit einer erhöhten Filtration des Kreatinins. Hieraus ist schon von dem Verf. geschlossen worden, daß bei der Nephrose eine glomeruläre Filtration des Eiweißes vorliegt, so wie Herr RANDERATH ebenfalls eine Permeabilitätsstörung des Glomerulus für Eiweiß bei der Nephrose mit anderen Methoden nachgewiesen hat. In späteren Tierversuchen hat dann Herr SARRE das Bild der Nephrose mit den tubulären Degenerationen identifiziert. Er hat sozusagen aus der Schwere der tubulären Degenerationen auf das Ausmaß der Nephrose geschlossen, und hier ist schon eine große Gefahr der Verwirrung vorhanden. Wir reden von dem Begriff der Nephrose, obwohl einmal die große Proteinurie und ein anderes Mal die tubuläre Degeneration gemeint ist. Es ist mir nicht ganz klar, inwieweit in Ihren Tierversuchen einmal eine akute Nephrose, wie Sie das Syndrom der Nekrose nennen, und einmal eine Lipoidnephrose mit normaler Nierenfunktion in bezug auf die Ausscheidung des Harnstoffes und der übrigen Reststickstoff-Substanzen vorgelegen hat. Es handelt sich doch um zwei grundsätzlich verschiedene Prozesse.

Zur Frage der Herdnephritis möchte ich doch noch einmal darauf hinweisen, daß es sich hierbei keineswegs um eine Krankheitseinheit handelt. Die herdförmige hämorrhagische Herdnephritis tritt postinfektiös auf und ist wahrscheinlich allergischer Natur, während die interstitielle Herdnephritis intrainfektiös in Erscheinung tritt und nicht allergischer Natur ist.

Daß die Tonsillektomie in einzelnen Fällen von Nutzen ist, bedarf keiner Frage. Es dreht sich nur um eine Frage, wann dieser Eingriff durchgeführt wird. Bei frischen Fällen von Glomerulonephritis haben wir eindeutige Verschlechterungen bzw. Rezidive gesehen, so daß sich eine chronische Nephritis entwickelte. Für den Zeitpunkt des Eingriffes kann man keine Regel aufstellen; es muß dem reinen Fingerspitzengefühl überlassen bleiben.

Zur Frage verminderte Nierendurchblutung und Hochdruck: Es ist ja noch gar nicht bekannt, wodurch der renale Hochdruck ausgelöst wird. Es scheint mir daher nicht möglich, eine Beziehung zwischen verminderter PAH-Clearance und Blutdruckerhöhung aufzustellen oder, anders ausgedrückt, man kann eine renale Genese der Hypertonie nicht ablehnen, weil die PAH-Clearance nicht eingeschränkt ist. Vielleicht handelt es sich beim renalen Hochdruck um Stoffwechselvorgänge, die wir mit unseren Methoden noch gar nicht erfassen können. Zu diesem Problem kann ich eine interessante Beobachtung beisteuern. Wir konnten früher schon nachweisen, daß bei den hypertonischen Nephritiden eine Überempfindlichkeit gegen Renin besteht. Diese Überempfindlichkeit fehlt bei der Nephrose. Zufälligerweise haben wir eine ähnliche Überempfindlichkeit der hypertonischen Nephritiker gegen das Polysaccharid Dextran gefunden. Bei langsamer i. v. Injektion einer 6%igen Dextranlösung konnten wir bei Glomerulonephritiden einen allergischen Schock oder auch eine schwere Urticaria beobachten.

Mehr als 5 cm³ wagen wir als Test-Injektion nicht zu injizieren. Solche Dextranüberempfindlichkeiten sind auch postinfektiös in der 3. Woche einer Scharlacherkrankung nachgewiesen. Bei einer einseitigen Nieren-Tbc. mit geringem Hochdruck haben wir ebenfalls vor der Operation 2mal eine schwere Urticaria bekommen. 6 Wochen nach der Nephrektomie zeigte der Patient keine Reaktion gegen Dextran. Es soll damit darauf hingewiesen werden, daß beim renalen Hochdruck eine allergische Komponente mit im Spiel sein muß, was ja mit den Ansichten von Herrn ARNOLD ebenfalls übereinstimmt.

WEISSBECKER: (Freiburg)

Zu den Versuchen von Herrn SARRE, bei denen er die Entwicklung krankhafter, experimentell gesetzter Nierenveränderungen mit Oestradiol hemmen konnte. Er stellte den Mechanismus zur Diskussion.

ELERT hat gezeigt, daß nach Gaben von Oestrogenen die bekannte Sekretionsumschaltung in der Hypophyse einsetzt. Im vorliegenden Falle muß daran gedacht werden, daß die Oestrogengabe zu einer verminderten FSH-Produktion führt und damit entsprechend der Shift-Theorie zu einer Mehrproduktion von ACTH. Dieser Schluß ist naheliegend. Ich frage deshalb Herrn SARRE, ob diejenigen histologischen Nierenbilder, die er nach Oestradiol sah, nicht identisch sind mit denen, die man nach Cortison oder ACTH sieht.

Herr WOLLHEIM ist mit vielen anderen der Ansicht, daß die Nephrose keine Nierenkrankheit, sondern eine Vornierenkrankheit ist. Dafür gibt es ein weiteres Argument, das bisher wenig beachtet wurde. POLLI, der Mailänder Kliniker, hat in seinem bekannten Eiweißbuch berichtet, daß es nach Transfusion von Nephrotikerblut auf Gesunde bei diesen einige Zeitlang zu einer Albuminurie kommt, und zwar wahrscheinlich so lange, als Nephrotikereiweiß noch im Organismus vorhanden ist. Dieses Argument würde für die Nephrose als vor der Niere gelegene Krankheit sprechen.

KLINKE (Düsseldorf):

Ich darf hier für die Pädiatrie sprechen, aus der größeren Kenntnis des Krankheitsbildes der Nephrose, und Vergleiche ziehen zu den tubulären Erkrankungen, von denen Herr WOLLHEIM gesprochen hat. Wir sehen gewöhnlich eine echte Glomerulonephritis im Gefolge der Vorschäden. Aber bei manchen unerkannten Vorkrankheiten — meist Anginen — kommen doch auch tubuläre Erkrankungen im Kindesalter zur Beobachtung. Ganz grundsätzlich davon zu trennen ist die Nephrose. Ihre Ursache ist noch immer dunkel. Wir sehen selbstverständlich Mischformen, daß etwa auf eine Glomerulonephritis sich dann eine Nephrose aufpflanzt. Also nephrotische Bilder mit Steigerung des Blutdruckes, während die typische Lipoidnephrose den erniedrigten Blutdruck hat. Wichtig ist zur Frage der Vorniere, daß, wenn wir bei einer Nephrose das Blut austauschen mit einem normalen Blut, nach der Austauschtransfusion eine ganz wesentliche Blutdruckerhöhung eintritt. Im letzten Fall haben wir eine Blutdruckerhöhung bis auf 210 systolisch gesehen. Daß also Veränderungen in der Vorniere vorliegen, ist selbstverständlich. Wo sie sitzen, wissen wir nicht. Interessiert hat mich die Auffassung von Herrn SARRE über die Rolle des Natriums dabei. Ich möchte einige Bedenken äußern. Und zwar ist das Natrium im Blutserum bei den Nephrotikern stark vermindert, so daß von amerikanischer Seite eine Behebung der Albumenausscheidung durch Natriumcarbonat vorgeschlagen ist. In 4 eigenen Beobachtungen war dies tatsächlich der Fall. Wir kommen allerdings in die Gefahr, daß wir dann auch eine Tetanie hervorrufen. Mit Calciumcarbonat gelingt es nicht genau so gut, sondern meist nur mit dem Natriumcarbonat und auch nur in geeigneten Fällen. Innerhalb von zwei Tagen sistiert die Albuminurie völlig. Mir scheint, das ist schwierig zu deuten; das gesamte Natrium, das aus dem Blutserum verschwunden ist, stellt nur einen Bruchteil des Natriumgehaltes der Ödemflüssigkeit dar. Der sog. Natrium-retinierende Faktor ist vielleicht nicht identisch mit einem Corticosteroid, sondern wohl eher in Zusammenhang zu bringen mit dem antidiuretischen Hormon; bei den Störungen der Nephrose wird es nicht wie in der Norm abgebaut, was wir auch sonst von Leberkrankheiten u. ä. kennen, so daß es im Urin in Erscheinung tritt. Ich glaube, daß die Neudeutung als ein Corticosteroid doch mir zunächst als hypothetisch erscheint und ich lieber auf das antidiuretische Hormon schließen würde; denn wenn man diesen unbekannten Stoff auch noch bei Herzkranken-Ödemen findet, die ja auf einer ganz anderen Genese beruhen, dann ist das doch sehr fraglich, ob es etwas ist, was spezifisch mit der Nephrose zu tun hat. Eiweißveränderungen im strukturellen Sinne können wir bei der Nephrose nicht nachweisen.

Möglich ist, daß Resonanzgruppen in den Eiweißen etwas verschoben sind; aber im wesentlichen sind es die quantitativen Veränderungen der Menge nach, die allein festzustellen sind. Wir spielen immer noch mit dem Gedanken, ohne ihn beweisen zu können, daß eine Störung an den Grenzflächen besteht, die dieses merkwürdige Ödem bei der Nephrose erklärt. Dieses ist nämlich so gut wie eiweißfrei, während es bei der Nephritis eiweißreich ist und bei den Herzinsuffizienzen etwa auf der Mitte steht.

HEUCHEL (Jena):

Ich möchte zu dem Referat von Herrn SARRE und zu den Ausführungen von Herrn WOLLHEIM noch einiges sagen. Das, was WOLLHEIM als tubuläre Insuffizienz und NONNENBRUCH als extrarenales Nierensyndrom bezeichnet hat, kommt ja viel häufiger vor als im allgemeinen bekannt ist, fast bei den Chirurgen noch häufiger als beim Internisten. Im klinischen Bild dieser Fälle (Demonstration von fünf typischen Beispielen) ist die Iso- oder Hyposthenurie die kennzeichnendste und leitende Störung. Ätiologisch liegen sehr verschiedenartige Umstände zugrunde: in erster Linie akute Eiweißzerfallsprozesse, ferner schwere Infekte und Intoxikationen sowie Überempfindlichkeitsreaktionen. Der pathologisch-histologische Nierenbefund ist gleichfalls recht unterschiedlich. In den fünf demonstrierten Fällen ergab sich:

1. Eine nekrotisierende Nephrose (nach Salvarsan-Behandlung);
2. eine diffuse interstitielle seröse Nephritis (nach großer Ulcusblutung);
3. ausgedehnte Verfettung des Nierenparenchyms (bei generalisierter Tuberkulose mit Fettleber);
4. eine hyalintropfige Entartung des Nierenparenchyms neben akuter Glomerulonephrose (bei akuter Leberatrophie);
5. vermehrte Blutfülle der intertubulären Gefäße mit geringen degenerativen Parenchymveränderungen (bei akuter Ruhr).

Diese histologischen Nierenbefunde können ohne Zwang als Beispiele für die verschiedenen Grade einer Gefäßreizung aufgefaßt werden, wie sie das RICKERsche Stufengesetz beinhaltet. Auf experimentellem Wege haben schon SARRE und MOENCH Nierenveränderungen erhalten, die sie gleichfalls im Sinne des Stufengesetzes deuten. Mit solchen Befunden wird u. E. die Rolle des Gefäßsystems im Rahmen der akuten tubulären Nierenstörungen nachdrücklich hervorgehoben.

Zur Nomenklatur noch eine abschließende Bemerkung: Extrarenales Nierensyndrom scheint uns die einzige Bezeichnung zu sein, welche genügend umfassend ist, um als Sammelbegriff für alle diese Zustandsbilder zu dienen — gerade weil damit die auch von Herrn WOLLHEIM stets betonten extrarenalen Mechanismen zum Ausdruck gebracht werden. Alle anderen Bezeichnungen, z. B. auch „akute Nephrosen“ sind nur auf einen Teil der Fälle anwendbar.

RAABE (Freiburg):

(Demonstriert Röntgenbilder verschiedener Fälle mit Erwähnung der klinischen Befunde und der Ausfälle der Phosphatprobe sowie anderer funktioneller Nierenuntersuchungen; zur Diagnose, ob ein Hochdruck renal bedingt ist oder nicht, weiter zur Frage, ob er durch eine einseitige Nierenerkrankung bedingt ist oder nicht, und schließlich zur Indikation, wann die eine Niere entfernt werden sollte.)

NONNENBRUCH (Höxter) †:

Ich glaube, daß man in absehbarer Zeit bei einer Rückschau auf den heutigen Vormittag nicht verstehen wird, daß das vegetative Nervensystem, welches mit der Tubuluszelle eine syncytiale Gemeinschaft bildet, ebenso wie die Arbeiten von REILLY aus dem Hospital Claude Bernard in Paris keine Erwähnung fanden.

WOLLHEIM (Würzburg):

Ich freue mich, daß auch Herr HEUCHEL ganz in unserem Sinne den alten Begriff Nephrose für überholt hält. Wir verfügen jetzt über ein Obduktionsmaterial von 30 Fällen aus den letzten Jahren, das von WEPLER im Pathologischen Institut der Universität Würzburg (Professor KIRCH) eingehend bearbeitet wurde. Wichtig ist die Tatsache, daß bei den Fällen, bei denen klinisch das Syndrom der tubulären Insuffizienz beobachtet wurde, auch anatomisch an den Tubuli und um die Tubuli die pathologischen Veränderungen zu finden sind. Herr

NONNENBRUCH, der ein Pionier auf diesem Gebiet ist — ein Verdienst, das nicht vergessen werden darf —, nannte sein hepatorenales Syndrom so, weil er glaubte, bei diesem Symptomenkomplex sei an den Nieren nichts Pathologisches zu finden. Die Bezeichnung als extrarenales Syndrom sollte besagen, daß die Niere keine rechte Erklärung für diese besondere Form der Urämie abgab. Wir begannen unsere Beobachtungen ebenfalls an solchen Fällen von sog. hepatorenalem Syndrom bei Coma hepaticum und bei Fällen von Endocarditis lenta. Inzwischen haben wir gelernt, daß sich bei diesen Kranken anatomisch sehr wohl faßbare Prozesse an den Nieren abspielen. Das hepatorenale Syndrom geht daher ein in den umfassenden Begriff der tubulär bedingten Urämie. Zu diesem Syndrom der tubulären Insuffizienz gehört ebenso die Schockniere, das Crushsyndrom und das, was in der amerikanischen Literatur ursprünglich als lower-nephron-nephrosis bezeichnet wurde. Die an diesen Krankheitsbildern mitgeteilten anatomischen Beobachtungen waren für uns aufschlußreich. Aber es schien empfehlenswert, diese verschiedenen Krankheitszustände ihrer funktionell pathologischen Störung nach zu einem Begriff zusammenzufassen. Die Zahl der Fälle mit tubulärer Insuffizienz, die sich am Krankenbett erkennen lassen, ist weit größer als die, die dem pathologischen Anatom zufallen. Die rechtzeitige Diagnose einer tubulär bedingten Urämie, z. B. bei großer Magenblutung, ist für den Kranken wichtig. Eine oder mehrere rechtzeitig durchgeführte Plasmatransfusionen können den Patienten retten. Es ist aber wichtig, Plasma zu nehmen und nicht Vollblut, um eine Belastung der Niere im Sinne der Chromoproteinniere von ZOLLINGER zu vermeiden. So konnte ich vor kurzem in München über 35 große intestinale Blutungen berichten, die unter Anwendung dieser Erkenntnisse erfolgreich behandelt werden konnten.

MOELLER (Würzburg):

Ich möchte einige Untersuchungen zur Frage der Dysproteinämie anführen.

Wir haben das Hypertensinogen im Plasma von Nephrotikern getestet und eine Verminderung nachgewiesen. Die fehlende Blutdrucksteigerung bei Nephrosen konnte auf diese Verminderung bezogen werden. Eine Zufuhr von Hypertensinogen würde eine Blutdrucksteigerung nach Bluttransfusionen bei Nephrosen erklären. Solche Blutdrucksteigerungen sind ja von Herrn KLINKE beobachtet worden. Auch Herr LINNEWEH hat solche Blutdrucksteigerungen gesehen und die von uns nachgewiesene Verminderung des Hypertensinogens bei den Nephrosen bestätigt.

ARNOLD (Heidelberg):

Zur Ätiologie der Nephritis. Es wird heute sehr viel davon gesprochen, daß nur die A-Streptokokken eine Nephritis verursachen, was für die große Mehrzahl sicher zutrifft, aber wir wissen doch auch, daß es z. B. nach Varicellen und nach Mononucleose auch Nephritiden gibt. — Dann streite ich mich ja so ein bißchen mit Herrn MOELLER über die Beweise zur Frage der renalen Hypertonie. Wir wissen ja nicht, wodurch sie entsteht. Herr MOELLER war vor einiger Zeit, wenn ich mich recht erinnere, noch der Ansicht, daß der Reninmechanismus die wichtigste Ursache sei. Ich glaube aber, er ist unterdessen davon abgekommen. Jede klinische Beweisführung hat ihre Grenzen. Wenn wir aber nachweisen können, daß funktionell nichts an der Niere ist, daß auch nichts Krankhaftes im Harn ausgeschieden wird und daß dazu noch anatomische Befunde existieren, bei denen die Nieren völlig normal sind, wenn sich nach einer Nephritis eine Hypertonie entwickelt hat, dann bin ich am Ende meiner Beweisführung. Dann können wir nur sagen, entweder entsteht die Hypertonie anders — extrarenal —, oder es muß in der Niere etwas vorgehen, was wir nicht kennen. Dann sind aber alle bisherigen Konzeptionen der renalen Hypertonie illusorisch, und das zu zeigen war ja auch nur unser Anliegen.

WOLLHEIM (Würzburg):

Wir haben in Göttingen mit Herrn PICKERING die Frage des renalen Hochdrucks ausführlich diskutiert. Es war eine ganze Reihe erfahrener Fachleute auf diesem Gebiet anwesend. Wir kamen übereinstimmend zu dem Resultat, daß man heute sagen muß, es liegen keine Beweise mehr für den Reninmechanismus vor. Die Frage muß von neuem gestellt werden: Weshalb steigt der Blutdruck bei Nierenerkrankungen überhaupt an?

SARRE (Freiburg):

Schlußwort.

Die Diskussion hat eine solche Fülle von Anregungen, Ergänzungen und neuen Gedanken ergeben, daß ich kaum auf alles eingehen kann. Zunächst möchte ich zu den klinischen Einwänden Stellung nehmen, die mir am wichtigsten erscheinen:

Es tut mir leid, daß ich mit Herrn WOLLHEIM in einen Gegensatz zu geraten scheine. Ich habe — das muß ich zugeben — den Ausdruck „akute toxische Nephrose" mehr aus Gründen der Pietät meinem Lehrer VOLHARD gegenüber benutzt. Sicherlich ist der Begriff „tubuläre Insuffizienz" sehr gut gewählt und vor allen Dingen auch didaktisch wertvoll, so daß der Arzt nicht Gefahr läuft, den Begriff der akuten toxischen Nephrose mit dem total anderen Begriff der Lipoidnephrose oder des nephrotischen Syndroms zu verwechseln. Denn daß dies toto coelo verschiedene Krankheitsgruppen sind, darüber sind wir uns vollständig einig. Ich nenne die „akute toxische Nephrose" (VOLHARD, FAHR) vorerst lieber „akute toxische Niereninsuffizienz", da die „tubuläre Insuffizienz" sozusagen quer durch die Nierenpathologie hindurchgeht, von der Quecksilbervergiftung über die Pyelonephritis und die interstitiellen Nephritiden bis zur chronischen Nephritis usw. Es scheint mir also die „tubuläre Insuffizienz" ein arg weit gespannter Begriff zu sein. Er ist per definitionem ein *funktioneller* Begriff, der also bestimmte Funktionsstörungen bei vielen Krankheitsbildern zusammenfaßt, so daß wir uns dann wieder fragen müssen, wie nennen wir dann die Gruppen der akuten, toxischen, allergischen, hypoxydotischen Insuffizienzen zum Unterschied von den vielen anderen akuten und chronischen Zuständen, die zur tubulären Insuffizienz führen? Aber ich möchte auf diese Fragen der Nomenklatur jetzt nicht näher eingehen, wir haben uns mehr mit der Therapie dieser Krankheitsbilder beschäftigt. Bei unseren experimentellen Versuchen nun haben wir Grund, diese Dinge etwas anders zu sehen, weil unsere experimentellen Nephritiden mit nephrotischem Einschlag, die also ein ausgeprägtes nephrotisches Syndrom zeigen, gleichzeitig tatsächlich eine tubuläre Insuffizienz haben. Es liegt also hier sozusagen eine Kombination von nephrotischem Syndrom und tubulärer Insuffizienz vor. Es ist dies vielleicht mit ein Grund, daß wir mit den gleichen Mitteln (vor allem Oestradiol) sowohl die akute schwere Nephritis-Nephrose, wie z. B. die Sublimatvergiftung, heilen konnten. Übrigens haben ja WOLLHEIM und MOELLER selbst publiziert, daß auch in der Klinik des Erwachsenen diese chronischen Nephritiden mit nephrotischem Einschlag eben oft gleichzeitig eine tubuläre Insuffizienz haben. Jeder Kenner wird dennoch die einzelnen genannten Krankheitsbilder reinlich scheiden können, *auch* nach der Nomenklatur von VOLHARD u. FAHR! Die reinen Lipoidnephrosen, wie sie ja eigentlich der Kinderkliniker sieht, sind vielleicht etwas anderes. Aber ich möchte auch den Kinderkliniker daran erinnern, was ein guter Kenner der Materie wie RANDERATH gefunden hat, daß fast alle sogen. Lipoidnephrosen, auch kindliche Lipoidnephrosen, letzten Endes sich pathologisch-anatomisch als chronische Nephritiden mit nephrotischem Einschlag entpuppen. Herr KLINKE hat ja selbst erwähnt, daß nephrotische Kinder, denen normales Blut transfundiert wird, eine wesentliche Blutdruckerhöhung bekommen. Dies spricht nach den Untersuchungen von MOELLER und LINNEWEH über den Ersatz fehlenden Hypertensinogens sehr für das Vorhandensein von chronischen Nephritiden bei diesen Kindern.

Zur Frage des Natrium-retinierenden Faktors:

Auch ich bin mit Herrn KLINKE der Meinung, daß dieser Na-retinierende Faktor vielleicht etwas Unspezifisches ist, da man diesen Faktor auch bei der kardialen Insuffizienz mit Ödemretention gefunden hat. Es lag mir nur daran, auf diese interessanten Arbeiten von LUETSCHER und Mitarb. hinzuweisen. Die Deutung als Corticosteroid wird in den Arbeiten von LUETSCHER nicht rein hypothetisch erörtert, sondern sie haben Anhaltspunkte dafür nach papierchromatographischen und elektrophoretischen Untersuchungen. — Zu Herrn MARK: Die Mitteilungen aus Ihrer großen klinischen Erfahrung haben mich sehr interessiert. Sicher ist die Bedeutung der Frühdiagnose bei der akuten Nephritis außerordentlich wichtig und sollte allen jungen Ärzten immer wieder eingehämmert werden. Bei meinem Referat wollte ich nur herausstellen, daß es verschiedene Formen von Nephritiden gibt, die wahrscheinlich auch eine verschiedene Prognose haben, und daß andererseits auch bei bester Therapie einige Fälle leider nicht ausheilen und in die chronische Nephritis übergehen, so daß man unsere bisherige Therapie eben noch nicht als optimal bezeichnen kann. Hier hoffen wir mit unseren experimentell-therapeutischen Untersuchungen weiterzukommen. Aber die Hunger- und Durst-Therapie sollte selbstverständlich ihren Platz behalten.

Nur beim Wasserstoß bin ich etwas anderer Meinung: Ich, wie mancher andere VOLHARD-Schüler, bin mit seiner Anwendung immer vorsichtiger geworden. Wenn der Wasserstoß zu früh angewandt wird, so kann die ganze Flüssigkeit retiniert werden, und Verschlechterungen des Krankheitsbildes bis zur Eklampsie können die Folge sein. Wenn man aber den Wasserstoß erst im Stadium beginnender Diurese gibt, dann wird er eben oft nicht mehr notwendig sein. Der Wasserstoß geht ja von der VOLHARDschen Vorstellung aus, „die Nierensperre zu brechen“. Wie wir aber heute wissen, besteht gar keine Durchblutungssperre der Glomeruli, so daß diese Vorstellung überholt erscheint. Ich möchte den Wasserstoß in keinem Lehrbuch und in keinem Fortbildungskurs empfehlen, da er eine zu große Erfahrung voraussetzt, um ihn richtig anzuwenden, und da er zu leicht gefährlich werden kann. In der Hand des sehr Erfahrenen mag er gut sein, ich persönlich habe mich nie davon überzeugen können. — Zu Herrn KLEINSCHMIDT: Die ganz frühen Veränderungen, die wir bei der experimentellen Nephritis-Nephrose an den Tubuli finden, treten schon *vor* jeder Albuminurie und *vor* jeder Ausscheidung von Eiweiß im Kapselraum auf. Sie sind degenerative Veränderungen, die nichts mit Eiweiß-Rückresorption zu tun haben, wovon sich auch Herr RANDERATH an unseren Präparaten überzeugen konnte. — Zu Herrn ELERT: Es hat mich sehr interessiert, von Herrn ELERT zu hören, daß bei der Schwangerschaftsnephropathie die Oestron- und die Progesteron-Produktion in der Placenta herabgesetzt ist, und daß man mit Erfolg versucht haben will, diese Zustände mit Oestradiol und Progesteron zu behandeln. Vielleicht sind die wechselnden Erfolge und Mißerfolge bei dieser Therapie darauf zurückzuführen, daß man eben Progesteron mitverwandt hat, das nach unseren Untersuchungen einen wesentlich verschlechternden Effekt auf die Nierenerkrankungen hat, der dem des Oestradiols vollständig entgegengesetzt ist. Es wäre schön, wenn diese Fragen von diesem Gesichtspunkt aus noch einmal geprüft werden könnten. Sehr interessant war die Bemerkung von Herrn WEISSBECKER über die Beziehungen zwischen Oestradiol und einer eventuell dadurch provozierten ACTH-Ausschüttung. Wir haben an diese Beziehung auch schon gedacht und es sind schon Untersuchungen mit hypophysenlosen Tieren geplant, die wohl diese Frage entscheiden könnten. Zu seiner Frage: Allerdings sind die Bilder nach Oestradiol ähnlich jenen, wie man sie nach großen Cortison-Gaben sieht, nämlich die Bilder einer vollständigen Heilung, was natürlich nichts über die Identität der Wirkungsweise beider Hormone aussagt. — Zu dem von Herrn NONNENBRUCH vorgetragenen therapeutischen Versuch der Besserung einer chronischen Nephritis durch Exstirpation der einen erkrankten Niere möchte ich folgendes sagen: Wir haben bei unseren experimentellen Nephritiden häufig während der Erkrankung die eine Niere aus Gründen der histologischen Kontrolle während der Erkrankung herausgenommen. Wir haben nie gesehen, daß die restierende Niere sich besserte. Wie ich früher mit WIRTZ zusammen nachwies, hatte Denervierung des Nierenstiels, Exstirpation des Ganglion coeliacum usw. niemals eine Besserung der Erkrankung oder eine Besserung der einen Seite bei der experimentellen Nephritis zur Folge.

Zur Pathogenese der klinischen Nephrose als dysadrenorenales Syndrom.

Von

H. KÜCHMEISTER (Hamburg).

Mit 16 Textabbildungen.

So wechselvoll im Erfolg die therapeutischen Vorschläge im Laufe der letzten Jahrzehnte die Prognose des klinisch nephrotischen Syndroms passager aufleuchten ließen, so einförmig dunkel blieb seine Pathogenese.

Zum Verständnis unserer eigenen, später mitzuteilenden Ergebnisse scheint es mir notwendig zu sein, den Begriff des nephrotischen Syndroms kurz zu umreißen. Der Kliniker versteht unter diesem Syndrom ein Krankheitsbild, das durch die folgenden Symptome gekennzeichnet ist:

Ödeme, Hypoproteinämie mit charakteristischem Elektrophoresespektrum, Hyperlipämie, Proteinurie, Lipoidurie, fehlende Rest-N- und Blutdrucksteigerung.

Da diese Symptomatik sowohl zur sog. genuinen Nephrose als auch zur Pseudonephrose gehört, sprechen wir klinischerseits von einem nephrotischen Syndrom.

Die klassische Lehre trennte das Krankheitsbild von der akuten Glomerulonephritis vollständig ab, wobei die pathologisch-anatomischen Befunde bei der Begründung dieser Ansicht Pate standen. Es war aber bereits FAHR bekannt, daß Mischformen sehr viel häufiger zu beobachten waren als reine Lipoidnephrosen, so daß es verständlich erschien, daß besonders von klinischer Seite auf die kombinierten Krankheitsbilder immer wieder hingewiesen worden ist (KAHLER). So setzte sich AMBARD dafür ein, der Lipoidnephrose ihre selbständige Stellung zu nehmen. LEITER sah in dem Syndrom Glomerulonephritiden mit sekundärer Lipoidinfiltration. BREU wollte beide Krankheitsbilder auf zentral nervös hormonale Angriffe zurückführen, ähnlich wie NONNENBRUCH und aus der spanischen Schule SORIANO. So beobachteten VILLA, MÜLLER und LICHTWITZ Lipoidnephrosen im Verlauf der SIMMONDSschen Kachexie.

Die moderne pathologische Schau dieses Problems, von RANDERATH seit vielen Jahren angestrebt, erblickte in einer primären glomerulären Störung die Wurzel beider Krankheitsbilder, wobei unter der Steuerung eines extrarenalen Faktors einmal eine Entzündung im Glomerulus und das andere Mal ohne reaktive Veränderung eine erhöhte Permeabilität der Glomeruli die Krankheit bestimmte. Ähnlich faßt auch BEIL die Nephrose als glomeruläre Erkrankung auf und ALLEN nimmt an, daß sie eine definierte Varietät der Glomerulonephritis mit spezifischen histologischen Alterationen sei. Hieraus schien ableitbar zu sein, daß diese beiden Krankheitsbilder möglicherweise ätiologisch nicht streng voneinander abgrenzbar sind, sondern daß zwei verschiedene Reaktionsformen des Organismus auf bestimmte schädigende Einwirkungen vorliegen, die über denselben Entstehungsmechanismus ablaufen und extrarenal gesteuert werden. FANCONI sah konstitutionelle Faktoren in ihrer Bedeutung als Allergose die Nephrosepathogenese bestimmen. Das Masugi-Experiment, das in Deutschland besonders von SARRE und seinen Mitarbeitern eine intensive Unterbauung erfahren hatte, schien uns geeignet zu sein, der Frage nach der Pathogenese dieses interessanten Krankheitsbildes nachzugehen. FAHR vertrat den Standpunkt, daß erstens eine entsprechende Reaktionslage und zweitens ein geeignetes Antigen für die Entwicklung dieser experimentellen Nierenschädigung notwendig sei. So fand ALBRICH bei B_2-avitaminotischen Tieren, daß die Masugi-Nephritis ohne entzündliche Reaktion verläuft, so daß defensive Leistungen nicht auffindbar sind, wofür er eine mangelhafte Reaktionsfähigkeit im Sinne DIETRICHs verantwortlich machte. Vorausgeschickt seien Versuchsergebnisse BEIGLBÖCKs, der nachweisen konnte, daß Anti-B_2-Stoffe die Wirkung des ACTH nicht zur vollen Entfaltung kommen lassen.

HEILMEYER hatte 1946 darauf aufmerksam gemacht, daß die Stärke renal bedingter Ödeme in den Hungerjahren das übliche Maß übertraf und Nephrosen häufiger zu sein schienen. Nachdem ich nun in Fortsetzung der mit SPIESS-BERTSCHINGER an der damaligen EPPINGERschen Klinik begonnenen Arbeiten über den Einfluß der Schilddrüse auf den Ablauf der experimentellen Masugi-Nephritis des Hundes nachweisen konnte, daß auf diesem Wege die Erkenntnis des Nephritis-Nephrose-Problems nicht vorangetrieben werden konnte, wie es aus den neuerdings von RECANT und RIGGS durchgeführten Untersuchungen verständlich wird (KÜCHMEISTER), schien mir die Überlegung angebracht zu sein, ob nicht der jeweilige Funktionszustand der Nebennierenrinde als extrarenaler Faktor die unterschiedliche Reaktionsform der Niere auf eine sie treffende allergische Komponente bestimmt. Besonders die Bedeutung der Nebennierenrinde für die Blutdrucksteigerung ließ daran denken.

So begann ich nach Abschluß einiger Masugi-Serien an schilddrüsenlosen Hunden 1946 experimentelle Untersuchungen über die Bedeutung der Nebennierenrinde für den Ablauf der Masugi-Nephritis des Hundes, die später mit VON PENTZ fortgeführt wurden, (KÜCHMEISTER, und KÜCHMEISTER und VON PENTZ) mit der Arbeitshypothese festzustellen, ob eine Störung der Nebennierenrinde als extrarenaler Faktor eine allergische Schädigung der Niere im Sinne der Nephritis zur nephrotischen Seite hin verschieben helfe. Das würde bedeuten, daß auf dem gleichen Wege, auf dem MASUGI Glomerulonephritiden erzeugen konnte, auch die Nephrose entstehen könne, wenn in der Niere die Möglichkeit der klassischen Reaktionsweise durch extrarenale Störungen unterdrückt würde.

Die damaligen Untersuchungen erfuhren 1947 durch die Arbeiten von J. FREY eine weitere Stütze, als dieser mitteilen konnte, daß das Nebennierenrindenhormon für die ungestörte Funktion der Nierentubuli erforderlich sei: Die Nebennierenrindeninsuffizienz bewirkt eine Reduzierung von energiereichen Phosphatverbindungen und Fermentaktivitäten mit Beeinträchtigung der Funktionsgröße der Tubuluszellen. Schließlich schienen diese durchgeführten Untersuchungen durch die therapeutische ACTH-Cortison-Ära des nephrotischen Syndroms die Sinngebung ihrer Durchführung zu erfahren, als VOGT, WÜTHRICH und REUBI durch ACTH und Cortison die in den Hauptstücken bei experimenteller Nierenschädigung nachweisbare alkalische Phosphatase- und Lipaseverminderung ausgleichen konnten.

So berichteten WEISSBECKER und RUPPEL auf dem gleichen Kongreß 1952, auf dem wir erstmalig die Bedeutung des gestörten Funktionszustandes der Nebennierenrinde für die Nephrose diskutierten, daß bei der Nephrose eine Unterfunktion der Nebennierenrinde bestehe, wie aus den Untersuchungen der Cortine und 17-Ketosteroide hervorging. Die Desoxycorticoide lagen dagegen im Bereiche der Norm. Sie bezogen diese Unterfunktion auf die Hypoproteinämie und faßten diese sekundär als Folge der chronischen Proteinurie auf.

Wir glaubten nun annehmen zu können, daß möglicherweise die Vorkrankheiten, die man häufig genug bei klinisch nephrotischen Krankheitsbildern des Erwachsenen zu eruieren vermag, wie Tuberkulose, Lues, chronische Eiterungen mit möglicher Amyloidose, zu einer allmählichen Überbeanspruchung des Hypophysenvorderlappen-Nebennierenrindensystems führen könne mit weiterer Eiweißbildungsstörung. Dadurch sollte die Nephrose lediglich gebahnt sein, aber in keiner Weise ausgelöst. Die Nephrose bleibt, ebenso wie die Nephritis, eine renale Erkrankung. Die Eiweißstoffwechselstörung wird nicht die Nephrose zur Folge haben, wie auch SARRE meint, daß es eine irrige Auffassung sei, daß die Ursache der Nephrose letzten Endes durch eine Dysproteinämie bedingt sein solle.

Chronologisch gingen wir wie folgt vor, da wir anfänglich der Meinung waren, daß übermäßige Belastungen der Nebennierenrinde das HVL-Nebennierenrindensystem in seinen Funktionen weitgehend gestört haben könnte und daß nun bei einer zusätzlichen Schädigung der Niere, wie wir es im Experiment in der MASUGIschen Versuchsanordnung vor uns haben, die entzündlichen Veränderungen sich nicht mehr entwickeln können und nur noch die degenerativen Störungen im Sinne des nephrotischen Syndroms in Erscheinung treten. Daß diese Vorkrankheiten beim Erwachsenen eine wesentlich größere Rolle spielen als beim Kleinkind, wurde von FANCONI betont, der den Standpunkt vertritt, daß vor dem 4. Lebensjahr häufiger eine reine Lipoidnephrose, später eher eine Pseudonephrose als Mischform dem Syndrom zugrunde liegt. Beim Erwachsenen schließlich ist nach den Untersuchungen von ELLIS an 600 beobachteten Nephrosesyndromen und KAHLER anzunehmen, daß die primäre genuine Nephrose zumindesten außerordentlich selten ist.

Nach FANCONI spielen erstens ein konstitutioneller Faktor und zweitens ein zusätzlicher exogener Faktor eine Rolle. Je jünger der Kranke ist, um so wichtiger ist der konstitutionelle Faktor. Beim Kleinkind genügt ein Bienenstich, ein banaler grippaler Infekt, so daß er eine spezielle endokrine Physiologie angenommen hat, die prädisponiert, auf verschiedene banale Noxen mit dem Nephrosesyndrom zu reagieren. So hat man hier auch pluriglanduläre Störungen angenommen.

Da es uns vorwiegend auf die klinische Symptomatik ankam und die histologischen Befunde lediglich die Klinik ergänzen sollten, wurden die Untersuchungen an Hunden durchgeführt, besonders auch, weil immer wieder auf die geringen Beziehungen zwischen den klinischen und pathologisch-anatomischen Befunden hingewiesen worden ist. BENDA und DIAZ und seine Schule hatten ebenfalls Masugi-Nephritiden an Hunden erzeugen können. So wurden vorerst an gesunden, normal ernährten Hunden Masugi-Nephritiden mit Schafserum erzeugt, wobei das Schaf jeweils über mehrere Monate mit Hundenierenbrei intraperitoneal vorbehandelt worden war. Die verabreichten Serummengen betrugen zwischen 12 und 65 cm³. Die Tiere starben oder wurden getötet 7—24 Tage nach der ersten Serumgabe, zu einer Zeit also, zu der nach den interessanten Untersuchungen von SARRE und seiner Schule sicher die nephritischen Veränderungen sich entwickelt haben mußten. Nach der Untersuchung von EHRICH, FORMAN und SEIFERT hängt

Tabelle 1. *Masugi-Versuche*

Prot.-Nr.	Name	Versuchs-zeit	Ge-wicht g	RR	Eiweiß im Serum		Rest-N		Chole-sterin		Tempe-ratur	
					vor	nach	vor	nach	vor	nach	vor	nach
1/46	Bernhard	18.10.bis 1.11.46	6500 7150	80—85 105—120	6,4 4,9	 6,2	69	305	76	89	38	38
2/47	Kunz	18.4.bis 9.5.47	8500 7200	70 120	6,1	6,2	31	275	141	104	37,8	35,5
3/51	Pumpel	30.11.bis 10.12.51	10700 10650	100 145	6,1 (3,6) (2,48)	5,88 (2,88) (3,00)	25	24	262	312	38	38
4/51	Muschi	30.11.bis 10.12.51	9050 9050	110 110	5,77 (3,49) (2,28)	6,01 (3,56) (2,45)	25	17	288	288	39	38,6
5/51	Knöpfchen	16.5.bis 5.6.51	8760 8150		6,85		37	65	304		39,5	38
6/53	a) 9 Mon., ♀	9 Tage, 1953	10100 9470		7,24	4,95	29	299	244	374	39	36,5
7/53	b) 9 Mon., ♂	11 Tage, 1953	9650 8600		7,16	5,82	33	191	218	402	39	36
8/53	c) $1^1/_2$ J., ♂	7 Tage, 1953	6400 6060		5,47		20	76	250		39,5	35
9/53	d) $1^1/_2$ J., ♂	9 Tage, 1953	7420 7280		5,62	5,02	20	418	262	310	39	36
10/53	e) $1^1/_2$ J., ♂	9 Tage, 1953	6250 6020		5,72	4,65	22	98	260	358	39	38,5
11/53	f) $1^1/_2$ J., ♂	7 Tage, 1953	7050 6470		5,77	5,37	22	154	253	350	39	37,5
13/52	V/1952	13 Tage, 1952	13000 14000		6,3	4,6	40	125				

die Reaktion aber auch von der Höhe der Dosis, der Stärke der Seren und der Tierart ab. Diese Autoren fanden nach großen Dosen oder starken Seren sofort eine Lipoidnephrose, während sie nach kleinen Dosen und schwachen Seren nach einer Latenzperiode von einer Woche eine Glomerulonephritis nachweisen konnten. Auch sie konnten damit bestätigen, daß Lipoidnephrosen und Glomerulonephritiden durch das gleiche Experiment erzeugt werden können und somit eine einheitliche Ätiologie besteht. Pathogenetisch sind sie differente Krankheiten.

So fanden wir mit VON PENTZ, WERNER und WILHELM, abgesehen von zwei Tieren, bei allen anderen eine hochgradige Rest-N-Steigerung. Histologisch zeigte sich in dieser Gruppe gewöhnlich eine akute Glomerulonephritis mit mehr oder weniger ausgeprägter nephrotischer Komponente, so wie es auch SARRE nach diesem Zeitablauf an Kaninchen und BOHLE, HIERONYMI und HARTMANN an Ratten beobachten konnten. (Siehe Abb. 1.)

Die nächste zu beantwortende Frage war die gewesen, ob nach ein- oder beidseitiger Epinephrektomie an sich bereits schon nephrotische Syndrome beobachtet *an Hunden mit erhaltenen Nebennieren.*

Eiweiß im Harn ‰	Spezifisches Gewicht	Sediment	Histologie	Serummenge cm³	Ausgang
2,8		Leuko und Ery +	proliferative Nephritis	12	5. 11. 46 getötet
7		massenhaft Ery +++	akute Glomerulonephritis	30	9. 5. 47 gestorben
∅		mäßig Leuko mäßig Ery +	keine markanten Abweichungen	22	10. 12. 51 getötet
∅		massenhaft Ery +++	keine markanten Abweichungen	18,8	10. 12. 51 getötet
9		Ery ++	subakute Glomerulonephritis mit geringem nephrotischen Einschlag	12,7	5. 6. 51 getötet
2	1008 1048	massenhaft hyaline und granuläre Cylinder, viele Ery und Leuko	akute, prol. Glomerulonephritis mit stärkerem nephrotischem Einschlag	30	getötet
4	1009 1057	reichlich Cylinder und Ery. Vereinzelt Leuko und Epithelien	akute, prol. Glomerulonephritis mit starkem nephrotischem Einschlag	38,5	getötet
8	1012 1048	massenhaft Ery und Leuko. Vereinzelt Cylinder	kein bemerkenswerter Befund	25,9	gestorben
12	1012 1042	massenhaft Ery, vereinzelt Leuko, hyaline und granuläre Cylinder	akute Glomerulonephritis mit stark nephrotischem Einschlag	29,5	getötet
12	1022 1065	massenhaft Ery, vereinzelt Leuko, Wachscylinder, hyaline und granuläre Cylinder	akute Glomerulonephritis mit hochgradig nephrotischem Einschlag	24	getötet
über 12	1010 1035	sehr viele Ery und Leuko. Einzelne Cylinder	akute Glomerulonephritis mit mäßig nephrotischem Einschlag	28	gestorben
6		Ery +++, Leuko +, Cylinder	akute diffuse Glomerulonephritis mit nephrotischem Einschlag	65	Ödeme, getötet

Tabelle 2. *Renale Funktion bei Adrenalinsuffizienz.*

Patient	Urin		NPN mg/100	Wasser-Test (1000 ml)			Clearance-Test	
	Albuminurie	Cylinder und rote Zellen		Ausscheidung in 4 Std.	Maximale Konz. Spez.-Gew.	Maximale Verdünnung Spez.-Gew.	Glomeruläre Filtration ml/min	Renaler Plasmafluß ml/min
1.	—		40					
2.	—	—	40	905	1,021	1,011	81	424
3.	—	—	46	<400			81	438
4.	—	+	46—60	825	1,016	1,008	18	176
5.	—	—	57	465	1,022	1,007		
6.	—	—	40—60	855	1,012	1,005	44	

werden können. GERSH und GROLLMAN fanden an nebennierenlosen Hunden keinerlei morphologische oder funktionelle Nierenveränderungen. Bei Ratten dagegen wurden, ebenso auch bei Katzen, degenerative Veränderungen an den Nieren

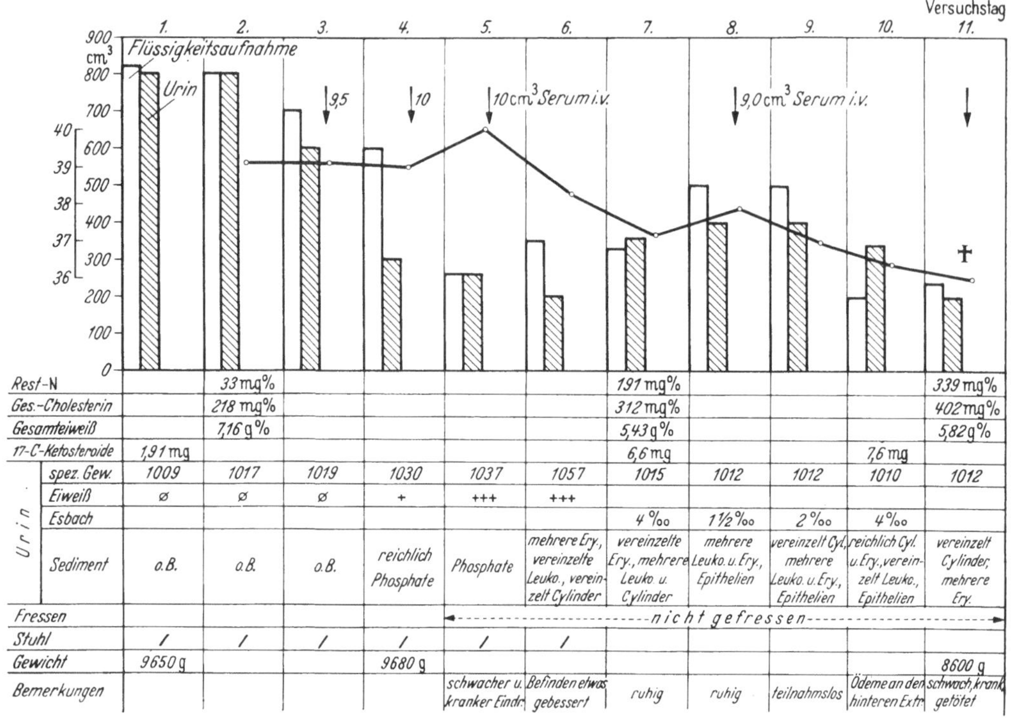

Abb. 1. Masugi-Nephritis mit nephrotischem Einschlag bei einem Hund mit erhaltenen Nebennieren.

gefunden. Mit den feineren Untersuchungsmethoden der Clearance konnten bei an Addison erkrankten Menschen sichere Nierenfunktionsstörungen nachgewiesen werden, ohne daß klinisch eine Nephrosesymptomatik in Erscheinung getreten wäre (LUFT und SJÖGREN, SPÜHLER).

Tabelle 3.
GFR und Urinausscheidung bei wassergesättigten Ratten.
(Mittelwerte der Gruppen von 8—20 Tieren.)

Behandlung	GFR (ml/100 g/min)	Urinausscheidung (ml/100 g/min)
Nicht behandelt. — Normal . .	1,00	0,06
Adrenalektomierte Tiere		
Adx. 7 Tage.	0,70[1]	0,005[1]
Adx. 7 Tage 0,5 mg DCA/Tag .	0,84	0,02[1]
Adx. 5 Tage 5,0 mg DCA/Tag .	0,84[1]	0,06
Gesunde Tiere		
DCA 5 mg	0,90	0,075[1]
ACE 4 ml.	0,99	0,076[1]

Unsere Untersuchungen über klinische oder pathologisch-anatomische Störungen der Nierenfunktion des beidseitig oder einseitig epinephrektomierten Hundes bestätigten die Ansicht, daß während der Überlebenszeit keine auf ein nephrotisches Syndrom hinweisenden Krankheitszeichen oder histologischen Veränderungen beobachtet werden können.

Zuerst wurden zwei Hunde einseitig epinephrektomiert und ein dritter beidseitig, erhielt jedoch geringe Dosen DOC, womit er fast kompensiert gehalten wurde.

[1] Signifikanter Unterschied zur Norm.

Die histologischen Untersuchungen ergaben in dieser Gruppe häufiger eine stärkere nephrotische Komponente.

Die Beobachtungszeit nach den Serumgaben betrug 14—25 Tage.

Trotz der histologisch stärkeren nephrotischen Komponente und der hochgradigen Proteinurie blieb der Cholesterinspiegel unverändert und in einem Falle wurde eine extreme Rest-N-Steigerung beobachtet.

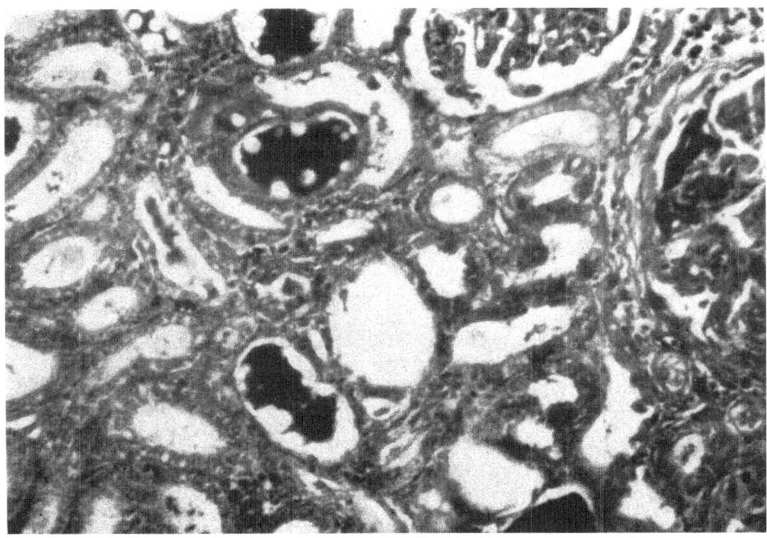

Abb. 2. Hund I. Prot.-Nr. 20/51, beidseitig epinephrektomiert. Er erhielt kleinste Dosen Cortiron. Subchronische Glomerulonephritis mit hochgradigem nephrotischem Einschlag und Ikterus. Verödung zahlreicher Glomeruli mit örtlicher Fibrose und Rundzelleninfiltration im Interstitium. Verödungsherde wechseln unregelmäßig ab mit Komplexen, deren Kanälchen hochgradig erweitert und mit teils schaumigem, teils zu Cylindern geronnenem Eiweiß angefüllt sind. Vereinzelt in Kanälchenlichtungen nadelförmige Eiweißkristalle, z. T. in Cylinder eingeschlossen. Feintropfige Coacervation sowie hochgradige herdförmig wechselnde, dichte, fein- bis grobtropfige Verfettung der Kanälchenepithelien. Diffuser feinkörniger Ikterus der Kanälchenepithelien (Doz. Dr. SCHUMACHER).

In einer dritten Gruppe wurden 4 Hunde beidseitig epinephrektomiert und nicht kompensiert gehalten. In dieser Gruppe beobachteten wir einen geringgradigen Rest-N-Anstieg, keine Proteinurie und histologisch — die Tiere starben jeweils 6—7 Tage nach der 2. Epinephrektomie — nephrotische Veränderungen, obwohl die histologische Beurteilung bereits zu einer Zeit stattfand, zu der die nephritischen Veränderungen sich hätten entwickelt haben müssen.

Da wir annahmen, daß es bei der Entstehung eines nephrotischen Syndroms primär mehr auf eine latente funktionelle Hypadrenie ankommen könnte und aus der klinischen Beobachtung, daß die nephrotische Komponente eindrucksmäßig in den Zeiten des zwangsmäßigen Eiweißmangels in den ersten Nachkriegsjahren häufiger zu sein schien, wurde mit WILHELM gemeinsam der Einfluß der experimentellen Enteiweißung durch Plasmapheresen auf die Masugi-Nephritis des Hundes untersucht. Wir gingen dabei ähnlich wie GÜLZOW und PICKERT vor. BARKER und KIRK hatten in ihren Plasmaphereseuntersuchungen an Hunden zeigen können, daß die über längere Zeit durchgeführten täglichen Blutentnahmen und Reinfusionen der Erythrocyten zu histologisch nachweisbaren, klinisch nicht zu objektivierenden nephroseähnlichen Bildern führen. So wurden von uns 1952

Tabelle 4. *Übersicht der klinischen und pathologisch-anatomischen Befunde von zwei gehaltenen*

Prot.-Nr.	Name	Versuchszeit	Gewicht g	RR	Eiweiß im Serum		Rest-N		Cholesterin		Temperatur	
					vor	nach	vor	nach	vor	nach	vor	nach
14/46	Albert	22.10.bis 5.11.46	3500 3940	70—90 65—70	6,3	2,42	49	1412	75	108	38,6	35,4
15/47	Hinz	18.4.bis 12.5.47	5800 3600	70 80	5,3	5,3	26	29	130	116	38,1	37,9
20/51	Iwan	12.11.bis 7.12.51	3900	55	5,66		33		207		39	35

Tabelle 5. *Übersicht der klinischen und pathologisch-anatomischen Befunde von vier genommen wurden. Die erste Seruminjektion erfolgte*

Prot.-Nr.	Name	Versuchszeit	Gewicht g	RR	Eiweiß im Serum		Rest-N		Cholesterin		Temperatur	
					vor	nach	vor	nach	vor	nach	vor	nach
16/51	Moritz	9.6.bis 10.7.51	7500 6750	80 55	5,62	4,06	20	68	183	177	38,5	37,5
17/51	Mathilde	9.6.bis 2.7.51	11500 11500				40	57			39,5	37,2
18/51	Tell	12.11.bis 4.12.51	13300 13150	105 90	5,6		29	34	232		39	38
19/51	Susi	12.11.bis 7.12.51	3900	55	5,66		33		207		39	35

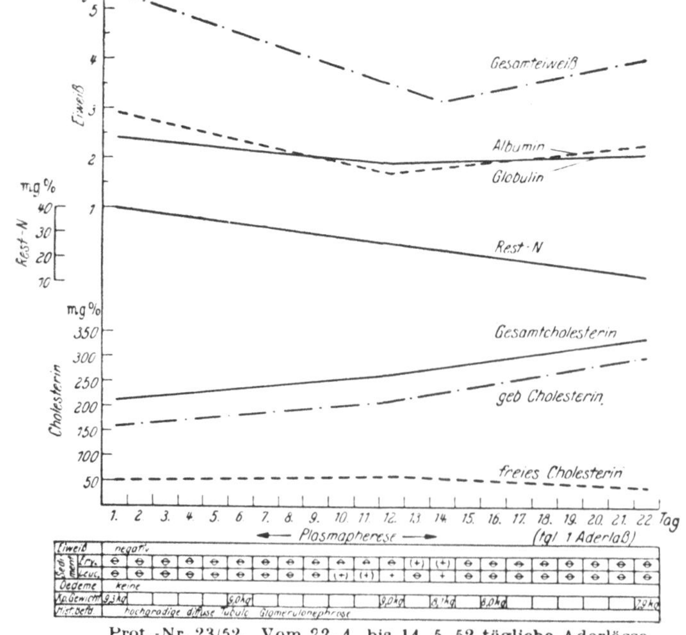

Prot.-Nr. 23/52. Vom 22. 4. bis 14. 5. 52 tägliche Aderlässe.

Abb. 3. Plasmapherese an gesunden Hunden über 22 Tage. Klinisch kein patholog. renaler Befund.

täglich Plasmapheresen an Hunden über 22 Tage durchgeführt, um festzustellen, ob diese zu klinischen oder pathologisch-anatomischen Veränderungen im Sinne des nephrotischen Syndroms führen.

Es stellte sich heraus, daß die Plasmapheresen bei täglichen Entnahmen bis 400 cm³ zu einer erheblichen Hypoproteinämie führten und ein klinisch nephrotisches Syndrom nicht zur Folge hatten, so wie es auch *einseitig und einem beidseitig epinephrektomierten und mit DOC schwach kompensiert Tier.*

Eiweiß im Harn ‰	Spezifisches Gewicht	Sediment	Histologie	Serummenge cm^3	Ausgang
26		Leuko, vereinzelte Cylinder	Nephrose (Ascites, Pleuraergüsse, Anasarka)	12	Ödeme, gestorben
8		granuläre Cylinder, vereinzelte Leuko, vereinzelte Ery	geringe nephrotische Veränderungen	29,2	getötet
25		vereinzelte Ery, mäßig viele Leuko, granuläre Cylinder	subchronische Glomerulonephritis mit hochgradig nephrotischem Einschlag	4	mit Cortiron fast komp. gehalten; getötet

zweizeitig beidseitig epinephrektomierten Tieren, die in den Masugi-Versuch jeweils sofort nach der zweiten Epinephrektomie.

Eiweiß im Harn	Spezifisches Gewicht	Sediment	Histologie	Serummenge cm^3	Ausgang
∅		vereinzelt Leuko	keine markante Abweichung. Feintropfige Coacervation der Hauptstücke	15,2	gestorben
+	1030	Leuko und Lipoide	seröse Nephritis mit starkem nephrotischem Einschlag	18,6	gestorben
∅		massenhaft Lipoide, vereinzelt Leuko	geringe uncharakteristische Nephrose	20,5	gestorben
∅		viele Lipoide, vereinzelt Ery	mäßige, uncharakteristische Nephrose	14	gestorben

HARTMANN inzwischen bestätigen konnte. Histologisch wurden jedoch Veränderungen im Sinne der diffusen Glomerulo-Tubulo-Nephrose nachgewiesen, wobei klinisch Serum-Eiweiß und Rest-N absanken, das Gesamtcholesterin jedoch eine Tendenz zum Anstieg zeigte.

In den parallel durchgeführten Untersuchungen an solchen enteiweißten Hunden, die gleichzeitig vom 7. bzw. 10. Tage an Seruminjektionen erhielten, kam es zu ähnlichen histologischen Bildern, wobei sich 4—5 Tage nach den Serumgaben auch klinisch das nephrotische Syndrom herausbildete: Proteinurie, Lipoidurie, Ödeme, Hypoproteinämie und gering erhöhte Cholesterinämie (Abb. 4 u. 5).

Damit kamen die Ergebnisse der Versuche an enteiweißten Hunden, die in den Masugi-Versuch genommen wurden, dem klinisch nephrotischen Syndrom am nächsten.

Zur Beantwortung der Frage, ob die latente funktionelle Hypadrenie als Vorkrankheit des nephrotischen Syndroms pathogenetisch von Bedeutung ist, wurden von uns die 17-Ketosteroide bei 6 gesunden und den durch Plasmapheresen enteiweißten Hunden vor und während des Masugi-Versuches untersucht, um zugleich festzustellen, ob die renale Erkrankung an sich zu einer Abnahme der 17-Ketosteroide im Harn führt. Wieweit die Dysproteinämie die Folge des nephrotischen Nierenschadens ist, bzw. ihm vorausgeht, ist abhängig vom Alter des Erkrankten. Bei der genuinen Nephrose geht sie wahrscheinlich voraus, während bei der „Pseudonephrose“ auch die Möglichkeit besteht, daß sie nicht nur durch die

Proteinurie unterhalten wird, sondern sogar entstehen könnte. So wären auch die niedrigen 17-Keto- und Cortinausscheidungen, wie sie von WEISSBECKER und

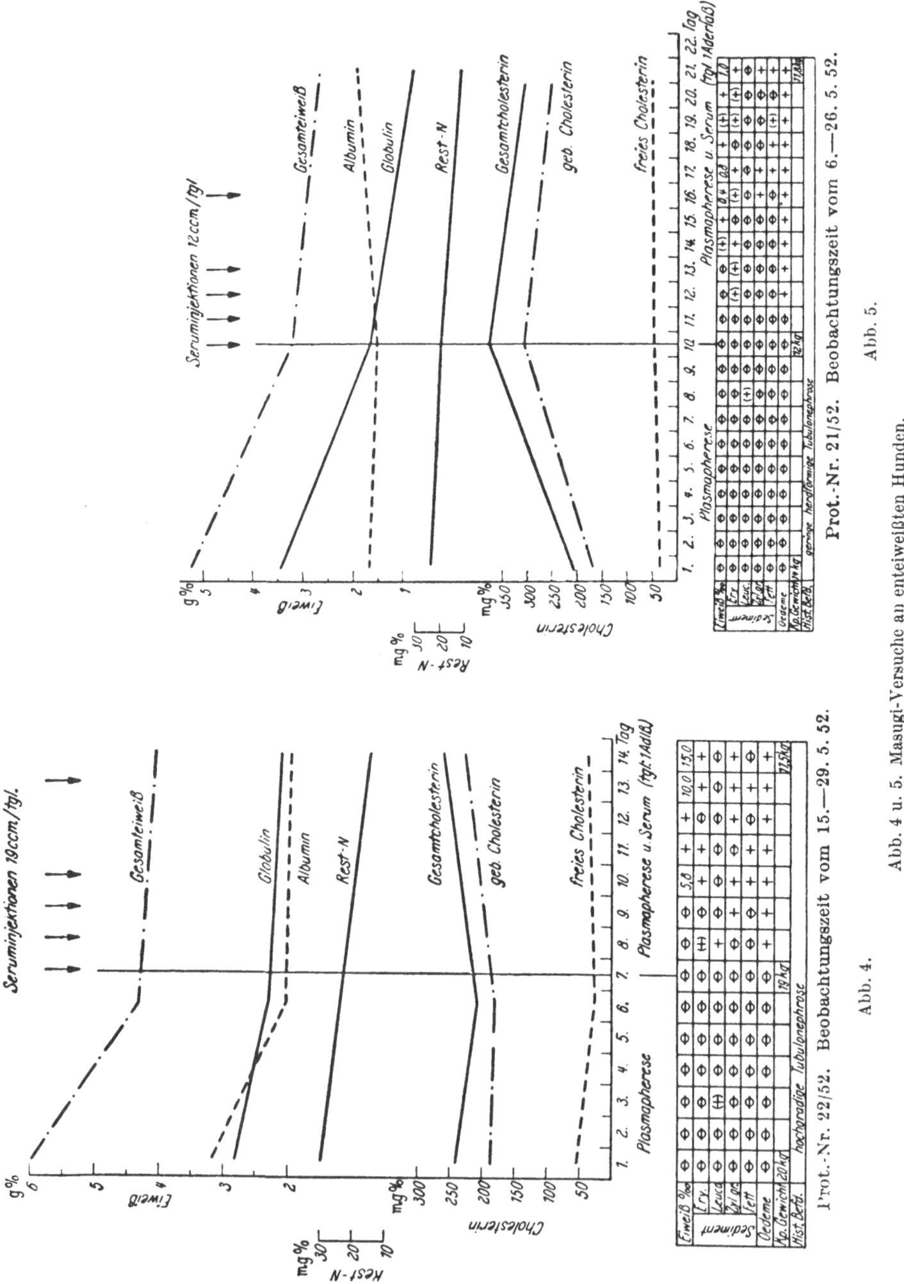

Prot.-Nr. 22/52. Beobachtungszeit vom 15.—29. 5. 52.

Abb. 4.

Prot.-Nr. 21/52. Beobachtungszeit vom 6.—26. 5. 52.

Abb. 5.

Abb. 4 u. 5. Masugi-Versuche an enteiweißten Hunden.

RUPPEL festgestellt werden konnten, nicht die Folge der Nephrose, sondern der Hypoproteinämie, die selbstverständlich durch den nephrotischen Nierenschaden unterhalten wird.

In diesen Untersuchungen stellte sich heraus, daß bei gesunden Hunden die 17-Ketosteroidausscheidung nach unseren Ergebnissen niedriger liegt als beim gesunden Menschen. Verfolgt man die Ausscheidung der 17-Ketosteroide während des Masugi-Versuches, so findet sich ein deutlicher passagerer Anstieg, der als Ausdruck der Belastungssituation gedeutet werden kann (Abb. 6). Verfolgt man die 17-Ketosteroidausscheidungen während der Plasmapheresen, so sind diese, ebenso wie wir es vom hungernden Menschen kennen, herabgesetzt (Abb. 7) (WEISSBECKER, WEISSBECKER und RUPPEL, VOLLMER, KÜCHMEISTER). Das Absinken der 17-Ketosteroidausscheidung geht der Abnahme des Gesamteiweißes im Serum parallel. Die Ausscheidung geht um fast ein Drittel zurück. Nimmt man solche hypadrenalen enteiweißten Hunde in den Masugi-Versuch, so kommt es bei diesen Tieren nur noch zu einem geringgradigen Anstieg der 17-Ketosteroide unter den Serumgaben, um dann extrem weiter abzusinken, so daß man den Eindruck eines völligen Versagens der Nebennierenrindenfunktion gewinnt. Dann resultiert das klinisch nephrotische Syndrom, ohne daß eine Rest-N-Steigerung grundsätzlich zustande kommt.

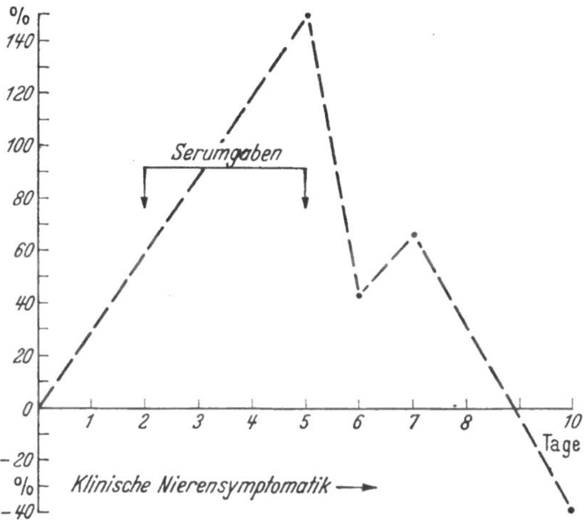

Abb. 6. Die 17-Ketosteroidausscheidung bei normalernährten Hunden während des Masugi-Versuchs, in Prozenten vom Ausgangswert. (Mittelwerte: 6 Hunde.)

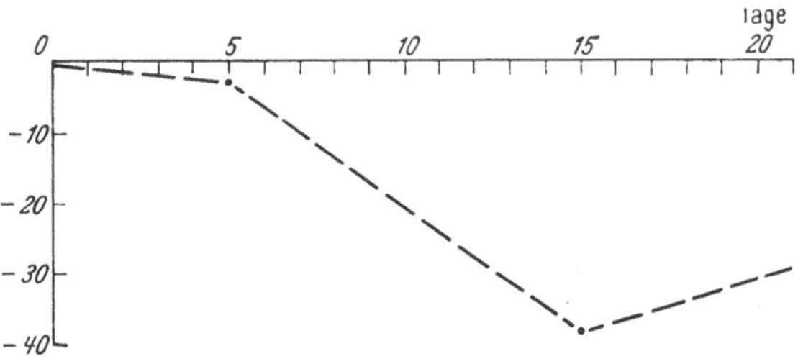

Abb. 7. Die 17-Ketosteroidausscheidung bei einem durch Plasmapheresen enteiweißten Hund, in Prozenten vom Ausgangswert.

Da die Plasmapheresen ein unphysiologisches Vorgehen darstellen und die Möglichkeit bestand, daß es sich um charakteristische Störungen des Hundes handeln könnte, wurden die weiteren Versuchsserien mit GREIFFENHAGEN und WASSMANN an normalen, hungernden und mit ACTH „gestressten" Kaninchen durchgeführt. Dabei kamen wir zu den folgenden Ergebnissen:

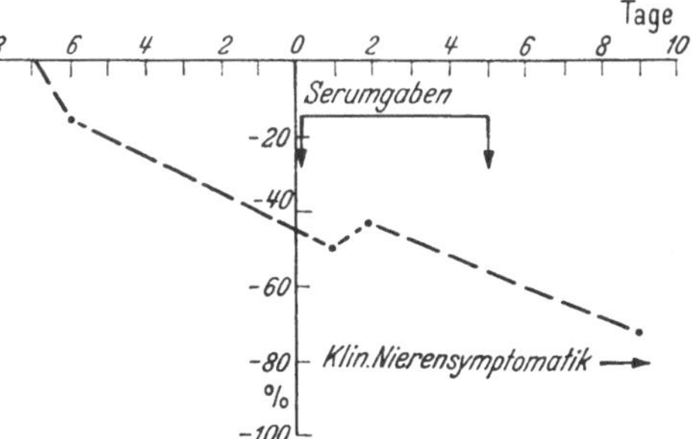

Abb. 8. Das Verhalten der 17-Ketosteroide in ihrer Ausscheidung bei durch Plasmapheresen enteiweißten Hunden während des Masugi-Versuchs, in Prozenten vom Ausgangswert. (Mittelwerte von Bestimmungen an 2 Hunden.)

Bei gesunden Kaninchen, die wir in den Masugi-Versuch nahmen, kam es zu einem geringgradigen Blutdruckanstieg und die 17-Ketosteroidausscheidung, die normalerweise noch niedriger liegt als beim Hunde, stieg etwas an und pendelte sich dann auf den Ausgangswert wieder ein. Bei der zweiten Gruppe der Tiere, die lediglich in den Hungerversuch genommen worden war und an jedem Tag oder jeden 2. Tag „gestresst“ wurde, fiel der Blutdruck, nach einer Modifikation der von uns angegebenen Capillardruckmethode, kontinuierlich ab und ebenso ging die 17-Ketosteroidausscheidung auf niedrige Werte zurück. Nahm man solche Kaninchen in den Masugi-Versuch, dann sanken die 17-Ketosteroidausscheidungen ab.

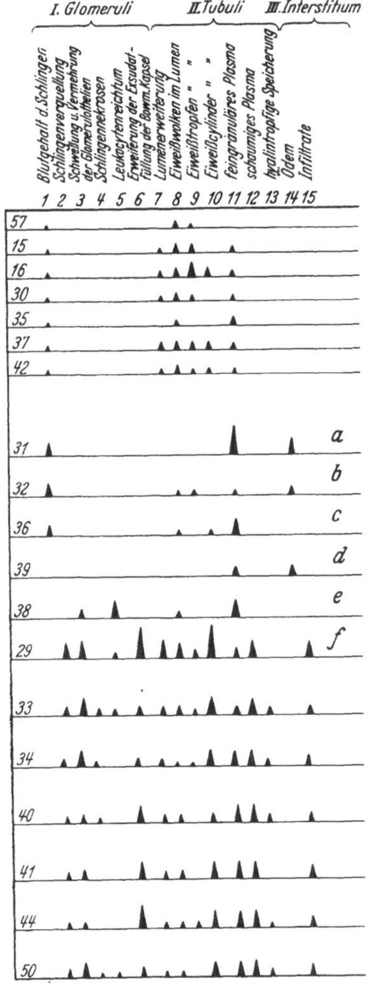

Abb. 9 Erläuterungen siehe Text.
a ausgeprägte „albuminöse“ tubuläre Degeneration und Ödem. *b* sehr geringgradige „albuminöse tubuläre Degeneration“ und Ödem. *c* mittelgradige „albuminöse tubuläre Degeneration“. *d* geringgradige „albuminöse tubuläre Degeneration“ und Ödem. *e* akute diffuse Glomerulitis mit ausgeprägter „albuminöser tubulärer Degeneration“. *f* Nephritis mit starker Glomerulo-Tubulonephrose.

Mit Hilfe eines modifizierten Thorntestes in Anlehnung an die Mannerssche Methode wurde gleichzeitig das Verhalten der Eosinophilen geprüft. Die Ergebnisse, die dabei gewonnen werden konnten, ergaben, daß vom 14. Tage an die 50%-Grenze nicht mehr erreicht wurde. Die Ergebnisse entsprachen den Werten der 17-Ketosteroidausscheidung.

Während die Gruppe der normal ernährten Kaninchen vor allem deutliche Rest-N-Steigerungen bot, entwickelte sich histologisch das Bild der Glomerulonephritis mit leichtem *bis mittlerem* nephrotischem Einschlag.

Bei den Kaninchen, bei denen auf Grund der Nebennierenfunktionsdiagnostik eine Erschöpfung der Nebennierenrinde angenommen werden konnte, entwickelte sich histologisch lediglich eine Glomerulushyperämie mit stärkeren tubulär nephrotischen Veränderungen (Küchmeister und Pliess), wobei die Tiere jedoch zu frühzeitig verstorben sind. Die Proteinämie ging zurück, Cholesterin stieg an und in einem Falle kam es schließlich zu einer Rest-N-Steigerung (Abb. 9). Leichte Störungen im Sinne einer Glomerulushyperämie mit geringen tubulonephrotischen Veränderungen wurden auch in der Gruppe der Hungertiere festgestellt, die nicht in den Masugi-Versuch genommen worden waren. Interessant ist, daß Tscherwjakowski und Kowaljew — ausgehend von der Erfahrung, daß während der Leningrader Blockade die nephritischen Erkrankungen fast völlig sistierten — nephrotisches Serum ebenso wie wir hungernden Tieren einverleibten und unabhängig von uns feststellen konnten, daß bei diesen das Serum keine diffuse Nephritis verursachen konnte.

Schlägt man von diesen experimentell gewonnenen Versuchsergebnissen die Brücke zur Klinik, so würden diese Ergebnisse unsere seit langem angenommene Vermutung zu stützen vermögen, daß das klinisch nephrotische Syndrom sich zum mindesten als hypadrenorenales zu entwickeln vermag. Das bedeutet keineswegs, daß ein Addison eine Nephrose zur Folge haben müßte oder daß die Eiweißmangelsituation eine Nephrose bewirkt, sondern allein, daß die konstitutionell oder durch chronische Infekte oder eiweißmangelbedingte Gleichgewichtsstörung der Nebennierenrindenfunktionen eine allergisch bedingte Nierenparenchymschädigung, wie wir sie im Masugi-Versuch vor uns haben, zur nephrotischen Seite hin zu verschieben vermag, vielleicht dadurch, daß die entzündlichen Veränderungen unterdrückt werden.

Läßt man die moderne therapeutische Nephroseliteratur der letzten Jahre sprechen, so steht im Mittelpunkt seit THORN die ACTH-Behandlung.

Nimmt man an, daß die Nephrose sich als hypadrenorenales Syndrom entwickeln kann, so würde sich diese Hypadrenie, soweit bisher untersucht, nur auf die Glucocorticoide und Androgene beziehen. Die Mineralocorticoide liegen nach WEISSBECKER und RUPPEL im Bereiche der Norm. In diese Konzeption paßt die Vorstellung der hochgradigen Ödembildung der Nephrose nicht hinein, worüber wir uns seit langem Gedanken gemacht hatten. Die Untersuchungen von BOHLE und HIERONYMI dagegen, die ähnlich wie KNOWLTON, LOEB, STOERK und SEEGAL die Wirkung von unphysiologisch hohen Dosen DOCA auf die experimentelle Masugi-Nephritis untersucht haben und Verschiebungen nach der Seite der reinen Glomerulonephrose mit starker Ödembildung gefunden hatten, könnten dagegen über die beobachteten Nebennierenrindenatrophien (ODENTHAL, HEINTZ und DOBENER) bei gleichzeitiger Überschwemmung des Organismus mit Mineralocorticoid verstanden werden.

So war die Frage der hochgradigen Ödembildung zu klären. DIAZ nimmt an, daß das Ödem ebenso wie die Proteinurie und Hyperlipämie Symptome sind, die von einer Insuffizienz bestimmter Nierenfunktionen herrühren, da die gesunde Niere Stoffe bildet, die eine normale Permeabilität zu garantieren vermögen.

Nun ist bekannt (KÜCHMEISTER), daß das Ödem ein polyvalentes Symptom ist, das den verschiedenen Krankheitszuständen beigeordnet werden kann. Im Mittelpunkt dieser Störung des Wasserhaushaltes stehen neben der Verschiebung des Kräftegleichgewichtes im Capillarbereich und der veränderten Capillarpermeabilität als Ausdruck der Ödembereitschaft die Retentionen von Wasser und Kochsalz, die eng miteinander verknüpft sind. Schon seit Jahrzehnten bestand nun die Vermutung, daß die Wasser-Kochsalz-Retention an die Funktionen des endokrinen Systems geknüpft sei, wie es JORES neuerdings noch einmal entwickelt hat. So untersuchte EPPINGER 1917 bereits die Wirkung des Schilddrüsenhormons auf die Wasserausscheidung und eine Fülle hier nicht zu diskutierender Arbeiten schlägt die Brücke zu der letzten Zusammenstellung dieser Fragen durch GAUNT und BIRNIE über die Hormone und den Wasserhaushalt. Soweit das Hypophysennebennierenrindensystem in die von uns bearbeitete Fragestellung hineinspielt, seien nach ihnen die Verhältnisse zum Verständnis des folgenden noch einmal schematisch dargestellt (Abb. 10).

Hieraus geht hervor, daß nach Ausschaltung der Nebennieren eine zugeführte Wassermenge zwar wieder ausgeschieden, jedoch verzögert eliminiert wird. Darauf beruht auch bekannterweise der erste Teil des ROBINSON-POWER-KEPLER-Testes (KÜCHMEISTER). Andererseits resultiert für den Addison durch die vermehrte Ausscheidung des Kochsalzes eine Eindickung des Blutes, ohne daß das Gewebe selbst nach den Zusammenstellungen von HARTMAN und BROWNELL wasserärmer würde, wobei es lediglich zu einer Verschiebung des extra- und intracellulären Wassers kommt.

Eigentliche Ödeme werden jedoch beim Addison erst dann gesehen, wenn es neben der Veränderung des Capillarbereiches (KÜCHMEISTER) auch zu einer

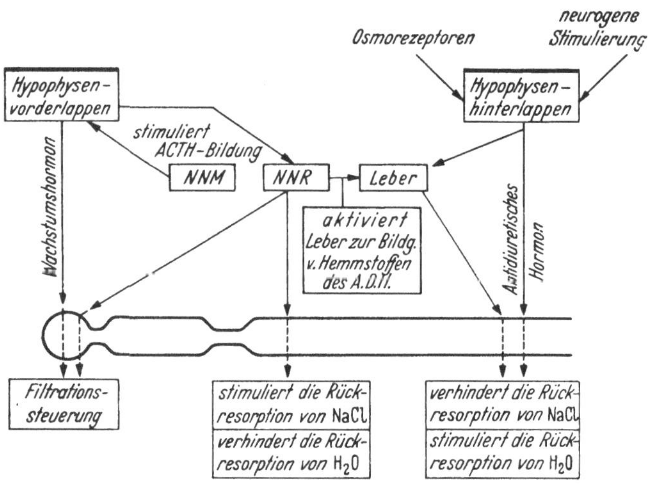

Abb. 10. Graphische Darstellung der möglichen Wechselbeziehungen verschiedener Hormone für die Steuerung der Wasser- und Salzausscheidung. (Nach GAUNT und BIRNIE.)

Kochsalzretention gekommen ist, z. B. dadurch, daß ein Kranker mit großen Dosen DOC behandelt worden ist.

So scheint es verständlich, daß eine Überflutung des Organismus mit Nebennierenrindenwirkstoffen vom Mineralocorticoidcharakter eine Ödembildung fördern kann. Man hat also nach solchen kochsalzretinierenden Substanzen gesucht. Solche diuresehemmenden Stoffe sind bei den verschiedensten Krankheitszuständen mit Ödemneigung in vermehrter Form inzwischen im Harn nachgewiesen worden (HELLER, PICKFORD).

Es sei in diesem Zusammenhang auf den Gesamtfragenkomplex nicht näher eingegangen, auch nicht auf die Problematik der Nachweisverfahren (LEWIS). Hier soll lediglich die Frage einer vermehrten Ausscheidung solcher diuresehemmenden Stoffe beim nephrotischen Syndrom und beim Hungerödem besprochen werden. Solche Wirkstoffe wurden von GOPALAN in vermehrtem Maße im Harn von Hungerödempatienten nachgewiesen. In Urinextrakten von Nephrosen wurde 1950 von DEMING und LUETSCHER im biologischen Test an adrenalektomierten Ratten eine natriumretinierende Substanz in vermehrter Menge gegenüber den Befunden an Harngesunden gefunden. Unter dem Einfluß der Glucocorticoide verringerte sich mit Zunahme der Diurese die Menge der ausgeschiedenen natriumretinierenden Substanz. Blieb die Ödemausscheidung aus, so konnte keine Abnahme der fraglichen Substanz im Harn gefunden werden. MCCALL und SINGER untersuchten ebenfalls mit Hilfe des radioaktiven Natriums die kochsalzretinierenden Eigenschaften des Serums Nephrosekranker. Setzte man die Kochsalzausscheidung gesunder Kinder = 100% (97,1 — 7,68%), so betrug die der nephrotischen Kinder = 61,2 — 4,95%.

Es gelang auch EHRENGUT, durch Untersuchungen der Chloridausscheidungen an der Katze im Urin von Nephrosekranken eine kochsalzretinierende Substanz nachzuweisen, die im Urin Nierengesunder nicht zu finden war. Auch er konnte finden, daß die ACTH-Behandlung bei einem Nephrosekranken zu einer Verringerung der Ausscheidung der erwähnten Substanz führte. Er sieht die ACTH-Wirkung in einer Dämpfung anaboler Impulse des Wachstumshormons der Hypophyse, das zu einer vermehrten Ausscheidung kochsalzretinierender Substanzen führt. Das Wachstumshormon wird gegen das Serumeiweiß zerstörende Prinzip in Gang gesetzt, mit vermehrter Bindung von Kochsalz und Wasser.

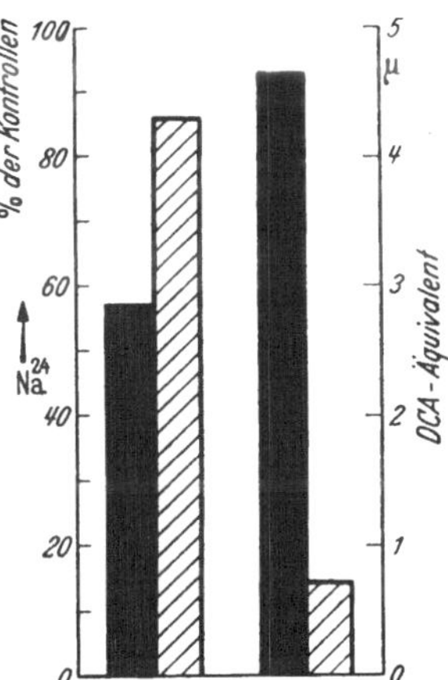

Abb. 11. Die Na_{24}-Ausscheidung bei klinischer Nephrose vor und nach ACTH-Behandlung im Vergleich zur Ausscheidung Gesunder (= 100%). [Nach MCCALL und SINGER, J. Clin. Endocrin. **13**, 1157 (1953).]

Nun haben neuerdings LUETSCHER und JOHNSON, die ebenfalls feststellen konnten, daß alle von ihnen untersuchten Nephrosekranken nach längerer Behandlung mit ACTH oder Cortison mit einer Diurese und herabgesetzter Proteinurie reagierten, feststellen können, daß in den Lipoidextrakten der Urine Nephrosekranker, die papierchromatographisch aufgearbeitet wurden, eine kochsalzretinierende Substanz zu finden war, welche die typischen Reaktionen eines Nebennierenrindensteroids ergab. Dieser gefundene Wirkstoff besaß eine 15—20 mal größere "Sodium Retaining"-Aktivität als DOC. Keines der bekannten Nebennierenrindensteroide oder ihrer Derivate besitzt diese hohe spezifische Aktivität in bezug auf die Kochsalzretention. Die Autoren vermuten, daß es sich um ein 11-Desoxycorticosteroid mit einem oder mehr Sauerstoffsubstituenten handelt. Ob der von TAIT und SIMPSON beschriebene Wirkstoff hiermit identisch ist, wird von den Autoren verneint. Jedenfalls ist es hiermit wahrscheinlich gemacht, daß der Nephrosekranke eine erhöhte Produktion kochsalzretinierender Substanzen aufweist, also solcher Wirkstoffe, die in die Gruppe der Mineralocorticoide einzuordnen sind. Ob dieser Wirkstoff mit dem neuerdings von SIMPSON und TAIT, WETTSTEIN, NEHER, VON EUW, SCHINDLER, REICHSTEIN nachgewiesenen und von SCHULER, DESAULLES, MEYER geprüften Elektrocortin bzw. Aldosteron identisch ist, ist hier nicht zu beantworten.

Damit ordnen sich die Erfahrungen in der Therapie der Nephrose mit ACTH, über die ich einen kurzen Überblick geben werde, mit Cortison, mit Testosteron und mit Conteben in die klinisch experimentell gefundenen Ergebnisse der Pathogenese des nephrotischen Syndroms ein.

Es würde den Rahmen dieser Arbeit sprengen, alle Ergebnisse der ACTH-Behandlungen bei der klinischen Nephrose seit THORN aufzuzeigen. Es seien lediglich einige ausführliche neuere Arbeiten angeführt (LUETSCHER, DEMING, JOHNSON, HARVEY, LEW, PROPOO, LANMY, HAMBURGER, AUSSAMNAIRE, JANNET, RICHET,

FREZAL, LUBETZKI, NAFFAH, BURSTON, GARROD, PAYNE und WILKINSON, RAPOPORT, CRORY, BARBERO, BARNETT, FORMAN, NAMARA, LEMKE, BERGNER, WILBUR und RICH, LORENZ, MCCRORY, FRIEDMANN, RILEY, MCCALL und SINGER, FARNSWORTH, PEZOLD u. v. a.).

Aus allen Arbeiten geht hervor, daß ACTH und Cortison die bei der Hypadrenie bekannte Herabsetzung der Glomerulusfiltration und Plasmadurchströmung der Niere erhöht und die Wasserrückresorption wahrscheinlich noch vermindert. Weiterhin wird daraus ersichtlich, daß die Beeinflussung der klinischen Symptomatik der Nephrose entweder unter der Therapie oder beginnend mit der Therapie und bei entsprechender Nachphase oder erst nach Absetzen des Wirkstoffes auftritt und daß nur selten eine Wirkung vermißt wird. Wenn eine Diurese einsetzte, so war diese gewöhnlich passagerer Natur (MCCALL und SINGER).

Wie sich der Stoffwechsel nach ACTH bei der Nephrose verhält, geht am deutlichsten aus der letzten großen Zusammenstellung von FARNSWORTH hervor, die ich, um das Wesentliche sichtbar zu machen, ausgewertet habe. Aus dieser Auswertung möchte ich die wichtigsten Befunde mitteilen, da unsere eigenen klinischen Beobachtungen über die Nebennierenrindenfunktionen bei der Nephrose zwar bis 1947 zurückreichen, jedoch nur Einzelfälle betreffen.

Von FARNSWORTH wurden bei 15 Patienten, die sehr exakt durchuntersucht worden sind, das Verhalten des Gesamteiweißes, des Cholesterins im Serum vor und während der ACTH-Medikation und die Ausscheidung der Chloride und des Natrium-Kalium-Quotienten im Harn verfolgt.

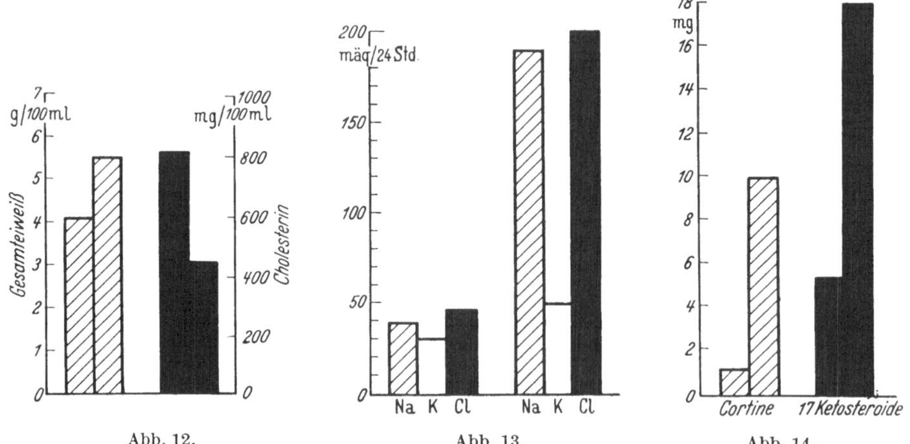

Abb. 12. Abb. 13. Abb. 14.

Abb. 12. Das Verhalten des Gesamteiweißes und Cholesterins im Serum, ausgedrückt in Mittelwerten von 15 klinischen Nephrosen vor und nach ACTH-Behandlung (25—160 i E täglich). [Nach E. B. FARNSWORTH, J. Clin. Endocrin. **13**, 1169 (1953).]

Abb. 13. Die tägliche Natrium-, Kalium- und Chlorid-Ausscheidung vor und nach ACTH-Behandlung bei 15 klinischen Nephrosen. [Nach E. B. FARNSWORTH: J. Clin. Endocrin. **13**, 1169 (1953).]

Abb. 14. Mittelwerte der Cortin- und 17-Ketosteroidausscheidung in 24 Std. bei 15 klinischen Nephrosen vor und nach ACTH-Behandlung (25—160 i E täglich). [Nach E. B. FARNSWORTH: J. Clin. Endocrin. **13**, 1169 (1953).]

Sieht man diese therapeutischen Ergebnisse beim nephrotischen Syndrom im Spiegel der experimentellen Studien, so ist die Wirkung des ACTH und Cortisons wie folgt verständlich zu machen, wobei es sich jedoch lediglich um den Versuch einer Erklärung handeln kann.

Ähnlich wie ALBRIGHT und BIERICH und VOIGT versucht haben, das adrenogenitale Syndrom über eine primäre Störung im Stoffwechsel der lebensnotwendigen Corticosteroide mit resultierender Unterfunktion der Nebennierenrinde, welche zu einer erhöhten ACTH-Produktion mit gesteigertem Anfall von 17-Ketosteroiden führt, zu erklären, und die Pathogenese des CUSHINGschen Syndroms ebenfalls so gedeutet werden könnte, nur daß es hier zu einem gesteigerten Anfall der Glucocorticoide kommt, wäre es möglich, die Bedeutung der Dysfunktion der Nebennierenrinde im Rahmen des nephrotischen Syndroms ebenfalls in dieser Weise zu beleuchten.

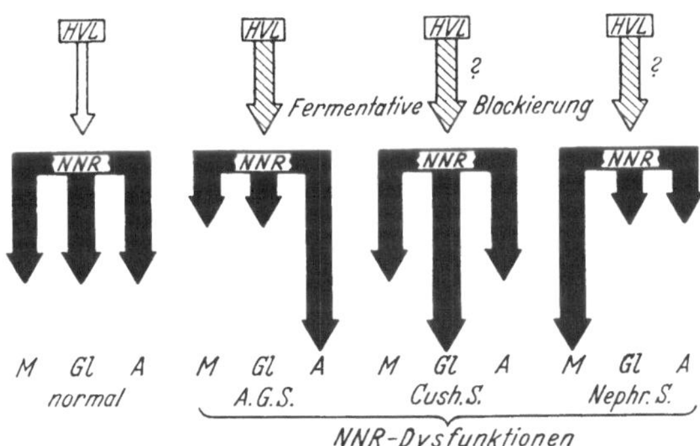

Abb. 15. Versuch einer Erklärung der Entwicklung der klinischen Nephrose als dysadrenorenales Syndrom.

Entweder kommt es als Ausdruck einer Erschöpfungssituation des HVL-Nebennierenrindensystems im Rahmen chronischer Überlastungen zu einem Darniederliegen der einzelnen Funktionen, fand doch CHWALLA bei Nephrosen z. T. atrophische Nebennieren und bei renalen Erkrankungen mit Blutdrucksteigerung hypertrophische, so daß diese extrem niedrigen, dem Addison verwandten Ausscheidungsverhältnisse, wie sie u. a. WEISSBECKER und RUPPEL gefunden haben, zustande kommen, wobei es als Schutzmaßnahme des Organismus vielleicht dazu kommt, daß das somatotrope Hormon gegen das Serumeiweiß zerstörende Prinzip in Gang gesetzt wird und dabei zu einer Retention von Kochsalz führt (EHRENGUT)[1].

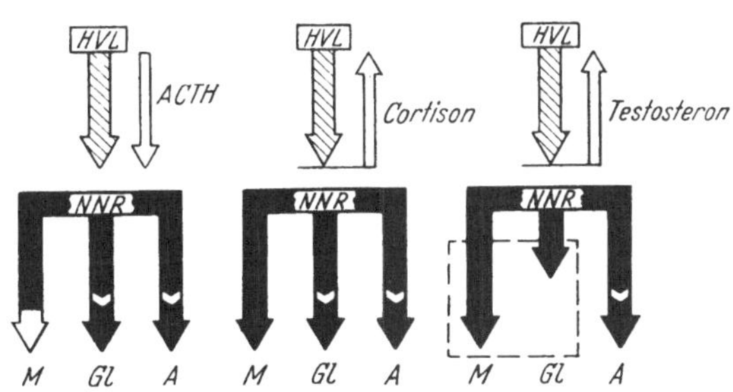

Abb. 16. Versuch einer Erklärung der Therapie des nephrotischen Syndroms mit ACTH, Cortison und Testosteron.

Oder in der Nebennierenrinde selbst kommt es durch fermentative Störungen zu solchen Verschiebungen der Hormonproduktion, wofür die Tatsache Voraussetzung wäre, daß das ACTH nach PINCUS nur den Impuls gibt, die Nebennierenrinde jedoch selbst weitmöglich bestimmt, was sie synthetisiert. Eine solche Dysfunktion könnte einerseits über eine Abbaustörung verstanden werden, indem sie die Mineralocorticoide und Glucocorticoide zwar normal produziert, die Mineralocorticoide jedoch nicht abzubauen vermag. Auf die Möglichkeit der Bedeutung der Leber und des Ferritins sei in diesem Zusammenhang nur hingewiesen. Da damit das Mineralocorticoid als adrenales Hormon vermehrt vorhanden ist, unterdrückt es konsekutiv die Synthese von Glucocorticoiden und läßt auch die Androgene vermindert erscheinen. Andererseits wäre es möglich, daß auch eine

[1] Wie die normalen Compound-F-Werte des Plasmas bei 4 Nephrosen bei gleichzeitiger mangelhafter ACTH-Ansprechbarkeit zu verstehen sind, bedarf weiterer Untersuchungen. [SVANBORG, A., G. BIRKE u. L. O. PLANTIN: Acta med. scand. (Stockholm) 148, 73 (1954).]

Aufbaustörung, z. B. die Möglichkeit in 17-Stellung zu hydroxylieren. oder eine fehlgesteuerte Synthese mit Überwiegen des Fermentsystems, das in 15-Stellung eine Formaldehydgruppe einfügt, wie VOIGT es sich vorstellt, Ursache einer solchen Nebennierenrindendysfunktion wäre (BAEZ, MAZUR, SHORR). Graphisch dargestellt sind vorstehende Erklärungsmöglichkeiten der Pathogenese und Therapie gegeben (Abb. 15 u. 16).

Damit wäre es verständlich, daß es als wahrscheinlich angesehen werden kann, daß dem klinisch nephrotischen Syndrom, wie wir bereits seit 1946 den RANDERATHschen und ALBRICHschen Vorstellungen folgend uns experimentell zu unterbauen bemüht haben, ein hyp- bzw. richtiger dysadrenorenales Syndrom zugrunde liegt, wie wir es 1952 geäußert haben und 1953 von McCALL und SINGER ebenfalls als "adrenal imbalance" angenommen worden ist.

Ein hypadrenorenales Syndrom insofern, als die Glucocorticoid- und Androgenausschüttung herabgesetzt ist und eine latente funktionelle Nebennierenrindenunterfunktion klinisch imponiert, und ein dysadrenorenales insofern, als eine überschießende Produktion des zur Mineralocorticoidgruppe gehörenden "Salt Retaining-Factors" angenommen werden muß.

Damit ist lediglich der Versuch einer Erklärung der Entwicklung des klinischen nephrotischen Syndroms gemacht, wobei wir uns durchaus darüber im klaren sind, daß es wahrscheinlich auch andere Entwicklungsmöglichkeiten gibt und daß sich diese bisher aus den experimentellen Untersuchungen und klinisch therapeutischen Erfahrungen mit einiger Wahrscheinlichkeit ableiten läßt, als dem HVL-Nebennierenrindensystem eine hervorragende Bedeutung im hormonalen Orchester des Organismus zukommt.

Literatur.

ALBRICH, E.: Erg. inn. Med. **63**, 264 (1943).
ALBRIGHT, F. et al. and F. BARTTER: J. Clin. Invest. **30**, 237 (1951).
ALLEN, A. C.: The Kidney, New York: Grune Stratton 1951.
AMBARD, L..: Arch. Mal. Reins **10**, 545 (1936).
BAEZ, S., A. MAZUR and E. SHORR: Amer. J. Physiol. **162**, 198 (1950).
BARKER, M. H., and E. J. KIRK: Arch. Int. Med. **45**, 319 (1930).
BEIGLBÖCK, W.: Mündl. Mitteilung.
BELL, E. T.: Renaldiseases. Philadelphia: Lea a. Febiger 1947.
BENDA, L.: Mündl. Mitteilung.
BIERICH, J. R., u. C. D. VOIGT: Arch. Kinderheilk. **147**, 3 (1953).
BREU, W.: Wien. klin. Wschr. **1940**, 848.
BOHLE, A., u. G. HIERONYMI: Verh. dtsch. Ges. Path. **1952**, 217.
BOHLE, A., G. HIERONYMI u. F. HARTMANN: Z. Kreislaufforsch. **18**, 34 (1952).
BURSTON, R. A., and O. GARROD: Clin. Sci. **11**, 129 (1952).
McCALL, M. F., and B. SINGER: J. Clin. Endocrin. **10**, 1169 (1953).
CHWALLA, R.: Endokrinologie **29**, 129 (1952).
McCRORY, and S. FRIEDMAN: Adv. Med. Surg. **1952**, 44.
CZONICZER, G.: Z. inn. Med. **7**, 343 (1954).
DEMING, Q. B., and J. A. LUETSCHER: Proc. Soc. Exper. Biol. a. Med. **73**, 171 (1950).
DIAZ, C. J., M. M. PLEQUEZUELO, E. L. GARCIA and J. A. ALES: Bull. Inst. Med. Res. Madrid **1952 I**, 21.
DIAZ, C. J.: Schweiz. med. Wschr. **1950**, 965.
DIETRICHS, A.: Verh. dtsch. Ges. inn. Med. **1925**, 37.
EHRENGUT, W.: Klin. Wschr. **1954**, 322.
EHRICH, W. E., C. W. FORMAN and J. SEIFERT: Arch. of Path. **54**, 436 (1952).
ELLIS: Zit. nach G. CZONICZER.

EPPINGER, H.: Zur Pathologie und Therapie der menschlichen Ödeme. Berlin: Julius Springer 1917.
FAHR, Th.: Klin. Wschr. **1936**, 505, 716; Z. Path. **63**, 179 (1935).
FANCONI, G., C. KONSUIN u. W. FRISCHKNECHT: Helvet. paediatr. Acta **6**, 199 (1951).
FARNSWORTH, E. B.: J. Clin. Endocrin. **10**, 1157 (1953).
FREY, J.: Südwestdtsch. Kongr. inn. Med. 1947; Ärztl. Forsch. **3**, 514 (1949).
— 3. Tgg. dtsch. Ges. Endokrin. Goslar 1954.
GAUNT, R., and J. H. BIRNIE: Hormones and Bodywater. Springfield, Illinois: C. C. Thomas Publ. 1952.
GERSH, J., and A. GROLLMAN: Amer. J. Physiol. **125**, 66 (1939).
GREIFFENHAGEN, W.: Inaug.-Diss. Hbg. 1954.
GOPALAN, C.: Lancet **1950 I**, 304.
GÜLZOW, M., u. A. PICKERT: Z. exper. Med. **115**, 52 (1949).
HARTMANN, F.: Norddtsch. Ges. inn. Med. Kiel 1953.
HARTMAN, F. A., and A. K. BROWNELL: The adrenal Gland. Lea a. Febiger 1949.
HEILMEYER, L.: Med. Klin. **1946**, 241.
HEINTZ, R., u. E. DOBENER: Z. exper. Med. **120**, 1 (1952).
HELLER, H.: J. of Pharmacy a. Pharmacol. **3**, 609 (1951).
JORES, A.: Regensburger Jb. ärztl. Fortbildg. 1954, mündl. Mitt.
KAHLER, H.: Med. Klin. **1941**, 406.
KNOWLTON, A. J., E. N. LOEB, H. C. STOERK and B. C. SEEGAL: J. of Exper. Med. **85**, 187 (1947).
KÜCHMEISTER, H.: Med. Klin. **21**, 701 (1952).
— Verh. dtsch. Ges. inn. Med. **1952**, 236.
— u. U. v. PENTZ: Dtsch. Arch. klin. Med. **200**, 678 (1953).
— Unveröffentlicht.
— u. W. GENSLER: Klin. Wschr. **1951**, 274.
— u. R. PIRKTIEN: Z. Kreislaufforsch. **43**, 39 (1954).
— u. G. PLIESS: Noch unveröffentlicht.
LANNY, M. J., J. HAMBURGER, M. AUSSANNAIRE, M. L. JANNET, G. RICHET, J. TREZAL, J. LUBETZKI et J. NAFFAH: Bull. Soc. méd. Hôp. Paris **68**, 457 (1952).
LEITER, H.: Zit. nach H. KAHLER.
LEMKE, S. E., and H. M. BERGNER: Proc. Soc. Exper. Biol. a. Med. **78**, 366 (1951).
LEWIS, A. A. G.: J. Clin. Endocrin. **13**, 769 (1953).
LICHTWITZ, L.: Die Praxis der Nierenkrankheiten. 3. Aufl. Berlin 1934.
LORENZ, E.: Wien. klin. Wschr. **1954**, 62.
LUETSCHER, J. A., Q. B. DEMING, B. B. JOHNSON, J. HARWEY, W. LEW and L. J. POO: J. Clin. Invest. **30**, 1530 (1951).
LUETSCHER, J. A., and B. B. JOHNSON: J. Clin. Invest. **33**, 276 (1954).
LUFT, R., u. B. SJÖGREN: Acta endocrinol. (Copenh.) **2**, 365 (1949).
MOENCH, A., C. ROTHER, H. J. SARRE u. H. SARTORIUS: Kongreßber. dtsch. Ges. inn. Med. **1953**, 458.
MÜLLER, F.: Verh. dtsch. path. Ges. **1905**, 64.
NONNENBRUCH, W.: Die doppelseitigen Nierenkrankheiten. Stuttgart: Ferdinand Enke 1949.
ODENTHAL, J.: Endokrinologie **29**, 305 (1952).
PAYNE, W. W., and R. H. WILKINSON: Lancet **1951 II**, 101.
PEZOLD, F. A.: Verh. dtsch. Ges. inn. Med. **1952**, 229.
— u. H. H. KRÜGER: Ärztl. Wschr. **1952**, 531.
PICKFORD, M.: Pharmacol. Rev. **4**, 254 (1952).
PINCUS, G., O. HECHTER and A. ZAFFARONI: 2. Chem. ACTH-Conf. **1**, 40 (1951).
RANDERATH, E.: In E. BECHER: Nierenkrankheiten. Jena: Gustav Fischer 1944.
RAPOPORT, M., W. W. MCCRORY, G. BARBERO, H. L. BARNETT, C. W. FORMAN and MCNAMARA: J. Amer. Med. Assoc. **147**, 1101 (1951).
RECANT, L., and D. S. RIGGS: J. Clin. Invest. **51**, 789 (1952).
RILEY, C. M.: Amer. J. Dis. Childr. **80**, 520 (1950).
RODA, E., C. J. DIAZ et J. M. LINAZASORO: J. Suisse Méd. **36**, 969 (1950).
RODA, E., C. J. DIAZ and J. M. LINAZASORO: Bull. Inst. Med. Res. Madrid **1949**, 179.

SARRE, H.: Dtsch. med. Wschr. **1939**, 1661; Dtsch. Arch. klin. Med. **183**, 115 (1939); Verh. dtsch. Ges. inn. Med. **1952**, 144; Münch. med. Wschr. **1952/53**, I—XII. Mitt.
SCHULER, W., P. DESAULLES u. R. MEYER: Experientia (Basel) **10**, 142 (1954).
SIMPSON, S. A., J. F. TAIT and J. E. BUSH: Lancet **1952**, 226, 263.
— — A. WETTSTEIN, R. NEHER, J. v. EUW, O. SCHINDLER u. T. REICHSTEIN: Experientia (Basel) **10**, 132 (1954).
SORIANO, M.: Enfermedades del Rinón. Hipertensión. Madrid: Ed. Paz. Montaloo 1951.
SPIESS-BERTSCHINGER, A.: Mündl. Mitteilung.
SPÜHLER, O.: Zur Pathophysiologie der Niere. Bern: Huber 1946.
THORN, G. W., J. P. MERILL, S. T. SITH, M. ROCHE and T. F. FRAWLEY: Arch. Int. Med. **86**, 319 (1950).
TSCHERWJAKOWSKI, N. J., u. W. F. KOWALJOFF: Ther. Arch. **23**, 40 (1951).
VILLA, L.: Rass. Fisiopat. **9**, 257 (1937).
VOLLMER, W.: Hamb. Ärztebl. **1951**, Juliheft.
VOIGT, C. D.: Mündliche Mitteilung.
VOGT, H., F. WÜTHRICH u. F. REUBI: Helvet. med. Acta (Stockholm) **19**, 357 (1952).
WASSMANN, D.: Inaug.-Diss. Hamburg 1954.
WEISSBECKER, L., u. W. RUPPEL: Verh. dtsch. Ges. inn. Med. **1952**, 225.
WILBUR, O. M., and A. R. RICH: Bull. John Hopkins Hosp. **5**, 93 (1953).
WILHELM, W.: Inaug.-Diss. Hamburg 1952.
ZIMMERMANN, W.: Arzneimittelforsch. **9**, 383 (1951).
ZOLLINGER, H. U., M. ENDERLIN, O. SPÜHLER u. H. WIPF: Helvet. med. Acta 1951.

Diskussionsbemerkungen.

P. P. LAMBERT und FR. GREGOIRE (Brüssel):

Proteinurie und Nebennieren-Hormone.

Bei von Nephrose befallenen Kranken kann die Behandlung mit ACTH die Proteinurie herabsetzen. Diese Abnahme könnte entweder die Folge einer Erniedrigung der abnormalen glomerulären Durchlässigkeit oder einer Steigerung der tubulären Rückresorption der Proteine sein.

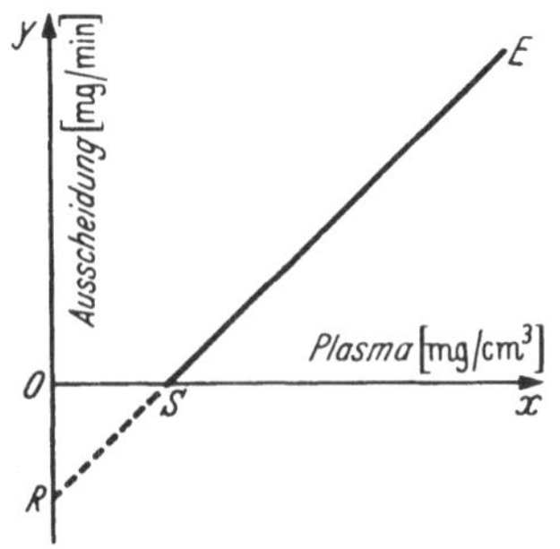

1940 hatten MONKE und YUILE angegeben, daß es möglich ist, die filtrierten Proteine mengenmäßig zu bestimmen und den tubulärresorbierten Teil zu berechnen. Für diese Forschungen hatten sie Hämoglobin verwendet. Sie haben gezeigt, daß eine lineare Beziehung die Plasmakonzentrationen und die Hämoglobinausscheidung (in mg/min) verbindet. Auf einer graphischen Darstellung dieser Beziehung (Plasmakonzentration $= x$, absolute Ausscheidung mg/min $= y$) schneidet die so bestimmte Linie die Abszisse x am Punkte S. OS deutet den Schwellen-Wert an.

Die mathematische Formel dieser Beziehung ist die folgende: $\frac{UV}{P - S} = K$ (oder: $PK - SK = UV$), wobei UV die Hämoglobinausscheidung in mg/min, P die Plasmakonzentration und S der Schwellenwert sind. K ist eine Konstante.

Da wir in den Tubuli Proteinspeicherung feststellen können, glauben wir, daß die Meinung des Schwellenbegriffes auch für Proteine eine tubuläre Rückresorption beweist. Ist die Vorstellung richtig, dann wird PK die filtrierte und SK die resorbierte Hämoglobinmenge sein. Die Konstante K bedeutet, wieviel cm³ Plasma je Minute von Hämoglobin befreit werden, hat also den Wert einer glomerulären Clearance dieser Proteine. SK in der Formel bedeutet die reabsorbierte Fraktion und ist auf der Figur folgendermaßen bestimmt: Die Linie SE wird verlängert und durchschneidet am Punkt R die y-Achse; es ergibt sich daraus $OR = SK$.

Der Quotient: $\frac{\text{Glomeruläre Hämoglobin-Clearance}}{\text{Kreatinin-Clearance}}$ stellt, wenigstens bei Hunden, die Hämoglobinkonzentration des glomerulären Filtrats in Prozent der Plasmakonzentration dar. Die Bestimmung dieser verschiedenen charakteristischen Werte ist in einer typischen Weise durchgeführt. Fastende Hunde wurden mit einer physiologischen Lösung, die Kreatinin und Paraaminohippursäure enthielt, infundiert, dann, nachdem über 10 min eine Harnprobe gesammelt worden ist, eine frisch bereitete Hämoglobin-Lösung injiziert (150 cm³, 3%). 4 Std. später werden über 10 min lang Harnproben fortlaufend acht- oder neunmal gesammelt, dieselben durch drei Blutproben begleitet. In jeder Probe werden die Kreatinin- und Paraaminohippursäure-Clearance gemessen, während man zur gleichen Zeit die Ausscheidung und Plasmakonzentration von Hämoglobin bestimmt.

Tabelle 1.

	Kreatinin-Clearance cm³/min			glomeruläre Hb-Clearance (cm³/min)			glomerulär filtriertes Hb in % der Plasmakonzentration		
	Kontrollen	Hydrocortison nach		Kontrollen	Hydrocortison nach		Kontrollen	Hydrocortison nach	
		24 Std.	8 Tagen		24 Std.	8 Tagen		24 Std.	8 Tagen
	58,9			2,11			3,58		
1	57,5			1,88			3,26		
	M = 58,2	69,7	67,3		4,71	2,04	M = 3,42	6,75	3,03
	43,5			1,84			4,22		
2	56,7			2,30			4,05		
	M = 50,1	47,4			2,87		M = 4,13	6,05	
	52,3			2,01			3,84		
3	59,6			1,15			1,93		
	M = 55,9	64,4	56,9		3,43	3,03	M = 2,88	5,32	5,32
	(70,9)			3,24			(4,56)		
4	(71,6)			2,22			(3,10)		
	37,4	48,9	34,7	2,62	3,72	2,54	7,00	7,60	7,31
	65,0			2,40			3,69		
5	57,9			2,27			3,92		
	M = 61,4	43,6	55,0		2,87	2,68	M = 3,80	6,58	4,87
	61,7			2,79			4,52		
6	61,4			3,30			5,37		
	M = 61,5	41,06			3,19		M = 4,94	7,76	
	69,3			2,56			3,69		
7	65,4			2,58			3,94		
	M = 67,3	70,0	66,7		4,79	3,03	M = 3,81	6,84	4,54

Die erste Tab. illustriert ein typisches Experiment. Dasselbe Experiment wird zweimal an demselben Tier als Probe gegen Schwankungen der Werte durchgeführt. Danach werden die Tiere mit Hydrocortison (37,5 mg je Tag) sechs Tage behandelt und das Experiment ebenso wiederholt; eine Woche nach dieser Behandlung wird es ein letztes Mal durchgeführt. Unsere Ergebnisse sind in zwei Tab. erläutert.

Tabelle 1 illustriert die Wirkung von Hydrocortison auf den glomerulären Durchgang des Hämoglobins. Die Kreatinin-Clearance ist durch Hydrocortison nicht verändert. Zweimal haben wir eine scheinbare Verminderung beobachtet. Sie ist aber der Hämoglobineinspritzung zuzuschreiben, da wir eine normale Clearance in der ersten Probe vor der Hämoglobineinspritzung finden. Dagegen findet man eine Steigerung der glomerulären Hämoglobin-Clearance und des Quotienten: $\frac{\text{Glomeruläre Hämoglobin-Clearance}}{\text{Glomeruläre Kreatinin-Clearance}}$, welcher in dem glomerulären Filtrat die Hämoglobinkonzentration in Prozent der Plasmakonzentration ausdrückt. Diese Steigerung beträgt ungefähr 60% der Kontrollwerte.

Welche Bedeutung kann dieses Ergebnis haben? Wir sehen drei mögliche Antworten zu dieser Frage:

1. Eine Steigerung der glomerulären Durchlässigkeit für Proteine.

2. Eine mögliche, durch Hydrocortison verursachte Erniedrigung der Verbindungseigenschaft des Hämoglobin zu α_2-Globulin (JAYLES Haptoglobin).

3. Eine vergrößerte Diffusion von Hämoglobin vom Plasma zum glomerulären Filtrat, wenn der Filtrationsdruck herabgesetzt ist. Dieser letzte Mechanismus spielt keine Rolle, da die Filtration durch Hydrocortison nicht vermindert ist.

Tabelle 2.

	Schwelle der Hb-Exkretion g-‰			Tm_{Hb} (mg/min)		
	Kontrollen	Hydrocortison nach		Kontrollen	Hydrocortison nach	
		24 Std.	8 Tagen		24 Std.	8 Tagen
	0,73			1,54		
1	1,20			2,26		
	M = 0,965	2,82	0,485	M = 1,90	13,31	0,99
	1,15			2,12		
2	0,98			2,25		
	M = 1,06	4,71		M = 2,17	13,54	
	1,44			2,90		
3	2,84			3,26		
	M = 2,14	3,86	2,71	M = 3,08	13,27	8,20
	(1,91)			(6,20)		
4	(0,77)			(1,71)		
	1,37	3,25	1,94	3,61	12,11	4,95
	1,18			2,84		
5	3,45			7,84		
	M = 2,31	4,77	2,98	M = 5,43	13,71	7,99
	1,38			3,85		
6	0,60			1,98		
	M = 0,99	3,28		M = 2,92	10,49	
	1,17			3,00		
7	1,34			3,47		
	M = 1,25	3,70	2,46	M = 3,23	17,7	7,43

Tabelle 2 illustriert die Wirkung von Hydrocortison auf die tubuläre Rückresorption von Hämoglobin. Links finden wir die Werte der Ausscheidungsschwelle von Hämoglobin, rechts die Tm_{Hb} (Maximum von resorbiertem Hämoglobin in mg/min).

Unsere Beobachtungen zeigen eine sehr deutliche Steigerung des Tm_{Hb}, im Durchschnitt von 3,1 auf 13,4 mg/min. Ebenso findet man höhere Werte der Ausscheidungsschwelle von Hämoglobin von 143 mg-% zu 377 mg-%.

Langdauernd ist diese Wirkung nicht, da wir acht Tage später bei drei von fünf Hunden normale Werte festgestellt haben. Diese Ergebnisse sind zweifach bedeutsam:

1. Zeigen sie eine bis jetzt unbekannte Wirkung von einem Nebennierenhormon.
2. Erläutern sie die Wirkung von ACTH-Behandlung auf die Proteinurie von Nephrosen und sind also von therapeutischer Wichtigkeit.

Man kann annehmen, daß dieses Hormon das Enzymsystem der tubulären Zellen erregt. Vielleicht spielen die Mitochondrien eine wichtige Rolle in diesem Prozeß. Deshalb glauben wir, daß weitere cytologische und enzymologische Forschungen unsere Studien günstig ergänzen würden.

FALK (Graz):

Behandlung des kindlichen nephrotischen Syndroms mit Conteben.

Seit mehreren Jahren beschäftigen wir uns mit der Frage der Beeinflussung des nephrotischen Syndroms bei Kindern durch die Thiosemicarbazone und wir konnten bisher recht bemerkenswerte Ergebnisse sammeln. Hier will ich kurz über unsere Untersuchungen berichten, die wir bisher zur Klärung des Angriffspunktes und Wirkungsmechanismus der Conteben-Behandlung anstellten. Wir konnten nämlich nachweisen, daß von all den verschiedenen Wirkungen des Conteben beim nephrotischen Syndrom die auf die Diurese am hervorstechendsten und sichersten war, wobei dieses Wiederingangkommen der Flüssigkeitsausscheidung meist um den 5.—7. Behandlungstag, aber auch hin und wieder erst nach Absetzen der Contebenbehandlung eintrat. Des weiteren konnten wir auf Grund von Clearance-Untersuchungen zeigen, daß bei allen erfolgreich behandelten Nephrose-Kindern die Diurese durch Abnahme der Wasserrückresorption zustande kam, während das Glomerulusfiltrat keine gesicherten Veränderungen aufwies. Interessanterweise ließ sich die Abnahme der Flüssigkeitsrückresorption ausnahmslos auch bei gesunden Kindern unter Conteben nachweisen, so daß die Contebenwirkung nicht eine Nierenfunktionsstörung zur Voraussetzung hat. Es war naheliegend, daß wir der Frage des Angriffspunktes des Contebens beim Zustandekommen der Diurese beim nephrotischen Syndrom nachgingen, und ich möchte darüber ganz kurz berichten: Wir dachten in erster Linie daran, daß möglicherweise die günstige Beeinflussung durch eine Besserung bzw. Normalisierung des schwer gestörten Eiweiß-Stoffwechsels erreicht würde. Im Gegensatz zu den anderen Autoren fanden wir jedoch, daß der Eiweiß-Stoffwechsel durch Conteben zwar beeinflußt wird, daß dieser Einfluß jedoch sehr inkonstant war und sich bei den einzelnen Krankheitsfällen keineswegs gleichsinnig verhielt. Da gerade die Diurese im Vordergrund aller Contebenwirkungen stand, war es verständlich, daß wir einen hypophysären Angriffspunkt im Sinne einer Bremsung des antidiuretischen Prinzips in Erwägung zogen. Wir konnten aber keinen Einfluß des Contebens beim Hypophysin-Wasserversuch feststellen, wie ja an anderer Seite bereits berichtet wurde. — Unsere Behandlungserfolge waren zufriedenstellend: Von 12 nephrotischen Kindern blieben 6 ödem- und rezidivfrei, 4 weitere konnten überzeugend gebessert werden, nur ein Versager war zu verzeichnen, ein weiteres Kind ist bisher zur Nachuntersuchung nicht erschienen. Durch i.v. Gabe des Thiosemicarbazons aber (Solvoteben) konnte der erwähnte diuretische Effekt nicht erreicht werden. Auch die Abnahme der Flüssigkeitsrückresorption blieb sowohl bei nephrotischen als auch bei gesunden Kindern aus. Schlossen wir aber dann die orale Contebenbehandlung wieder an, so fanden wir stets die oben geschilderten Verhältnisse. Diese Untersuchungsergebnisse konnten wir auch tierexperimentell an einem Mäusekollektiv bestätigen. Höchstwahrscheinlich ist das Ausbleiben der Diurese unter Solvoteben mit dem unterschiedlichen Verhalten des intermediären Abbaues von oral und parenteral zugeführten Thiosemicarbazonen in Zusammenhang zu bringen. Andere Autoren konnten nämlich nachweisen, daß der Großteil der Thiosemicarbazone in der Leber aufgespalten wird, wobei unserer Meinung nach dem Spaltprodukt Thiosemicarbazid auf Grund seiner Affinität zu den Mineralocorticoiden und dem daraus resultierenden Überwiegen der Glucocorticoide eine besondere Bedeutung zukommt. Dies wurde ja aus hiesiger Klinik schon vor einigen Jahren für die günstige Wirkung des TB I beim Rheumatismus behauptet.

Ich bin mir bewußt, daß meine Ausführungen bezüglich des Angriffspunktes sehr hypothetisch sind, ich hoffe aber, daß weitere Untersuchungen in Richtung Steigerung der Nebennierenrindenaktivität eine allseits befriedigende Erklärung geben werden.

Moench (Freiburg):

Neuere Untersuchungen über die Pathogenese des nephrotischen Syndroms.

Gestatten Sie mir, daß ich zu den Ausführungen von Herrn Prof. Sarre einige Bemerkungen in Form einer Diskussion anschließe; er hat Ihnen dargelegt, daß zur Entwicklung des echten nephrotischen Syndroms lebende tubuläre Zellen vorhanden sein müssen. Unter nephrotischem Syndrom verstehen wir eine Hypoproteinämie bei verminderten Albuminen und erhöhten α_2- bzw. β-Globulinen mit einem entsprechenden Anstieg der Cholesterinfraktionen. Gleichzeitig ist immer eine Proteinurie vorhanden. Während bei der akuten innerhalb 6—9 Tagen tödlich verlaufenden Sublimatnephrose z. B. diese Verschiebungen im Serumlipoid- sowie Serumeiweißspektrum nicht zur Beobachtung kommen, findet man sie immer bei den subakut verlaufenden Sublimatintoxikationen. Bei der Masugi-Nephritis entwickelt sich das nephrotische Syndrom kontinuierlich vom 5.—7. Tag nach der Nephrotoxingabe an zusammen mit dem Auftreten der klinisch nachweisbaren Proteinurie. Bereits vor Auftreten der Proteinurie sind tubuläre Veränderungen im Sinne einer trüben Schwellung mit einer sog. hyalintropfigen Entmischung des Protoplasmas vorhanden, mit anderen Worten: die tubuläre Schädigung steht zeitlich vor der Serumeiweißverschiebung.

Welche Bedeutung hat die Niere für die Entwicklung der für das nephrotische Syndrom charakteristischen Hyperlipämie? HEYMANN (*2*) verglich hierbei 20—40% hepatektomierte Ratten in ihrer Reaktion auf normales und nephrotoxisches Kaninchenserum. Dabei bewirkte das normale Serum keinerlei Veränderungen des Serumlipoidspiegels, während hingegen das nephrotoxische Serum einen leichten Anstieg der Blutlipoide ergab. Nicht hepatektomierte MASUGI-Tiere zeigten demgegenüber einen deutlich stärkeren Anstieg der Lipoide im Serum. Keinerlei Unterschied ließ sich bei gleicher Versuchsanordnung durch die Milzexstirpation erkennen. Der Einfluß des Nierenparenchyms konnte dagegen durch folgende Versuchsanordnung gezeigt werden: alleinige doppelseitige Nephrektomie führt nur zu einer leichten Hyperlipämie. Injiziert man diesen beiderseitig nephrektomierten Tieren zusätzlich Nephrotoxin, so kommt es zu keinem weiteren Anstieg der Blutcholesterine. Exstirpiert man MASUGI-kranken Tieren eine Niere, so führt dieses mit Verkleinerung des nierenkranken Parenchyms zu einer Senkung der Blutlipoide. Diese Beobachtung ist deshalb von besonderem Interesse, da anzunehmen war, daß durch die Wegnahme einer erkrankten Niere eine stärkere Belastung der anderen ebenfalls erkrankten Niere und dadurch eine Zunahme der Lipämie erwartet werden konnte. Exstirpiert man aber bei einseitig erzeugter Nierenerkrankung diese erkrankte Niere, so normalisieren sich sofort die Blutlipoidwerte. Über diese Untersuchungen hat HEYMANN auf der 5. amerikanischen Nephrosekonferenz in Philadelphia im November 1953 ausführlich berichtet und folgert: “without kidneys no hyperlipemia” (*1*).

Es ist bekannt, daß es bisher keinem Autor gelungen ist, eine echte sog. genuine Lipoidnephrose experimentell zu erzeugen. Ihr morphologisch ähnliche Bilder treten manchmal im Verlauf einer chronischen Nephritis auf. Es ist dieses die sog. Pseudonephrose der Kliniker oder besser die Nephritis mit nephrotischem Einschlag. RANDERATH (*3*) glaubt, daß die chronische Nephritis und die sog. genuine Lipoidnephrose letzten Endes verschiedene Verlaufsformen der nicht ausgeheilten Glomerulonephritis sind. In seiner 40jährigen Tätigkeit am Sektionstisch hätte er keinen einzigen Fall einer sog. echten genuinen Lipoidnephrose gesehen, den er nicht auf eine abgelaufene Glomerulonephritis zurückführen könnte. Und wenn Herr Prof. KLINKE sagte, daß im Verlauf einer Austauschtransfusion bei einem lipoidnephrotischen Kinde der Blutdruck excessive Erhöhungen zeigte, so deutet diese Beobachtung auf chronische Nephritis mit nephrotischem Einschlag. Es ist ja bekannt, daß die Nephritiden mit nephrotischem Einschlag oft normalen Blutdruck haben, weil, wie MOELLER wahrscheinlich machen konnte, das zum Hochdruck notwendige Hypertensinogen fehlt. Darum führt Zufuhr von normalem Plasma in diesen Fällen — und *nur* in diesen Fällen — zum Hochdruck [MOELLER (*4*) und LINNEWEH (*5*)].

Auf dem Boden einer schweren akuten Nephritis kann sich rasch eine Lipoidnephrose entwickeln. Dazu ein eigener experimenteller Beweis: Wir konnten eine Lipoidnephrose mit Auftreten doppelbrechender Substanzen im Experiment innerhalb von 10 Tagen nach folgendem Modus erzeugen: Am Tage der i.v. Nephrotoxingabe spritzten wir dem Kaninchen gleichzeitig fetale Hammelnierentrockenzellen i.m. Damit war zunächst ein therapeutischer Effekt beabsichtigt. Entgegen der Erwartung wurde durch diesen Eingriff der Krankheitsablauf klinisch, blutchemisch und morphologisch bedeutend aggraviert. Bei der histologischen Untersuchung am 10. Tage nach der Nephrotoxininjektion zeigten die Nieren dreier Tiere von insgesamt 5 Tieren eine ausgeprägte Ablagerung doppelbrechender Kristalle in den Tubuluskanälchen. Die frühesten bisher mitgeteilten Befunde von doppelbrechenden Substanzen in der Niere hat RANDERATH (*3*) 6 Wochen nach Ausbruch einer Kriegsnephritis beschrieben.

Diese Beobachtungen sprechen alle mehr für die Annahme, daß die der Nephrose eigentümliche Störung im Lipoprotein- sowie Cholesterinstoffwechsel in erster Linie renalen Ursprungs ist und nicht durch eine übergeordnete Stoffwechselstörung infolge des ständigen Eiweißverlustes im Harn ausgelöst wird.

Einer weiteren physiologischen Tatsache ist meines Wissens bisher in der Diskussion um die Pathogenese des nephrotischen Syndroms zu wenig Beachtung geschenkt worden. So ist bekannt, daß die Nieren der Carnivoren schon physiologisch eine ausgedehnte Verfettung der Nieren mit doppelbrechenden Substanzen aufweisen (*6*). Bei einem ausschließlichen Fleischfresser, wie dem Tiger, besteht schon physiologisch eine Lipoproteinurie. Es gelingt auch beim Kaninchen, durch eiweißreiche Kost eine Verfettung der Nierenepithelien mit Anstieg der Blutcholesterinwerte hervorzurufen (*7*). Die physiologischerweise schon vorhandene Rattenproteinurie wird durch Eiweißkost verstärkt (*8*). Eiweißkost selbst führt zu einem starken Anstieg der Nierendurchblutung verbunden mit einer entsprechenden Steigerung aller oxydativen Vorgänge (*9*). Hunger zeigt das Umgekehrte (*10*). Im Experiment gelingt es, durch extremen Hunger verkalkende Tubulusnekrosen zu erzeugen (*11*). Die diätetische Behandlung der Nierenkrankheiten trägt diesen Beobachtungen Rechnung (*12*). So konnten SMADEL und FARR (*13*) nachweisen, daß im MASUGI-Versuch bei Eiweißkost immer eine tödlich verlaufende Urämie eintritt, während bei eiweißfreier Kost die MASUGI-Nephritis ausheilt. GROSS und VORPAHL (*14*) haben nach der CARELLschen Methode überlebende Nierenstückchen in Plasma- und Ringerlösung bebrütet und hierbei in der Randzone der Nierenstückchen Fettablagerungen in den Tubulusepithelien beobachtet. Sie lassen es offen, ob hier das Fett lokal aus dem Zellprotoplasma entstanden oder schon vorher in maskierter und mit mikroskopischen Untersuchungsmethoden nicht nachweisbarer Form vorhanden war.

Bei der Nephritis-Nephrose besteht bekanntlich stets eine Störung im Eiweißstoffwechsel. Das ist schon aus der zentralen Stellung der Niere im Endstoffwechsel der Aminosäuren und der in der Niere vorwiegend vonstatten gehenden Ammoniakbildung erklärlich. Herr Prof. HEILMEYER hat heute morgen gezeigt, wie bei der Urämie im Serum und Harn andersartige Peptide nachweisbar sind, die einen gestörten Abbau oder eine gestörte Verwertung vermuten lassen. SCHOLTAN und JAHNKE (*15*) konnten nachweisen, daß die Uroglobuline zum großen Teil durch proteolytische Spaltung der Blutglobuline bei der Nierenpassage entstehen. Sie behalten dabei ihre gleiche elektrophoretische Beweglichkeit, zerfallen aber in kleinere Bruchstücke. Dadurch wird ihre Eliminierung erleichtert. Auch konnten die Verfasser nachweisen, daß bei der Nierenpassage die Lipoidanteile von den großmolekularen Lipoproteinkomplexen „abgehängt" werden. GERBI (*16*) fand elektrophoretische Unterschiede in der Zusammensetzung des gleichzeitig aus der Aorta sowie Nierenvene entnommenen Blutserums. Hierbei stellt er einen signifikant niedrigeren Gesamteiweiß- sowie Albumingehalt im Nierenvenenblut gegenüber dem gleichzeitig entnommenen Aortenblut fest. Der Hämatokritwert war in beiden Proben gleich, im Venenblut eher etwas höher. Wurde den Tieren vorher mehr als 15 cm^3/kg Blut entnommen, erwies sich das Nierenvenenblut albuminreicher als das Aortenblut. Bei Tieren, die durch eine mit Seide induzierte Perinephritis hypertonisch gemacht worden waren, fanden sich keine Unterschiede in den beiden Blutproben. HANES u. Mitarb. (*17*) gewannen aus der Hammelniere ein Enzym, welches aus γ-Glutaminpeptiden bei Zugabe von anderen Aminosäuren durch Übertragung der γ-Glutaminylgruppe neue γ-Glutaminylpeptide zu bilden vermag. Neben neuen Dipeptiden vermag es auch Tripeptide aufzubauen. Dieses Enzym vermochten sie in der Leber nicht nachzuweisen. BRENNER, MÜLLER und LICHTENBERG (*18*) vermochten durch Nierenhomogenate d-Methionin-isopropylester zum δ, d-Dipeptidester umzusetzen. Alle diese Beobachtungen weisen darauf hin, daß man der Niere wohl doch eine aktivere Rolle im Eiweißstoffwechsel zusprechen kann, als man heute allgemein bereit ist, anzunehmen. Die bei der Nephrose bestehende Störung im Eiweiß- sowie Cholesterinstoffwechsel läßt vermuten, daß die Tubulusepithelien der Niere hier in den intermediären Stoffwechsel eingeschaltet sind. Denn weder vermag eine Dysproteinämie (*19*) alleine noch eine länger bestehende Stauungsproteinurie das nephrotische Syndrom zu verursachen. Ich erinnere nur an die durch Leberparenchymerkrankungen verursachten Serumeiweißverschiebungen.

Ist man so geneigt, der Niere im Eiweiß- und Cholesterinstoffwechsel eine Bedeutung zuzumessen, so wird hiermit das Augenmerk auf das von Herrn KÜCHMEISTER soeben skizzierte hypadrenorenale Syndrom bei der Nephrose gelenkt. KÜCHMEISTER (*20*) sieht pathogenetisch die Nebennierenrindenunterfunktion als primären Faktor für die Entstehung des nephrotischen Syndroms an. Nun gibt es aber sicher zahlreiche Zustände von NNR-Insuffizienz, die keinerlei nephrotisches Syndrom verursachen (z. B. der Morbus Addison). Meines Erachtens könnte man auch daran denken, daß mit der der Nephrose eigentümlichen Störung im Cholesterinstoffwechsel gleichzeitig Störungen verbunden sind, die die hormonale Steroidsynthese in der NNR herabsetzen und damit sekundär das hypadrenorenale Syndrom bei der Nephrose verursachen. Auch Herr WEISSBECKER (*21*) hat ja auf die sekundär — wie er meint — durch den Eiweißverlust hervorgerufene NNR-Insuffizienz bei der Nephrose hingewiesen, ebenso Herr Prof. SARRE.

Stuhlfauth u. Mitarb. (*22*) haben in einer Übersicht den Einfluß des Stoffwechsels auf die Biosynthese der NNR-Hormone beschrieben. So bildet nach den neuesten Vorstellungen ein dem Squalen ähnliches Molekül die Vorstufen der tierischen und pflanzlichen Steroide. Dieses wird in das Ringgerüst des Cholesterins umgewandelt. Zum biologischen Aufbau dieser Cholesterinvorstufe verwendet der Organismus Essigsäurereste, die als intermediäre Stoffwechselprodukte des Fett-, Eiweiß- und KH-Stoffwechsels entstehen. Damit ist die Abhängigkeit zwischen Cholesterin- und Hormonsynthese aufgezeigt.

Die heutigen Kenntnisse der Biosynthese der NNR-Hormonbildung geben auch eine weitere Deutungsmöglichkeit der von Herrn Prof. Sarre oben beschriebenen Beeinflussung der Masugi-Nephritis durch die Sexualsteroide. Ich fasse nochmals kurz zusammen: Testosteron mildert trotz der hierbei stärker sich ausprägenden glomerulären Schädigung das nephrotische Syndrom, Gelbkörperhormon aggraviert das ganze Krankheitsbild, während Follikelhormon dasselbe weitgehend abschwächt. Interessant ist nun, daß die Nebenniere in Anwesenheit des Gelbkörperhormons aus Cholesterin u. a. Corticosteron zu bilden vermag (*23*). Von diesem ist bekannt, daß es alle Entzündungsvorgänge und mesenchymalen Reaktionen verstärkt. Entsprechend mag hierdurch auch der aggravierende Effekt dieses Hormons auf den Ablauf der Masugi-Nephritis seine Erklärung finden. In diesem Zusammenhang beanspruchen auch die Schwangerschaftsnephropathien ein besonderes Interesse.

Bei beiden Geschlechtern beteiligt sich die NNR in nicht unerheblichem Maße an der Sexualhormonproduktion. Diese Zusammenhänge sind noch nicht ganz klar. Vermutlich werden aber die Vorstufen dieser Hormone von der NNR geliefert. Wichtig ist hier die große Ähnlichkeit der Molekülzusammensetzung von Testosteron, Oestradiol und Progesteron. Und somit wird vielleicht ein Teil der von uns beobachteten Einwirkung dieser Hormone auf den Ablauf der Masugi-Nephritis-Nephrose hierdurch seine Erklärung finden. Das heißt, ein Teil dieser Wirkung wird über die Nebennierenrinde und wohl auch über die Hypophyse ablaufen. Hier muß die bekannte Bremswirkung der Andro- bzw. Oestrogene auf die Hypophyse erwähnt werden. Gemzell (*24*) konnte feststellen, daß die ACTH-Ausschüttung der Hypophyse unter Oestradiol auf den 20fachen Plasmagehalt an ACTH ansteigt.

Ich glaube jedoch, daß den Sexualhormonen darüber hinaus ein direkter hormonaler Effekt auf den Zellstoffwechsel der Tubulusepithelien zugeschrieben werden muß. In einer ausgezeichneten Übersicht hat Hinman (*25*) die bisher beobachteten renotropischen Effekte der Steroidhormone zusammengestellt. Wie entscheidend an der Harnbereitung Stoffwechselvorgänge der tubulären Zellen beteiligt sind, hat Herr Frey bereits dargelegt. Auch von mir wurden sie bereits hier kurz gestreift. Die anabole Wirkung des Testosterons kann für den Effekt bei der Nephrose nicht allein verantwortlich sein. Denn Methylandrostendiol hat bei weitem nicht den gleichen Effekt. Hier möchte ich nur noch die Arbeiten von Latvalathi (*26*) erwähnen. Er konnte zeigen, daß bei einer Systemerkrankung, wie der experimentellen Amyloidose mit Nephrose, Testosteron keinen Effekt zeigt. Andererseits gelingt die experimentelle Nephrose viel leichter, wenn man vorher die Gonaden der Versuchstiere entfernt. — Unklar ist auch noch, ob die überaus günstige Wirkung von Oestradiol auf den Ablauf der Masugi-Nephritis lediglich durch Unterdrückung der Nephritis oder aber auch durch direkte Beeinflussung der Tubulusepithelien verursacht wird. Hier werden wir noch Untersuchungen an der toxischen Sublimatnephrose anschließen.

Zusammenfassend möchte ich sagen, daß viele vorliegende Beobachtungen, die ich z. T. nur skizzenhaft hier vortragen konnte, dafür sprechen, daß entgegen der heute vorherrschenden Ansicht auch die „echte" Nephrose durch eine primäre Nierenstörung und nicht durch eine übergeordnete Stoffwechselstörung ausgelöst wird. Auch möchte ich glauben, daß die Nephritis-Nephrose im Grunde genommen verschiedene Stadien ein und derselben Erkrankung sind. Die Verlaufsform wird lediglich von der Menge des nephrotoxischen Agens (eigene Untersuchungen sowie *27*—*29*) und von der endogenen Reaktionsbereitschaft bestimmt. Hieraus geht hervor, daß die tubuläre Insuffizienz bei der Nephritis-Nephrose ganz andere Ursachen hat, wie z. B. bei der toxischen Nephrose. Auch aus diesem Grunde scheint mir der Oberbegriff der „tubulären Insuffizienz" für pathogenetisch völlig verschiedene Ursachen nicht immer angebracht zu sein.

Literatur.

1. Proc. 5th Annual Conference on the Nephrotic Syndrome. Philadelphia 5.—7. Nov. 1953; Nat. Nephr. Found. Inc. New York (N. Y.) S. 108.

2. HEYMANN, W., and E. C. CLARK: Amer. J. Dis. Childr. **70**, 74 (1945).
3. RANDERATH, E.: Die Medizinische **1953**, 597.
4. MOELLER, J.: Dtsch. Arch. klin. Med. **196**, 668 (1950).
5. LINNEWEH, F.: Dtsch. med. Wschr. **1951**, 453.
6. BACHMANN, R.: Z. mikrosk.-anat. Forsch. **51**, 25 (1942).
7. NEWBURGH, L. H., and D. CURTIS: Arch. Int. Med. **42**, 801 (1928).
8. LINKSWILER, H., M. S. REYNOLDS and C. A. BAUMANN: Amer. J. Physiol. **68**, 504 (1952).
9. GOLDRING, W., L. RAZYNSKI, M. GREENBLATT and S. COHEN: J. Clin. Invest. **13**, 743 (1934).
10. BRULL, L.: Rapp. Congr. internat. chim. Biol. Liége **1946**; zit. nach H. GLATZEL: In Handbuch der inneren Medizin **4**. Aufl. Bd. VI, 2. Teil, S. 456.
11. HELLER, G., and S. DICKER: Proc. Roy. Soc. Med. **40**, 351 (1947); zitiert nach H. GLATZEL (10), S. 456.
12. HAMBURGER, J., et G. RICHET: Les régimes de restriction protidique au cours néphropathies. Paris 1952; zitiert nach H. GLATZEL (10), S. 631.
13. FARR, L. W., and J. E. SMADEL: J. of Exper. Med. **70**, 615 (1939).
14. GROSS, O., u. F. VORPAHL: Arch. exper. Path. u. Pharmakol. **76**, 336 (1914).
15. JAHNKE, K., u. W. SCHOLTAN: Dtsch. Arch. klin. Med. **200**, 824 (1953).
16. GERBI, Cl.: Arch. of Biochem. a. Biophysics **31**, 49 (1951); zit. nach Rona **151**, 147 (1952).
17. HANES, C. S., F. J. R. HIRD and F. A. ISHERWOOD: Biochemic. J. **51**, 25 (1952); zit. nach Rona **157**, 272 (1953).
18. BRENNER, M., H. R. MÜLLER u. E. LICHTENBERG: Helvet. chim. Acta **35**, 217 (1952).
19. KOPP, K., u. H. ALTHOFF: Z. Kinderheilk. **70**, 588 (1952).
20. KÜCHMEISTER, H., u. U. v. PENTZ: Dtsch. Arch. klin. Med. **200**, 678 (1953).
21. WEISSBECKER, L., u. W. RUPPEL: Verh. dtsch. Ges. inn. Med. **58**, 225 (1952).
22. STUHLFAUTH, K., R. PROSIEGEL u. A. ENGELHARDT-GÖLKEL: Klin. Wschr. **1954**, 676.
23. HECHTER, O., A. ZAFFARONI, R. P. JACOBSEN, H. LEVY, R. JEANLOZ, V. SCHENKER and G. PINCUS: Recent Progr. in Hormone Res. **6**, 215 (1951); zit. nach *22*.
24. GEMZELL, C. A.: Acta endocrinol. (Copenh.) **11**, 221 (1952).
25. HINMAN, F.: Annual Rev. Med. **4**, 99 (1953).
26. LATVALATHI, J.: Experimental Studies on the Influence of certain Hormones on the Development of Amyloidosis. Acta endocrinol. (Copenh.) Suppl. **16**, 14, 19 (1953).
27. EHRICH, W. E., J. SEIFTER and C. FORMANN: J. of Exper. Med. **89**, 23 (1949).
28. EHRICH, W. E.: In (1), S. 118.
29. HEYMANN, W., and D. B. HACKEL: J. Labor. a. Clin. Med. **38**, 1 (1952).

HEILMEYER (Freiburg):

Zu dem Vortrag von Herrn FALK muß ich doch noch etwas sagen. Die Thiosemicarbazone haben uns eine Zeitlang ungeheuer interessiert, vor allem in einer Zeit, wo es noch kein Cortison und kein ACTH gab, und da bestand schon einmal die Aussicht, daß sie therapeutisch eine große Bedeutung gewinnen würden. Mir sind die Ergebnisse von Herrn FALK sehr eindrucksvoll. Wir haben uns fast zwei Jahre lang mit vielen Mitarbeitern bemüht, den Mechanismus der Wirksamkeit zu beobachten und es ging daraus hervor, daß tatsächlich die Semicarbazone zu einer gesteigerten Rindensteroidausschüttung führen, die man zwar nicht nachweisen kann, aber andere Teste zeigen, z. B. der Uropepsintest, daß Uropepsin erheblich vermehrt ausgeschieden wird, auch der Eosinophilentest gab entsprechenden Ausfall. Um das Ganze unter einen Hut zu bringen, verfochten wir die These, daß die Semicarbazone eine Steigerung der Rindenaktivität herbeiführen, die auch histologisch nachweisbar ist. Die Rindensteroide kommen wahrscheinlich deshalb nicht zur Ausscheidung, weil sie unter diesen Verhältnissen im Organismus stärker verbraucht werden. — Vom radioaktivem Conteben ist in der Zwischenzeit nachgewiesen worden, daß es in der Nebennierenrinde gesteigert deponiert wird.

WEISSBECKER (Freiburg):

Die Aldosteronformel ist unlängst bekannt geworden. Dieses neuentdeckte Nebennierenrindenhormon mit bevorzugter Elektrolytwirkung trägt in 18-Stellung einen Aldehyd. Es ist bekannt, daß Hydrazine und Carbacide besonders große Affinität zum Aldehyd haben. Es ist durchaus denkbar, daß Conteben und ähnliche Substanzen diese Aldehydgruppe inaktivieren und damit das Aldosteron und ähnliche Verbindungen unwirksam machen. Dann käme es zu einem relativen Überwiegen der sog. glucoaktiven Corticosteroide.

Die Ausführungen von Herrn KÜCHMEISTER sind außerordentlich einleuchtend und werden von unseren auf dem Internistenkongreß vorgetragenen Befunden über den Steroidhaushalt bei der Nephrose gestützt. Zur Frage der Beziehung zwischen Ernährungszustand bzw. Eiweiß und Glomerulonephritis möchte ich kurz auf die Ergebnisse meines Doktoranden HUBERT MÜLLER verweisen, der vor einigen Jahren an einer großen Anzahl von Fällen durch entsprechende Nachuntersuchungen die Prognose der Glomerulonephritis zu klären versuchte. Wir sind dabei auf die merkwürdige Tatsache gestoßen, daß in den Hungerjahren aus dem Krankengut unserer Klinik die Glomerulonephritis praktisch verschwunden war und erst nach der Währungsreform wieder auftauchte. Eine Frage habe ich allerdings an Herrn KÜCHMEISTER: Ich habe unter extremen Hungerbedingungen im Konzentrationslager praktisch niemals akute Glomerulonephritiden gesehen. Wenn der Eiweißfaktor eine Rolle spielt, warum haben wir dann ebenfalls keinerlei Nephrosen erlebt?

Ich habe 3 Nephrosefälle mit ACTH und Depot-ACTH getestet. Zur Bestimmung der potentiellen Reserve der Nebennierenrinde führen wir nicht mehr den 8 Std.-Dauertropftest mit ACTH und auch nicht mehr den 48 Std.-Test durch. Eine Injektion von 40 E Depot-ACTH ist einfacher und führt zu gleich sicheren Ergebnissen. Unsere 3 Fälle haben im 4 Std. ACTH-Test nicht reagiert. Im Depot-ACTH-Test sanken die Eosinophilen noch in typischer Weise ab. Also eine gewisse funktionelle Reserve ist auch in der Nephrotikernebennierenrinde noch vorhanden.

Zur Wirkung von Schilddrüsenhormon bei Nephrosen. Bei manchen Fällen führt Thyreoidin allerdings in sehr hohen Dosen erst zu einer beachtlichen Besserung der Nephrose. Wendet man die Shift-Theorie hier ebenfalls an, so ergibt sich, daß Thyreoidin die Produktion von thyreotropem Hormon hemmt und dementsprechend die ACTH-Produktion steigert. Wie schon früher beschrieben, haben wir nach Thyreoidin bei Nephrotikern Steigerung der 17-Ketosteroid- und Corticoidausscheidung gesehen.

KLINKE (Düsseldorf):

Bei dem Nephrose-Knäuel-Geschehen müssen noch verschiedene andere Ursachen — außer dem Über- oder Unterwiegen der Nebennierenrinde — vorliegen. Wir erleben es nur zu oft, daß die Nephrose auf ACTH gut anspricht, daß aber später dieser Erfolg nie mehr zu reproduzieren ist (Rezidivtherapie). Dasselbe gilt für Conteben und für andere Medikamente in gleicher Weise. Es müssen sich also mehrere Mechanismen überlagern, die wir im einzelnen gar nicht kennen.

MOENCH (Freiburg):

Zur anabolen Wirkung des Testosterons: sie ist wohl nicht allein maßgebend. Denn mit Methylandrostendiol gelingt es bei weitem nicht, das nephrotische Syndrom so zu bessern. Testosteron wirkt auch bei der experimentellen Amyloidose, also zweifelsohne einer Systemerkrankung. Wenn man aber die Gonaden der Versuchstiere entfernt, dann gelingt es viel leichter, die Amyloidose zu erzeugen.

FREY (Freiburg):

Es ist bezüglich der Thyroxin-Wirkung bei der Nephrose noch darauf hinzuweisen, daß das Thyreoidin ja direkt auf die Zelle wirkt, indem die oxydative Phosphorylierung dadurch beeinflußt wird. Es kann also auch sein, daß die Wasseranreicherung der Zelle ein Zeichen eben der Schädigung der oxydativen Phosphorylierung ist, und daß dann dadurch, daß man Thyreoidin gibt, dieser Ausstoßmechanismus von Wasser besser wieder in Gang kommt.

ELERT (Freiburg):

Während in der normalen Schwangerschaft in erster Linie große Mengen Glucocorticosteroide produziert werden, nimmt man bei den Schwangerschaftstoxikosen eine Verschiebung der hormonalen Balance zugunsten der Mineralocorticosteroide an, die evtl. aus der Placenta stammen sollen. Die durch toxische Dosen von Desoxycorticosteron und von Kochsalz im Tierversuch erzeugten Nierenveränderungen (SELYE, MASSON, CORCORAN und PAGE, LOEB,

KNOWLTON, STOERK und SEEGAL, BOHLE und HIERONYMI) entsprechen aber nicht denen der Eklampsie-Niere, wie wir in eigenen Untersuchungen nachweisen konnten. Außer der Imbalance zwischen Mineralo- und Glucocorticosteroiden scheint das Chorionhormon eine maßgebende Rolle zu spielen.

KÜCHMEISTER (Hamburg):

Schlußwort.

Die verschiedenen Diskussionsbemerkungen, für die ich sehr dankbar bin, passen sich sehr gut in unsere Vorstellung von der Pathogenese des nephrotischen Syndroms ein. Besonders die von HEILMEYER herausgestellte Wirkung des Contebens ist nach seiner Bedeutung für die Nephrosebehandlung erneut bestätigt worden. Auch die von Herrn WEISSBECKER gemachten Beobachtungen über die Häufigkeit der Nephritis und Nephrose während der Hungerjahre decken sich mit unseren eigenen Erfahrungen. Ich glaube, daß mit unseren experimentellen Untersuchungen die moderne Nephrosebehandlung eine sinnvolle experimentelle Unterbauung erfahren hat.

FALK (Graz):

Es ist die Annahme sicherlich bestechend, daß die Contebenwirkung auf das nephrotische Syndrom auf dem Wege einer Funktionsänderung der Nebennierenrinde zustande kommt, aber wie Herr HEILMEYER und auch Herr WEISSBECKER schon ausgeführt haben, experimentelle Beweise stehen auch bei uns noch aus. Ich möchte nur ganz eilig ein Wort noch zu der ACTH-Behandlung der kindlichen Nephrosen sagen. Wir haben gleichzeitig mit unserer bisherigen Contebenbehandlung beim nephrotischen Syndrom in den letzten Monaten drei Kinder mit Lipoidnephrose mit ACTH behandelt. Auf Grund unserer Ergebnisse wagen wir noch, das nephrotische Syndrom mit ACTH zu behandeln. Bei zwei der drei Kinder kam es zu einer ganz bedrohlichen Verschlechterung, der ein Kind auch erlag, während beim 3. Kinde eine eindeutige Beeinflussung durch ACTH zu erzielen war. Wir konnten aber bei diesen Versagern auch durch Conteben keine Besserung erzielen.

Über den Bau und die Anwendung einer künstlichen Niere.

Von

H. Sartorius (Freiburg i. Br.).

Mit 2 Textabbildungen.

Im Mai 1913 veröffentlichten erstmalig Abel, Rowntree und Turner (*1*) eine Methode zur Blutdialyse außerhalb des Körpers. Ihr Apparat bestand aus Kollodionschläuchen, die als semipermeable Membranen anzusehen waren und die verbunden mit Glasröhren zu einem System zusammengeschlossen wurden. Als Anticoagulans benutzten sie Hirudin. Ihre Dialysierflüssigkeit bestand aus 0,9%iger Kochsalzlösung. Necheless (*2*) konstruierte 1923 einen ähnlichen Apparat. Als Membran benutzte er Tierperitoneum. Bereits für diesen Autor bestand die Indikation zur Anwendung des Apparates bei temporärer Anurie. Erstmalig wurde von ihm auch das Heparin als gerinnungshemmende Substanz verwendet. Danach publizierte Haas (*3*) seine Ergebnisse mit der von ihm konstruierten künstlichen Niere. Haas kam zu dem Schluß, daß diese Methode bei urämischen Zuständen nicht zufriedenstellend war. Erst Kolff (*4*) hat dann zu Beginn der 40er Jahre das Problem der Blutdialyse außerhalb des Körpers wieder aufgegriffen. Kolff hat in einer Serie von Veröffentlichungen seinen Apparat und seine Ergebnisse beschrieben. Alwall in Schweden und Murray (*5*) in Kanada, die unabhängig voneinander arbeiteten, haben dann 1947 einen Apparat angegeben, der von der Kolffschen künstlichen Niere nur geringe Abweichungen zeigt. Vor allem aber hat Alwall (*6—9*) dann in der Folgezeit wichtige Beobachtungen über die Anwendung und seine Erfahrungen mit der künstlichen Niere veröffentlicht.

Prinzip der Dialyse.

Die heute in Anwendung kommenden Dialysiermembranen bestehen aus Zellophan. Benutzt wird dieses Material als Schlauch oder als dünne Platte. In Wasser getränkt, schwillt so das Zellophan zu einem vielfachen seiner eigentlichen Größe an; wenn es so „ausgedehnt" ist, enthält es wahrscheinlich kleine submikroskopisch große capilläre Gänge oder Kanäle. Durch diese Kanäle passieren dann die diffusiblen Moleküle vom Blut zu der Dialysierflüssigkeit, und die Porengröße der Membran bestimmt die Größe der passierenden Moleküle und der Partikel. Da nun die Diffusionsrate umgekehrt proportional der Wanddicke ist, muß eine möglichst dünne Schicht bevorzugt werden. Unter Dialysierbedingungen ist das Zellophan negativ aufgeladen und verhindert deswegen den Durchtritt von positiv geladenen Ionen. Da die elektrostatischen Kräfte abnehmen müssen mit einem Geringerwerden der Zellophanwanddicke, ist dies ein zusätzlicher Grund, die Dimension so klein wie möglich zu halten. In einer Situation, in der die Membran für kolloidale Partikelchen undurchgängig und für kristalline durchgängig ist, spricht man von differenzierter Diffusion. Diese wird als Dialyse bezeichnet. Man kann die Transferate durch Modifizierung der verschiedensten Faktoren wie elektrostatische Kräfte, Molekulargröße, Konfiguration, Temperatur usw. in ihrem Übertritt beeinflussen. Aber im allgemeinen erfolgt dieser nach den gewöhnlichen Gesetzen des Konzentrationsgefälles, des osmotischen und des hydrostatischen Druckes. Hier findet sich der Vorteil gegenüber den lebenden Membranen, weil diese über vitale Kräfte verfügen und deshalb nicht inert sind.

Technische Probleme.

Der Apparat muß das Blut in einem möglichst dünnen Film bewegen, so daß eine große Dialysierfläche entsteht. Ein „Leck" in den Zellophanschläuchen oder -platten muß leicht entdeckt werden können. Günstig ist es, daß das intakte Zellophan weder für Viren noch für Bakterien durchgängig ist. Ein gleichmäßiger Blutfluß ist wesentlich, da ein regelmäßiger Blutstrom eine wirkungsvolle Dialyse garantiert. Die Clearance steigt mit steigender Blutumlaufsgeschwindigkeit. Eines der Hauptprobleme ist die Ausscheidung der Blutgerinnung innerhalb der Apparatur. Zur Verhinderung der Blutgerinnung wird Heparin angewandt. Eine dauernde Erneuerung der Dialysierflüssigkeit an der Membranwand ist wichtig, damit das Gefälle von den im Blut angereicherten toxischen Urämiestoffen zur Dialysierflüssigkeit bestehen bleibt. Die Dialysierflüssigkeit enthält im allgemeinen die normalen Konzentrationen der wichtigsten Blutelektrolyte. Die Zusammenstellung dieser Flüssigkeit kann jedoch variiert werden, je nachdem, ob eine Hyper- oder Hypokaliämie besteht. Das p_H der Lösung soll möglichst dem Blut-p_H entsprechen. Das kann durch Zusatz von Puffersystemen erreicht werden. Einer Hydratation des Blutes wird durch einen entsprechenden Glucosezusatz, der gleichzeitig während der Dialyse als Nahrung dient, entgegengewirkt.

Den Wirkungsgrad der einzelnen künstlichen Nieren gegeneinander abzuwägen, ist außerordentlich schwierig. Von den einzelnen Faktoren sind hervorzuheben vor allem die Dialysieroberfläche, die Art und die Vorbereitung des Zellophans, die Blutströmungsgeschwindigkeit, das Gefälle zwischen Blut und Waschflüssigkeit und die Häufigkeit, mit der die Dialysierflüssigkeit erneuert wird. KOLFFs Typ ist einfach und gut verwendbar. Er hat eine Dialysieroberfläche von 24000 cm². Bei seinem Schlauch-Trommel-Prinzip wird genau wie bei den Typen von ALWALL und MERRIL das Blut durch den arteriellen Druck der Arteria radialis oder auch femoralis vorangetrieben. Wir haben im Zusammenhang mit dem Ingenieurbüro Halstrup in Freiburg i. Br. eine künstliche Niere konstruiert, die nach ihrem Prinzip sich an die Angaben von SKEGGS und LEONHARD (*10*) hält. Der Dialysator ist nach dem „SANDWICH-Prinzip" gebaut, d. h. Blut und Waschkammer wechseln alternierend (Abb. 1). Das Blut wird aus einer Vena cubitalis durch Einlegung einer silikonisierten Punktionsnadel entnommen und durch eine Membranpumpe den Blutkammern zugeführt. Zwischengeschaltet sind Luft- und Fibringerinnselfallen. Durch Einschluß eines Manometers läßt sich der Druck in den Blutkammern kontrollieren. Die Schlauchverbindungen bestehen aus Polyäthylen. Der Blutumlauf in der Zeiteinheit läßt sich durch ein Flow-meter berechnen. Die Gesamtoberfläche der Blutkammern beträgt 4600 cm². Die Waschflüssigkeit wird durch eine zweite Membranpumpe einem Boiler entnommen, der ein Fassungsvermögen von 80 l enthält. Die Temperatur der Waschflüssigkeit wird durch einen Thermostaten auf 38° C gehalten. Auch auf dieser Seite befinden sich Manometer und Druckausgleichsgefäße. Es ist möglich, mit unserer Apparatur im Parallel- und Gegenstrom zu arbeiten (Abb. 2).

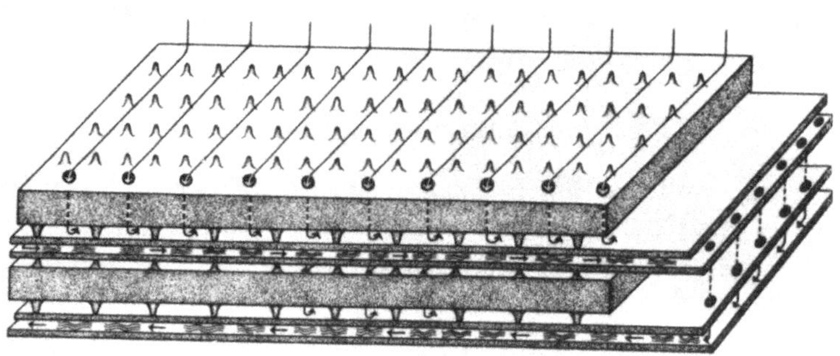

Abb. 1. Schematische Übersicht über die Wirkungsweise unseres Dialysators. Auf der oberen mit Gummiwärzchen bedeckten Kunststoffplatte (s. a. photographische Abbildung) deutet die zehnfache parallele Pfeilrichtung den Lauf der Waschflüssigkeit an. Auf den nach unten gerichteten Gummiwärzchen der ersten Kunststoffplatte wie auf den nach oben gerichteten Gummiwärzchen der zweiten Kunststoffplatte liegen zwei Cellophanscheibchen, die zwischen sich die sog. Blutkammer bilden. Das Blut fließt parallel, von oben nach unten oder von unten nach oben, aber rechtwinklig zur Waschflüssigkeit. (Siehe auch Pfeilrichtung und gestrichelte Wellen.) Der Druck auf der Waschwasserseite und in den Blutkammern wird durch die Druckausgleichsgefäße reguliert. Bei zu hohem Druck in den Waschkammern werden die Cellophanblättchen zusammengepreßt, und es resultiert ein minimaler Blutfluß. Umgekehrt bei zu hohem Druck in den Blutkammern beult das Cellophan zwischen die Gummiwärzchen in die Waschkammern, dadurch können sich leicht sog. „tote Räume" entwickeln in denen das Blut stagniert und ein Austausch nicht zustande kommt. Eine Blutkammer wird von je zwei Waschkammern umspült.

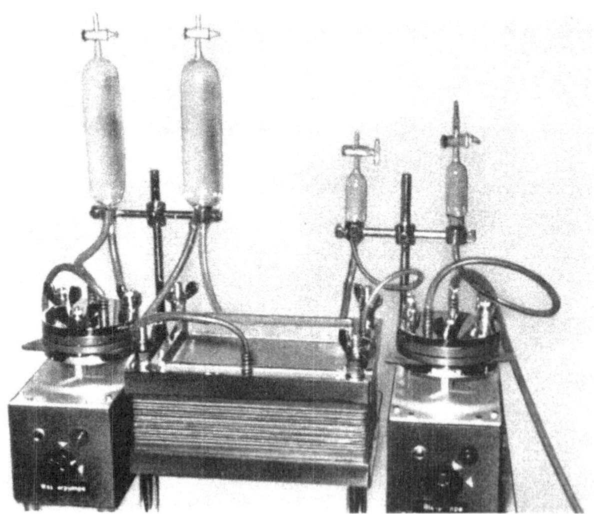

Abb. 2. Dialysator.

In vitro-Versuche mit dieser Apparatur haben gezeigt, daß es gelingt, 7 l mit Harnstoff angereichertes Ochsenblut von einer Ausgangskonzentration von 200 mg Harnstoff auf 25 mg Harnstoff innerhalb 3 Std. zu klären. Die Blutumlaufsgeschwindigkeit betrug dabei 100 cm³/min, das entspricht einer Eliminierung von 12,25 g Harnstoff. Die Harnstoff-Clearance wurde mit 47 errechnet. Im Anschluß an die in vitro-Versuche erfolgte dann die Anwendung der Apparatur an Patienten mit renalen Insuffizienzen.

Das eigentliche Indikationsgebiet für die Dialyse mit der künstlichen Niere sind die akuten renalen Insuffizienzen. Ein Großteil von Forschern ist auch heute noch der Meinung, daß eine solche Behandlung mit der künstlichen Niere während einer temporären Anurie nicht notwendig ist. Sie stehen auf dem Standpunkt, daß auch bei längerer Dauer einer Anurie artifizielle Anwendungen nicht notwendig sind. Hierzu kann aber mit MERRIL und ALWALL folgendermaßen Stellung genommen werden: Es besteht gar kein Zweifel, daß ein kräftiger Jugendlicher eine Anurie von 1—2 Wochen Dauer überstehen kann. Die letzten 8—10 Tage sind für den Patienten aber nur außerordentlich schwer erträglich. Durch die Dialyse kann die allgemeine Besserung bedeutend beschleunigt werden. Es muß auch daran erinnert werden, daß die Niereninsuffizienz, die in ihrem Gefolge eine Oligurie oder gar komplette Anurie aufweist, kein unkompliziertes Syndrom ist, und letzten Endes ist nie zu übersehen, in wieweit eine Anurie sich durch konservative Maßnahmen von selber wieder löst. In letzter Zeit hat die hochkalorische Diät in der Behandlung dieser Krankheitsbilder viel Erwähnung gefunden, es muß aber darauf hingewiesen werden, daß durch diese fettreiche Diät die Nausea nur noch verschlimmert wird. Aber gerade die Nausea wird durch eine Dialyse besonders gut und schnell beseitigt. Man kann sagen, daß sich in kompetenter Hand ein Dialysierapparat immer als außerordentlich nützlich erweisen kann und vor allem zu einem Zeitpunkt in Anwendung gebracht werden muß, wenn die Erfahrung des Arztes es verlangt. Es muß hier FRANKs Ansicht geäußert werden, der der Meinung ist, daß es ein Stadium der Urämie gibt, in welchem keine Dialyse mehr von Nutzen sein kann und daß dieses Stadium klinisch nicht mit Exaktheit zu bestimmen ist.

Literatur.

1. ABEL, I., T. ROWNTREE and W. TURNER: Amer. Phys. 28, 31—54 (1913).
2. NECHELESS, H.: Klin. Wschr. **1923**, 1257.
3. HAAS, B.: Klin. Wschr. **1925**, 13.
4. KOLFF, W.: Genesk. gids. **5**, 21 (1943).
5. MURRAY, G.: Arch. Surg. **55**, 502—522 (1947).
6. ALWALL, N.: Acta med. scand. (Stockholm) Supple. **196**, 250—258 (1947).
7. ALWALL, N.: Acta med. scand. (Stockholm) **131**, 237—250 (1948).
8. ALWALL, N.: Acta med. scand. (Stockholm) **132**, 392 (1949).
9. ALWALL, N.: Acta med. scand. (Stockholm) **132**, 587 (1949).
10. SKEGGS, T., and I. R. LEONHARD: Science (Lancaster, Pa.) **108**, 212 (1948).

Über die Entwicklung einer künstlichen Niere und ihre Anwendung.

Von

C. Moeller (Hamburg).

Mit 2 Textabbildungen.

Bei der Durchsicht der Literatur über die „künstliche Niere" waren wir immer wieder verwundert, wie *wenig* Schwierigkeiten alle Autoren mit der Dialyse gehabt haben. Wir begannen unsere Arbeiten 1948 und wir müssen sagen: wir haben *nur* Schwierigkeiten gehabt. Nur der tägliche Blick auf die Grenzen der Therapie beim akuten, temporären Nierenversagen hat uns angehalten, den mit Enttäuschungen gepflasterten Weg der Blutdialyse weiterzugehen. Wir stellten kürzlich in München unseren Dialysator vor und haben dort auch summarisch über unsere Erfahrungen berichtet. Wenn Herr Wollheim im Anschluß an unsere dortigen Ausführungen meinte, das sei alles sehr schön und gut, sei aber nicht nötig, da die konservative Therapie voll ausreiche, so möchten wir sagen, daß wir heute — im Besitz eines betriebssicheren und in der Kapazität ausreichenden Dialysators — auf die Dialyse im Rahmen einer ausgerichteten konservativen Therapie beim passageren Nierenversagen nicht mehr verzichten möchten, auch wenn die überzeugenden, lebensrettenden Einsätze immer in der Minderzahl bleiben werden.

Allen bisher bekannten Blutdialysatoren ist das gleiche Prinzip gemein: das heparinisierte Blut des Patienten wird über eine Cellophanmembran gegen eine physiologische Salzlösung dialysiert; unterschiedlich ist nur die technische Lösung.

Herr Sartorius zeigte uns eben den hier in Freiburg entwickelten Dialysator und erwähnte dabei, daß unsere Hamburger Apparatur der von Alwall gleichkomme. Erlauben Sie, daß ich Ihnen aufzeige, inwieweit wir bei der Entwicklung unseres Gerätes — vor Kenntnis der Alwallschen Lösung — andere Wege gegangen sind.

Hier sehen Sie das Schema unseres Dialysators: der eigentliche Dialysator, ein Spülkanal von 7,5 m Länge (dialysierende Oberfläche des eingelegten Cellophanschlauches 6000 cm^2) wurde vom Behälter für die Spüllösung getrennt. Dieser Behälter, ein 14 l fassender Thermostat mit Umlaufpumpe, sorgt für den zum Blut gegensinnigen Umlauf der Spüllösung sowie für die physiologische Temperaturkonstanz von Spüllösung und Blut. Die Spüllösung kann sehr rasch und ohne Störung der Dialyse gewechselt werden. In den Thermostaten strömt zur Aufrechterhaltung einer physiologischen p_H-Konstanz aus einer Druckflasche ein CO_2-O_2-Gemisch ein. Rechts neben dem Dialysator durchströmt das dialysierte Blut einen Strömungsmesser, einen Gerinnsel- und Luftblasenfänger und fließt dann in eine Vene zurück.

Dieser Dialysator arbeitet also wie der von ALWALL mit dem Druck und dem Auswurf der Arteria radialis, und das ist bei schlechten Kreislaufverhältnissen ohne Frage ein Nachteil. Die Einschaltung eines Pumpsystems ist eine naheliegende Idee; uns ist die Verwirklichung ohne sichere Vermeidung einer Hämolyse nicht gelungen — und Hämolyse darf nicht sein, denken wir an die Transfusionsniere, die tubuläre Schädigung der Niere durch Hämolyse.

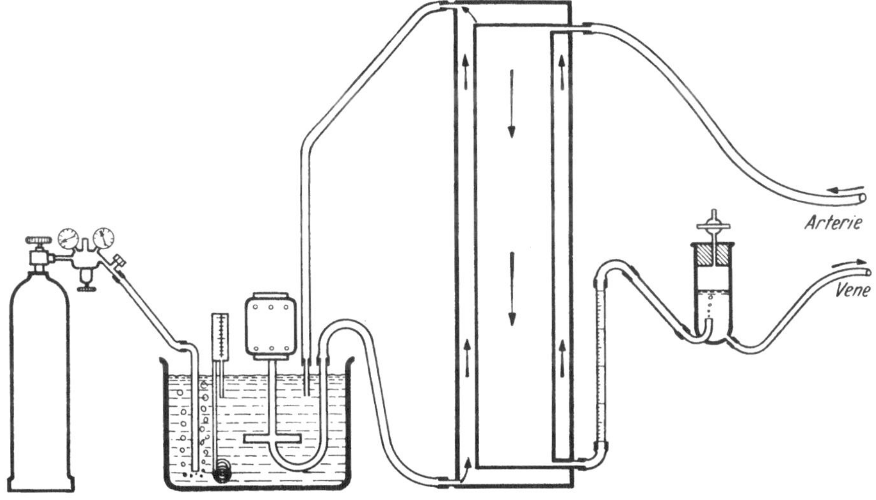

Abb. 1. Schema des Dialysators.

Das Prinzip des Dialysators ist aus Abb. 1 ersichtlich. Die Zusammensetzung unserer Spüllösung ist folgende:

Dextrose	150,0
NaCl	100,0
$NaHCO_3$	30,0
KCl	4,5
$CaCl_2$	2,8
$MgCl_2$	1,5
NaH_2PO_4	0,75
Aqua dest. ad . . .	15000,0

Sie unterscheidet sich damit kaum von der anderer Autoren. Der hypertone Dextrose-Gehalt dient zur Kompensation des kolloidosmotischen Druckes, um mit Sicherheit ein Einströmen von Lösungswasser in den zur Retention neigenden Urämiker zu verhindern. Ein Tiefersetzen des Dialysators unter das Niveau des Patienten, d. h. eine Steigerung des hydrostatischen Druckes im Cellophanschlauch, wäre an sich für diese Kompensation schon ausreichend; uns schien die Dextrose-Hypertonie aber ratsam, einmal weil das Gerät in Höhe des Patienten zugänglicher und besser zu überwachen ist, zum anderen, weil die Dextrose-Hypertonie einen gewissen Hämolyseschutz darstellt und endlich, weil der Übertritt von Dextrose aus der Spüllösung in das Blut des Urämikers bei der gewöhnlich daniederliegenden Nahrungszufuhr nur wünschenswert ist. So dialysierten bei einer Patientin innerhalb von 15 Std. 246 g Dextrose aus der Spüllösung ins Blut.

Ein wesentlicher Punkt scheint uns die Aufrechterhaltung eines physiologischen Dissoziationsgrades der Elektrolyte in der Spüllösung zu sein. Wir stellen uns die Spüllösung ausschließlich der Dextrose und des $CaCl_2$ im Konzentrat für 15 l her, fügen die Dextrose bei Verdünnung auf 15 l zu, lassen dann für 10 min ein 5%iges CO_2-O_2-Gemisch in die Lösung sprudeln, wodurch sich der p_H von 8,2 auf 7,4 senkt, geben zur Vermeidung einer Carbonatausfällung dann erst das $CaCl_2$ zu. Der p_H-Wert von 7,4 wird aufrechterhalten, wenn während der Dialyse laufend das CO_2-O_2-Gemisch in einer Menge von 2 l/min in den Thermostaten einströmt.

Selbstverständlich ist es möglich, durch Änderung der Salzkonzentrationen in der Spüllösung regelnd in den Elektrolythaushalt des Urämikers einzugreifen, etwa durch Fortlassung des KCl einer Hyperkaliämie entgegenzuwirken. Wir haben uns bisher mit der Dialyse gegen eine normotone Elektrolytlösung beschieden — die bei gestörtem Elektrolythaushalt ja auch schon normalisiert —, weil wir den Einsatz des Gerätes nicht auch noch von einem schnell arbeitenden Laboratorium abhängig machen möchten.

Wir haben bisher keinen ödematösen Urämiker einer Dialyse unterwerfen können. Mit diesem Dialysator wäre eine begrenzte Ultrafiltration möglich, wobei bemerkt werden muß, daß bei Forcierung der Ultrafiltration die Dialyseergebnisse schlechter werden.

Wenn ich die Charakteristika unseres Dialysators noch einmal nennen darf, so sind es: seine Transportabilität (von 8 Einsätzen fanden 5 an anderen, auch auswärtigen Krankenhäusern statt), die Anwendung des Gegenstromprinzips, das niedrige Auffüllvolumen von 500 cm^3 für das blutführende System, die durch den Thermostaten gewährleistete optimale Isothermie, die Vermeidung von hämolysefördernden Flächen, insbesondere von Metall als Inaktivator des Heparins, die leichte Überwachbarkeit des Durchstroms durch einen Strömungsanzeiger, der das jeweilige Minutenvolumen angibt, die Sicherung des Betriebes durch Gerinnsel- und Luftblasenfänger.

Wenn ich Ihnen nun einige Daten von den Einsätzen unseres Dialysators gebe, so setze ich die Einschränkung vorweg, daß das Gerät seit August vorigen Jahres erst 8mal am Patienten stand. Der hemmendste Rückschlag war das Erlebnis einer Verblutung unter der Dialyse. Wir haben darüber in München berichtet und wir erwähnten dort auch, daß — paradoxerweise — erst die Verblutung einer weiteren Patientin uns von dem Alb befreite, daß die Heparinisierung schuld an diesen Zwischenfällen war; denn bei der zweiten Patientin trat die Verblutung in der Vorbereitung der Dialyse *vor der Heparinisierung* auf. Diese Erfahrung, daß die bekannte vasogene Blutungsbereitschaft der Urämiker auch allein schon zu einer Verblutung führen kann, ließ uns das ohne Frage bestehende Risiko der Heparinisierung wieder tragbar erscheinen.

Bei zwei Einsätzen des Dialysators kam es aus besonderen Gründen nicht zu einer ausreichenden Dialyse. Bei dem einen Patienten, ein Crush-Syndrom nach Neosalvarsan, lag eine Arrhythmia absoluta vor, der Blutumlauf stieg nicht über 50 ml/min, ein Durchstrom, der für eine wirksame Dialyse nicht ausreicht; die Dialyse wurde abgebrochen. Bei gutem Umlauf schwankt der Durchstrom zwischen 150 und 275 ml/min, eine Blutmenge, die mit einem Pumpmechanismus über einen plastischen Katheter venös kaum zu entnehmen ist. Bei der zweiten Patientin kam es überhaupt nicht zu einem Blutumlauf, weil trotz mehrfachen Einbindens der Glaskanülen in die Radialis die Arterie immer wieder thrombosierte.

So verbleiben noch 4 Dialysen, deren Ergebnisse zusammengestellt seien:

Diagnose	Dialysierzeit in Std.	Rest-N von—auf	Eliminiert. Harnstoff	Ausgang
Sept. Abort	$6^1/_2$	250/132	50,0	Exitus 5 Std. nach Absetzung
Anurie nach Pyelotomie (Carcinom)	$5^1/_2$	284/230	27,0	Exitus $^1/_2$ Std. nach Absetzung
Ureterenkompr. durch Tumor	15	168/76	48,0	Exitus 1 Woche später
Eklampsie post partum Anurie	$14^1/_2$	101/63	35,0	Gesundung

Bei dem ersten Fall handelte es sich um eine typische Produktionsacotämie; die Verschlechterung des Kreislaufes unter der Dialyse klärte die Sektion: der rechte Vorhof war durch massive, ältere Emboli, die offenbar aus den Beckenvenen stammten, verstopft. Bei dem zweiten Fall waren die Kreislaufverhältnisse schon bei Beginn der Dialyse schlecht; der Durchstrom war unzureichend und erklärt das geringe Dialysierergebnis. Der dritte Fall sollte durch die Dialyse operationsfähig gemacht werden. Das gelang vollauf. Die Patientin wurde nach Frischbluttransfusion am nächsten Tag operiert, der Tumor war nicht entfernbar, die linke Niere nahm nach Pyelotomie die Funktion nicht wieder auf; eine Wiederholung der Dialyse war aus äußeren Gründen nicht möglich (auswärtiges Krankenhaus). Bei dem vierten Fall kann nach Ansicht der behandelnden Gynäkologen die Dialyse als lebensrettend angesprochen werden. Es handelte sich um eine 23jährige Patientin mit einer Eklampsie post partum, die unter und nach dem Stroganoff in eine Anurie und Urämie geriet. Wir haben den Fall in München vorgestellt: die Patientin erwachte unter der Dialyse, der erhöhte Blutdruck normalisierte sich, die Nieren nahmen in den folgenden Tagen die Funktion wieder auf, der Rest-N stieg nach der Dialyse zunächst wieder an, normalisierte sich am 18. Tag nach der Dialyse endgültig, die Patientin wurde ohne nachweisbare Nierenschädigung entlassen.

Dieser bisher einzige lebensrettende Einsatz unseres Dialysators bestärkt uns in dem Vorsatz, bei den akuten Urämien die Dialyse früher in Erwägung zu ziehen. Wenn wir uns früher an die Regel hielten, nicht vor einer Rest-N-Steigerung auf etwa 200 mg-% zu dialysieren, so sind wir heute bei den akuten Urämien — und diese stellen das erfreulichere Indikationsmaterial dar — schon bei niedrigeren Werten zu einer Dialyse bereit, auch wenn das Ergebnis, gemessen am Rest-N-Abfall und an der Menge des eliminierten Harnstoffs, ein weniger imponierendes ist; nicht die Höhe des Rest-N ist für den Einsatz entscheidend, sondern das klinische Gesamtbild. Ich erinnere an den chronischen Urämiker, der mit einem Rest-N von 300 mg-% noch die Zeitung liest und ich erinnere an die postoperativen, reflektorischen Anurien, die bei einem Rest-N von 80—90 mg-% schon komatös sein können.

Abschließend noch eine Abbildung, aus der die Abhängigkeit der Leistung des Dialysators vom Konzentrationsgefälle hervorgeht.

Wir haben hier die bei verschiedenen Dialysen erzielten Rest-N-Reduzierungen durch eine Dialysatorpassage in Beziehung zum Ausgangs-Rest-N gebracht. Die Rest-N-Werte stammen von Blutproben, die während verschiedener Dialysen zu gleicher Zeit vor und nach dem Dialysator aus dem strömenden Blut entnommen wurden. Die geringe Zahl der Bestimmungen reicht für die Einzeichnung eines Leistungsdiagramms für den Dialysator nicht aus; dieses vor allem deswegen nicht, weil die Streubreite der Werte wegen der differenten Blutumlaufgeschwindigkeiten bei den verschiedenen Dialysen immer eine beträchtliche sein wird.

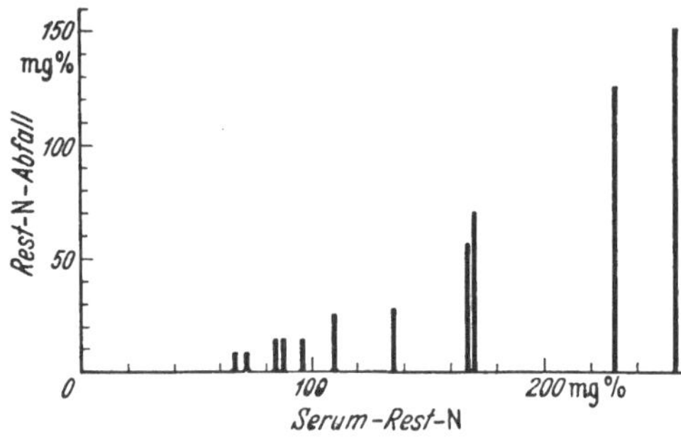

Abb. 2. Erläuterung siehe Text.

Sie sehen, wir stehen erst am Beginn. Gelöst ist das technische Problem, die klinischen Erfahrungen müssen folgen. Von der „Freiburger Niere“ hörte ich leider zuerst über die Tageszeitungen. Ich möchte vorschlagen, daß wir hier wie dort unsere Arbeiten fern der Publizität beharrlich weiterverfolgen. Ich bin überzeugt, daß wir dann auch bald Rechenschaftsberichte abgeben können, die ganz in der Klinik stehen. Herr ALWALL ist leider heute an der Erstattung eines solchen Berichtes verhindert.

La perfusion intestinale, méthode d'épuration extra-rénale.

Par

MM. J. HAMBURGER et J. BARZIBET,

avec la collaboration de MM. ALAGILLE, BESSIS, CROSNIER, MATHÉ et RICHET.

Ce film expose les principes et la technique d'une méthode originale d'épuration extra-rénale, qui a été mise au point en France, dans le service du Professeur HAMBURGER, à l'Hôpital Necker (Paris). Cette méthode utilise la paroi intestinale comme membrane de dialyse *in vivo*, un liquide dialytique étant perfusé de façon continue, au débit moyen de 4 litres par heure, entre le duodénum et le rectum. Le pouvoir d'épuration uréique de la perfusion intestinale ainsi conduite comporte une clearance d'environ 12 cm³/minute, chiffre voisin de celui de la dialyse péritonéale. La méthode est doublée d'un dispositif précis de contrôle humoral à propos duquel le film retrace les données essentielles concernant l'équilibre de l'eau et des électrolytes de l'organisme. Divers exemples d'insuffisance rénale aiguë traités par cette méthode illustrent son intérêt pratique et son champ exact d'application actuelle.

Diskussionsbemerkungen.

SARRE (Freiburg):

Wir haben mit diesem Apparat, den Herr SARTORIUS vorhin geschildert hat, im ganzen bisher 8 Dialysen durchgeführt. Der 1. Fall war eine Purpura Schönlein-Henoch. Wegen der starken Neigung dieser Erkrankung zu Hämorrhagien war dies natürlich ein recht ungeeigneter Fall. Der Patient kam urämisch und fast anurisch mit 280 mg-% Rest-N in unsere Behandlung. Zweimalige Dialyse im Abstand von 6 Tagen besserte den Zustand jedes Mal. Trotz der Heparinisierung ergaben sich auch keine weiteren Blutungen. Der Patient starb im Lungenödem an seinem Grundleiden. Histologisch fand sich eine schwerste hämorrhagische Nephritis, aber keine Zeichen einer Blutung oder Hämolyse. Die anderen Fälle waren leider nur chronische Nephritiden, Schrumpfnieren mit beginnender Urämie, bei denen die Anwendung der Dialyse das Ansteigen der harnpflichtigen Substanzen nur kurz hindern konnte. Bei diesen Dialysen haben wir jedes Mal bei einer 6—8stündigen Sitzung 50—60 g Harnstoff eliminieren können, also 8—10 g Harnstoff pro Stunde. Die Schwierigkeit ist nach unseren Erfahrungen folgende: Man bekommt oft nicht genug Blut aus der Vene; man versteht darum, daß manche das Blut aus der Arterie nehmen. Es ist eben schwierig, etwa 100 cm³/min aus den Venen zu entnehmen, ohne daß diese kollabieren. Wir haben deshalb einen Polyvinylkatheter bis in die Höhe der Subclavia geschoben. Diese Methode bewährte sich, auch Thrombosierungen traten dabei nicht auf. Weiterhin ist bei unserem Modell der künstlichen Niere die Dialyse-Oberfläche mit 0,48 m² eben noch zu klein. Man muß mindestens 15—20 g Harnstoff pro Stunde dialysieren können. Der nächste im Bau befindliche Apparat soll eine Oberfläche von 0,98 m² haben, was diese Forderung an die Dialyseleistung erfüllen soll. Erst wenn 130—160 g Harnstoff bei einer Sitzung eliminiert werden können, wird sich die Anwendung des Apparates wirklich lohnen. Für den Patienten belastend ist meines Erachtens die Heparinisierung als solche. Ich habe in meinem Referat heute morgen schon über die Arbeiten meiner Mitarbeiter MOENCH und

Sartorius berichtet, die schwere Schädigungen der experimentellen Nephritis-Nephrose durch Heparin beobachtet haben, in einer Dosierung von etwa 20 mg/kg. Dies liegt in der Nähe der Dosierung von Heparin, wie sie bei der künstlichen Niere erforderlich ist, nämlich etwa 7—14 mg/kg. Dies schädigt zwar nicht die *gesunde* Niere, wie Untersuchungen bewiesen, aber bei der schwer *erkrankten* Niere, um die es sich ja stets handelt, ist es etwas anderes. Hier müssen die Verhältnisse noch genauer geklärt werden.

Zusammenfassend möchte ich sagen, daß ich die künstliche Niere für ein aussichtsreiches Verfahren halte, das jedoch in Deutschland noch weiter entwickelt werden muß, um zu einem sicheren therapeutischen Instrument zu werden. Vor allem müssen die Apparate größer sein als bisher, um in kurzer Zeit bei möglichst geringer Heparinisierung eine ausreichende Menge harnpflichtiger Stoffe zu entfernen, damit über die nächsten Tage die Gefahr der Urämie gebannt bleibt. Erst wenn es gelingt, mit 1—3 Dialysen den Patienten über das 8—14tägige anurische Intervall bis zur Erholung der Nierenfunktion hinwegzubringen, erst dann wird die künstliche Niere ein sicheres Hilfsinstrument sein bei der Behandlung der akuten toxischen Niereninsuffizienzen und vielleicht wird sie dann auch ein Instrument sein für die Behandlung chronischer Nephritiden an der Grenze der Insuffizienz, um sie wieder für Wochen und Monate zu entlasten. Dies sind aber technische Fragen, die meines Erachtens gelöst werden können.

Bohn (Gießen):

Wir haben mit dem *Halstrup*-Gerät in Gießen 7 Dialysen durchgeführt und in keinem Falle eine Hämolyse feststellen können. Die Ergebnisse waren ähnlich denen von Herrn Sarre.

Heilmeyer (Freiburg):

Wir sind am Ende unseres Nierensymposions angekommen. Sie haben gesehen, wie die graue Theorie, die in den Diskussionen aber doch recht lebendig war, zu greifbaren Ergebnissen für das Krankenbett führte, und ich glaube, es war für uns alle ein Gewinn; jedenfalls habe ich viel dabei gelernt. Ein besonderer Gewinn solcher Symposien scheint mir aber zu sein, daß sich die verschiedenen Disziplinen innerhalb der Medizin an einen Tisch zusammensetzen und daß dadurch der extremen Spezialisierung sozusagen eine neue Synthese entgegengesetzt wird. Dies regt mich an, daß wir unsere Freiburger Symposien fortsetzen.

Ich darf danken den Herren Referenten und den vielen Diskussionsrednern, die zur lebhaften Gestaltung mit beitrugen; ganz besonders herzlich aber möchte ich danken meinem Mitarbeiter Herrn Frey, der der Initiator und Organisator dieses Nierensymposions war.

Autorenverzeichnis.

Die fettgedruckten Seitenzahlen bezeichnen den Beginn der Hauptreferate.

Arnold, O. H., Prof. Dr., Medizinische Universitätsklinik Heidelberg: S. 85, 91, 203, 218.

Barzibet, J., Dr., Hôpital Necker, Paris: S. **259**.

Becker, Dr., Oldenburg i. O.: S. 86.

Bohn, H., Prof. Dr., Medizinische und Nervenklinik Gießen: S. 260.

Crosnier, J., Dr., Hôpital Necker, Paris: S. **108**, 125, 126.

Dutz, H., Dozent Dr., II. Medizinische Klinik der Charité der Humboldt-Universität Berlin: S. 207.

Elert, R., Prof. Dr., Universitäts-Frauenklinik Freiburg i. Br.: S. 76, 84.

Falk, W., Dr., Universitäts-Kinderklinik Graz: S. 213, 242, 248, 249.

Frey, J., Prof. Dr., Medizinische Universitätsklinik Freiburg i. Br.: S. 36, 81, 93, 94, 95, 96, 134, **136**, 164, 165, 166, 167, 173, 248.

Friedberg, V., Dr., Universitäts-Frauenklinik Mainz: S. 134.

Gerlach, E., Dr., Pharmakologisches Institut der Universität Heidelberg: S. 129.

Gregoire, Fr., Dr., Clinique Médicale (Hôpital Universitaire Saint-Pierre), Université Libre de Bruxelles: S. 240.

Grupp, G., Priv.-Doz. Dr., Pharmakologisches Institut der Universität Freiburg i. Br.: S. 34, 170, 171, 172.

Hamburger, J., Prof. Dr., Hôpital Necker, Paris: S. **259**.

Heilmeyer, L., Prof. Dr., Medizinische Universitätsklinik Freiburg i. Br.: S. 39, 91, 126, 166, **193**, 247, 260.

Heuchel, G., Doz. Dr., Medizinische Universitätsklinik Jena/Thür.: S. 85, 124, 207, 217.

Hoepker, W., Doz. Dr., Medizinische Universitätsklinik Greifswald: S. 166, 169, 171.

Kleinschmidt, A., Prof. Dr., Medizinische Universitätspoliklinik Mainz: S. **57**, 96, 212.

Klinke, K., Prof. Dr., Kinderklinik der Medizinischen Akademie Düsseldorf: S. 84, 88, 90, 93, 124, 125, 126, 169, 216, 248.

Krück, F., Dr., Medizinische Universitätspoliklinik Heidelberg: S. 86.

Küchmeister, H., Priv.-Doz. Dr., II. Medizinische Universitätsklinik und Poliklinik, Univ.-Krankenhaus Eppendorf-Hamburg: S. 40, **221**, 249.

Lambert, P. P., Dr., Clinique Médicale (Hôpital Universitaire Saint-Pierre), Université Libre de Bruxelles: S. 128, 240.

Mark, R. E., Prof. Dr., Medizinische Universitätspoliklinik Rostock: S. 42, 89, 126, 172, 210.

Menne, F., Prof. Dr., Physiologische Institute der Universitäten Münster i. W. und Rostock i. M.: S. 75.

Moeller, J., Priv.-Doz. Dr., Medizinische Universitätsklinik Würzburg (Luitpoldkrankenhaus): S. 35, 84, 88, 89, 92, 93, 125, 215, 218.

Moeller, C., Dr., Medizinische Abteilung des Marienkrankenhauses Hamburg: S. **254**.

Moench, A., Dr., Medizinische Universitätspoliklinik Freiburg i. Br.: S. 243, 248.

Nonnenbruch, W., Prof. Dr. med.†, Weserberglandklinik Höxter: S. 202, 217.

Nüssgens, H., Dr., Medizinische Universitätsklinik Bonn: S. 90, 93, 135.

Oehme, C., Prof. Dr., Heidelberg: S. 38.

Peters, G., Dr., Pharmakologisches Institut der Universität Mainz: S. 91.

Pichotka, J., Priv.-Doz. Dr., Physiologisches Institut der Universität Freiburg i. Br.: S. 33, 154, 168, 169.

Pitts, R. F., Prof. M. D., Department of Physiology, Cornell University Medical College New York, N. Y., USA: S. **98**, 128.

Raabe, S., Dr., Chirurgische Universitätsklinik Freiburg i. Br.: S. 38, 39, 86, 92, 131, 133, 134, 135, 163, 217.
Reindell, H., Prof. Dr., Medizinische Universitätsklinik Freiburg i. Br.: S. 39.
Rother, K., Dr., Medizinische Universitätspoliklinik Freiburg i. Br.: S. 208.
Sarre, H. J., Prof. Dr., Medizinische Poliklinik der Universität Freiburg i. Br.: S. 37, 39, 86, 92, 167, 170, 172, **175**, 219, 259.
Sartorius, H., Dr., Medizinische Poliklinik der Universität Freiburg i. Br.: S. 125, **251**.
Schirmeister, J., Dr., Medizinische Universitätsklinik Freiburg i. Br.: S. 78, 94.
Schwalb, H., Dr., I. Medizinische Universitätsklinik München: S. 160.
Selkurt, E. E., Prof. M. D., School of Medicine, Department of Physiology, Western Reserve University Cleveland, Ohio 6, USA: S. **23**, 40, 41.
Stalder, G., Dr., Basler Kinderspital Basel: S. 133.
Staudinger, Hj., Priv.-Doz. Dr., Städt. Krankenanstalten Mannheim: S. 169.
Taugner, R., Priv.-Doz. Dr., Pharmakologisches Institut der Universität Heidelberg: S. 77, 127, 128.
Weissbecker, L., Prof. Dr., Medizinische Universitätsklinik Freiburg i. Br.: S. 216, 247.
Wezler, K., Prof. Dr., Physiologisches Institut der Universität Frankfurt a. M.: S. 33, 35, 89, 95, 96, 165, 171, 172.
Winton, F. R., Prof. M. D., University College London, Pharmacological Laboratory: S. 33, 34, 35, 164, 167, 171, 173.
Wirz, H., Priv.-Doz. Dr., Physiologisches Institut der Universität (Vesalianum) Basel: S. **1**, 33, 34, 35, 36, 37, 39, 93, 94, 95, 96, 168, 169.
Wollheim, E., Prof. Dr., Medizinische Universitätsklinik Würzburg (Luitpoldkrankenhaus): S. 40, 42, 82, 91, 125, 167, 169, 171, 213, 217, 218.
Zollinger, H. U., Prof. Dr., Pathologisches Institut des Kantonspitals St. Gallen: S. **43**, 88.